JN209025

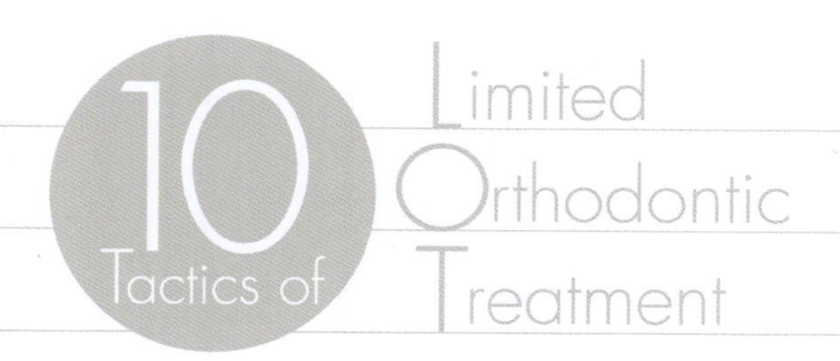

部分矯正

その臨床応用のすべて

米澤 大地 著

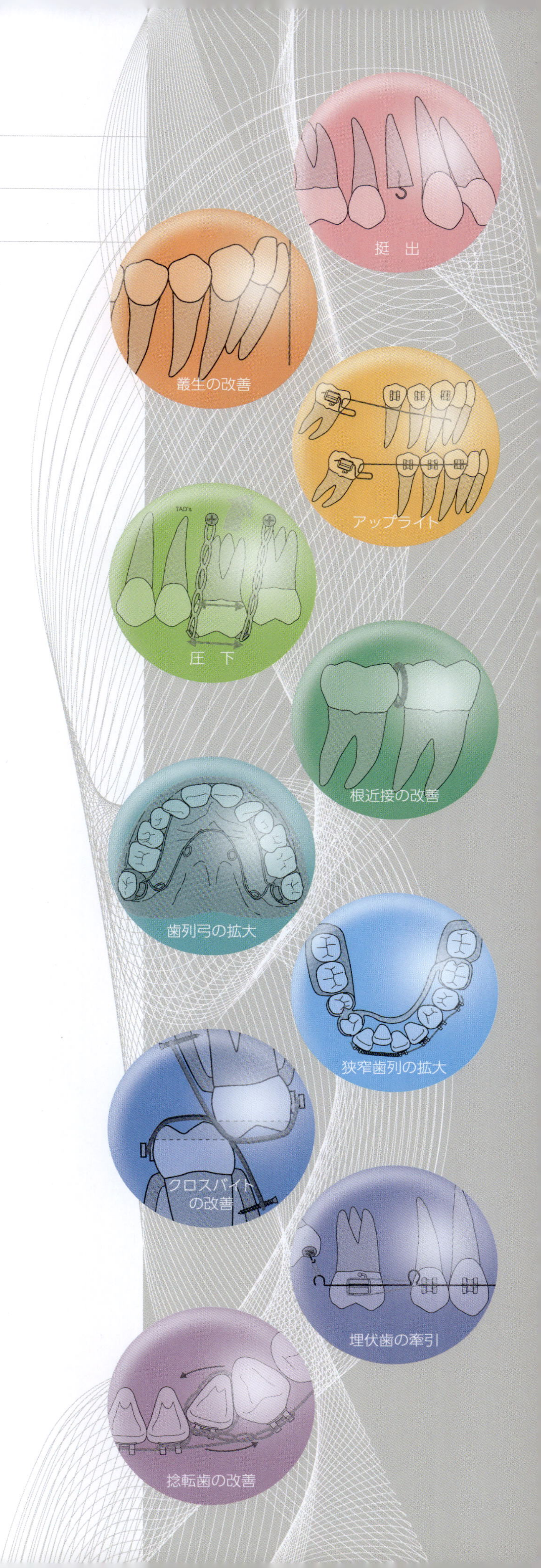

デンタルダイヤモンド社

はじめに

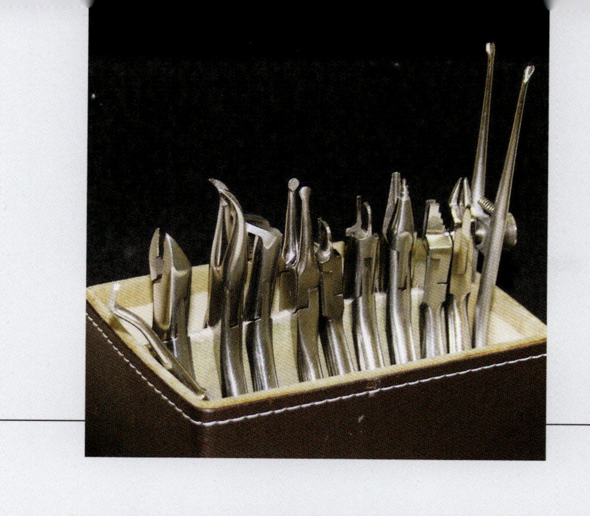

部分矯正で広がる日常臨床の幅

日々の診療で補綴やインプラント、歯周病治療などの治療計画立案の際、歯列不正を是正することができるようになると、様々な場面で大変役立つ。

中でも部分矯正は、限られた部位の歯を移動するだけで日常臨床の幅が大きく広がる手段である。臨床の場ではちょっとした歯列不正に遭遇したり、補綴治療のために歯を挺出させたり、歯軸を整直させることが必要になることがある。その際、部分矯正で歯を動かすだけで、患者の要求に応え、補綴治療の質を上げ、清掃性の高い歯周環境を得ることができる。そのため多くの歯科医師が少しずつ部分矯正を臨床に取り入れているのではないだろうか。

しかし、部分矯正は「矯正」という専門分野だけに知識と経験不足で戸惑うことも多く、必要な器材などもわかりづらい。また、治療の落とし穴への恐怖感から導入を躊躇される慎重な読者も多いとも思われる。矯正専門医との連携は理想的な方法だが、残念ながら現時点では歯周病や補綴のコンセンサスを矯正医との間で得ることは難しく、部分矯正を気持ちよく受け入れてくれる専門医が少ないのが現状ではないだろうか。

そこで、一般開業医でも自らのコンセプトに沿って部分矯正を導入し、歯周病、補綴、インプラントと同様、診療の質をあげていくことをお勧めしたい。複雑な咬合再構成のような治療においても、部分矯正治療のオプションを手に入れると予知性を高め、長期的に安定した予後を得る治療計画を立てることができるであろう。そしてそれが最終的に患者、歯科医師双方に恩恵をもたらすことになる。

本書では、日常臨床に導入しやすい部分矯正の方法や必要な器材、材料、その診断、また、危険な落とし穴などについてまとめた。日常臨床で遭遇する症例にまつわる様々な問題の解決の手引きとなれば幸いである。

2019年5月

米澤大地

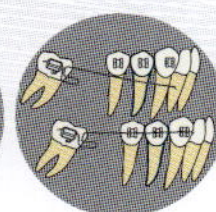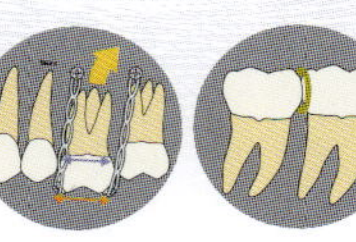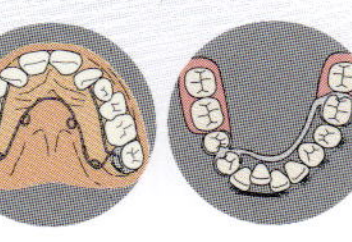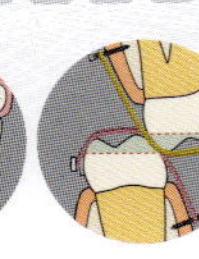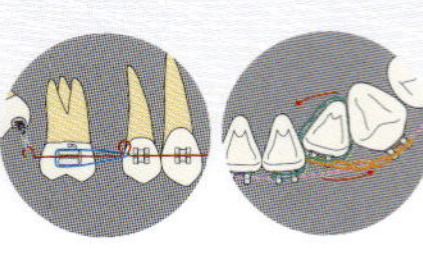

目次

10 Tactics of Localized Orthodontic Treatment

PROLOGUE 部分矯正概論 10

PART 1 治療目的別テクニックをマスターする 17

第1章 歯牙挺出 20

第2章 叢生の改善 38

第3章 アップライト（整直） 62

第4章 圧下（前歯部・臼歯部） 78

第5章 根近接改善 92

第6章 成長期の歯列弓の拡大 100

第7章 対合関係改善のための狭窄歯列の拡大 120

第8章 臼歯部のクロスバイトの改善 134

第9章 埋伏歯の牽引 146

第10章 捻転歯の改善 166

PART 2 アドバンス症例への対応と成功のための重要事項 177

第1章 病的歯牙移動（PTM）の改善 178

第2章 難易度が高く、予後が期待できない部分矯正 196

第3章　部分矯正の包括的治療への応用　206

第4章　保定と咬合　234

第5章　矯正治療の問題点：「安易さ」への警鐘　242

プライヤーリスト　246

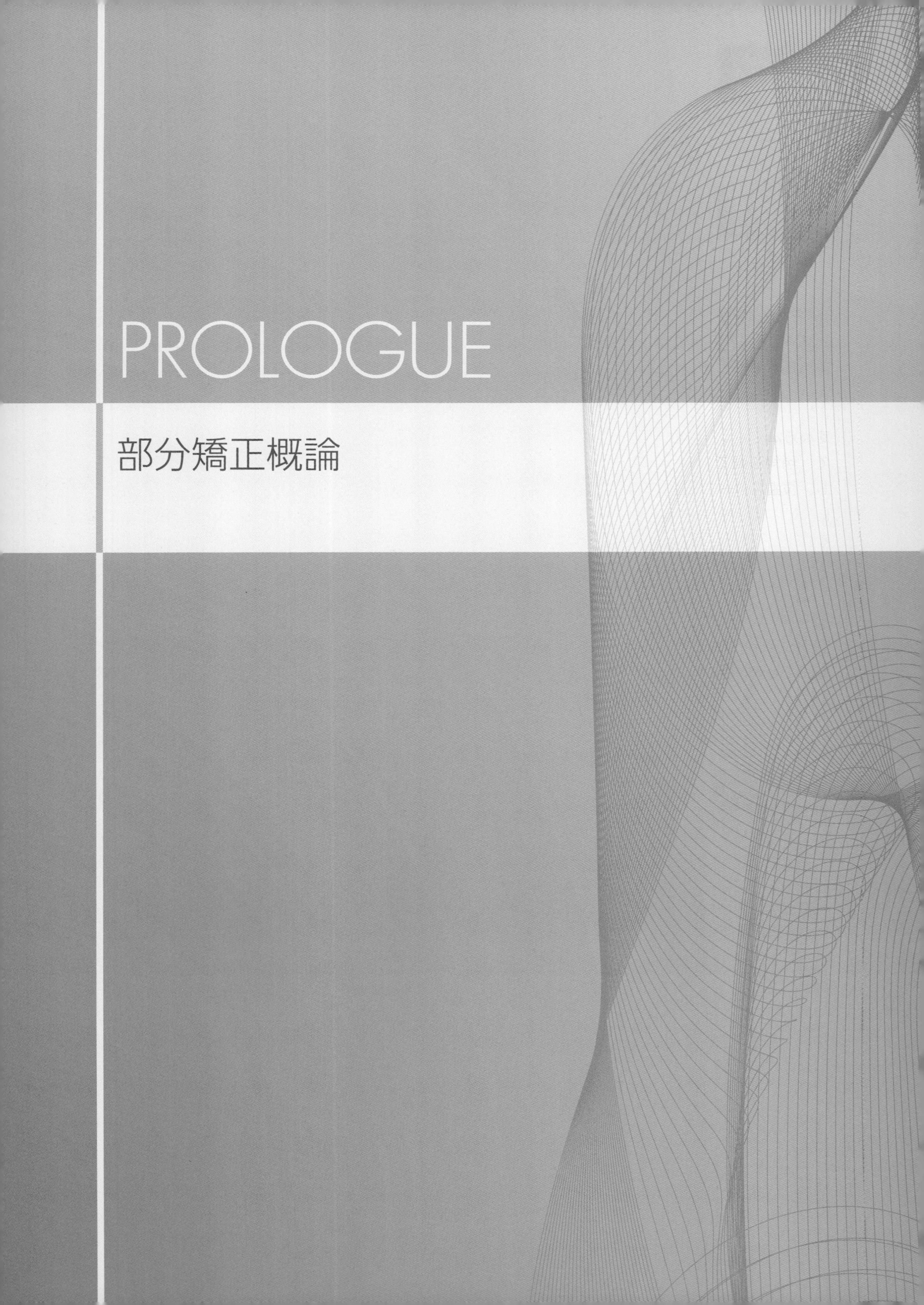

PROLOGUE

部分矯正概論

1　部分矯正とは

1-1　MTM と LOT

「部分矯正」とは歯列内の歯牙を部分的に移動する方法である。一般的に治療期間は 6 ヶ月程度で、傾斜移動で歯の移動を行う治療である（**図 1**）。抜歯スペースを埋めるように動かす歯体移動は（**図 1**）、移動に対する強い固定源を必要とするため、部分矯正では基本的に行わないことが多いが、大規模な部分矯正ではその限りではない。

「部分矯正」には、一歯から数歯単位の部分矯正があり、「局所矯正」とも言われる MTM（Minor Tooth Movement）と比較的広範な治療範囲での意味合いで用いられてきた限局的矯正治療（Limited Corrective Orthodontics, Limited Tooth Movement）を合わせ、1996 年以降 LOT（Limited Orthodontic Treatment）と呼ばれることが多い。

現在では米国矯正歯科学会では、それらをまとめて LOT と呼んでいるが、歴史的背景を考慮し、筆者は咬合治療の観点から臨床的分類として、一歯から数歯単位の部分矯正を MTM（Minor Tooth Movement）と呼び、複数歯で比較的広範囲な歯列不正の改善を行う部分矯正を LOT（Limited Orthodontic Treatment）（P.221 にて詳細）と呼んでいる（**図 2**）。小範囲の部分矯正（MTM）を行う症例は、生理的咬合であり、咬合の変更を行なうことは少ない（P.211 にて詳細）。一方、比較的広範囲の部分矯正（LOT）では咬合の改善を行うことも多くある。

1-2　全顎矯正との適応の違い

全顎矯正と部分矯正の違いは、全部の歯牙か局所の歯牙のコントロールかである。全顎矯正は一種の咬合再構成治療で、顎、咬合共に新しく治療咬合を与えるが、部分矯正では臨床的な生理的咬合が確保できていることが前提となるため、推奨される部分矯正とは、その咬合を変化させずに行う手段である。治療期間は全顎矯正で、およそ 2〜3 年、部分矯正ではおよそ 6〜7 ヶ月と言われる。部分矯正では便宜抜歯したスペースを閉鎖する計画をたてることは少なく、歯牙の移動様式は、傾斜移動となることが多い（**図 1**）。部分矯正では空隙の閉鎖、インプラントスペース等の創出、叢生、捻転歯の改善、突出した前歯の牽引と軸補正、臼歯部のアップライト、前歯、臼歯の圧下などを行うことができる。矯正治療は歯列のどこかに固定源を作り、作用させる歯の反作用を受ける治療である。その反作用を受けて固定源の歯が動いてしまうと、既存の生理的咬合を毀損しかねない。よって部分矯正の真髄は、歯を動かすことではなく、（他の）歯を動かさないことである（**図 3**）。現在では歯科矯正用アンカースクリュー（TADs・Temporally Anchorage Devices）を使用し、反作用を受ける歯牙を加強固定したり、固定源とすることができるようになり、部分矯正にも恩恵を与えている。

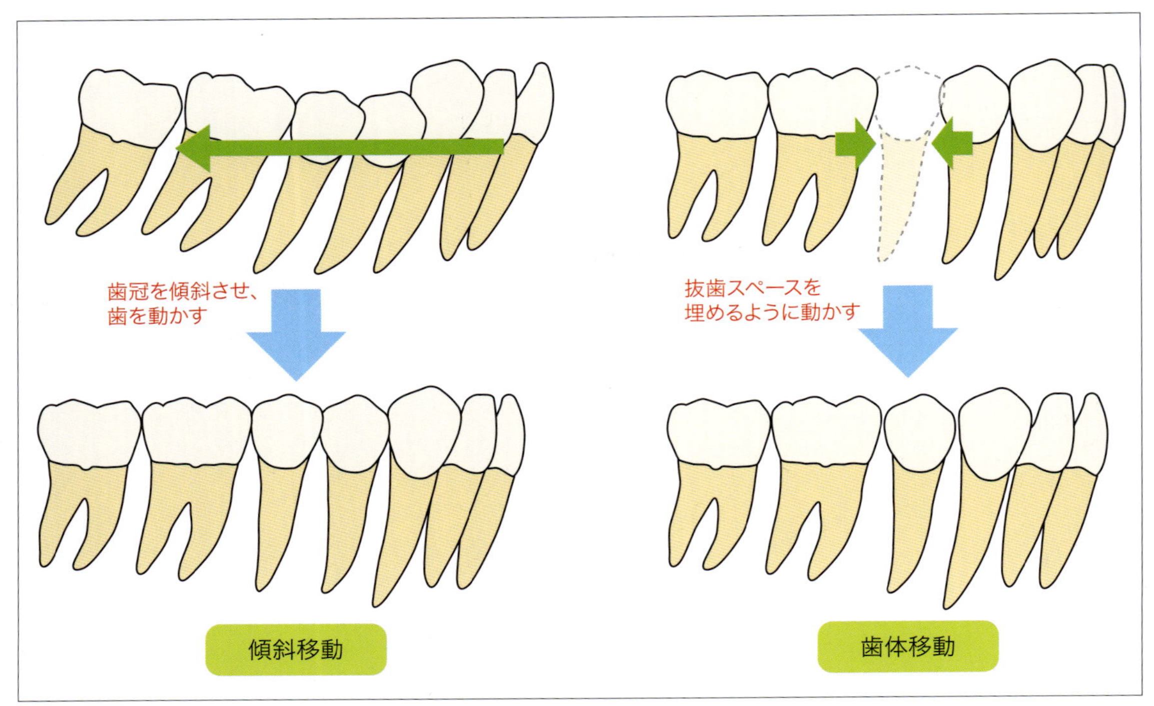

図 1　傾斜移動と歯体移動の違い。部分矯正では、基本的に歯体移動は行わない。

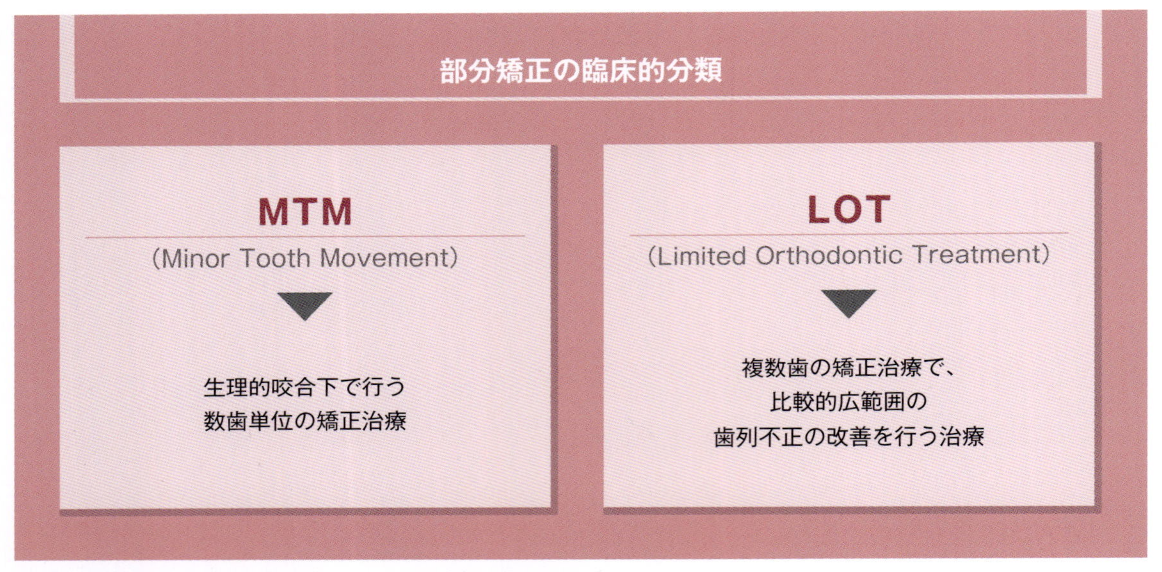

図 2　歴史的背景と咬合を基準とした部分矯正の臨床的分類。

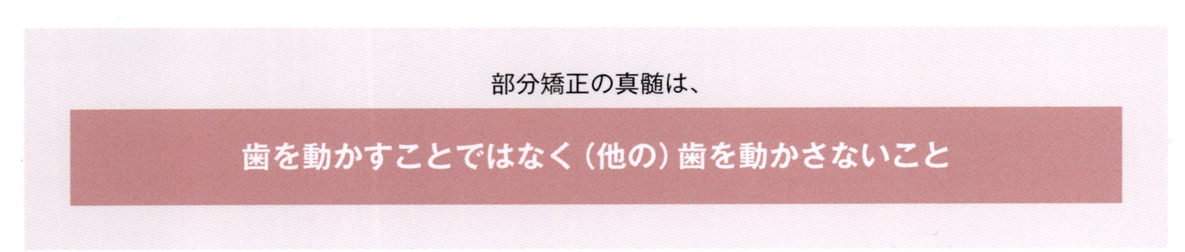

図 3

2 歯牙の移動法と難易度

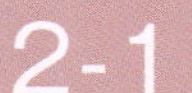

2-1 歯牙が動くことと必要な力

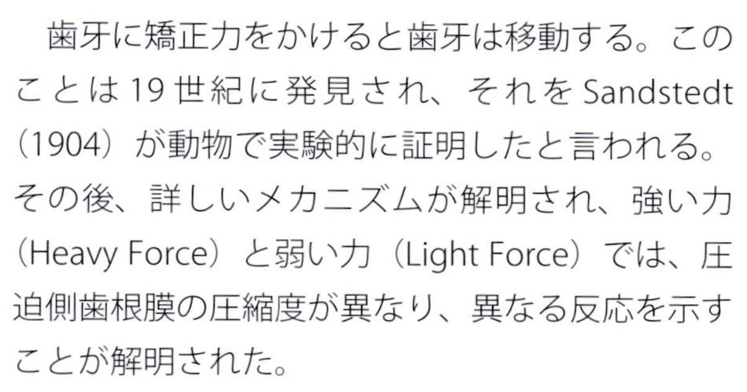

歯牙に矯正力をかけると歯牙は移動する。このことは19世紀に発見され、それをSandstedt（1904）が動物で実験的に証明したと言われる。その後、詳しいメカニズムが解明され、強い力（Heavy Force）と弱い力（Light Force）では、圧迫側歯根膜の圧縮度が異なり、異なる反応を示すことが解明された。

弱い力で圧縮が少ない時（至適矯正力）には、歯根膜は僅かな充血をきたし、これに接する歯槽壁に破骨機転が働く。これを「直接性吸収」という。そして牽引側では骨が添加され、結果的に歯槽骨が移動することになる。これが理想である（**図5**の左）。

一方、強い力によって歯根膜の圧縮が大きい時には歯根膜は強く圧迫され、虚血により硝子様変性を起こすと言われる。ここでは直接性吸収機転は起こらず、この部位から離れたところでの吸収が起こり、これを穿下性吸収（Undermining Resorption/Indirect Resorption）と言う。強すぎる力で歯を動かすことは、歯根吸収にもつながり好ましくないとされる（**図5**の右）。

その理論に基づくと、適正な矯正力とは犬歯単独牽引で歯体移動100 gと言われ、前歯の傾斜移動であれば、数10 gで十分とされている。しかし、臨床では「最適な矯正力」といっても様々な条件で起こるため、実は捉えにくい。実際には大きすぎる力をかけないようにし、それでも動かなければ少しずつ強い力を加えていく方法が臨床的である。

歯列全体を歯科矯正用アンカースクリュー（TADs）により牽引するには、200 gほどが必要で、ヘッドギアなど顎外からでは500 gを超えると言われている。

2-2 歯牙を動かすための３つの力の作用様式

力の作用様式には3つある（**図6**）。

①持続的な力（Continuous Force）：
コイルスプリング、エラスティック、クロージングループ、舌側孤線のスプリングなど、力の継続が長いもの。

②断続的な力（Interrupted Force）：
結紮時に一瞬にかかる力や、床拡大装置のスクリューの力など、すぐに力がなくなるもの。

③間歇的な力（Intermittent Force）：
顎間ゴムや、FKOなど瞬時に力が反復してかかるもの。

①の持続的な力は、強い力により歯根膜の貧血を起こしやすい。そのため、硝子様変性が起こりやすい。②、③の断続的、間歇的な力は、圧縮と休止が交互に起こるため有利であると言われるが、結論は出ていない。様々な因子で力がかかるため、これも臨床的にはよくわからない。臨床上重要なことは、弱い力でも十分に歯は動くことを意識し、患者が痛がるような強すぎる力はできるだけかけないことである。

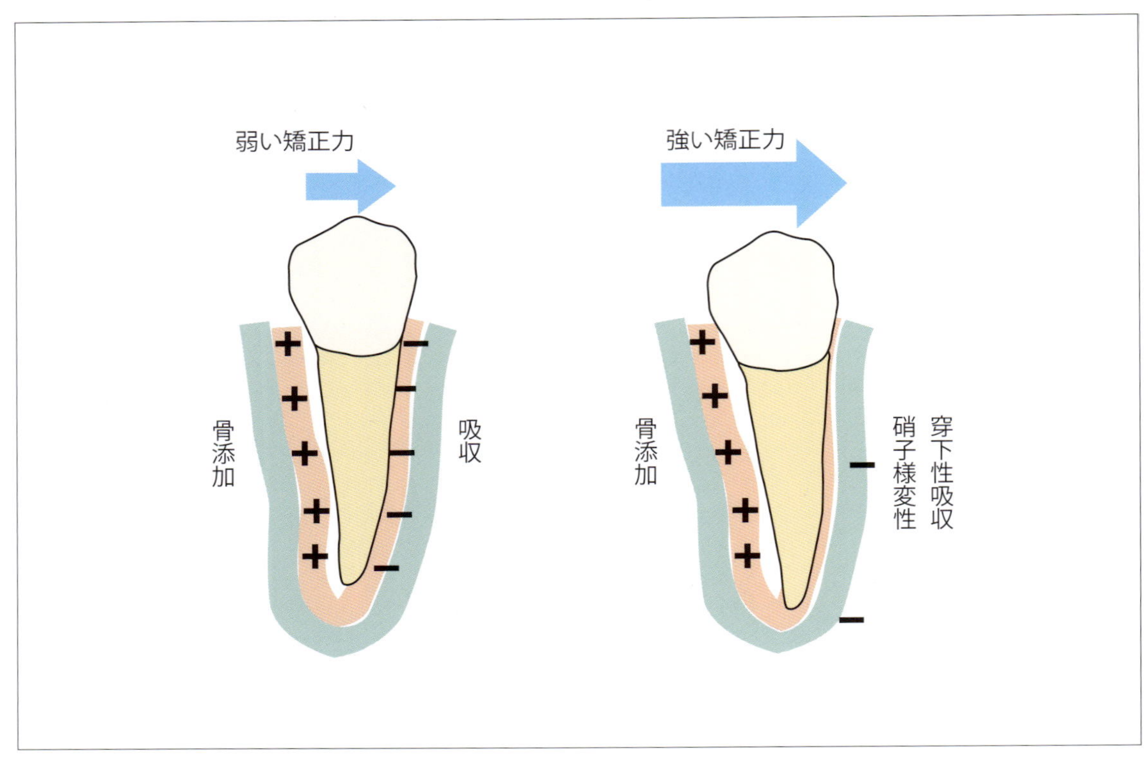

図 5　強すぎる矯正力は歯根膜に虚血を引き起こし、硝子様変性を引き起こすと言われる。

①持続的な力

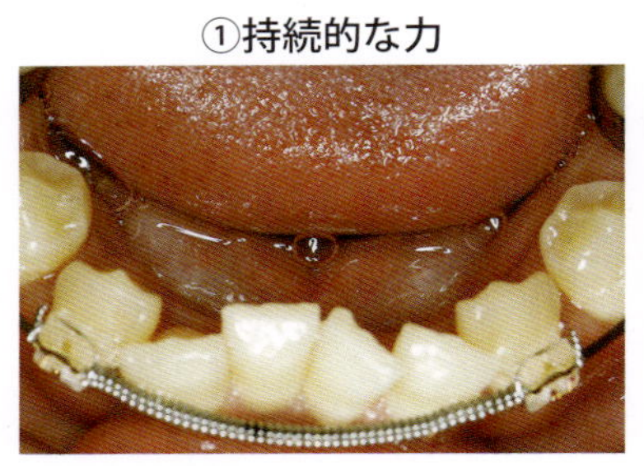

図 6a　オープンコイル。

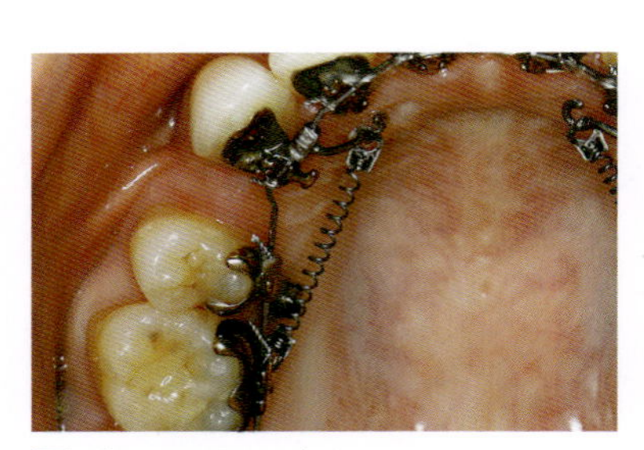

図 6b　クローズドコイル。

②断続的な力

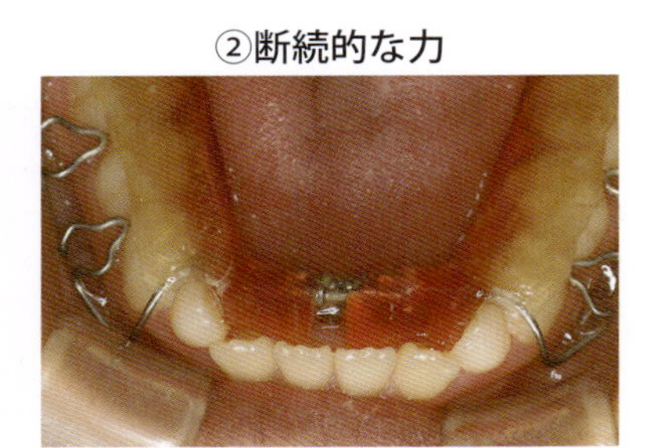

図 6c　床拡大装置のスクリュー。

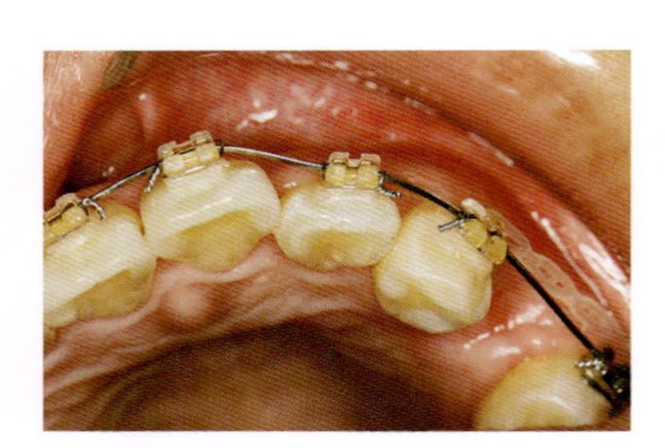

図 6d　リガチャー結紮。

③間歇的な力

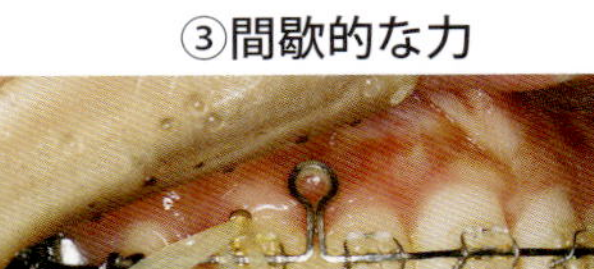

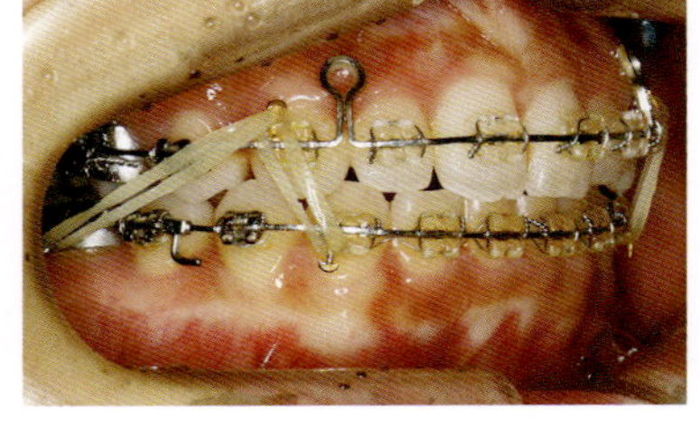

図 6e　顎間エラスティック。

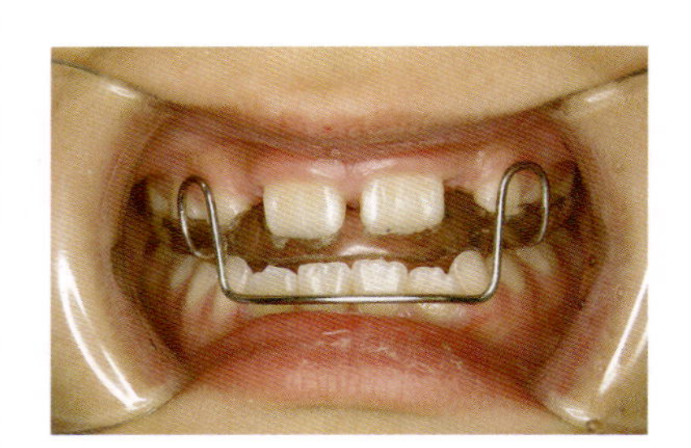

図 6f　FKO。

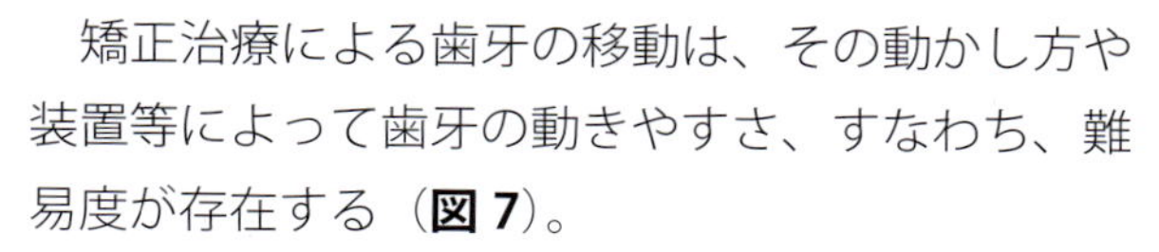

2-3 歯牙の移動法と難易度

矯正治療による歯牙の移動は、その動かし方や装置等によって歯牙の動きやすさ、すなわち、難易度が存在する（**図7**）。

①挺出（Extrusion）

挺出は、その方向に吸収すべき骨がないため、最も容易に動く。しかも、挺出後の空隙に骨の添加が起こり、後戻りしにくくなる。

②傾斜（Tipping）

部分矯正（MTM）で用いられる歯牙の動きは、基本的には傾斜移動である。病的歯牙移動（PTM：Pathologic Tooth Migration）によって近心傾斜移動した歯牙を、整直させるような動きを傾斜移動と言い、弱い力で簡単に動く。

③回転（Rotation）

歯根の回転は単根であれば早く、容易な治療と言える。しかし、その後に骨添加が起こるスペースがなく、歯根膜線維が元の位置を記憶しているため、圧倒的に元に戻りやすい。回転終了後には、歯周靱帯の切断を即座に行い、半年保定するが、また、戻ろうとするのが現実である。

また、効率的な装置の作成、装着ができれば容易に動くが、そうでない場合にはなかなか動かないという難しさがある。

④歯体移動（Bodily Transration）

部分矯正でも片顎すべてに装置を装着し、欠損スペースを閉鎖することが稀にある。このような治療では歯体移動をすることになり、歯根が並行に動くことで吸収と添加を根面全面で起こすことになり、時間もかかり、コントロールの難易度が高い。

⑤歯根の傾斜（Torque）

傾斜した歯の歯冠を動かす動きが傾斜移動だが、歯冠の位置はほぼそのままに、歯根だけを回転させる動きを言い、難易度が高い。歯冠が動かないように止め、歯根を動かす手法が必要。

⑥圧下（Intrusion）

臼歯を固定源にして前歯を圧下することは従来から可能だが、広範囲の装置を必要とする。また、大臼歯の圧下は従来不可能であった。現在では歯科矯正用アンカースクリューを使用した圧下が可能になり、現在では⑤の歯根の傾斜移動に比べ、場合によっては難易度が低くなったと言える。

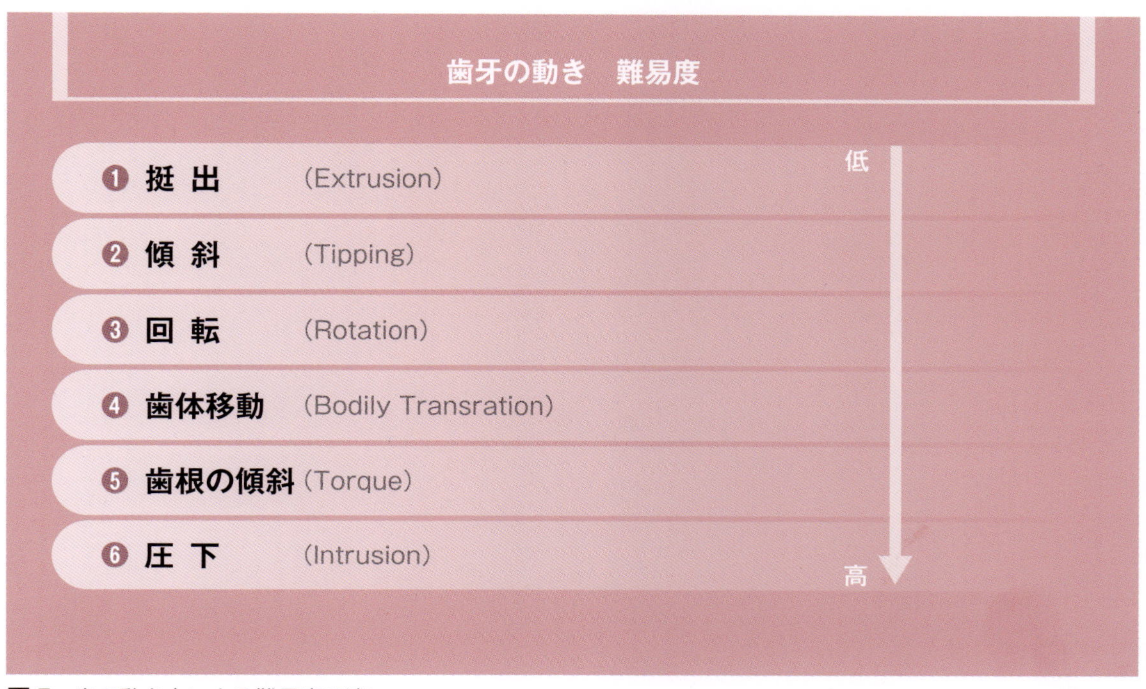

図7　歯の動き方による難易度の違い。

3 部分矯正と咬合

3-1 全顎矯正との棲み分け

咬合を改変し、理想咬合をめざす矯正は全顎的な矯正治療に委ねることが多い。ただし、部分矯正（LOT）で片顎（上顎か下顎）の歯列全体に矯正装置を装着し、対顎はすべて補綴を行うなどの場合は部分矯正とは言え、大規模な矯正治療となる。ダイナミックな咬合の改善に関与することができ、咬合治療としては、理想咬合を目指す咬合再構成となる。しかし、このような部分矯正は高度で特殊な治療であり、基本的にその目的であるならば、全顎的・包括的矯正治療を計画する方が安全度が高い。

咬合を改善する必要のない生理的咬合を持つ患者に歯牙の移動を計画する場合、部分矯正は小規模（歯牙の小移動＝局所矯正・MTM）である。そのような症例において重要なことは、前述したように「部分矯正は歯を動かすことより、（他の歯を）動かさないことである」、すなわち、「active」に動く患歯の周りの歯が「passive」な固定源となり、元の生理的咬合を保存し、咬合状態を温存することが何よりも重要である。

また、特に天然歯での部分矯正では、患歯を動かした後に対合歯と緊密に咬合させることは難しく、保定期間に後戻りをしてしまう可能性がある。不本意にも部分矯正治療後に咬合が変わってしまった場合には、矯正治療後の補綴治療との連携がない場合は対応が難しい。そのような限界をよく考え、部分矯正の計画を立てる際には、MTMの範囲か、LOTの範囲か、もしくは全顎的矯正治療をすべきかをよく検討してから導入すべきである。さもなければ、部分矯正そのものが咬合崩壊の原因となってしまい、医原性疾患になりかねない。

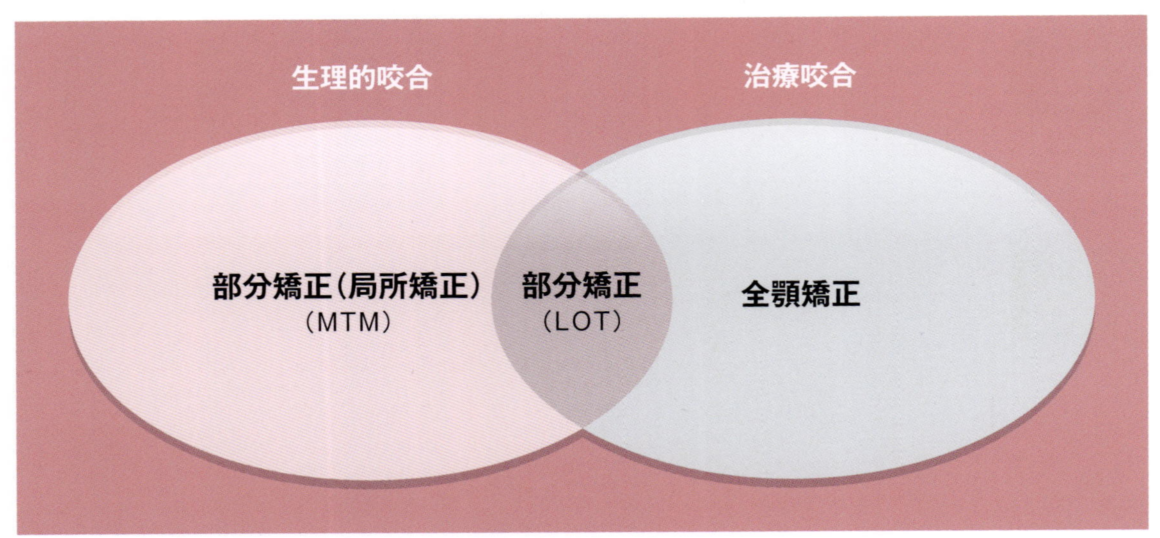

図8　全顎矯正と部分矯正の棲み分け。各治療法の適応症をよく吟味してから治療計画を立てるべきである。

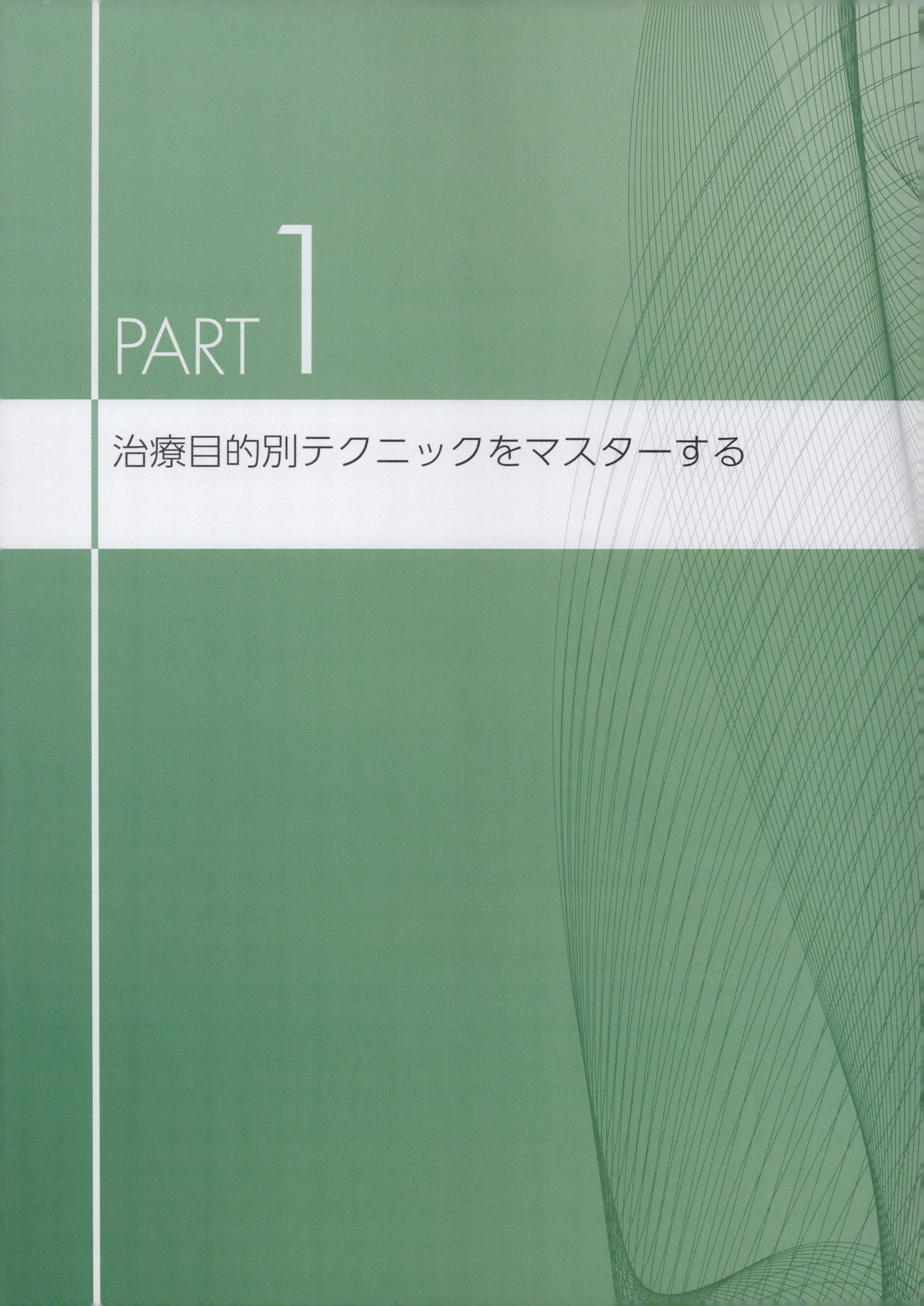

PART 1

治療目的別テクニックをマスターする

ひと目でわかる 臨床ニーズ別

部分矯正の治療オプション

PART 1 P17～P175

補綴前処置

咬合治療

インプラント前処置

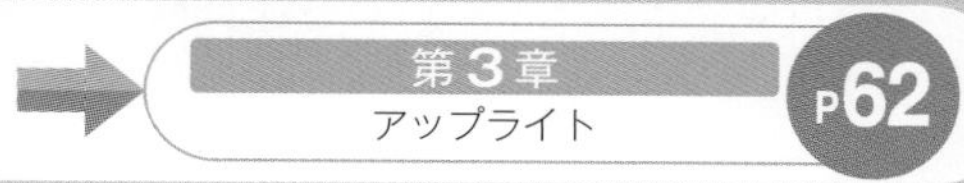

歯周環境の整備（清掃性の確保）

咬合誘導

審美性の改善

PART 1

第1章

歯牙挺出

治療目的

1	**歯質の確保**
2	**歯周環境（アタッチメントレベル）の改善**
3	**審美性（ジンジバルレベル）の改善**
4	**インプラント抜歯即時埋入の準備**

歯牙挺出は、最も基本的な部分矯正で治療期間も短く、歯牙の動きもシンプルである。歯牙の挺出によって

1．歯質の確保
2．歯周環境（アタッチメントレベル）の改善
3．審美性（ジンジバルレベル）の改善
4．インプラント抜歯即時埋入の準備

を行うことができる。用いる治療装置に大きな違いはないが、それぞれ治療期間も異なり、期間や保定期間も術後の外科処置の有無も異なることに留意したい。

1 歯質の確保のための歯牙挺出

1-1 治療の流れと治療期間

①歯質確保のための歯牙挺出は急速挺出（Rapid Extrusion）

筆者の日常臨床で最も多用する部分矯正は、歯質確保のための歯牙挺出（Extrusion）であろう。

対象となる患歯は失活歯であることが多く、残根状態で歯質が量、質共に不足し、適切な支台築造、歯冠補綴ができない場合に、挺出することで健康な歯質を露出させ、歯の再利用ができる優れた保存的方法である。

歯質確保のための歯牙挺出は、急速（Rapid）に牽引できる（急速挺出・Rapid Extrusion）。前歯、小臼歯であれば、週1回の頻繁なエラスティック交換により、通常1ヶ月程度で挺出を完了させる。その際、周囲の軟組織も同時に移動してしまうため歯周靭帯を切断し、装置を除去して周囲の歯牙と連結させ、3ヶ月程度保定する。患者が装置に不快感を訴えないのであれば、そのまま装置を除去せず3ヶ月程度保定するのもよい（保定期間は本章 1-2-2 参照）。

一方、角化歯肉の増大を歯牙挺出と同時に達成させたい場合は挺出完了後、靭帯切除を行わずそのまま保定し角化歯肉の幅を増大させる。その後、増大した角化歯肉を全層弁もしくは部分層弁にて根尖側移動術を行い、健全な歯質を確保する。

歯質確保のための歯牙挺出

1 装置装着

主線、フック装置、
エラスティックゴムの装着

2 エラスティックゴム交換

1～2週間に1回の交換
交換期間：前歯／小臼歯1～2ヶ月
大臼歯3～4ヶ月

3 歯周靭帯切断/形成外科

4 保定（1ヶ月程度）

挺出に要した期間に1～2ヶ月足した期間は保定を行う。動的治療の合計3ヶ月以上はワイヤー等の連結処置をとり、後戻りを防ぐ必要がある。

5 最終補綴物作製

図 1-1-1 治療の流れと治療期間。

1-2 臨床応用における重要事項

1-2-1 歯牙挺出完了後の形成外科処置について

①歯肉を増大させる必要がない場合

急速（Rapid）な挺出後、保定期間中に歯肉は自然に増殖する。角化歯肉を増大させる必要がない場合には、その効果を期待せず、挺出終了後直ちに歯周靭帯を切断する。もしくは全層弁でフラップを挙上し、歯牙挺出に伴い不要に増殖した歯肉や骨を整形後、フラップを戻し縫合する。

②角化歯肉を増加させたい場合のフラップデザイン（図 1-1-2）

歯周靭帯切断を行わず、3-6ヶ月保定し、十分な角化歯肉が得られたらフラップを挙上し根尖側に位置づけることにより、角化歯肉の幅を増やすことができる。それにより同時に歯冠長は長くなる。歯牙挺出の効果を利用して最大限角化歯肉を増大させるには、合計 6ヶ月ほどの期間が必要である。

a. 大幅に増大したい場合（図 1-1-3a）

部分層弁、もしくは全層弁＋部分層弁で剥離し、確実に根尖側に位置づける。角化歯肉が乏しい下顎小臼歯、大臼歯部などに適用される。

b. 少量でよい場合（図 1-1-3b）

全層弁で剥離し根尖側に位置付ける。上顎前歯や臼歯など角化歯肉が比較的ある部位に適用する。

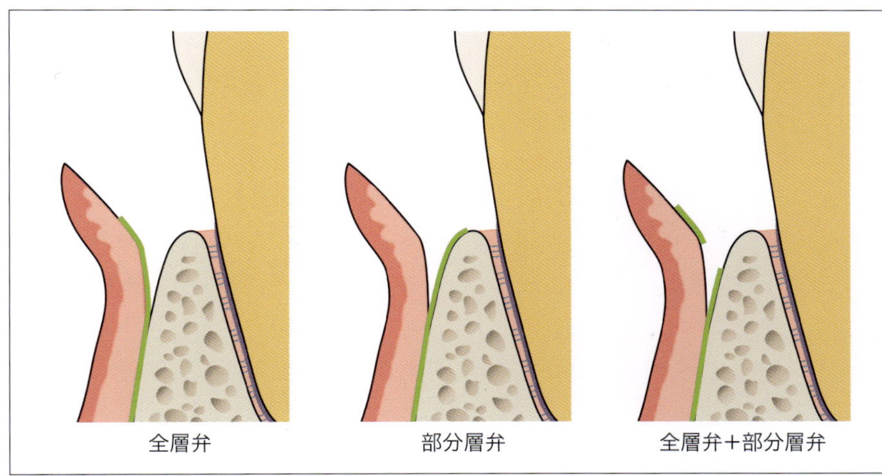

図 1-1-2　歯牙挺出完了後の形成外科処置に用いる目的別フラップの種類。

全層弁：骨整形が必要で角化歯肉も十分な場合に選択する。

部分層弁：部分層弁による根尖側移動術は、より正確にフラップを位置づけることができるため、僅かな角化歯肉を慎重に増大させる時に選択する。

全層弁＋部分層弁：骨整形が必要な時には、全層 - 部分層のコンビネーションフラップを形成する。

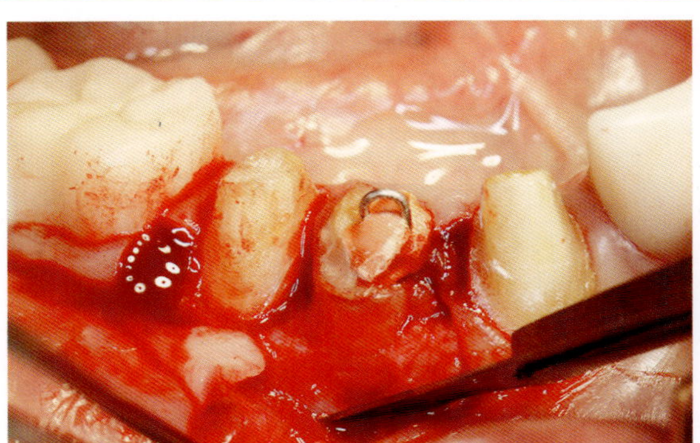

図 1-1-3a　症例は骨整形後、全層 - 部分弁による根尖側移動術を行った例。僅かにある角化歯肉を確実に増大させる目的で行っている。歯肉弁を骨膜に縫合し、より正確に根尖側に位置づける。

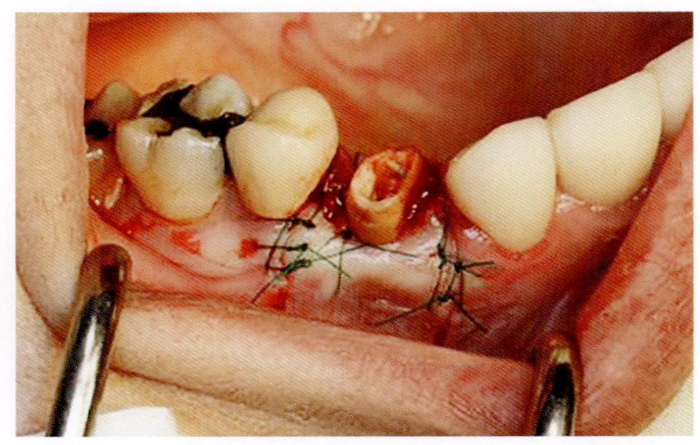

図 1-1-3b　症例は骨整形後、全層弁による根尖側移動術を行った例。本法でも角化歯肉の増大は可能である。縦切開の範囲が狭いため、隣接する角化歯肉の根尖側にフラップを位置づけるよう縫合する。

1-2-2　急速挺出後の保定について

急速歯牙挺出（Rapid Extrusion）後、保定期間はどれくらい必要であろうか。

Ji jun ら[1]は、急速挺出後の根尖部の骨密度の変化について、CT を用いた分析を行った（**図 1-1-4**、**表 1-1-1**）。急速挺出終了直後、根尖部の骨密度は術前に比し、-39.6% の低下が見られたが、その後、時間経過と共に骨密度の増加が認められた。術後 2〜3 ヶ月の間に骨密度は著しく増加し、術後 3 ヶ月の時点で、-13.2% となった。このことから、急速挺出後の保定は、最低 3 ヶ月必要であり、時間経過と共にその安定性は増すと考えられる。

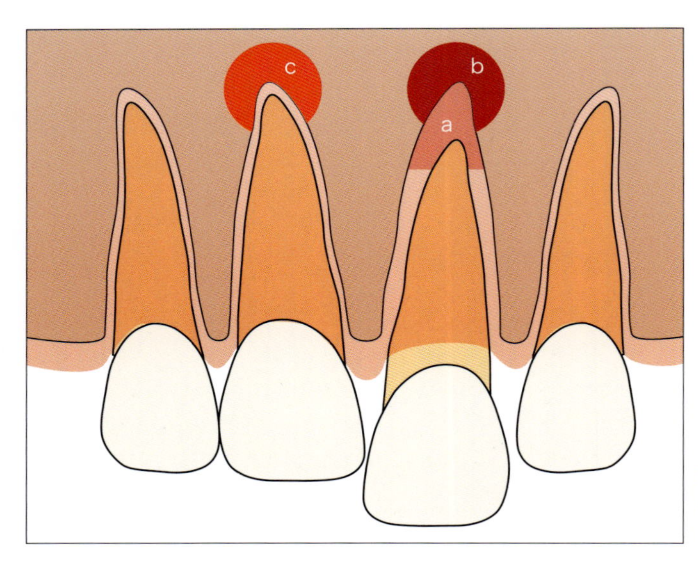

図 1-1-4　CT による分析部位。a：挺出歯の根尖空隙部。b：挺出歯の根尖周囲骨。c：反対側同名歯の根尖周囲骨（コントロール）[1]。

表 1-1-1　根尖部相対骨密度（%、n＝12）[1]
Tb：牽引前、TO：保定開始　T1：保定 1 ヶ月　T2：保定 2 ヶ月　T3：保定 3 ヶ月　T4：保定 4 ヶ月　T5：保定 5 ヶ月　T6：保定 6 ヶ月

時　間	a 部相対骨密度			b 部相対骨密度		
	x+s	差値	P 値	x+s	差値	P 値
Tb	—	—	—	-3.4+15.2	—	—
T0	-39.6+13.9	—	—	-5.2+16.1	-1.8	0.3
T1	-36.6+13.8	2.9	0.3	-9.1+13.6	-3.9	0.0
T2	-31.7+14.4	4.9	0.1	-15.9+16.6	-6.8	0.000
T3	-13.2+13.2	18.5	0.000	-2.8+14.9	13.1	0.000
T4	-7.9+12.3	5.3	0.1	0.2+13.5	3.0	0.1
T5	-7.8+10.1	0.1	1.0	0.3+12.6	0.1	1.0
T6	-7.4+1.1	0.4	0.9	0.4+12.3	0.1	0.970

1-3　適応例から：臨床ではこう使う

症例 1-3-1　歯質の確保（挺出完了後、形成外科処置を行った例から）

挺出処置を１ヶ月で終了し、全層－部部分層弁による根尖側移動術を行い、２ヶ月保定を行い、角化歯肉を増大させて補綴処置を行なった（**図 1-1-5**）。

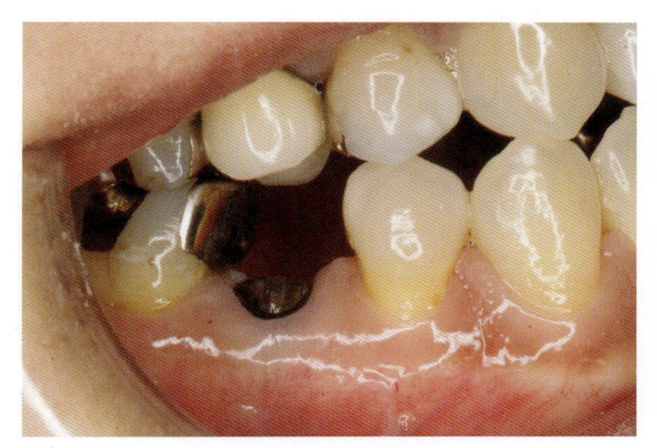

図 1-1-5a　歯質の量が不足し、質も悪い。

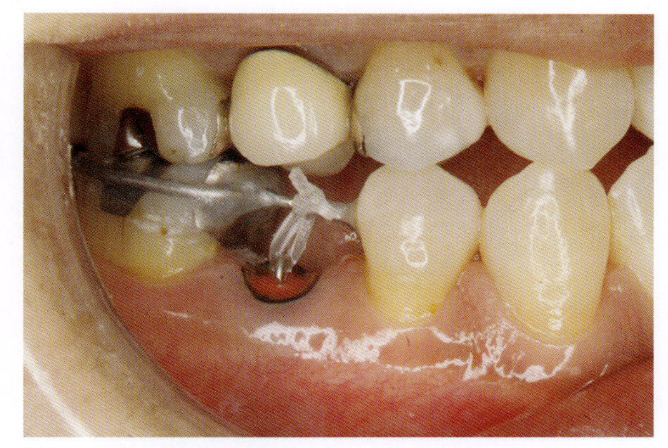

図 1-1-5b　挺出処置開始より１ヶ月で終了。

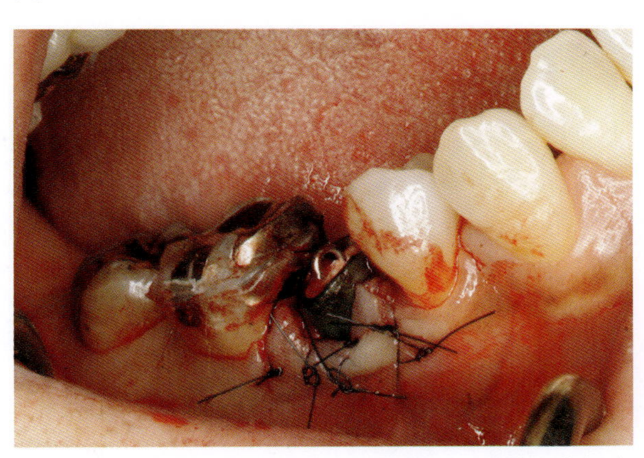

図 1-1-5c　全層－部分層弁にて剥離し、骨整形後根尖側移動術を行った。装置はそのままで２ヶ月後除去して暫間修復物を装着した。

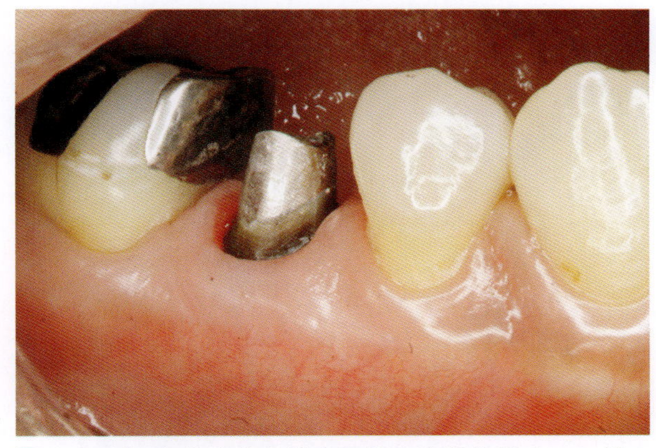

図 1-1-5d　角化歯肉と健全な縁上歯質を得ることができた。

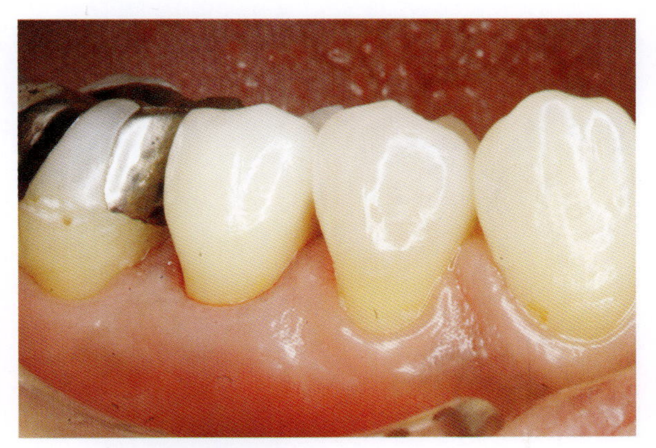

図 1-1-5e　最終補綴物装着。

2 歯周環境（アタッチメントレベル）改善のための歯牙挺出

2-1 治療の流れと治療期間

①アタッチメントレベルの改善は、6ヶ月かけての緩徐挺出（Slow Extrusion）

歯牙挺出によるアタッチメントレベルの改善は（歯冠側に移動する）、垂直的骨欠損の治療として有効である。

手順として、歯牙挺出前に歯肉縁下のSRPを行う。歯石除去ができていればフラップ手術を術前に行う必要はない。

挺出方法は6ヶ月程度かけての緩徐（Slow）挺出を採用する。挺出自体が短期間で終わってしまった場合に計6ヶ月ほど保定を行い、アタッチメントゲインを期待する。清掃状態（PLI）とポケット深さ（PPD）の推移を観察する。

アタッチメントレベル改善のための歯牙挺出

1 装置装着

主線、フック装着、
エラスティックゴムの装着

2 エラスティックゴム交換（6ヶ月程度）

1～2週間に1回の交換

3 保定（計6ヶ月）

エックス線写真上で骨の変化を確認する

4 一部歯周靱帯切断/形成外科

動揺がなくなるまで固定状態で保定する
（合計6ヶ月以上）

5 装置除去もしくは最終補綴物作製

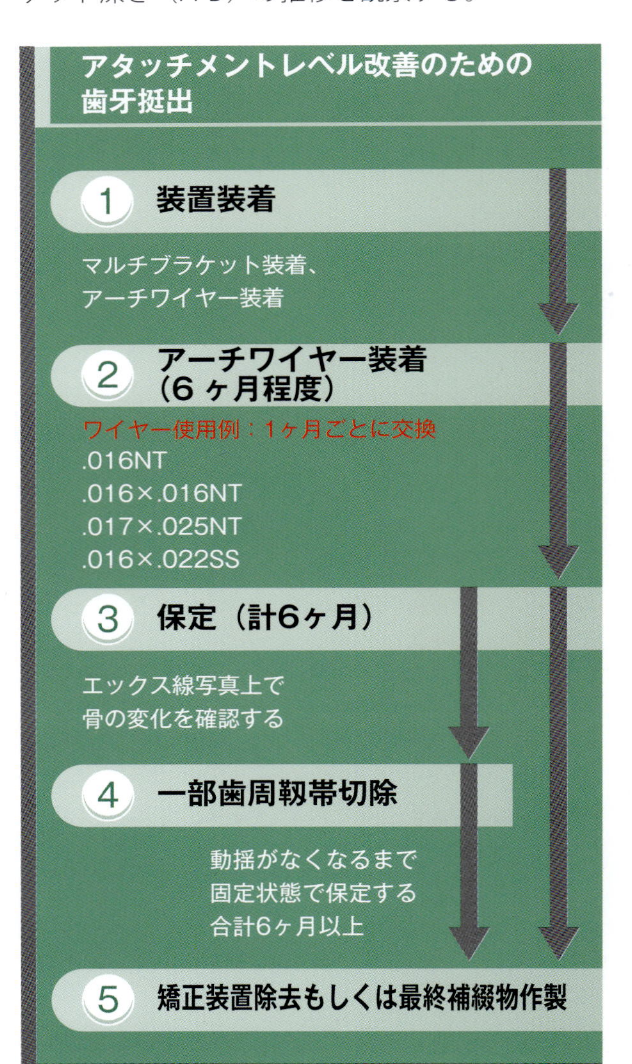

図1-1-6a, b　治療の流れと治療期間。

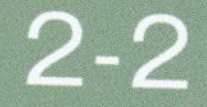

2-2　臨床応用における重要事項

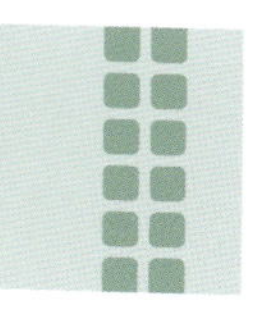

2-2-1　治療目的別保定期間や歯周形成外科の必要度の違い

歯質確保とアタッチメントレベル改善のための挺出はいずれも同様の術式で行われるが、治療目的の違いにより保定期間が異なることに留意したい。

また、「歯質確保」には何らかの方法で歯周形成外科（靭帯切断）が必要だが、「アタッチメントレベルの改善」が目的の症例では行わない。

しかし、BOPなどから歯石の残存が疑われたり、特定の歯面のみでアタッチメントの改善が必要な時などは、アタッチメントレベルの改善目的の症例でも形成外科（骨整形）を行うことがある。

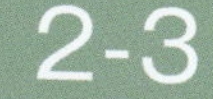

2-3　適応例から：臨床ではこう使う

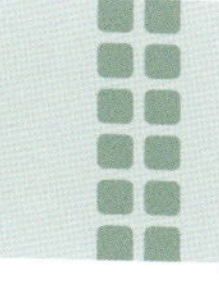

症例2-3-1　アタッチメントレベルの改善

5遠心のアタッチメントロス改善のため、緩徐挺出（Slow Extrusion）させた（**図1-1-7**）。遠心部と近心部の骨レベルが異なっているため、最終補綴の清掃不良が予測され、6ヶ月後に形成外科を行なった。遠心の歯周ポケットは、7 mmから3 mmに改善している。

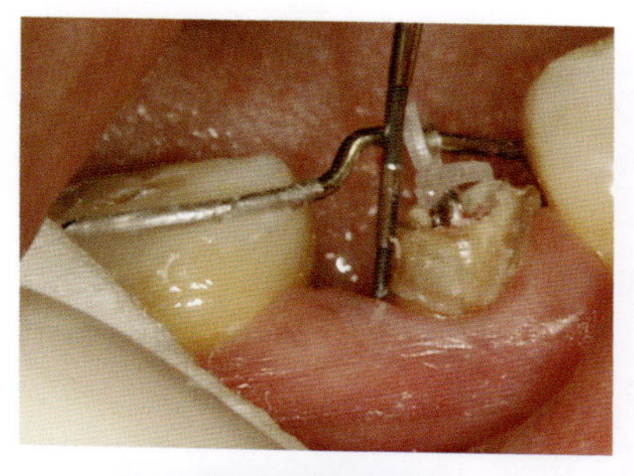

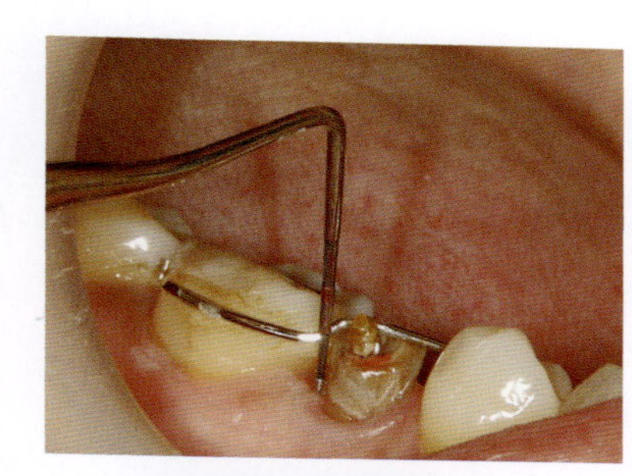

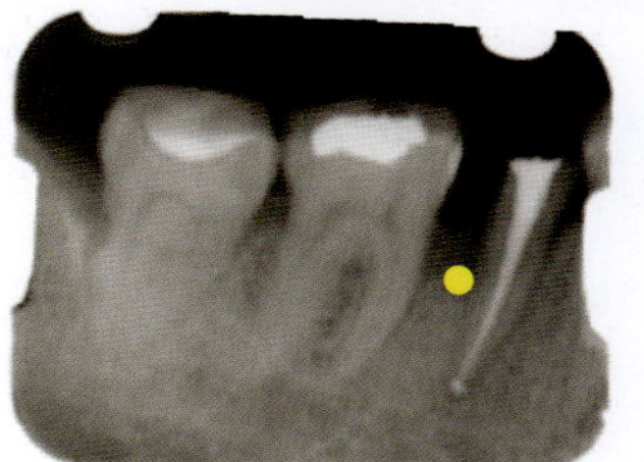

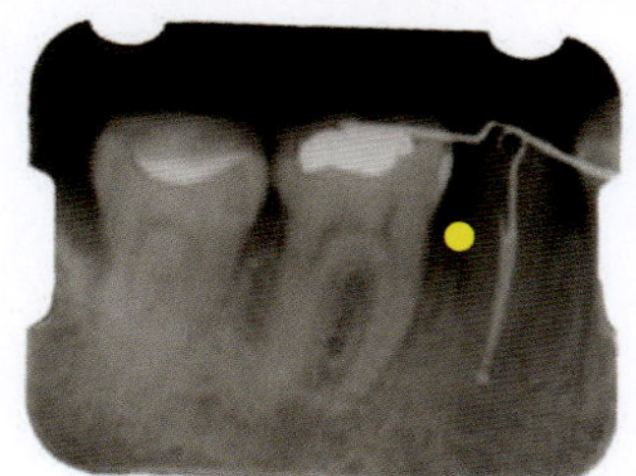

図1-1-7a〜d　42歳、女性。遠心のアタッチメントロスの改善のため、6ヶ月かけて緩徐挺出させた。歯周ポケットは術前の7 mmが術後に3 mmに改善している。

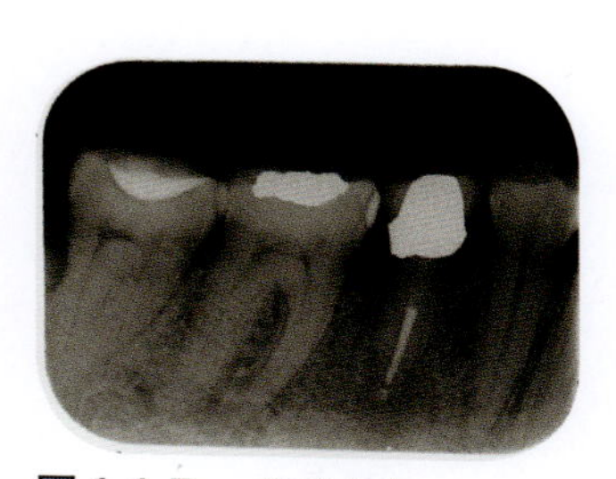

図1-1-7e　術後7年。

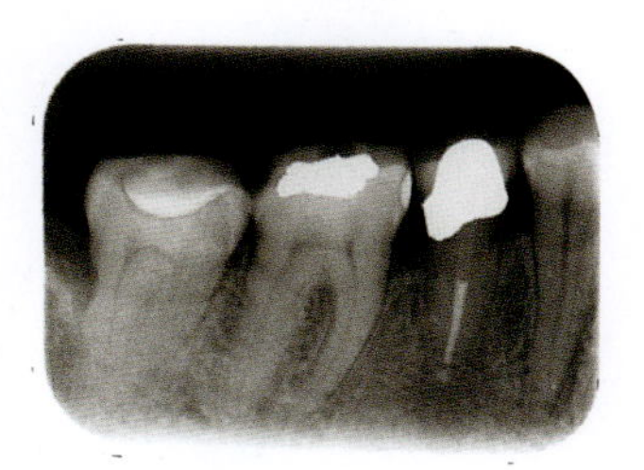

図1-1-7f　術後12年。

症例 2-3-2　アタッチメントレベルの改善後、抜歯スペースを閉鎖した例

32|間の骨縁下ポケットと、下顎前歯部の叢生改善のために6ヶ月にわたり、2|を緩徐挺出し、アタッチメントレベルの改善により歯周ポケットを浅くした（**図 1-1-8**）。

便宜抜歯予定の2|はスペース確保のため、前もって抜髄し歯冠幅径を狭くした。その後、挺出させ骨レベルの改善後、抜歯してスペースを閉鎖した。

本症例はそれに先立ち3|のフラップ手術を行なった。根面、特に近心根面のデブライドメントを十分に行い、新付着を期待している。術後1|遠心だけでなく、3|近心面にも深い歯周ポケットは認められていない。これはデブライドメントと環境改善のために起こった新付着と考えられる。

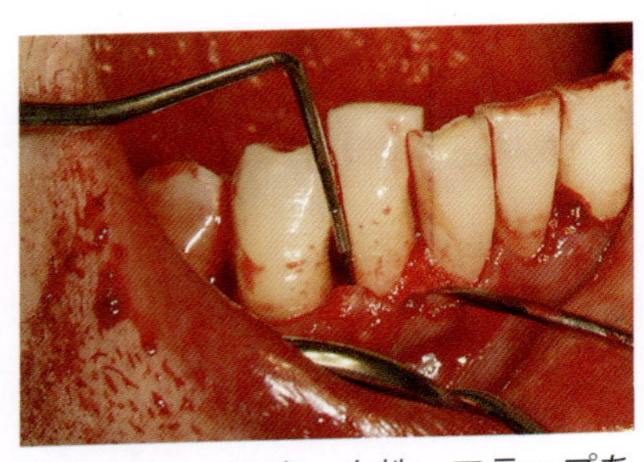

図 1-1-8a　60歳、女性。フラップを開け、保存予定の3|近心根面のデブライドメントを十分に行った。

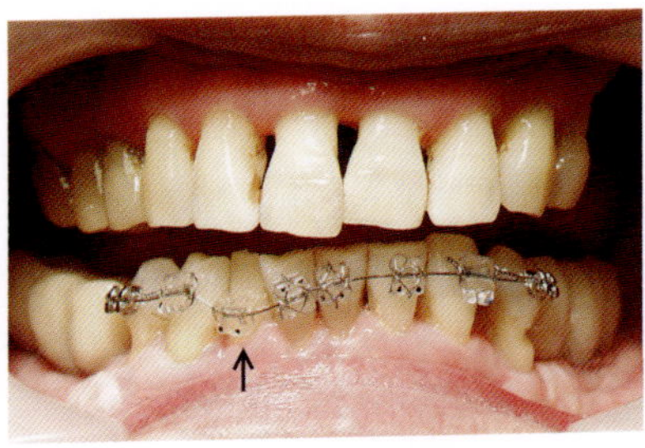

図 1-11-8b, c　3 2|間の骨縁下ポケットと叢生の改善のために6ヶ月にわたり2|を緩徐挺出し、アタッチメントレベルを改善。その後、抜歯しスペースを閉鎖。

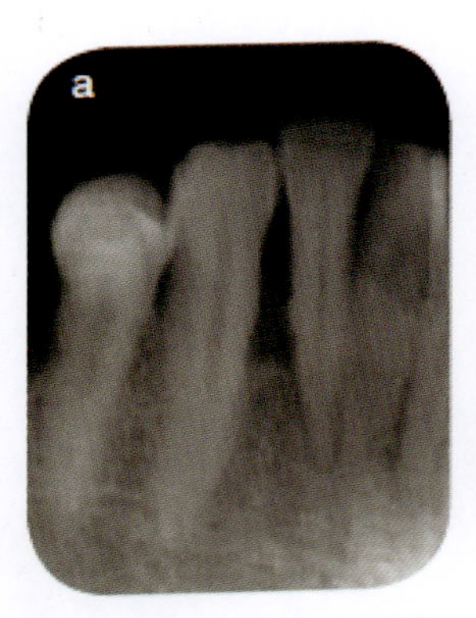

図 1-1-8d　3 2|間に垂直性骨欠損が見られる。

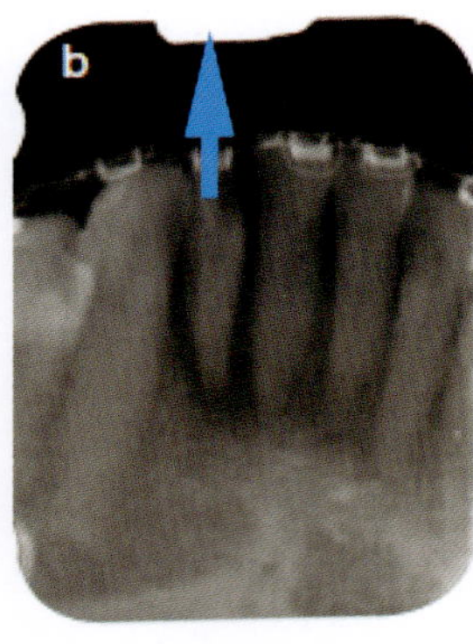

図 1-1-8e　2|は抜歯予定のため、先に抜髄している。

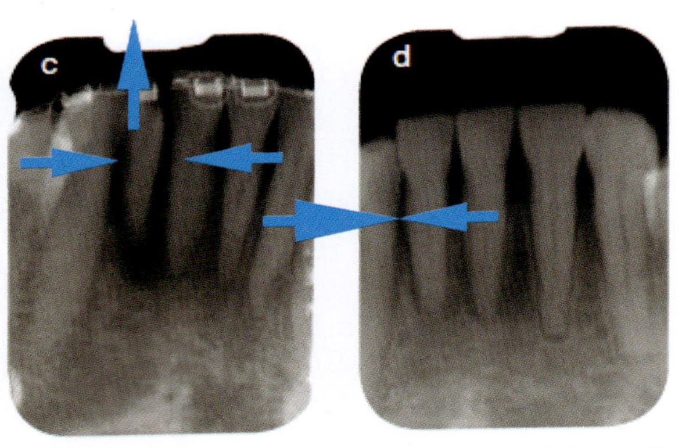

図 1-1-8f, g　3 1|の根は歯体移動によって平行になっている。

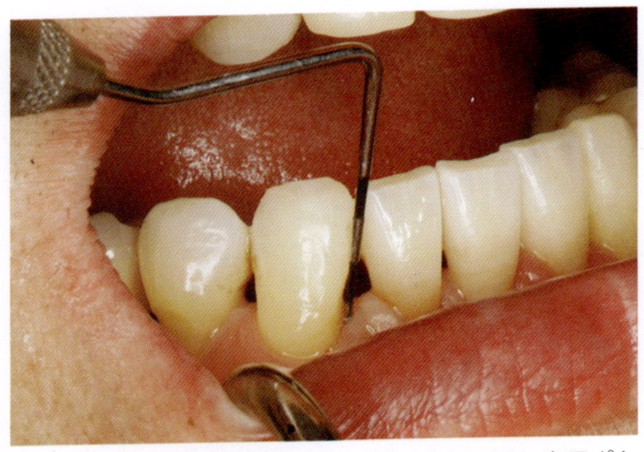

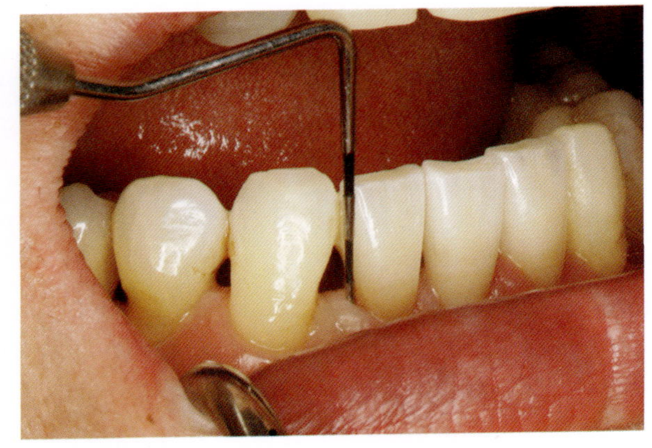

図 1-1-8h, i　術後、3|の近心、1|の遠心に深い歯周ポケットは認められない。

3 審美性（ジンジバルレベル）改善のための歯牙挺出

3-1 治療の流れと治療期間

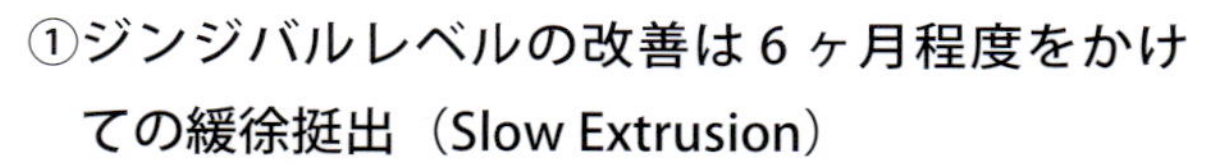

①ジンジバルレベルの改善は 6 ヶ月程度をかけての緩徐挺出（Slow Extrusion）

歯牙の挺出によりジンジバルレベル（Gingival Level）を改善し、審美的治療に役立てることができる。歯肉の移動を伴うことを期待するため、理想的にはアタッチメントレベルの改善と同様に 6 ヶ月以上かけての緩徐（Slow）挺出を採用する。

術後の外科処置はジンジバルレベルを下げてしまうため、基本的には行わない。ただし、歯質の確保が重要な舌側にのみ形成外科を行う場合がある。その際、歯間乳頭は剥離せず、慎重に扱うことが重要である。

軟組織の治癒や、組織の再配列のための治癒期間は 3〜4 ヶ月である。小臼歯であればその程度の保定で問題はないが、審美部位では装置除去後、状況が許せば最終補綴物装着まで 6 ヶ月は歯肉の反応を確認したい。

ジンジバルレベル改善のための
歯牙挺出
1 装置装着
マルチブラケット装着、
アーチワイヤー装着
2 アーチワイヤー装着
(3〜4 ヶ月程度)
ワイヤー使用例：1ヶ月ごとに交換
.016×.016NT
.017×.025NT
3 保定（計6ヶ月）
エックス線写真上で
歯肉の変化を確認する
4 一部歯周靱帯切断
動揺がなくなるまで
固定状態で保定する
合計6ヶ月以上
5 矯正装置除去もしくは最終補綴物作製

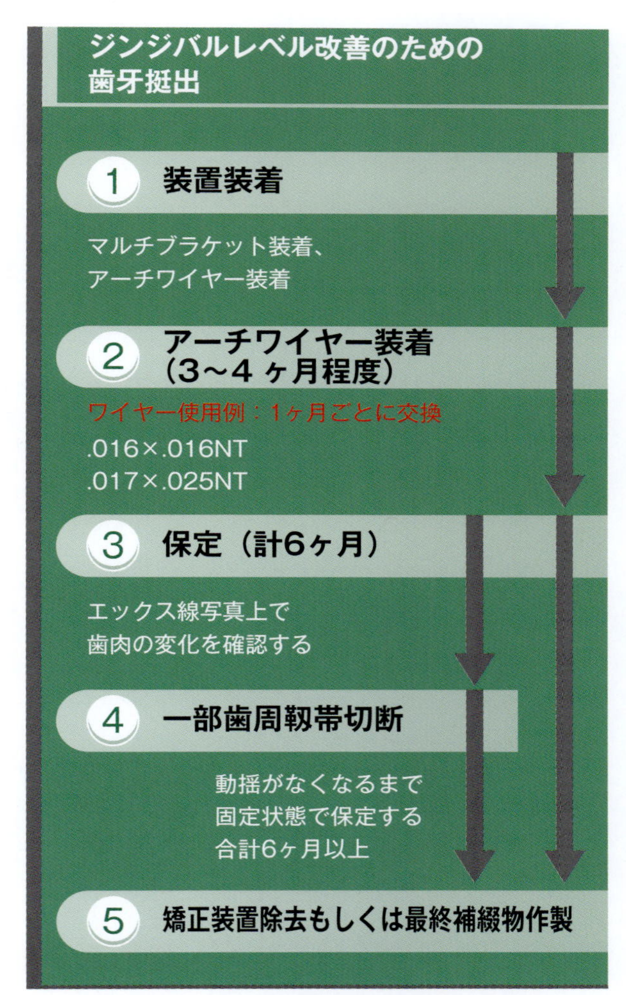

図 1-1-9 治療の流れと治療期間。

3-2　適応例から：臨床ではこう使う

症例 3-2-1　ジンジバルレベルの改善

歯牙挺出によるジンジバルレベルの改善を試みた症例（**図 1-1-10**）。本例の審美障害の原因は左右非対称なジンジバルレベルにあるが、初診時、患者は矯正治療を受け入れなかったため、現状のままで暫間修復物を作製した。しかし、切縁のバランスが整ったことでジンジバルレベルの不調和が誇張されたため、患者は部分矯正をようやく受け入れた。

この場合、緩徐挺出期間は長く設定する。通常は６ヶ月程度が必要である。早期に挺出が終了した場合は、保定期間を含めて合計６ヶ月になるように計画する。

ここに注目!

咬合への配慮

プロローグでも述べたように、部分矯正の真髄は歯牙を動かすことではなく、（他の）歯牙を動かさないことである。本症例では、ブラケット装着範囲に犬歯を含むと、現在の生理的咬合を崩すおそれがあるため、慎重に対応しなければならない。ブラケットは2|2のみの装着で、1|1を挺出している。

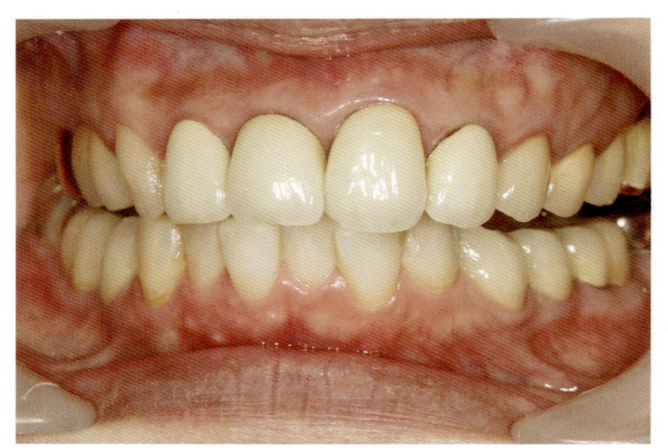

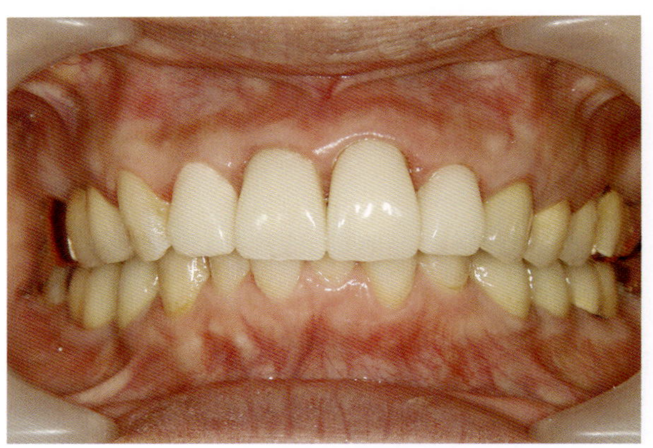

図 1-1-10a, b　初診時。部分矯正への同意が得られず、暫間修復物を作製した。切縁のバランスが整うことでよりジンジバルレベルの不調和が誇張されたため、患者はようやく部分矯正を受け入れた。

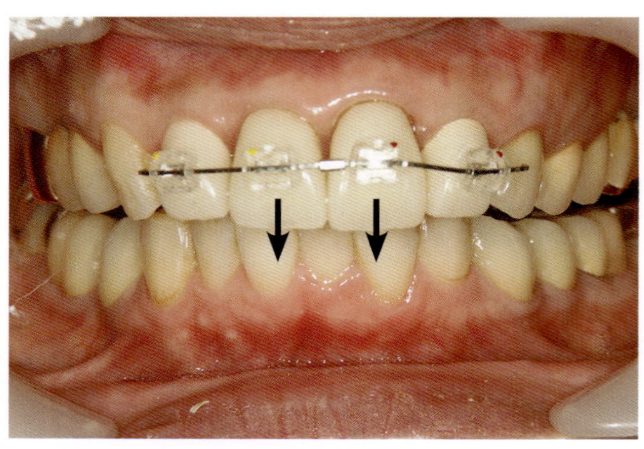

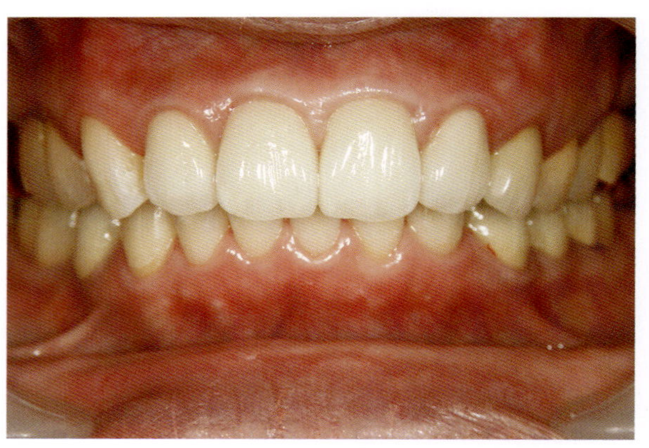

図 1-1-10c, d　筆者の部分矯正（MTM）での装置の装着範囲は狭い。犬歯に不要な矯正力をかけることを可及的に避けたいからである。

症例 3-2-2　アタッチメントレベルとジンジバルレベルの改善

52歳、女性。6年前に米国にてオールセラミックスで補綴されているが、21|間の歯間乳頭の消失を補綴物で閉鎖したようである。清掃性不良の補綴物を装着したことにより、アタッチメントロスがさらに進行し、再治療の難易度をあげていた。

緩徐挺出によりアタッチメントレベルとジンジバルレベルの改善を行い、歯間乳頭の回復を図った。歯根幅径が左右で異なるため、対称的な補綴形態を与えることは難しい。清掃状態と歯肉の反応を核にしながら歯肉立ち上がり部に最大限のカントゥアを与えた。本症例は挺出により健康的な歯周環境が得られた（**図 1-1-11**）。

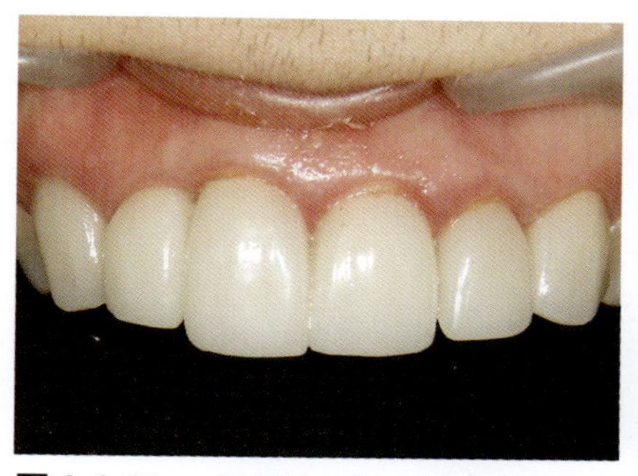

図 1-1-11a　清掃性の低い補綴物は、歯周組織にとって有害である。

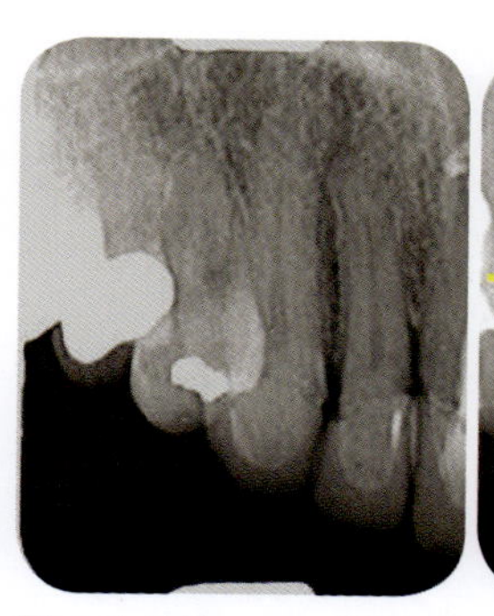
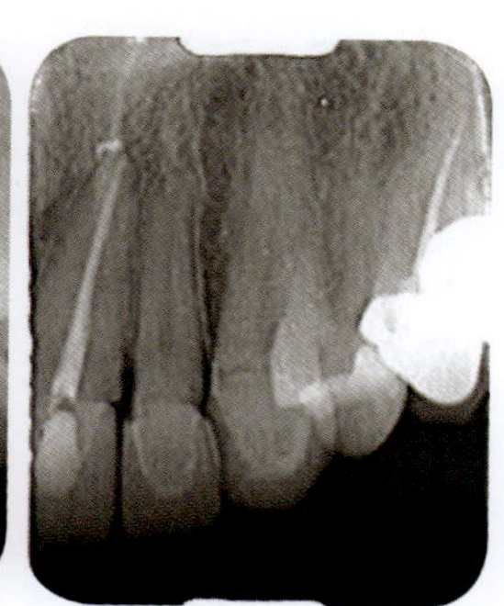

図 1-1-11b　21|間の骨レベルを矢印で示す。

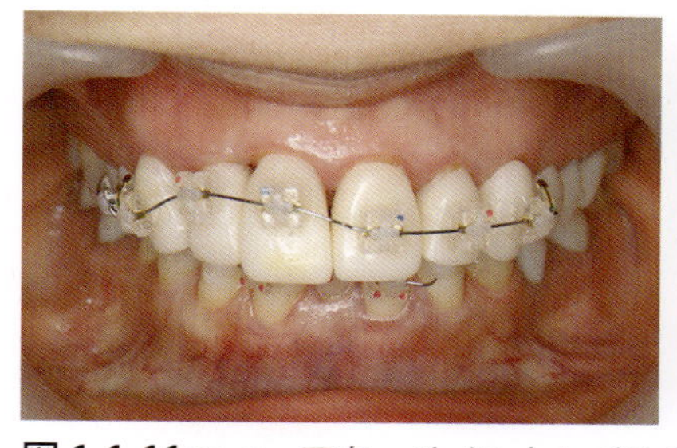
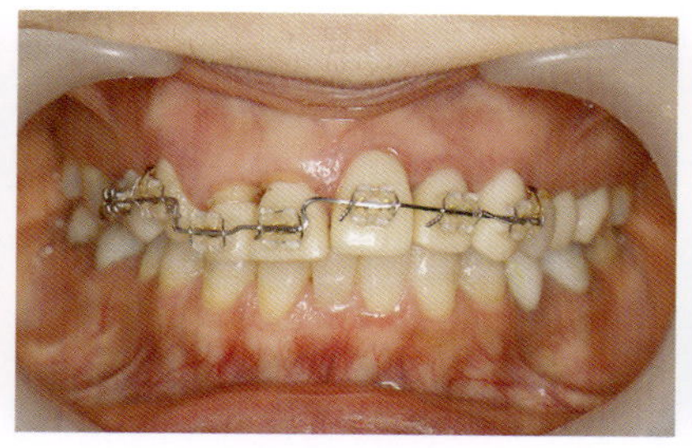
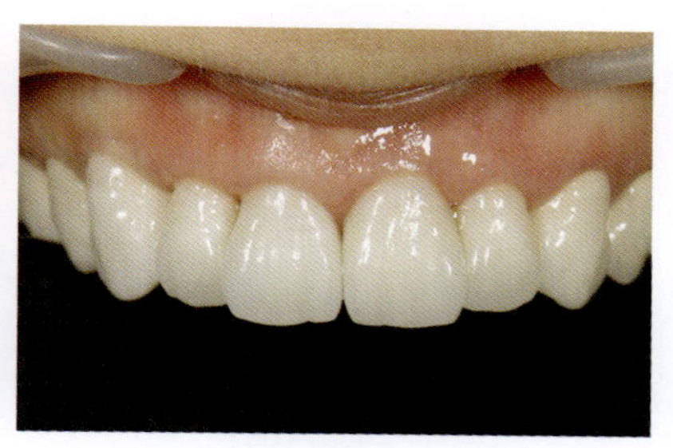

図 1-1-11c〜e　アタッチメントレベルの改善のために相当量の挺出を必要とした。

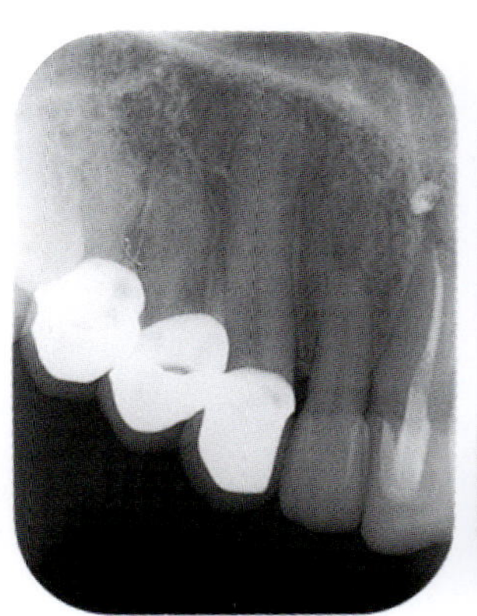
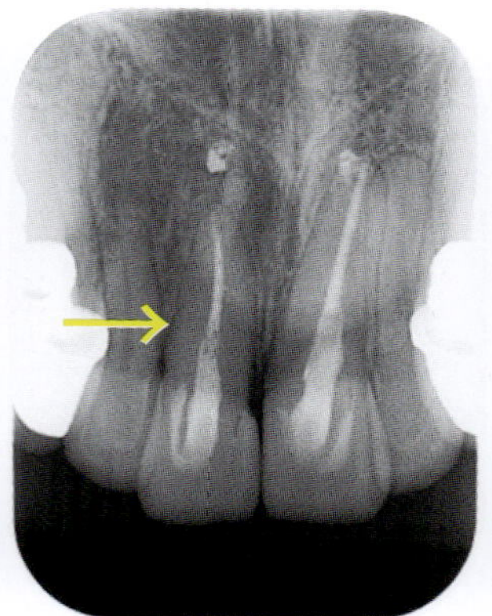
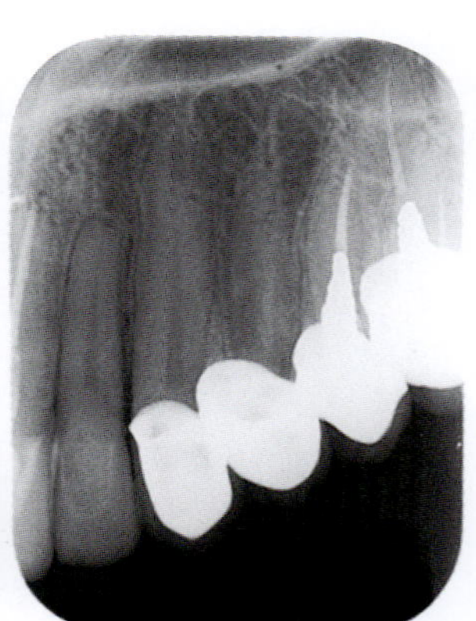

図 1-1-11f〜h　緩徐挺出により、健康的な歯周環境を得られた。

4 インプラントの抜歯即時埋入準備のための挺出

4-1 治療の流れと治療期間

1991年、Barzilay[2]らによって報告された抜歯即時インプラント埋入の一方法で、1993年にSalama、Hら[3]によって術前に矯正学的挺出後、抜歯即時インプラントを行う手法が報告された。当時は軟組織、硬組織の増大を期待していたと考えられるが、それによって得られた薄い骨組織は抜歯時に喪失するため、あまり臨床的意味がない。しかし、挺出によって軟組織を増大できることや抜歯作業が容易になること、歯根の細いところまで引き出せることから、歯槽骨形態が有利になるなどのメリットがある。軟組織の増大なら通常2ヶ月程度で起こるが、症例によって2〜4ヶ月程度の期間を設定する。

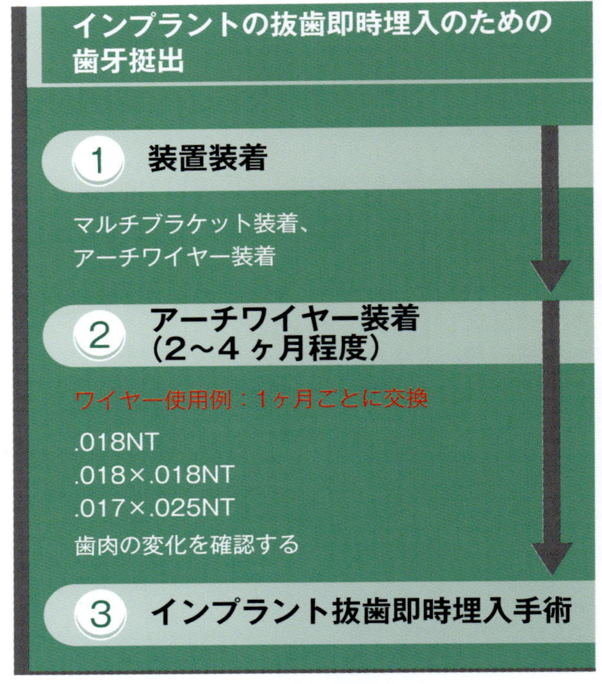

図 1-1-12 治療の流れと治療期間。

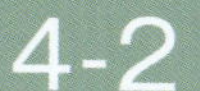

4-2 適応例から：臨床ではこう使う

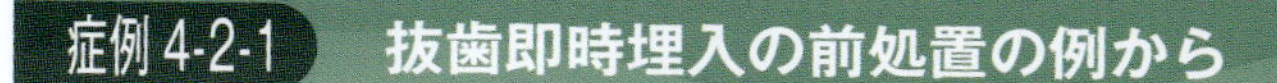

症例 4-2-1 抜歯即時埋入の前処置の例から

上顎中切歯を２本抜歯し、抜歯即時インプラント埋入を計画した。３ヶ月ほどかけて1|1を緩徐挺出させ、左右の歯頸部のジンジバルレベルの不調和を改善すると共に、1|1の軟組織をコントロールし、抜歯即時埋入の難易度を下げた。抜歯後、抜歯窩口蓋側にインプラントを埋入し、骨結合を待った（**図 1-1-13**）。

ここに注目！

抜歯即時埋入のための準備として、歯肉の増大（軟組織）のコントロールは有効だが、硬組織は期待していない。本症例は動的治療期間は３ヶ月であったが、骨の増量を期待しているわけではなく、目視で歯肉の増大が確認できればよい。

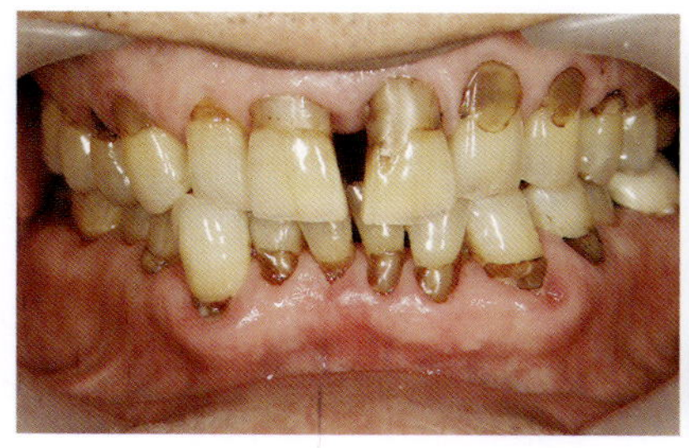
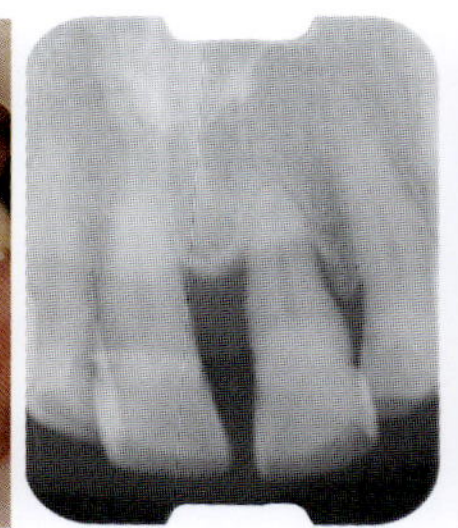
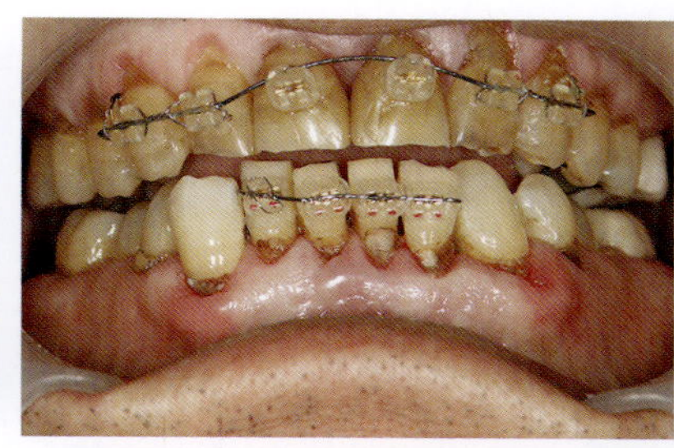
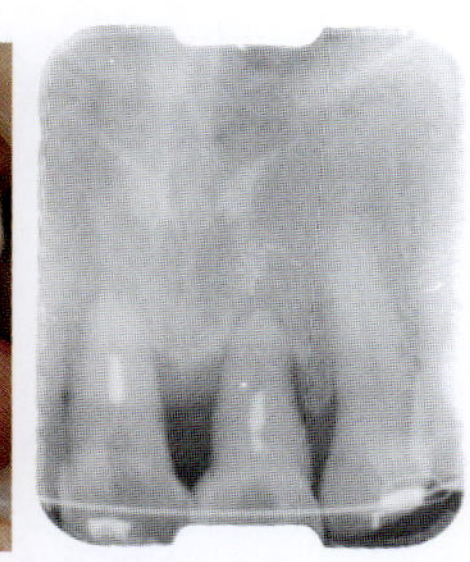
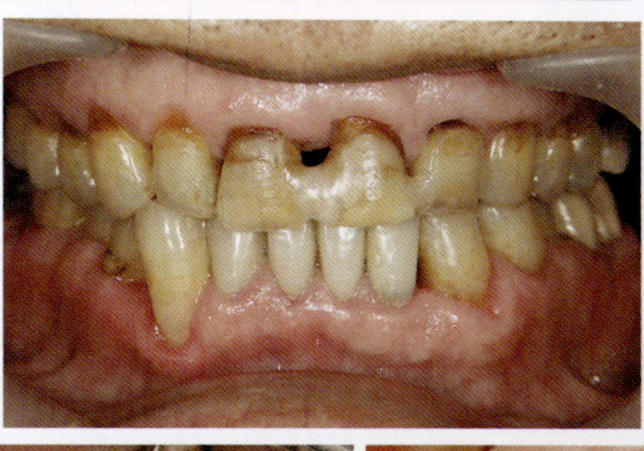
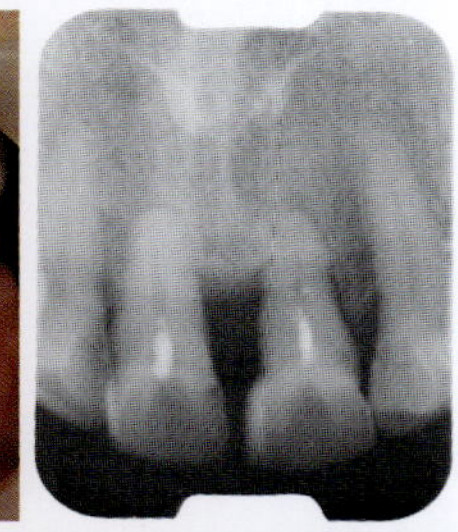
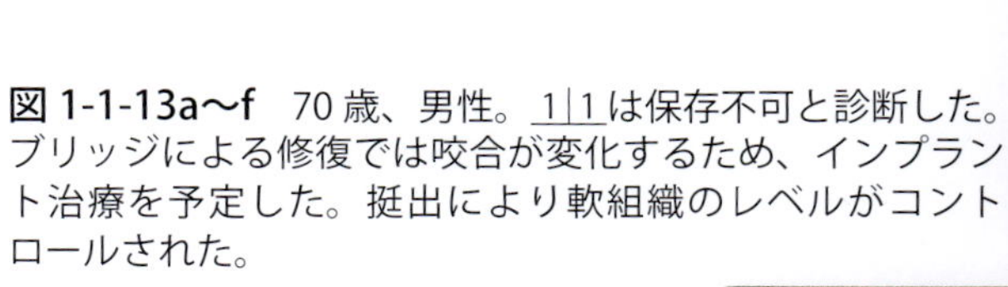

図 1-1-13a〜f 70 歳、男性。1|1は保存不可と診断した。ブリッジによる修復では咬合が変化するため、インプラント治療を予定した。挺出により軟組織のレベルがコントロールされた。

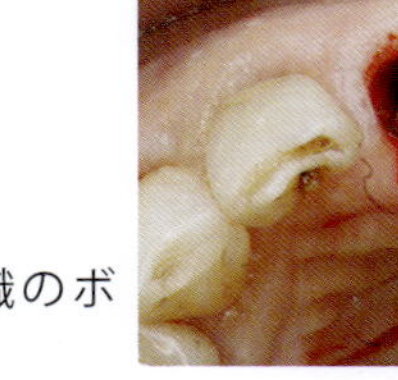
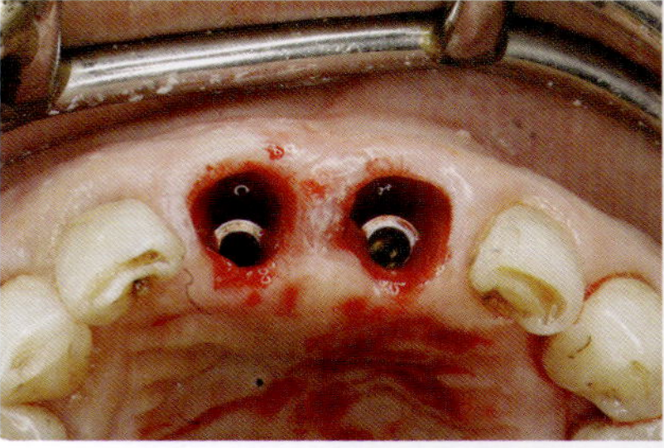
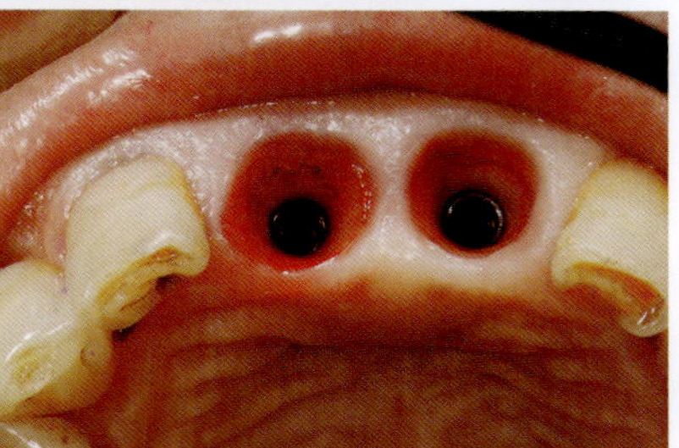

図 1-1-13g, h 唇側に十分な組織のボリュームが確保されている。

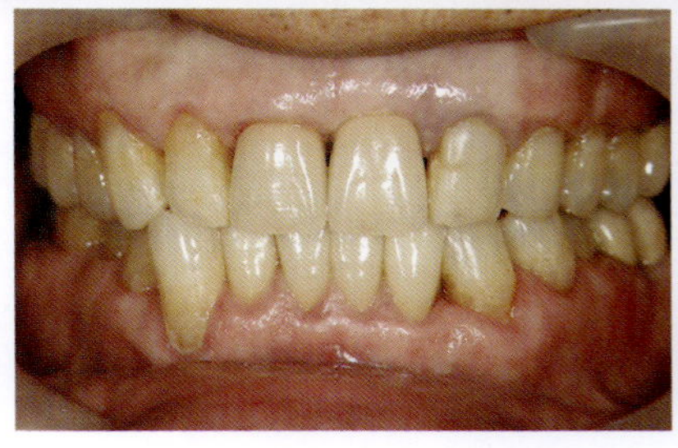
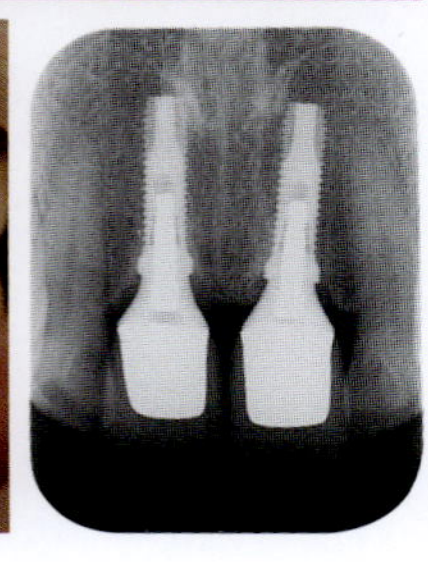

図 1-1-13i, j 術後、左右のジンジバルレベルの不調和は改善されている。

歯牙挺出成功のための テクニカルアドバイス

Advice 1 装置の基本設計を守る

■基本設計

根管内に設置するフック、両隣在歯にわたすワイヤー、そして牽引するためのエラスティックで構成される。

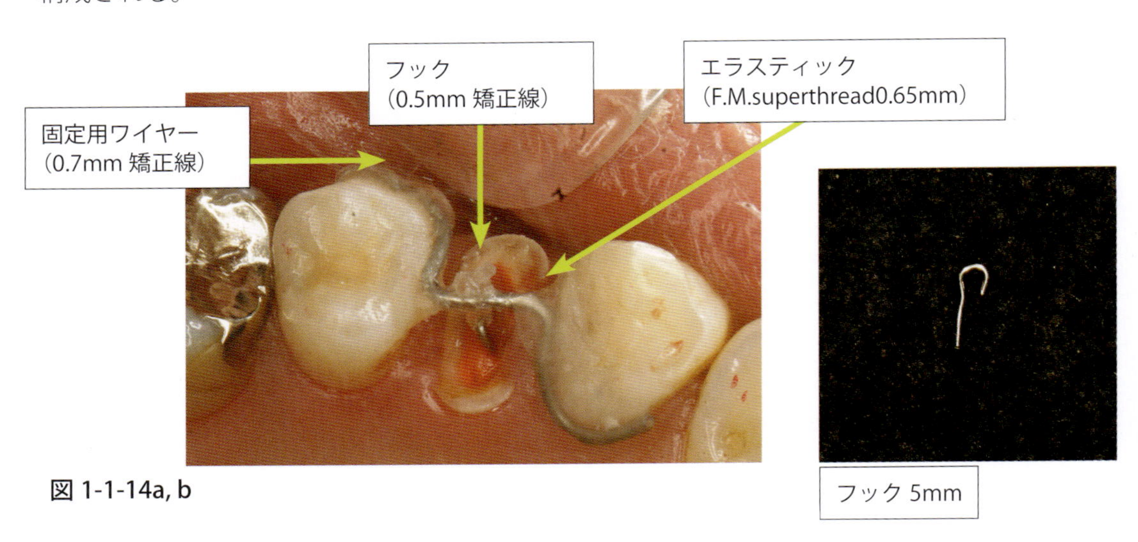

図 1-1-14a, b

■使用器具

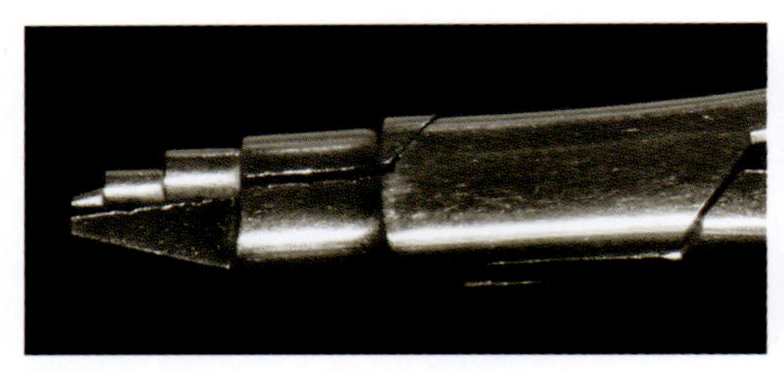

図 1-1-15　ヤングプライヤー。

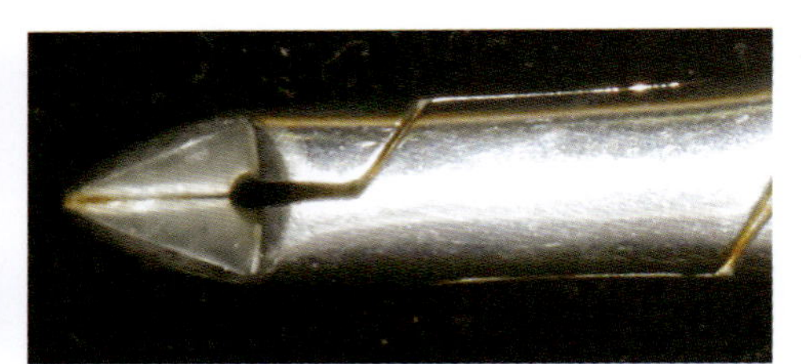

図 1-1-16　ピンカッター。

■使用材料

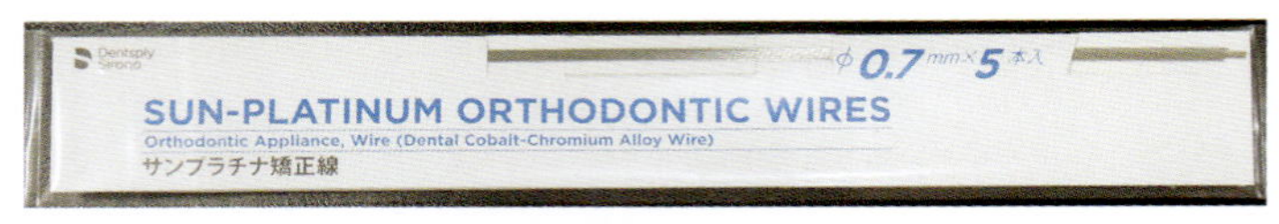

図 1-1-17　サンプラチナ矯正線 0.7mm（デンツプライシロナ）。

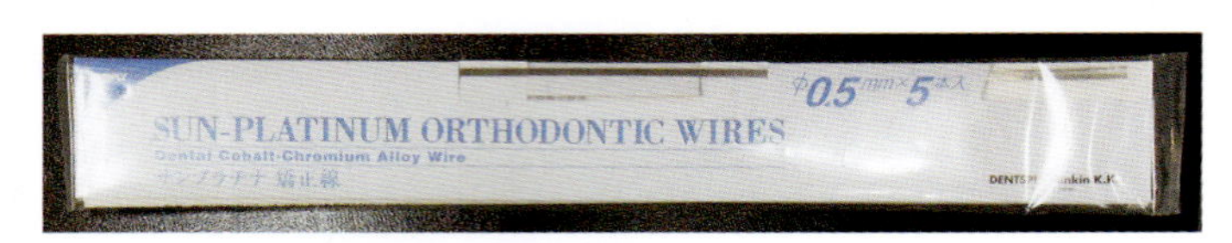

図 1-1-18　サンプラチナ矯正線 0.5mm（デンツプライシロナ）。

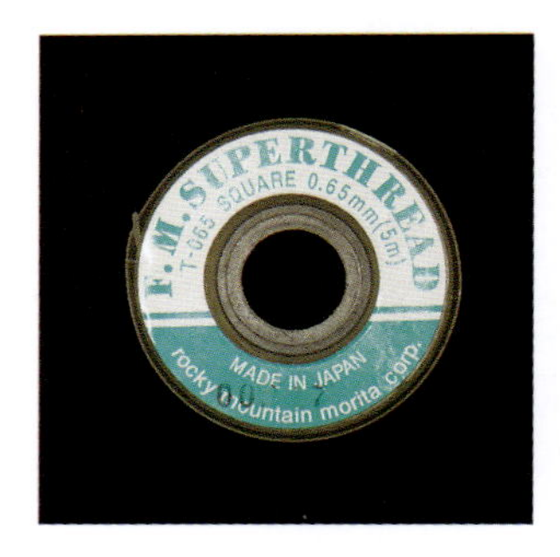

図 1-1-19　エラスティック（F.M.superthread 0.65mm）（ロッキーマウンテンモリタ）。

Advice 2 根管内からの直接牽引装置設定時は、フックやワイヤーの位置に注意

POINT 1 フックはできるだけ低く（図 1-1-18）

①根管内に埋め込むフックは 0.5 mm 矯正線を屈曲し、撤去することも考慮して、脚部を長くしすぎないこと（5 mm 程度）がポイントである。

②短い長さで維持力をもたせるため、フックの脚部を屈曲させ、できるだけ低い位置に設置する。フックの固定には、BASE Cement など接着性セメントなどでできるだけ覆い、う蝕を防ぐ。

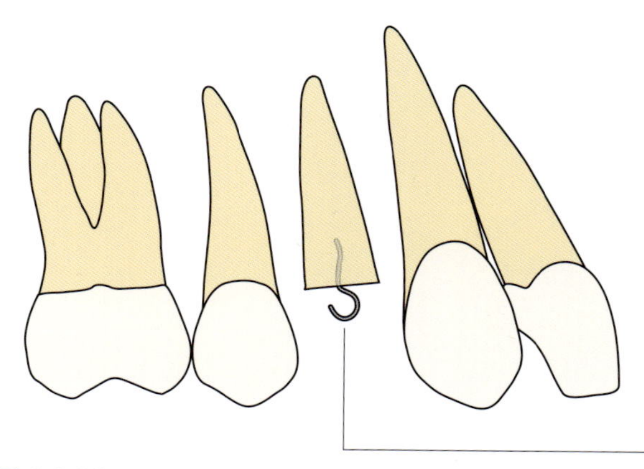

フック
鉄則 1 できるだけ低く
鉄則 2 フック足は短く：長いフックは撤去に苦労する

図 1-1-20

POINT 2 固定用ワイヤーの位置によって清掃性、舌感に差がでることに注意

① 0.7 mm 矯正線を使用し、隣在歯と接する部分は、清掃性および舌感、審美性を考慮して位置を設定する。

②歯頸部マージンに固定用ワイヤーが近づきすぎると、清掃性を損なう。逆に歯冠側にすると、ボリュームが出て舌感が悪くなる。

POINT 3 前歯部と臼歯部では固定用ワイヤーの位置も変わる

①前歯部では審美性を考慮し、舌側に固定用ワイヤーを配置するが、後方歯で固定用ワイヤーが見えないのであれば、頬側に設定してもよい。

②歯根位置を僅かに変えたい場合、固定用ワイヤーとフックの位置関係で牽引方向をコントロールすることができる。例えば、頬側方向に移動しながら挺出させたい場合は、その方向に牽引できるように固定用ワイヤーをやや頬側に設定する。

Advice 3 ほどけないエラスティックの結紮テクニック

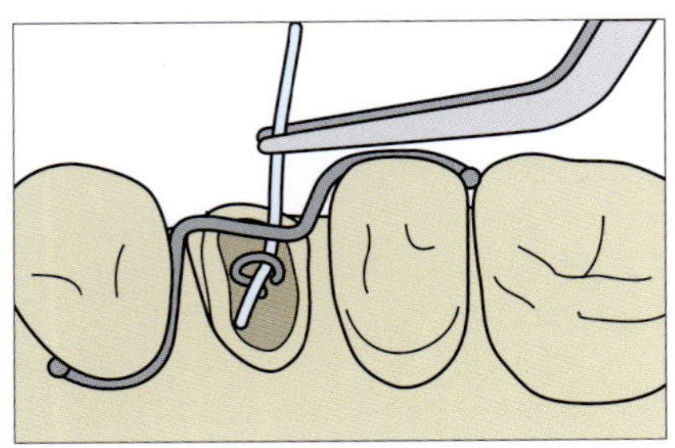

図 1-1-22a フックとワイヤーにエラスティックを通し、1 回結紮する。

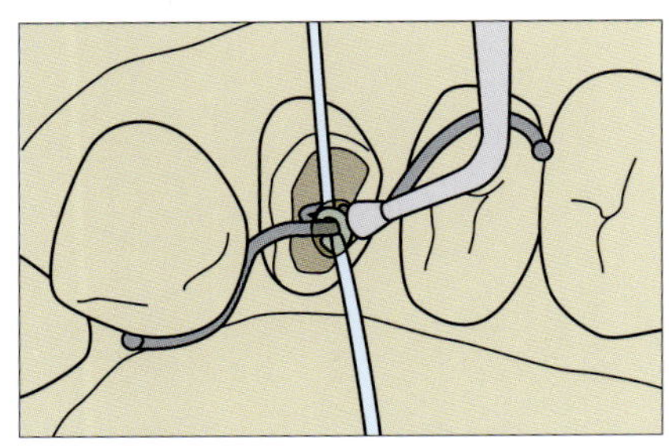

図 1-1-22b 結紮した結び目にアクリレートレジン（歯科用アロンアルファ）を極少量塗布し、乾燥させる。

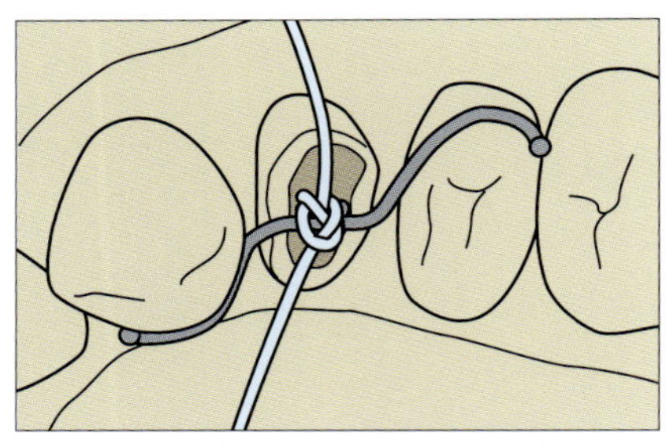

図 1-1-22c もう一度逆方向に結紮、1 回目と同様に、アクリレートを極少量塗布し、乾燥させる。

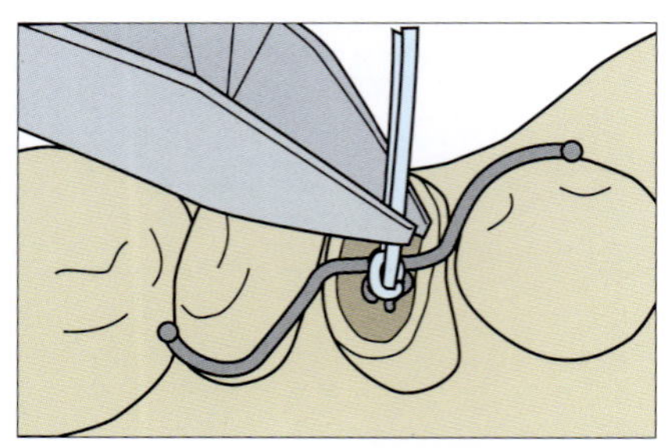

図 1-1-22d ピンカッターで余分なエラスティックを切断する。結び目は咬合に干渉しないように、固定用ワイヤーの真上で結紮させず、その横で結紮する。

こんな時どうする？ 挺出中の審美領域の暫間的対応はシェルで

審美領域でも歯根挺出のために根管内にフックを装着し直接牽引する方法は効率がよいが、暫間的な審美的対応が必要である。**図 1-1-23** のようにシェルを作製し、隣在歯に接着する方法が勧められる。毎回シェルと挺出された根が接触していないことを確認する必要がある。小臼歯でも時より患者の希望によりこれを装着するが、装着しない方が清掃性は良い。

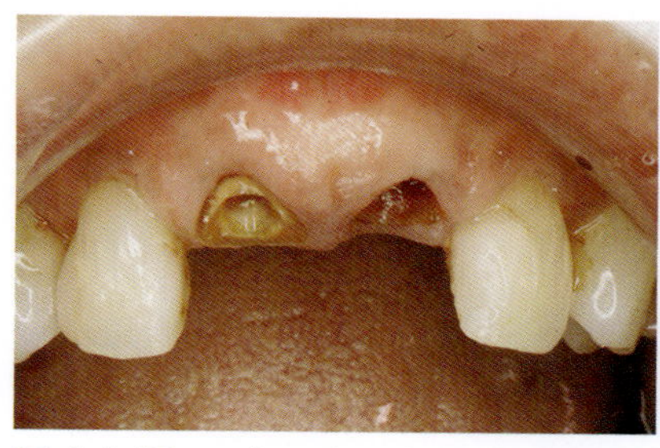

図 1-1-23a 中切歯 2 本を保存予定だが、歯質の量が不足し、挺出を予定した。

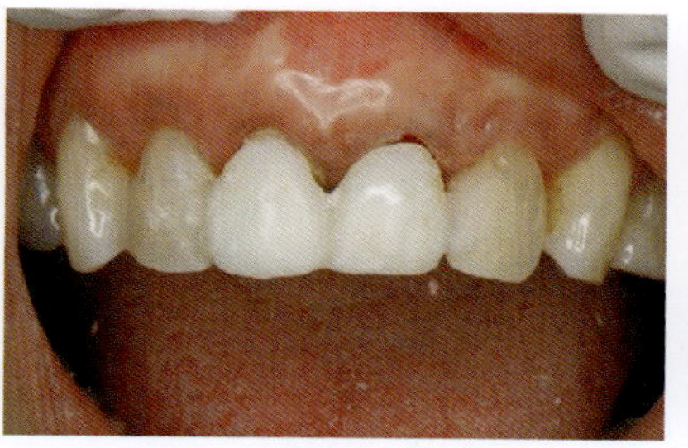

図 1-1-23b 唇側面はシェル状の暫間歯をスーパーボンドなどで固定する。歯根と接触があれば削合する。

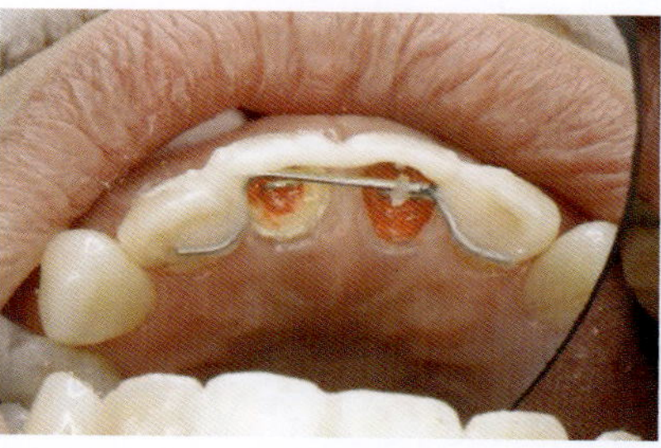

図 1-1-23c 舌側に固定用ワイヤーを咬合干渉しないように装着する。

こんな時どうする？ 患者が挺出用装置を嫌がる時にはインビジブルタイプの装置の適用を

患者が歯牙挺出用の装置の装着を嫌がる場合には、インビジブルタイプの装置による挺出もある。インビジブルアプライアンス装置の応用で、挺出予定歯を挺出したセットアップ模型を作製し、フックとなるリンガルボタンを装着し、エラスティックを患者が装着する（**図 1-1-24**）。

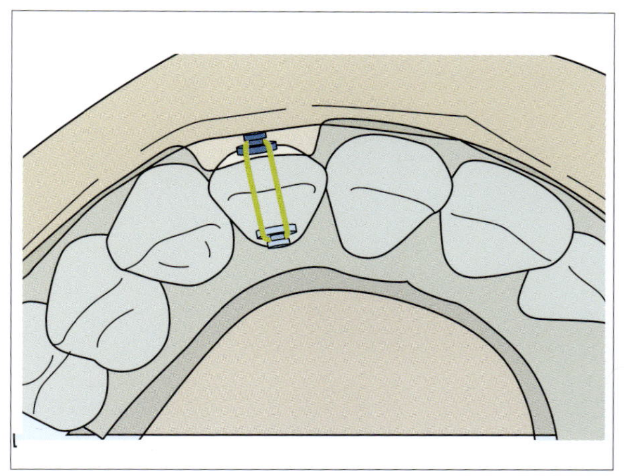

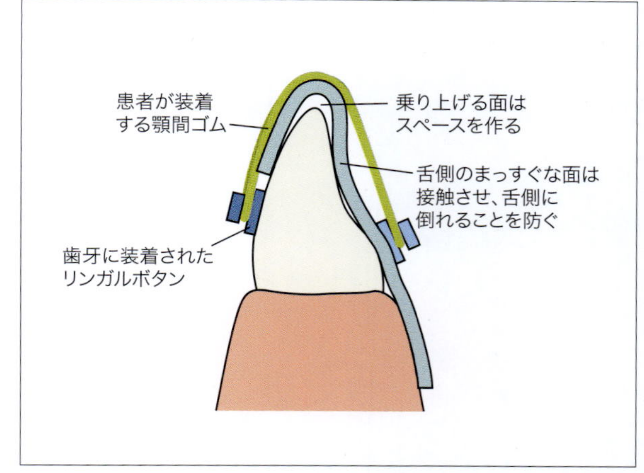

図 1-1-24a, b 挺出した位置を想定した模型を製作し、1.0 mm のアクリルプレートをバキュームフォーマーで作製することができる。舌側面は接触させておかないと歯牙が舌側に回転することに注意。

PART 1

第2章

叢生の改善

治療目的

1 審美障害や舌感の改善

2 清掃性の向上

叢生は成長期に発症し治療の機会に恵まれずに放置されている場合や、年齢と共にそれが悪化する場合もある。叢生があることで患者が審美障害や舌感の悪さ、清掃性の低さを訴えることがある。それゆえ患者からの要望がある場合は全顎矯正治療が適応になるが、主に成人の場合は部分矯正で改善する場合が多い。

しかし実際には、叢生自体がう蝕や歯周病のリスクを引き上げるのかということには疑問が残る。筆者の見解は後述するが、時にう蝕や歯周病予防の目的で矯正治療を行うことがあるのも事実である。

1 部分矯正による叢生改善

1-1 治療の流れと治療期間

部分矯正による叢生改善は、唇舌的な歯牙の動きである場合は容易で早い（6ヶ月程度）が、便宜抜歯を行うと空隙の閉鎖に時間を要することが多い（半年から1年程度）。叢生の改善にあたっては、叢生量の大小に応じて便宜抜歯か、IPR（Interproximal Enamel Reduction：ストリッピング）かを決定する。

① IPRで行う場合（叢生量が少ない）

IPRで行う部分矯正の方が治療期間は短く、下部鼓形空隙が閉鎖もしくは縮小され、仕上がりは美しい。また、隣接コンタクトの面積も多くとれ、術後は安定しやすいと考えられる。

②便宜抜歯が必要となる場合（叢生量が多い）

一方、叢生量が多くなると便宜抜歯が必要となり、治療は複雑化する。便宜抜歯をすると隣接コンタクトはあっても、下部鼓形空隙が開く（歯冠乳頭がなくなる）ため、審美障害解決のために補綴処置などで閉鎖する必要がでてくる。

下顎叢生改善・叢生量が少ない場合

1 装置装着、ストリッピング

マルチブラケット装着、
アーチワイヤー装着

2 アーチワイヤー装着（3ヶ月程度）

ワイヤー使用例：1ヶ月ごとに交換
必要に応じてストリッピング
.016×.016NT
.017×.025NT
.016×.022SS

3 固定期間（2〜6ヶ月）

理想的には6ヶ月、少なくとも2ヶ月間
ブラケット、ワイヤーはそのまま動かさず
固定する（1ヶ月毎にチェック）

4 矯正装置除去 保定（6ヶ月以上）

リムーバルのリテーナー装着
舌側ワイヤーによるリテーナー装着

図 1-2-1　治療の流れと治療期間。

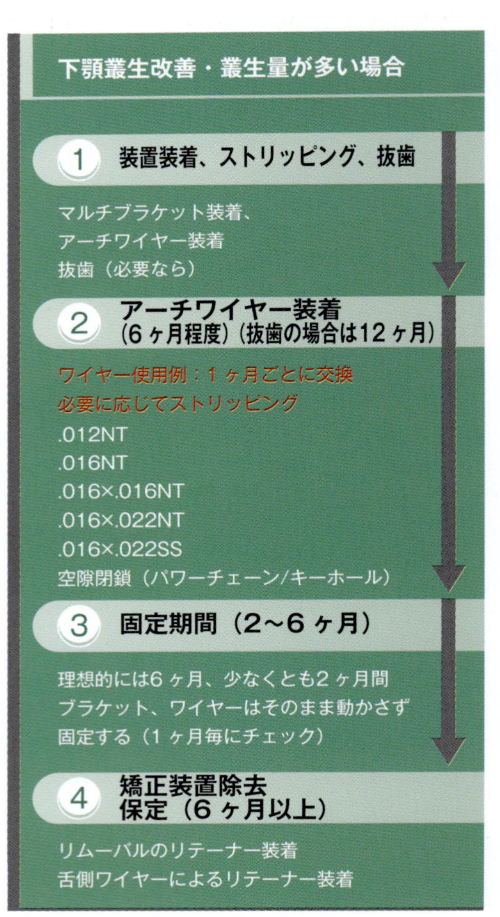

図 1-2-2　治療の流れと治療期間。

1-2 臨床応用における重要事項

1-2-1 スピーカーブの改善量について

「スピーカーブ」とは、前歯の最突出部と第二大臼歯近心頬側咬頭を結ぶ直線から、歯列の下方向のアーチの最下点の距離を言う（**図 1-2-3a**）。

次に「スピーカーブの改善に必要なスペース」について述べる（**図 1-2-3b**）。スピーカーブをまっすぐな歯列にすると（レベリング）歯列が大きくなる。その量（スペース）を求める時、簡易的に下記のような計算が用いられる。例えば右側にスピーカーブが 3 mm、左側にも同様に 3 mm あったとすると、レベリング後、下顎前歯は前方に 2mm から 3mm ほど傾斜することになり、上顎との関係性を変えることになるばかりでなく、歯周組織に悪影響を及ぼし、後戻りを起こす大きな要因となる。基本的に唇側傾斜度をさらに大きくすることは好ましくない。やむを得ず計画する場合、唇側への傾斜は最大 2mm と言われるが、それも安定性を欠き、好ましくない。解決方法として、便宜抜歯や IPR によりスペースを創出するか、スピーの改善量を妥協する（少ない改善を行う）。

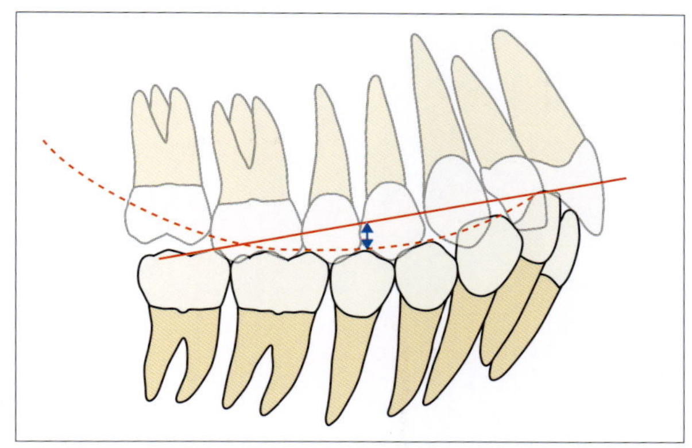

図 1-2-3a　スピーカーブ。前歯の最突出部と第二大臼歯近心頬側咬頭を結ぶ直線から下向きのアーチの最下点の距離。

スピーカーブ除去後の唇側への傾斜量（α）の計算式

α ≒（右スピー量＋左スピー量）÷2 or 3

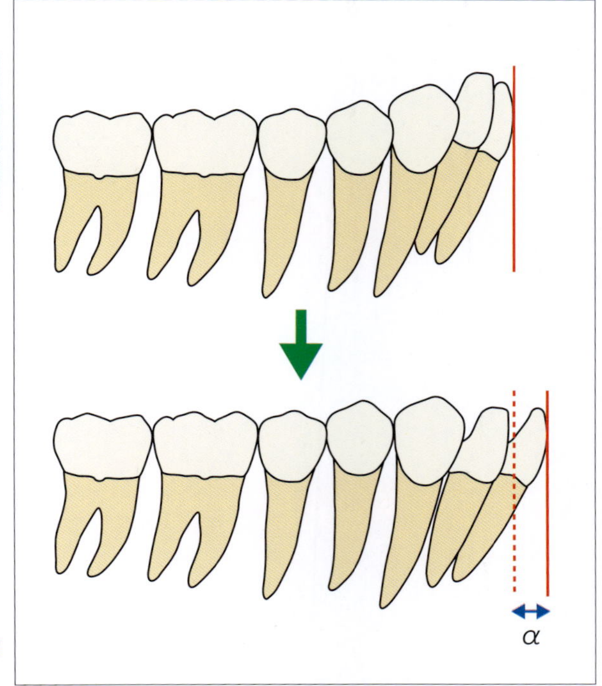

図 1-2-3b　スピーカーブを除去（レベリング）すると、下顎前歯は上記の計算で得られる量（α）、唇側へ傾斜する。

1-2-2 叢生改善のための唇側傾斜の許容量

叢生改善のため、下顎前歯を側方、前方に傾斜させ歯列拡大することは、ある程度可能である。しかし、拡大に伴い歯肉退縮などの歯周環境への負担が増えることや、口元のさらなる突出により、側貌が悪化するなどの審美的問題が生じることがあり、注意が必要である。

歯列内で切歯を唇側に傾斜させても安定する量は、切端部分の前後位置で2mm、アーチ全体では4mmの叢生量（両者は同じことを意味する）と言われる（**図 1-2-4a**）。しかし筆者の経験上、もともと内側に傾斜している症例以外では 2mm も外側に傾斜させると後戻りの問題もあり、控えめにしたい。また、部分矯正では対合歯との咬合関係を崩さないことが重要で、基本的に下顎前歯を唇側に傾斜させることは避け、術前の歯列弓形態は崩さない計画を立てる方が安定する。

例えば**図 1-2-4b** の症例の場合、下顎前歯を唇側に傾斜して上顎と咬合させる計画は立てない方がよい。後戻りが起こり、安定を欠くからである。このような症例ではアンテリアカップリングを得るため、上顎前歯の補綴舌面をはらすことで対応するが、それが不可能な場合には上顎歯列の便宜抜歯を行ったり、欠損スペースを用いることにより、上顎前歯群を後方へ牽引し、アンテリアカップリングさせる。よって、片顎すべてに装置を装着する大規模な部分矯正（LOT）か全顎的矯正治療計画を立てるべきである。

矯正治療における唇側傾斜許容量は、最大2mm である

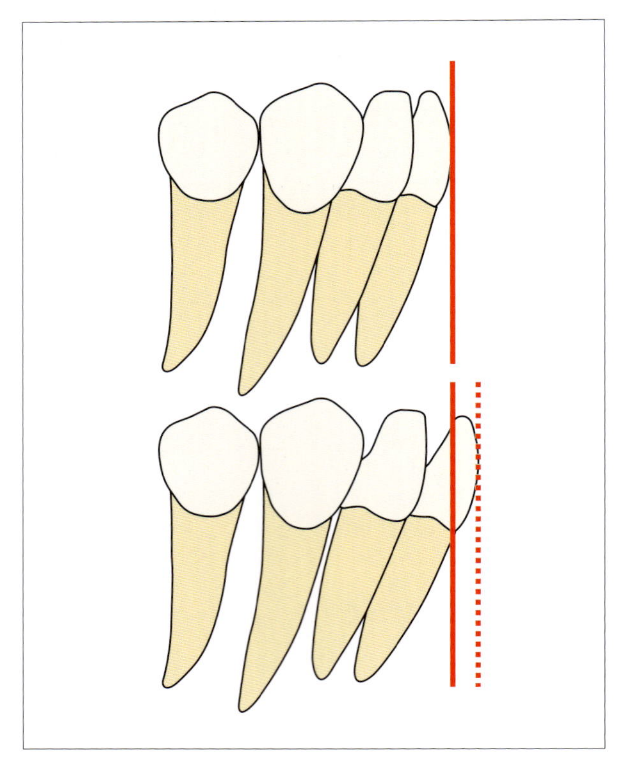

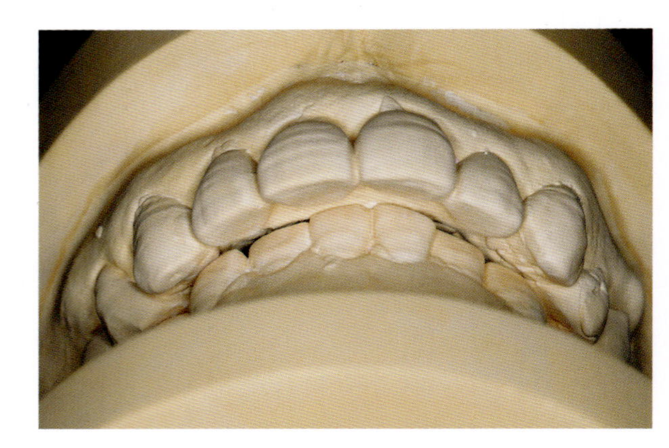

図 1-2-4a, b　唇側にだしてもよいと考えられている量は、2mm程度と考えられている。しかし、外側への傾斜は後戻りしやすく安定にかけるため、控えめにすべきである。

1-2-3　便宜抜歯の選択基準

便宜抜歯部位は、叢生量を考慮して選択されるが、一般的に便宜抜歯される下顎前歯１本のスペースは、叢生改善用としては大きすぎることが多い。そのため、下顎側切歯よりも幅径の小さい下顎中切歯を便宜抜歯したいところだが、その診断においては、歯や歯周病の状態など、歯牙としての保存価値を優先して決定すべきである。

1-2-4　便宜抜歯後の歯間乳頭喪失

便宜抜歯を１本行い、叢生の改善を行う場合には必ず、術後に下部鼓形空隙が大きく開き、歯間乳頭が消失する（**図 1-2-5**）。補綴的対応などで審美的改善を図ることもあるが、クラウンの立ち上がり（カウントゥア）を適正にしないと無理に下部鼓形空隙を詰めることになり、かえって清掃性を損なうことになる。便宜抜歯により十分にスペース創出ができた症例でも、上述の問題解決のために、ある程度根を近接させることもある。そのため、IPR を他の下顎前歯にも追加で行うことになる。

１本抜歯は、歯間乳頭を喪失しやすい

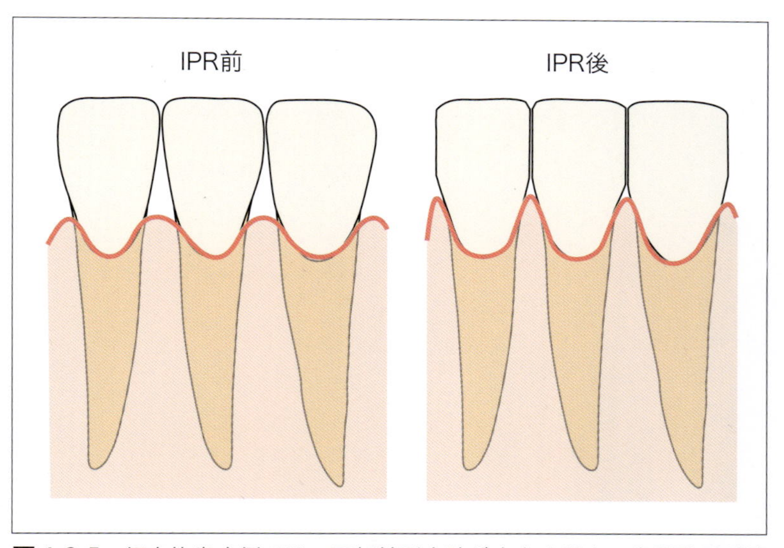

図 1-2-5　便宜抜歯症例では、下部鼓形空隙が大きく開き、歯間乳頭が消失する（左）。その解決策として、IPR を行うことにより根近接を図り、下部鼓形空隙を減少させる（右）。

1-2-5 歯間乳頭喪失への対応法としてのIPR

上顎前歯叢生部の改善後に喪失した歯間乳頭への対応として同部位にIPRを行い根の近接を測ることで、下部鼓形空隙を減少させ審美的な改善を行う（**図1-2-6**）。

図1-2-6は全顎矯正の治療例だが、通常通りレベリングを進めた結果、上顎中切歯の歯間乳頭が消失した（**図1-2-6b**）。IPRを行い、コンタクトを点から面に変えることでコンタクトの位置を根尖側に移動して下部鼓形空隙を閉鎖した（**図1-2-6c, d**）。ここで重要なことは、あらかじめ術前に患者に下部鼓形空隙の拡大について説明を行っておくことである。

根が近接しすぎると歯間乳頭の形態が唇舌的にダブルパピラと言われる歯間乳頭が2つに分かれる好ましくない形態となり、その中間にはコルと言われる脆弱な部分が発生するため、歯周環境として望ましくない。わずかな隙間があるくらいで、フロスで清掃する計画を立てる。

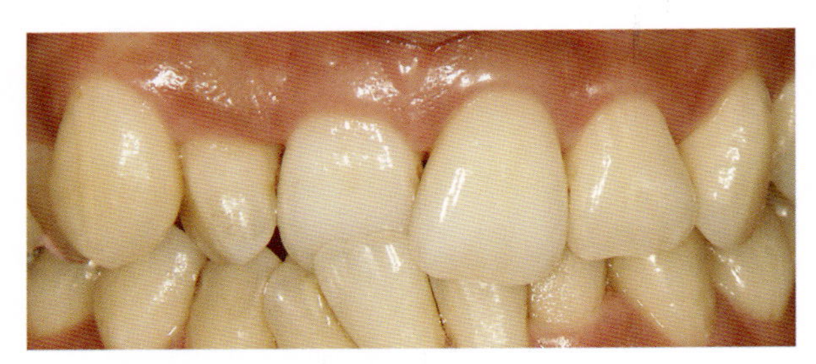

図1-2-6a　術前。叢生改善が治療目的。

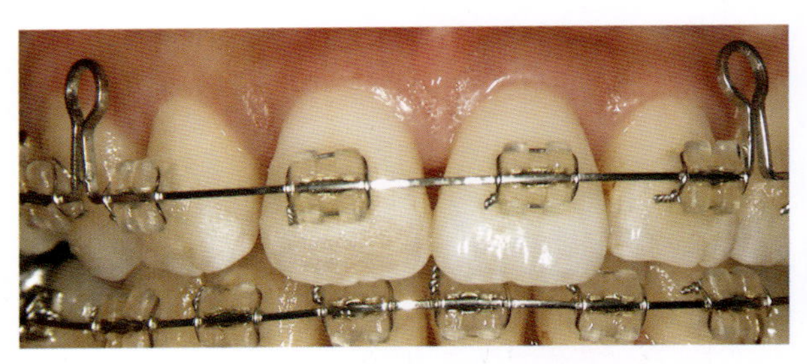

図1-2-6b　叢生改善後。下部鼓形空隙が発現した。

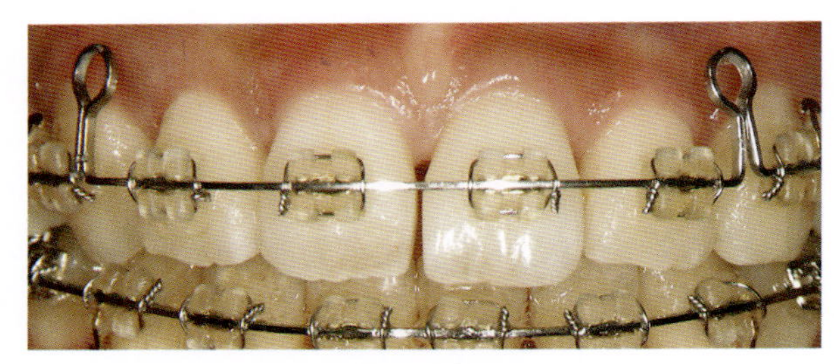

図1-2-6c　IPRによって根の近接化を図る。

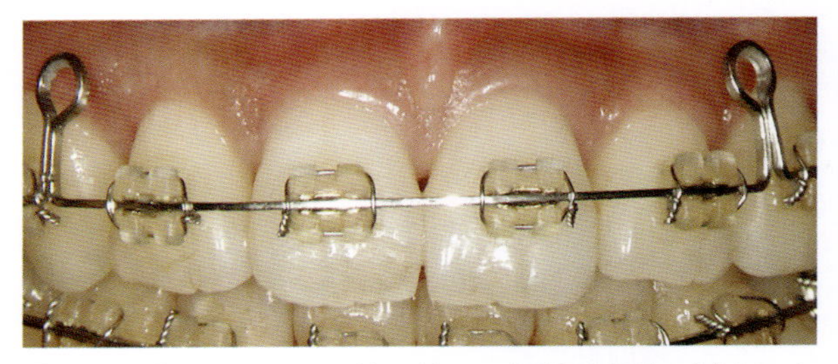

図1-2-6d　スペース閉鎖と共に下部鼓形空隙の減少による審美改善を解決した。

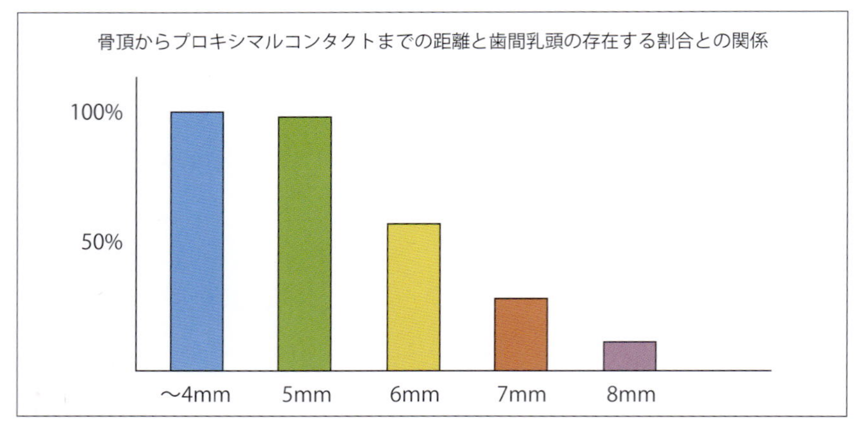

図1-2-6d　骨上からコンタクトまでの距離が5 mmを超えると歯間乳頭を喪失する可能性が出現する。IPRを行うことによって隣接接触点の面積は広がり、隣接歯根の近接化により、歯間乳頭は空隙を満たすと考えられる[4]。

1-3　適応例から：臨床ではこう使う

症例 1-3-1　叢生量が少ない場合：IPR+ 部分矯正例から

叢生量が少ない場合、できるだけ IPR でスペースを創出する。症例の IPR 予定量は 1.5mm だが、はじめにすべて行うのではなく、少しずつ慎重に行いながら進める（**図 1-2-7a, b**）。

本例の場合犬歯にブラケットを装着せず、下顎４本のみで治療を終了することができた。叢生量が少なかったため、最初からレクタンギュラーワイヤー（角形）を選択した。

本症例では、ステンレスワイヤーを使用する必要がなくニッケルチタンワイヤーのみで終了した。また、パワーチェーンなしでもストリッピングしたスペースは自動的に閉鎖した（**図 1-2-7c, d**）。

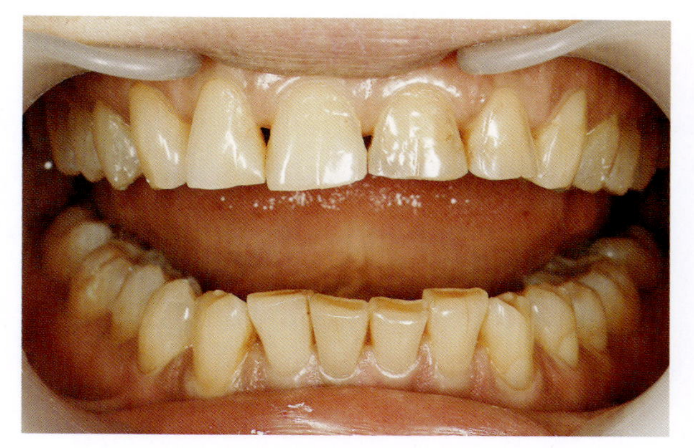

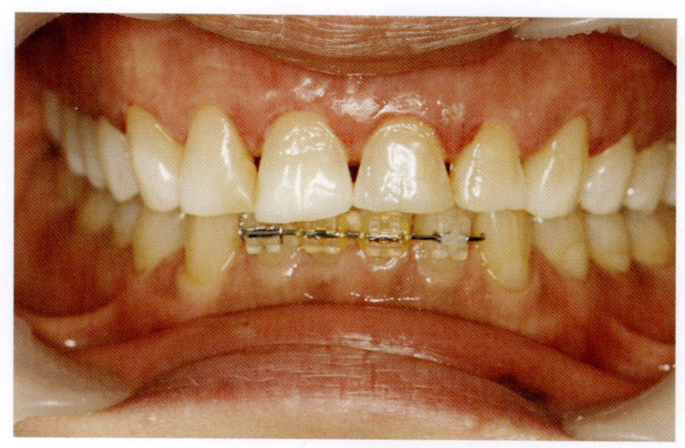

図 1-2-7a, b　下顎前歯に軽度の叢生（1.5mm）を認める。スペース創出のため、下顎前歯 4 前歯近遠心面に IPR を行った。咬合関係を変化させないように下顎 4 前歯のみにブラケットを装着してコントロールした。

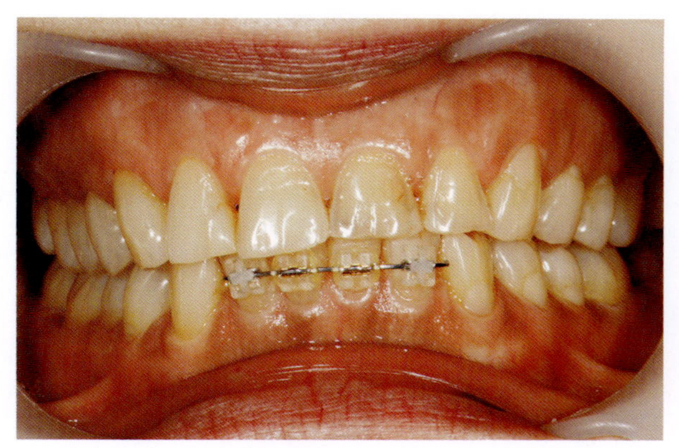

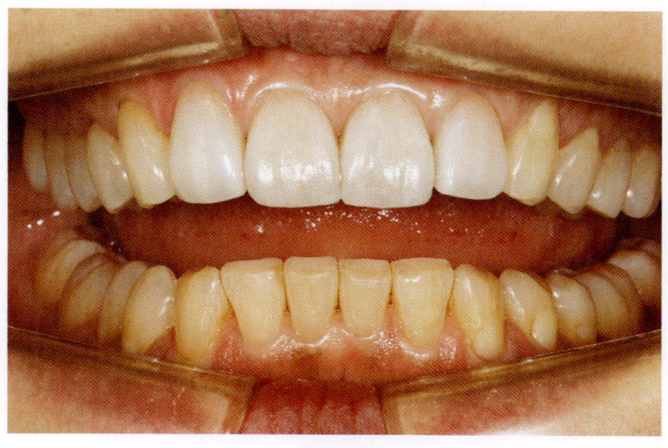

図 1-2-7c, d　叢生量が少なかったため、レクタンギュラーのニッケルチタンワイヤーのみを用いた。パワーチェーンを用いることなく IPR によるスペースは閉鎖し、叢生が改善した。

症例 1-3-2　叢生量が 3mm 以下の場合：IPR+ 部分矯正の限界例から

叢生は最大 3mm(歯冠形態や歯肉レベルによる）までは IPR で改善することが多い。しかし、本症例は下顎前歯の IPR のみで並べるには限界に近い叢生量である（**図 1-2-8a**）。

最初から犬歯にブラケットを装着すると位置移動してしまうため、途中で追加を行っている（**図 1-2-8b**）。叢生量が大きいため、最初は細いラウンドワイヤーを選択するが、それによりやや歯列は外方へいったんフレアアウトする。スペース閉鎖には、パワーチェーンを併用している。やや広がってしまった犬歯関係を元に戻すためにステンレスワイヤーを装着している（**図 1-2-8c**）。

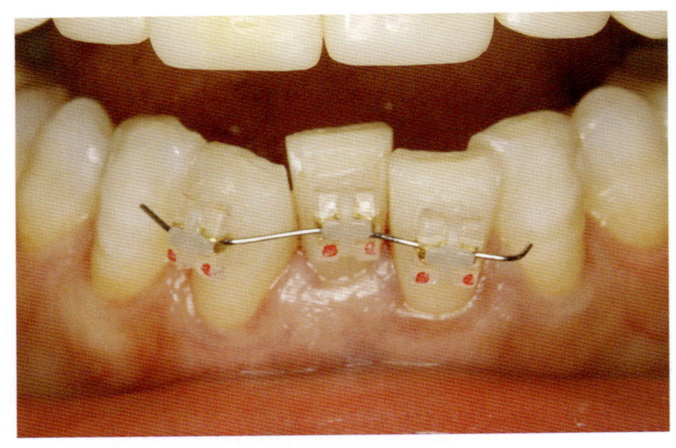

図 1-2-8a　まずは叢生の大きい部位のみにブラケットを装着する。

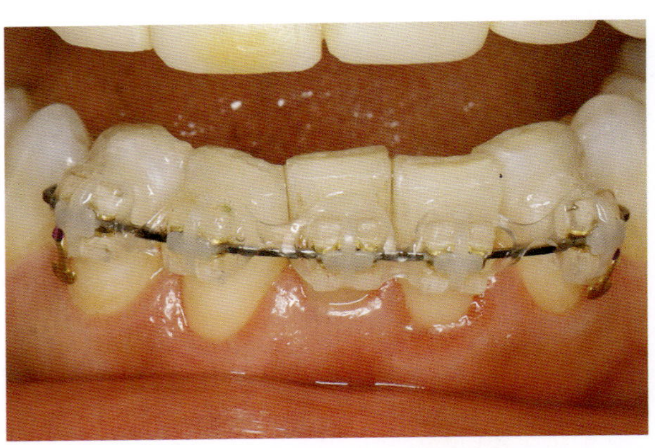

図 1-2-8b　ある程度改善が見られたら、装着範囲を増やす。

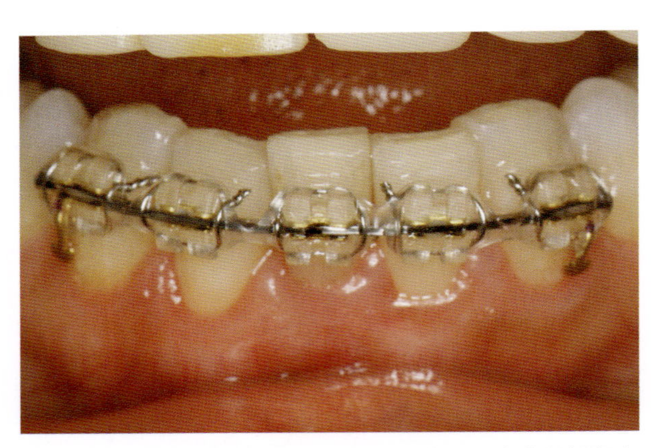

図 1-2-8c　ワイヤーをステンレスに変え、犬歯間幅径をコントロールしている。

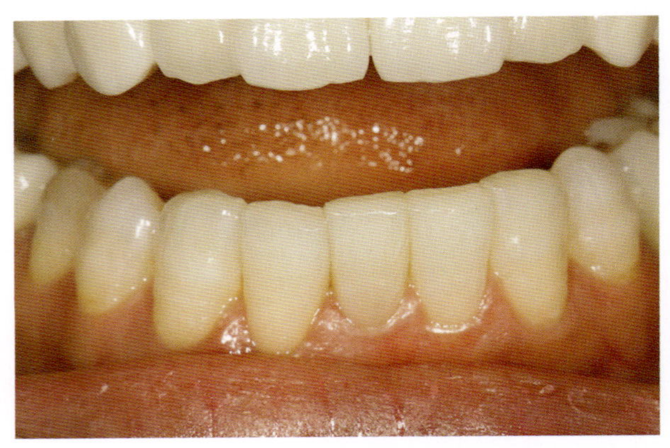

図 1-2-8d　完全ではないが、叢生の改善を終了した。治療期間は 6 ヶ月。

症例 1-3-3　叢生量が 3mm 以上：便宜抜歯＋補綴の例から

叢生量が 3mm 以上であれば便宜抜歯でスペースを作ることで叢生を改善せざるえない（**図 1-2-9**）。

症例の下顎前歯の叢生量は大きく（5.0mm）、１本抜歯が検討された。唇側に転位し歯槽骨から開窓していると考えられる1|の便宜抜歯を計画した。しかし、前述の如くそのスペースは過分に大きく、レベリングによりすべてのスペースを閉鎖すると下顎前歯が上顎前歯舌面と咬合しなくなってしまう。よって本症例では、すべてのスペースを閉鎖せず、補綴で保隙した。治療期間は 10 ヶ月。

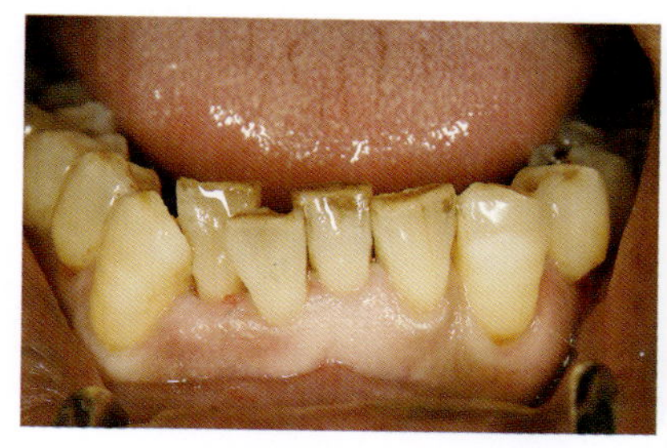

図 1-2-9a　叢生量は 5 mm のため、IPR では対応できない。

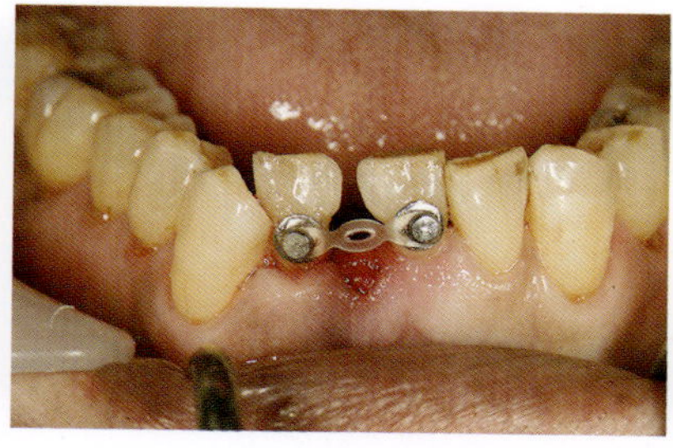

図 1-2-9b, c　便宜抜歯後リンガルボタンを装着しパワーチェーンで牽引した。装着位置は、できるだけ歯頸部にし、歯体移動が起こりやすいようにしている。

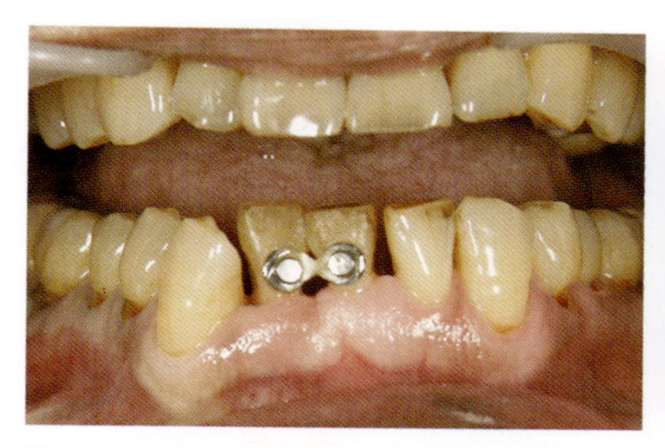

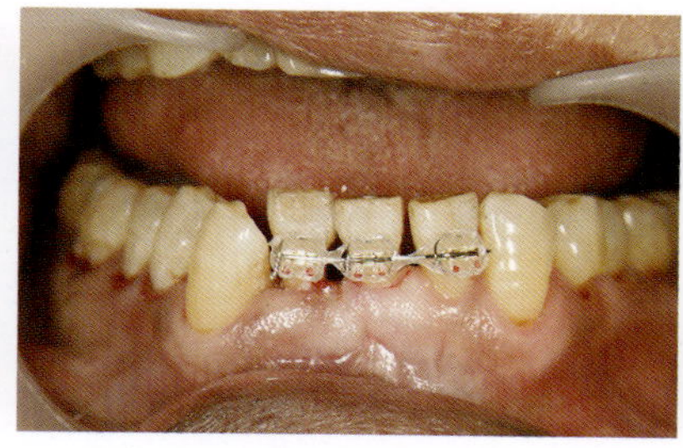

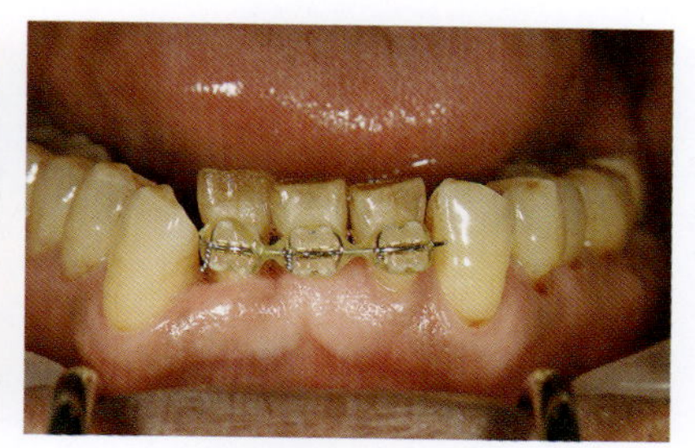

図 1-2-9d～f　さらに正確に位置をコントロールするためにブラケットを装着してワイヤーを使用している。

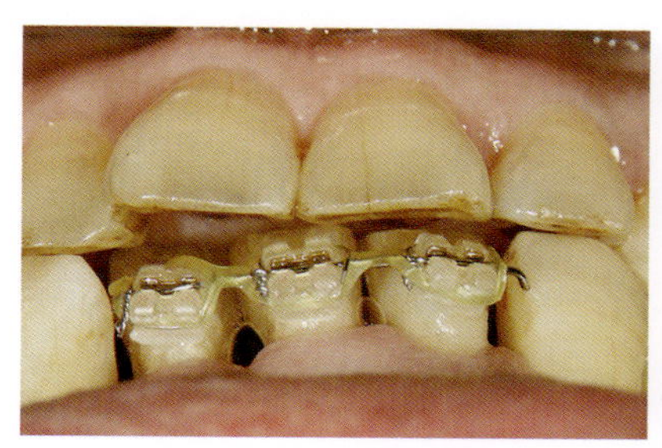

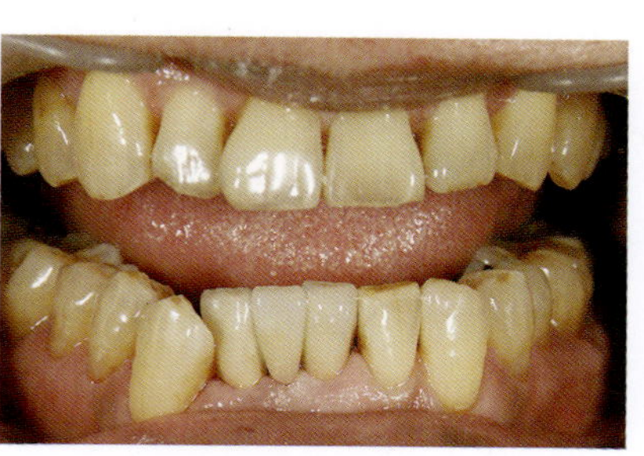

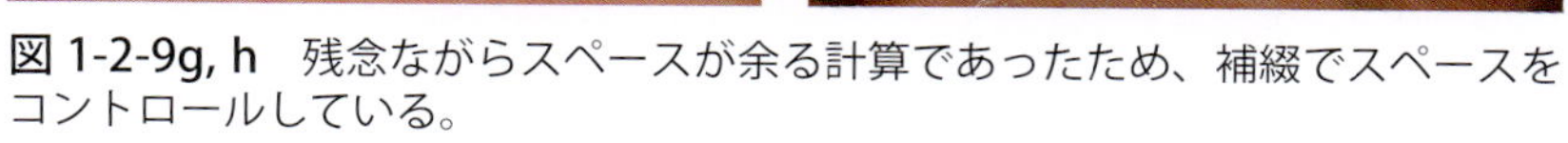

図 1-2-9g, h　残念ながらスペースが余る計算であったため、補綴でスペースをコントロールしている。

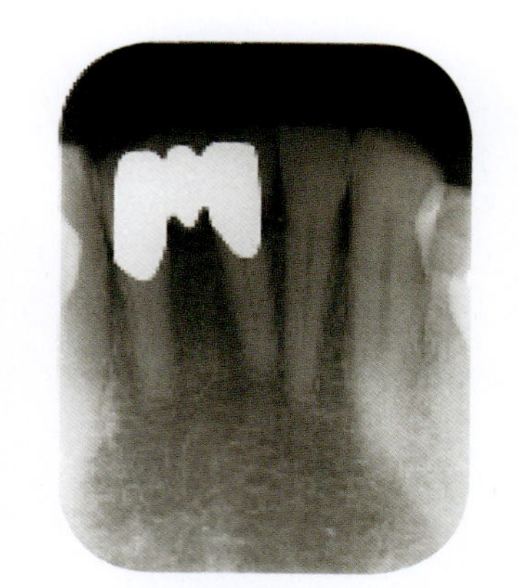

図 1-2-9i　清掃性と血流を確保可能な歯根間距離を得ることができた。

Advice 1 部分矯正で使用する一般的なアーチワイヤーの種類

部分矯正に必要なワイヤーの種類は、基本的には全顎矯正と同様である。

①ワイヤーの種類

部分矯正でよく使用されるワイヤーには、ニッケルチタンワイヤー（**図 1-2-10**）およびステンレスワイヤー（SUS ワイヤー）（**図 1-2-11**）がある。その断面は、円形と四角形でそれぞれ径が異なる（**図 1-2-12**）。メーカーによって太さ、アーチ形状のラインナップが異なることも留意しておきたい。

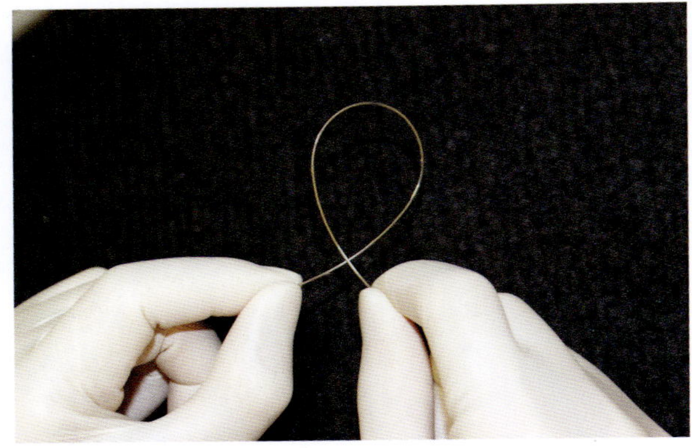

図 1-2-10 ニッケルチタンワイヤー。形状記憶の性質で弱い力を持続的にかけることができる。

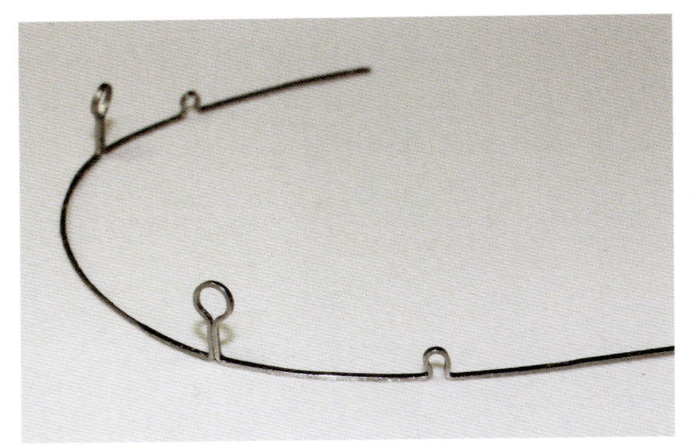

図 1-2-11 ステンレスワイヤー（SUS ワイヤー）。適度な弾力性を有し、寸法精度が高い。クロージンググループの加工などができる。

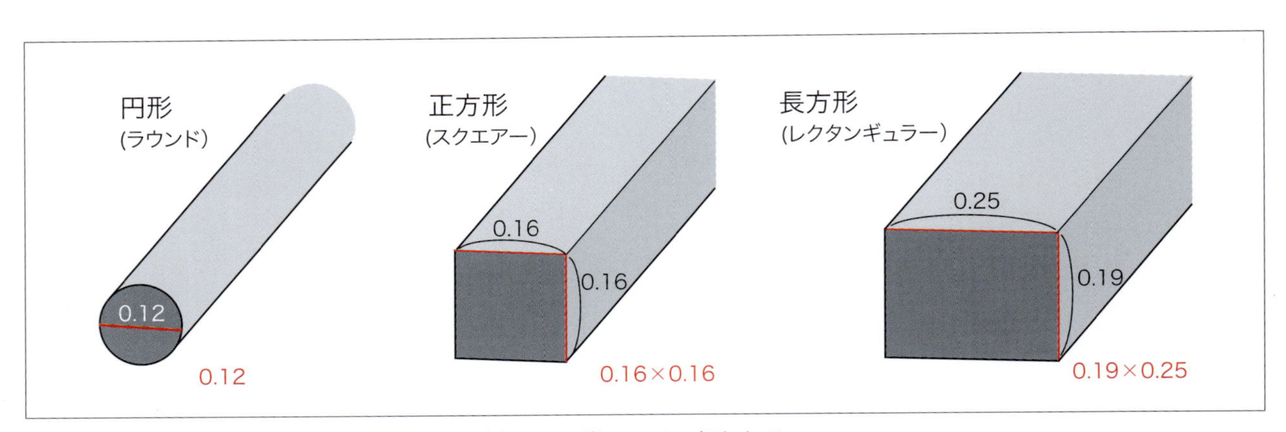

図 1-2-12 ワイヤーの種類・サイズ。サイズ表記は通常インチで行われる。

Advice 2 ワイヤー選択時の重要ポイント

POINT 1 叢生改善の治療ゴールを念頭に置いて治療計画を立てる

叢生改善では、ワイヤー装着により個々の歯牙の唇舌的、垂直的、近遠心的な不正位置を修正し、同時にスピーカーブの減弱も行う。そのゴールは、歯牙の回転が改善され、個々の歯の位置不正がなくなり、下部鼓形空隙が縮小されること、スピーカーブは減弱し、清掃性と審美性の良い歯列で咬合と調和することである。天然歯で終了する時は、上下のカップリングが重要である。

POINT 2 ワイヤーを順次調整し、ゴールに向う

装着するワイヤーは、歯牙のコントロールを行いやすくするために、多くの場合レクタンギュラーのステンレスワイヤーまで順次サイズアップされるものである。ラウンドのNTワイヤーからスクエア、もしくはレクタンギュラーのNTワイヤーへ、そしてレクタンギュラーのステンレスワイヤーへとワイヤーを交換、調整しながら治療ゴールへ向かう（**図 1-2-12** 参照）。

歯牙の叢生の程度によって最初に装着されるワイヤーのサイズが決定される。叢生が強ければより細いNTワイヤーを、叢生が弱ければより太いNTワイヤーを選択する。ブラケットにしっかり結紮できることが装着できるワイヤーサイズの目安である。個々の歯牙の位置不正が修正可能であり、かつ、ブラケットに結紮できる範囲内でもっとも太いワイヤーであることがワイヤーのサイズアップ時の選択基準である（**図 1-2-13**）。

①細～太：力の強さ
②角～丸：トルクがかかる、かからない
③ NT～SS：個々の修正か、アーチの修正か

などを考慮しながら、無数のワイヤーのパターンを選択することになる。

最も重要なポイントは、個々の歯牙の不正や捻転をNTワイヤーで確実に取り除いておくことである。ステンレスワイヤーの弾性はNTワイヤーに劣るため、NTワイヤーで結紮できなかった歯牙にステンレスワイヤーを装着することは不可能である。無理にステンレスワイヤーに交換したとしても、ブラケットの結紮が不完全となり、捻転が残ったままとなってしまう。

アーチワイヤーの種類と選択基準

細～太：力の強さ
角～丸：トルクがかかる、かからない
NT～SS：個々の歯牙の修正か、アーチ全体の修正か

図 1-2-13

Advice 3 ワイヤー結紮のテクニック

ワイヤーをブラケットに装着する際、セルフライゲーション以外のブラケットではモジュールや、リガチャーワイヤーにて結紮させる必要がある。

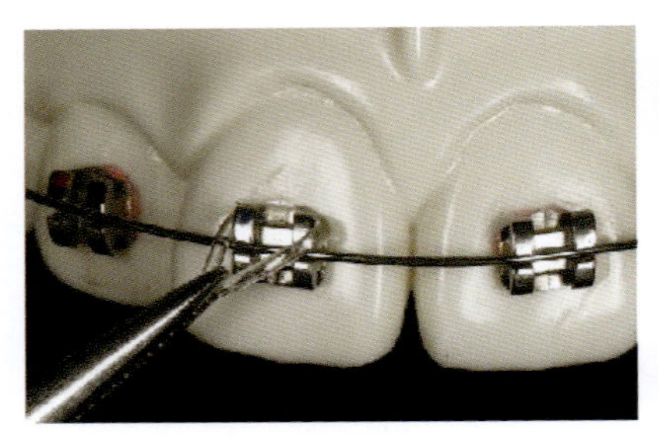
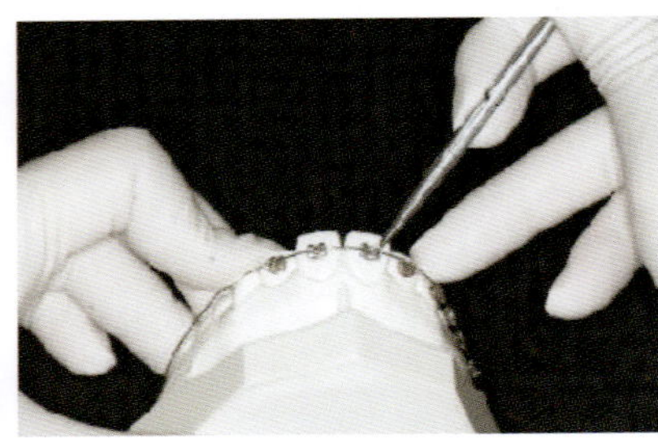

①モジュール

図1-2-14　モスキートフォーセップス（もしくはホウプライヤー）でエラスティックモジュールを把持し、アーチワイヤーとブラケットを結紮する。

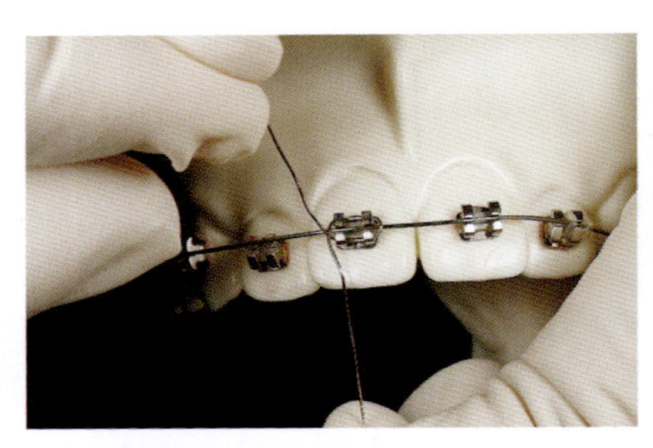
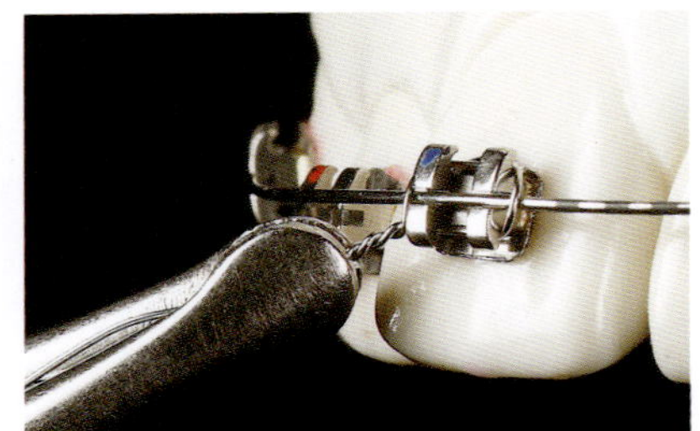

②リガチャーワイヤー＋ホウプライヤー

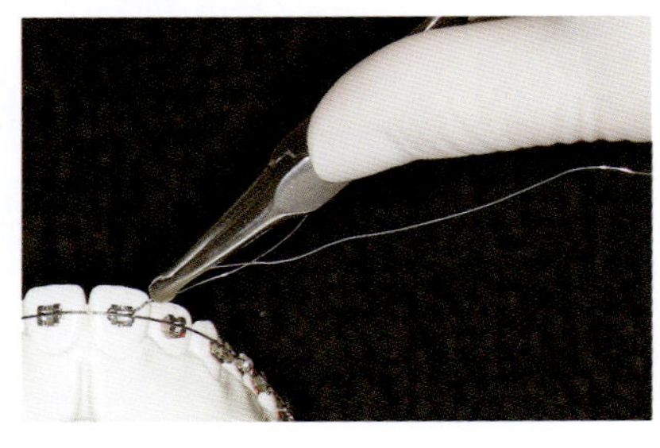

図1-2-15　リガチャーワイヤーでブラケットとアーチワイヤーを固定するよう複数回ねじった後、ホウプライヤーでしっかりと結紮する。タイニングプライヤーのような技術習得の必要はない。

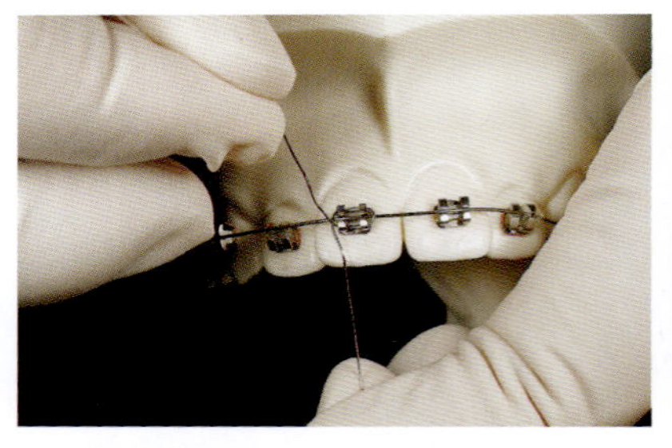
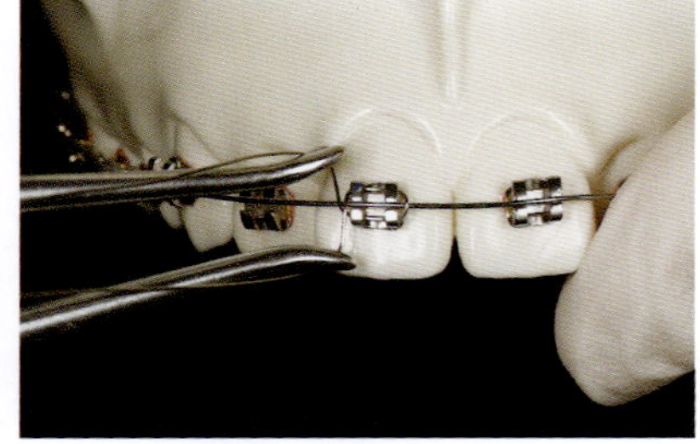

③リガチャーワイヤー＋タイニングプライヤー

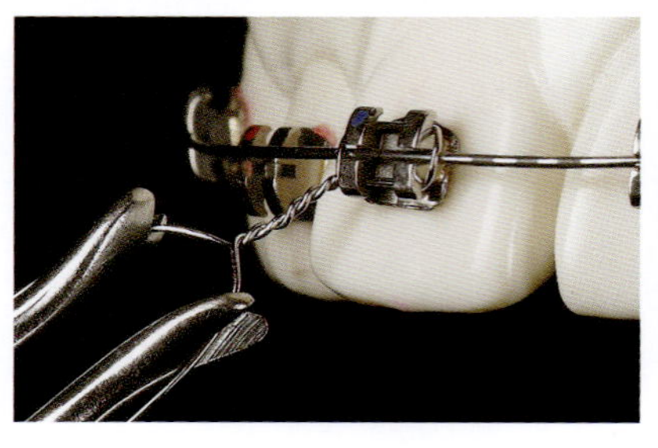
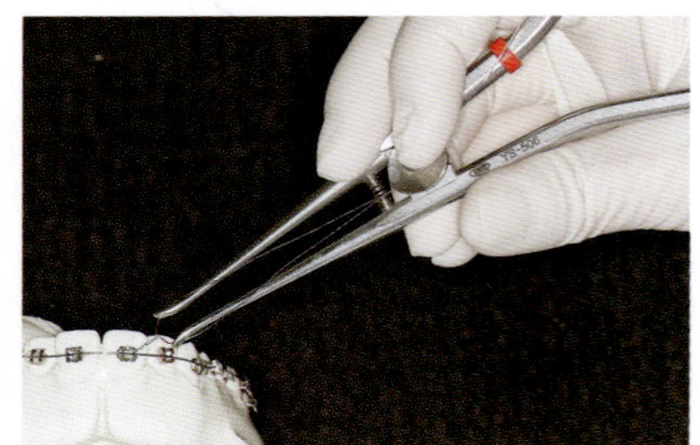

図1-2-16　リガチャーワイヤーでブラケットとアーチワイヤーを固定するように１回だけねじった後、リガチャータイニングプライヤーを使用し、結紮する。技術習得後はホウプライヤーよりこちらが速く、結紮はホウプライヤーと違い、ブラケット側から始まるため、より精密に結紮できる。

Advice 4 IPRの適正量

エナメル質の厚さの約1/2は削除しても差し支えない（Hudson）[5]と言われる。削除がエナメル質に限定されている場合、歯髄や象牙質の組織には変化が見られず、削除により新たに口腔内に露出したエナメル質は、正常の表層エナメル質として特性を有する（Zachrisson&Major）[6]。よって、下顎前歯部で2mm強、上顎前歯部で4mm程度のトータルのストリッピング量は、為害作用を考慮しなくてもよいと考えられる[7]（**図1-2-17a**）

欧米の研究において適正なストリッピング量は下顎犬歯の近心〜犬歯の近心で最大3mm、上顎犬歯の近心〜犬歯の近心で4mmとの報告もある[6]。

日本人患者の場合を臨床的に考えると、歯の形態により可能なIPR量は異なるが、**図1-2-17b**のように歯の形態はテーパー型の方が切除量は多くとれる。犬歯間（犬歯から犬歯の近心面）のIPR可能量は、下顎で2.5mm、上顎で3.5mm程度である。下顎で3mm以上不足が見込まれれば、便宜抜歯が必要となる。

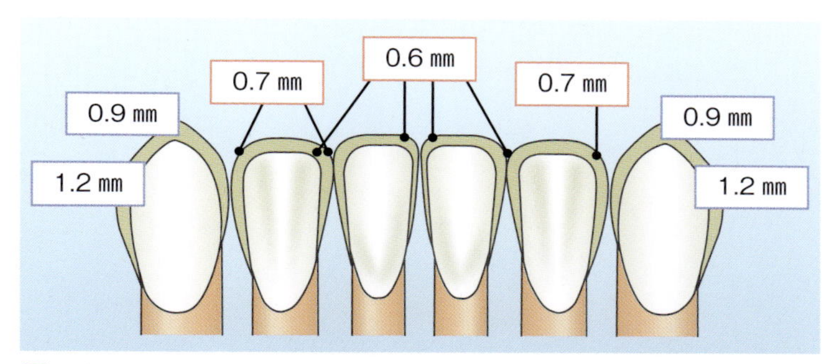

図1-2-17a　エナメル質の平均的厚み。それぞれこの半分の量のエナメル質の削合が可能と考えられている（梅原ら、1990より引用改変）[7]。犬歯間（犬歯から犬歯の近心面）のIPR可能量は、下顎で2.5mm、上顎で3.5mm程度。

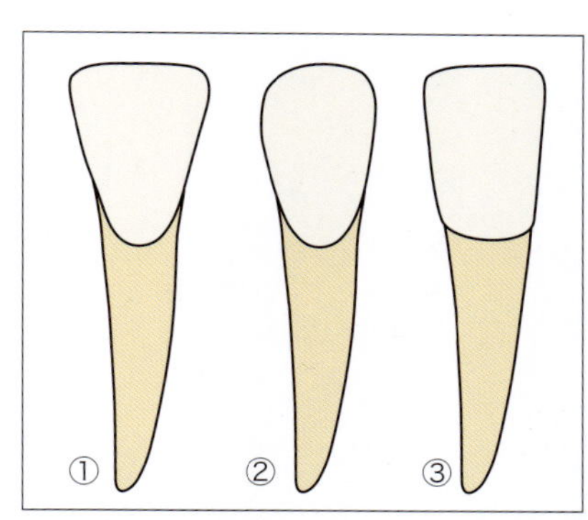

図1-2-17b　①のテーパーが最もIPRに有利。次に②オーバル、不利なのは③スクエアで、隣接歯とのコンタクトは時に歯肉縁下となる。

Advice 5　IPRの方法

IPRを行う時にはその削除量と形態に留意すべきである。IPR後、当該歯を補綴せず天然歯のまま使用する場合は、削除過多に十分注意し、慎重に形態を整える。補綴する場合は、バーを使用して隣接面を落としてしまってもよい（**図1-2-18**）。

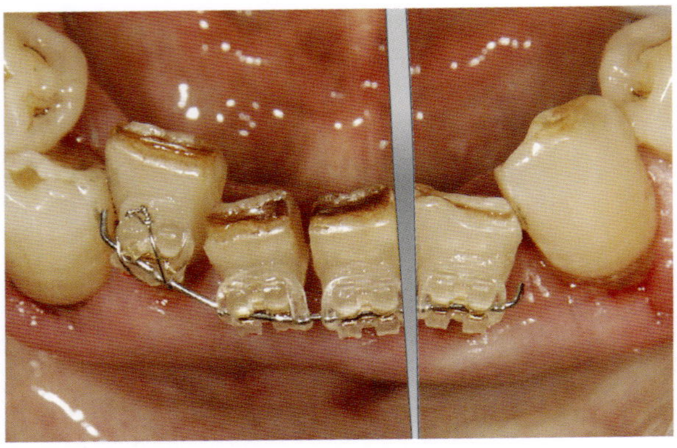

図1-2-18a　10,000回転以下、注水下で削除を行う。

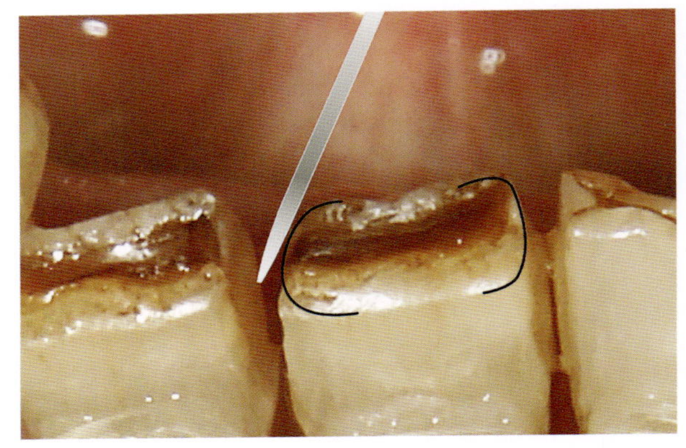

図1-2-18b　フレーム型のダイヤモンドバーを使用して形態を修正する。

1）ストリッピングに使用するバーの種類

以下、ストリッピングの用途に応じた器具を紹介する。IPRに使用する切削器具には、バー、ストリッパー（手動）エレクトリックストリッパー（電動）、ディスクなどがある。筆者はディスクは安全性の観点から使用していない。

①隣接面除去用バー（図1-2-19）

エナメル質の量を考え、細いバーを使用することを推奨する。

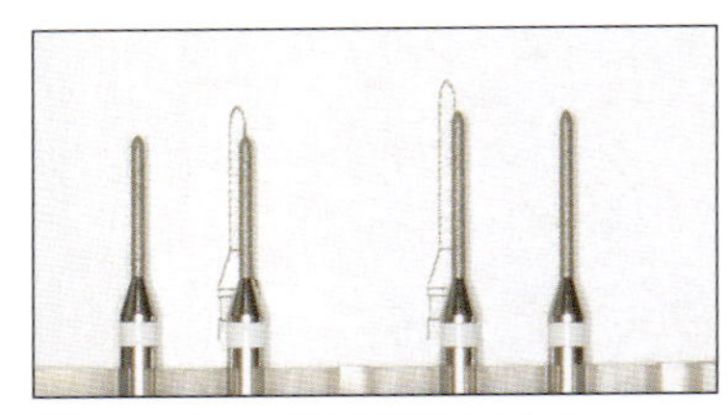

図1-2-19　隣接面除去用バー。

②形態修正用・フレーム型のバー（図1-2-20）

形態修正においてすべての症例で最終的に使用する。

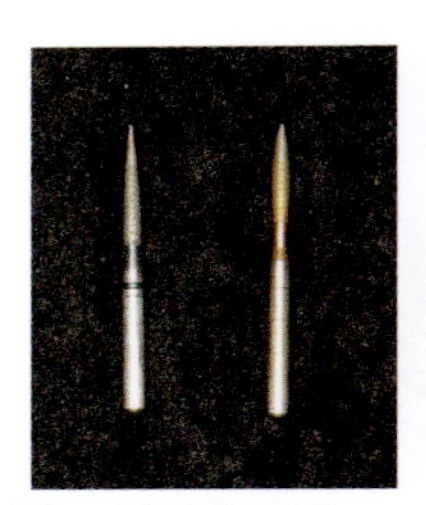

図1-2-20　形態修正用・フレーム型のバー。

③下部鼓形空隙用・駒形のバー（図1-2-21）

IPR後、当該歯を天然歯のまま使用する際の、下部鼓形空隙の形態付与に主に使用する。先端が細いため、回転数を高くすると簡単に破折するため注意が必要である。**図1-2-21**のバーの先端棒状部分では上部弧形空隙の形態付与を、コマ状部分では下部弧形空隙の形態付与を行える。

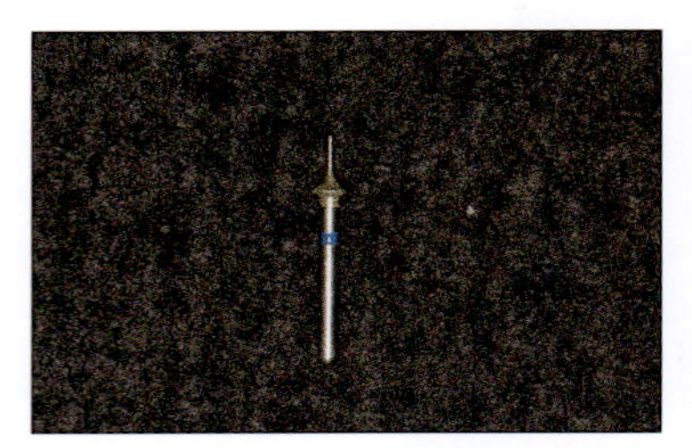

図1-2-21　下部鼓形空隙用・駒形のバー。

2）ストリッピングに使用する器具の種類

①手用ストリッパー

手用のストリッパーは作業効率は悪いものの、電動（エレクトリック）ストリッパーのような振動がなく、患者への不快感は少ない。その理由から筆者は手用のストリッパーを IPR の初期段階に使用することが多い。**図 1-2-22** のような片面ブレードがあるものを用いている。

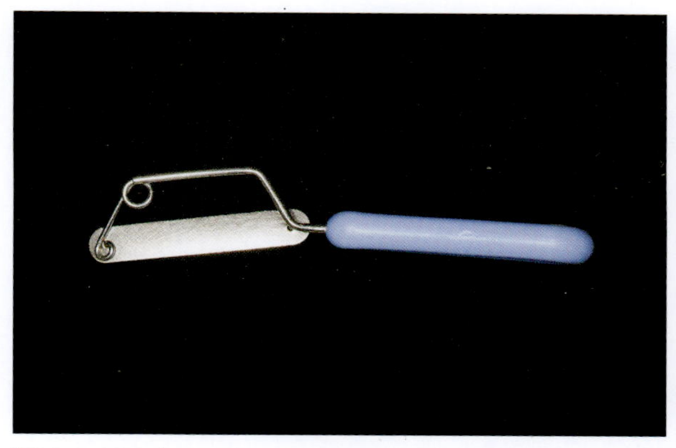

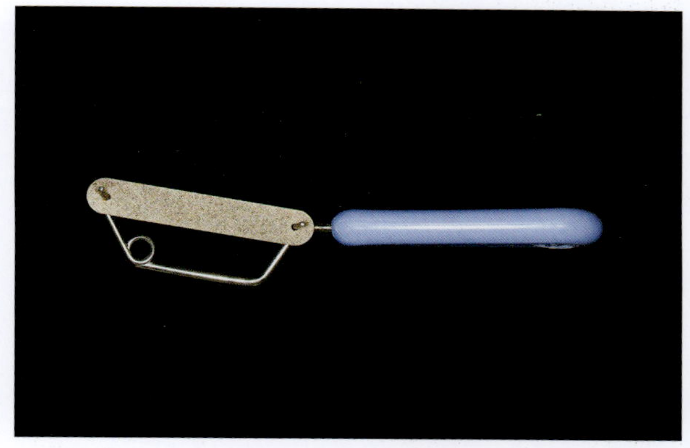

図 1-2-22a, b 切削効率は悪いが、不快感が少なく、切削できない面（左）と切削面（右）で構成されており、必要最低限の削除が可能である。

②エレクトリックストリッパー（図 1-2-23）

効率が良く、少量の削除から行える点で安全で、筆者の第一選択である。しかしながら IPR 後、天然歯のまま使用する場合には、慎重な削除が求められる。一度に予定した量をストリッピングせず、毎回徐々に行った方が安全である。削りすぎて隣接歯とのコンタクトを失ったり、上顎と咬合しないという事態を防ぐためである。また、形態に留意し慎重に行わないと、歯冠形態を損なうことがある。

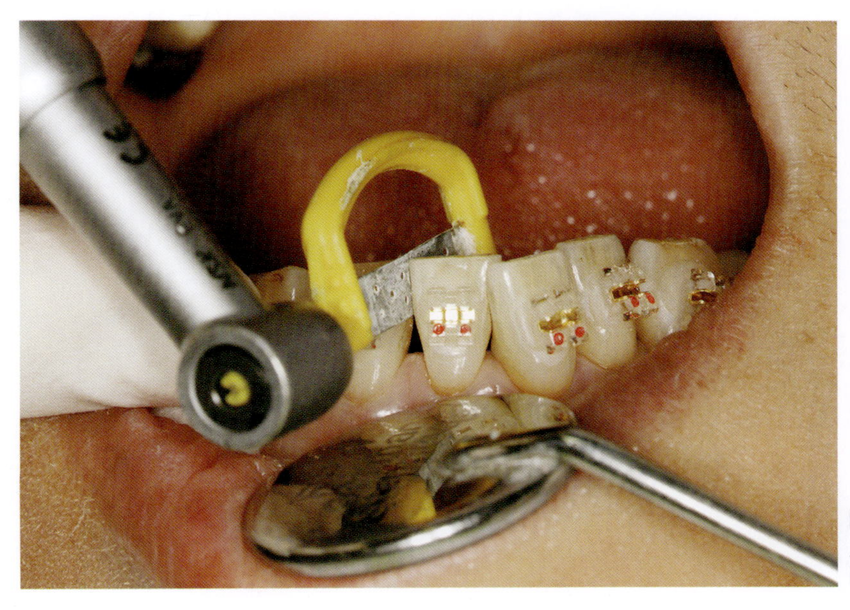

図 1-2-23 IPR を行う歯牙の歯間に挿入し、歯牙の形態に留意しながら慎重に削除を行う。

3）エレクトリックストッパーの使用上の注意

エレクトリックストリッパーを使用したIPRを初めて行うアポイントでは隣接歯のコンタクトがきついため、エレクトリックストリッパーをいきなり使用すると患者の不快感が大きい。第１回目は患者の不快感も大きく、浸麻下で行うことが多い。まず、太めのフロスを通し、わずかに隣接コンタクトを緩ませる。

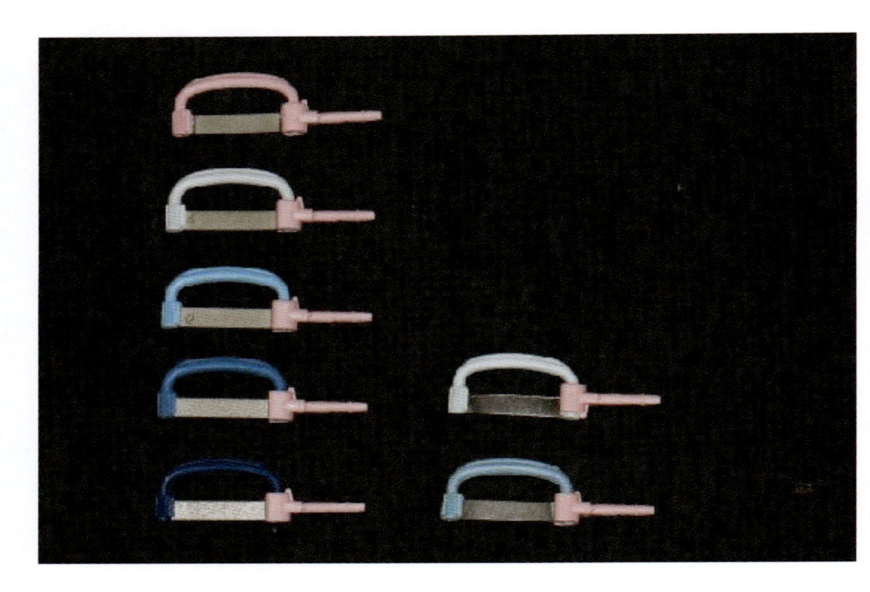

図1-2-24 最初は、最薄のストリッパー（0.1）を注水下で使用する。必要に応じて順に厚手のものを使用する（0.2 → 0.3 → 0.4）。

0.1のストリッパーは非常に薄いが、さらに薄いサイズのものはメタル部分がたわむことで隣接面形態に添わすことができ、切削面が一直線にならずに、適正な形態を作りやすい。

また、片面しか切削面がない0.10/0.20mm（各１本）は、叢生がきつい部位には、必要な面のみ薄いサイズで使用できる点で有効である。

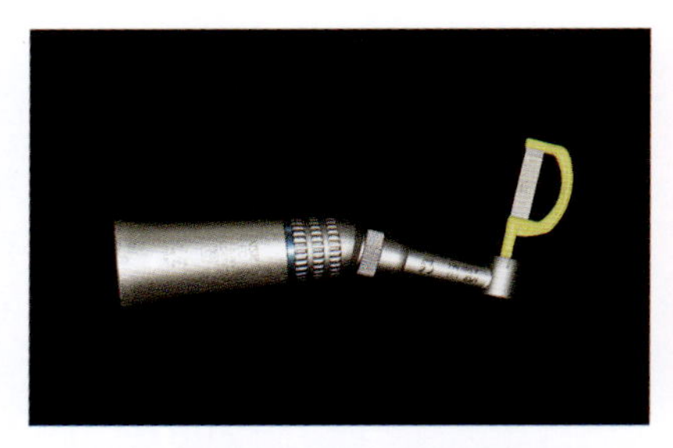

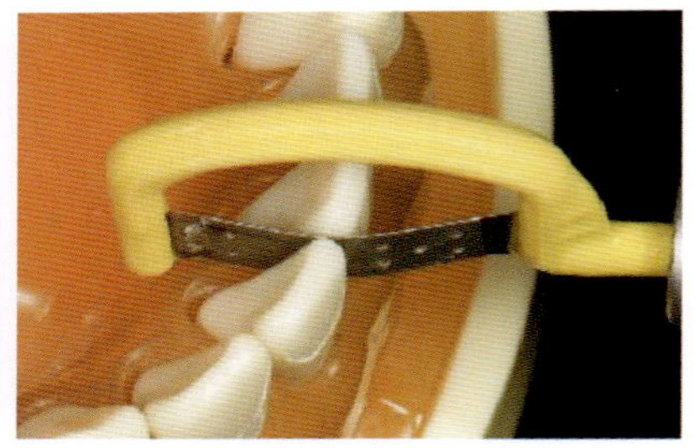

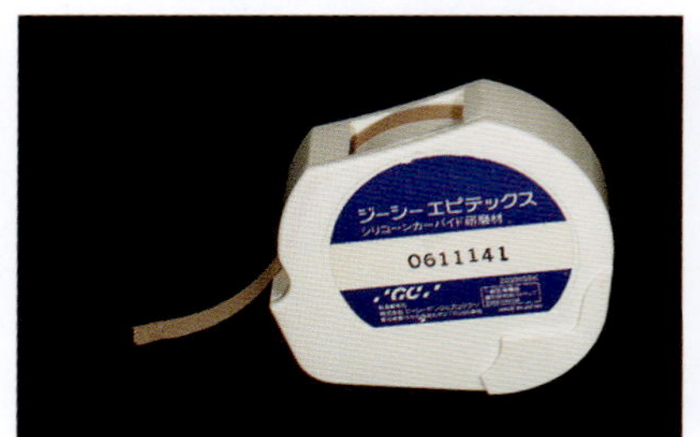

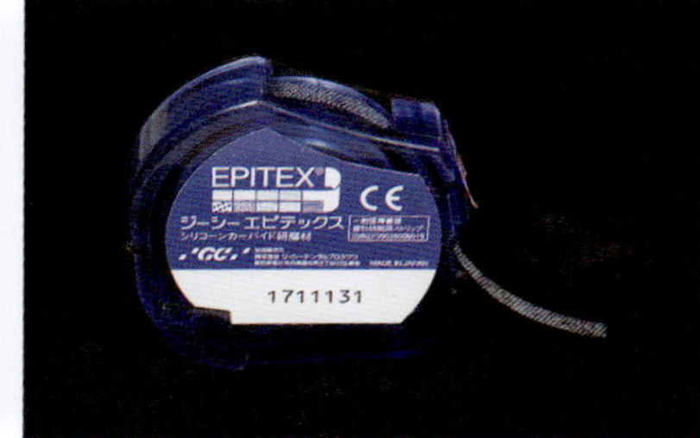

図1-2-25a〜d 予定量のIPRとレベリングが終了したらストリップスで研磨する。

次に最終的にフレーム型のバーを使用して切端部分や、下部鼓形空隙の形態を付与する。

Advice 6 IPRの順序

図1-2-26〜28のモデル症例で犬歯〜犬歯間のIPR（ストリッピング）の順序を示す。

犬歯の遠心の**図1-2-26**中**1**と**7**にIPRを行うと、犬歯の位置が動いてしまうことになるため、咬合が変わってしまう。よって基本的に**図1-2-26**中**1**と**7**にIPRは行わない。犬歯の位置は大規模な部分矯正（LOT）か、全顎矯正でコントロールすることが多い。

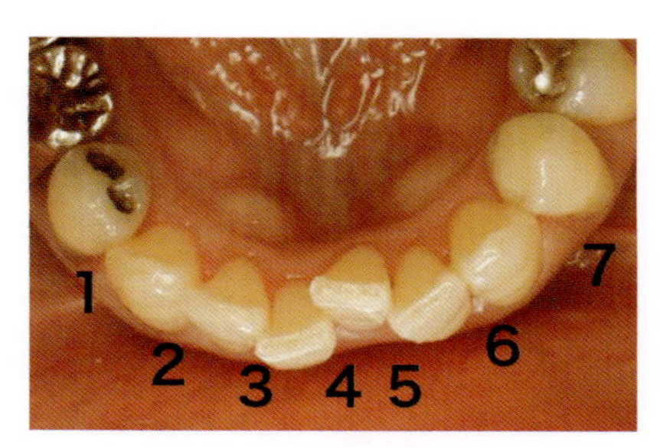

図1-2-26　犬歯の移動をさせないよう**1**、**7**のコンタクトは削除しない。**2**、**6**は両刃を使用しIPRを行うことができる。

①第1回目は患者の不快感も大きく、浸麻下で行うことが多い。まず、太めのフロスを通し、わずかに隣接コンタクトを緩ませる。

②**図1-2-26**の**2**と**6**は並びがよく、両方を同時にIPRを行っても問題がない。両刃のストリッパーを使用する。

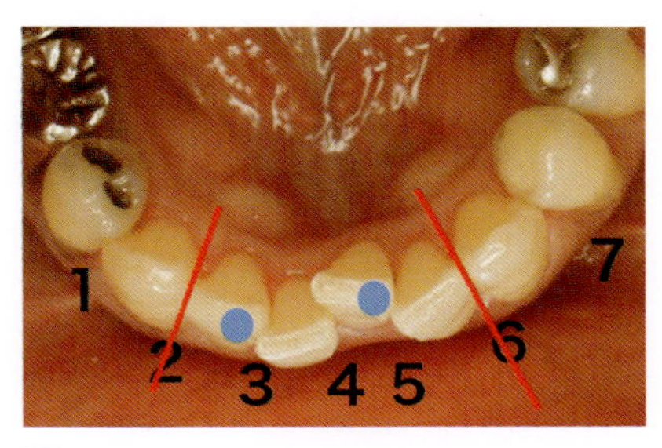

図1-2-27　図中、**3**の●と**5**の●のIPRは片刃で行う。

③片面のブレードがあれば、**図1-2-27**の**3**（**青丸**）と**5**（**青丸**）のIPRを行う。その理由はこの面は隣接面となるところだが、その反対側は切歯の舌面であり、ここを削ると歯牙の形態が崩れるからである。

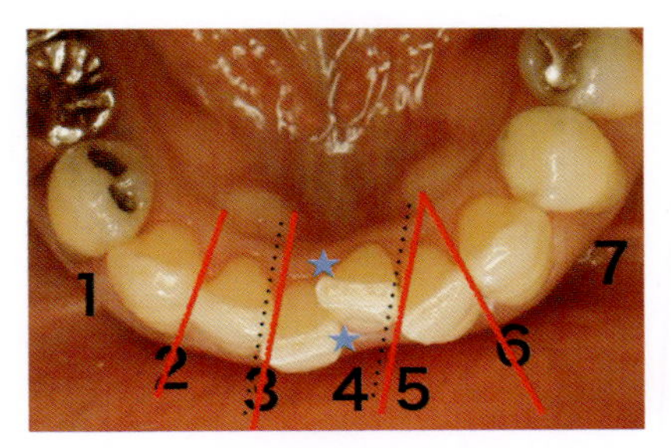

図1-2-28　**4**の★印はレベリングが進んだら両刃でIPRを行う。

④**図1-2-28**の**4**の印は叢生のためコンタクトポイントが歯肉縁下に移動してしまっており（フロスで確認する）無駄にストリッパーを通しても、そこのコンタクトは外れない。

⑤レベリングが進み、**図1-2-28**の**4**の隣接コンタクトが正常な位置になると（理論上最終的な位置よりいったん唇側に傾斜させ、適正なIPR後最終的な位置に戻す）両面でのストリッピングが可能になる。

IPRは少しずつ慎重に

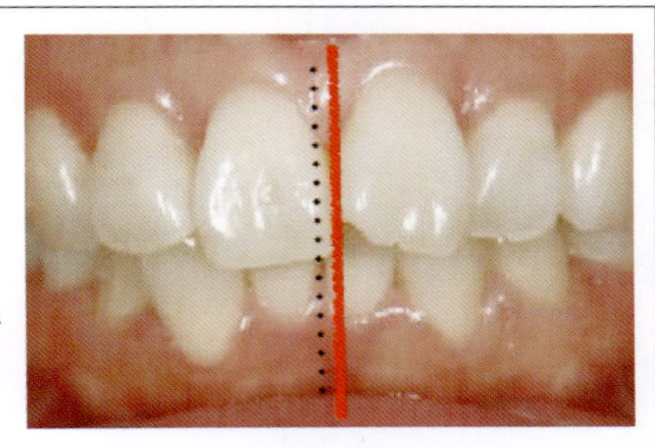

図1-2-29　1|の近心はIPRを行ってもよいが、|1の近心をいきなり行うと舌面の形態が崩れる。まず、1|のみIPRを行い、|1が正常な位置に少し動いた後、|1にもIPRを行う。

Advice 7　歯肉縁下に隣接コンタクトがある場合の IPR のテクニック

図 1-2-30 の左のように歯肉縁上に隣接コンタクトがある際には、IPR は容易で問題はない。しかし、**図 1-2-30** の右のように隣接コンタクトが縁下に続く場合、縁上の隣接コンタクトのみ IPR を行ってもコンタクトは歯肉縁下でつながっており、スペースはできず歯牙が動くことはない。

このような症例では縁下にある隣接コンタクトまでしっかりストリッパーを入れ、コンタクトが外れているか、フロスを縁下に通して確認する必要がある。その際、浸潤麻酔が必要で術中には出血を伴う。本処置は歯肉縁下の盲目的な処置になるため、事前にデンタルエックス線でスペースを確認し、安全な処置を行わねばならない。叢生により、歯牙の回転などで隣接コンタクトポイントが縁下深くにある場合は、無理して先に IPR を行わず、歯列をいったん拡大して、ある程度コンタクト位置が正常に戻ってから IPR を行うことが勧められる。

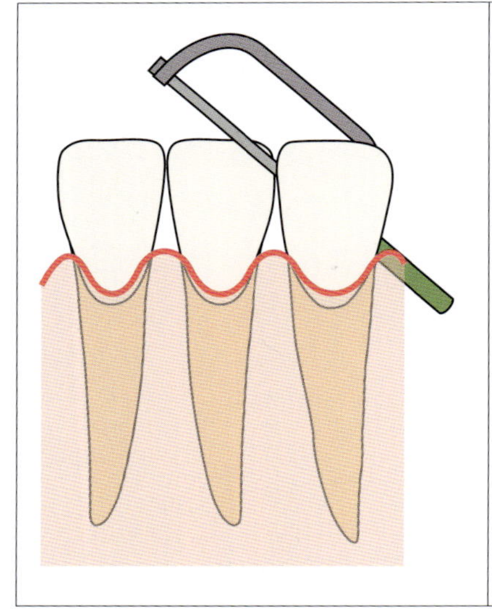

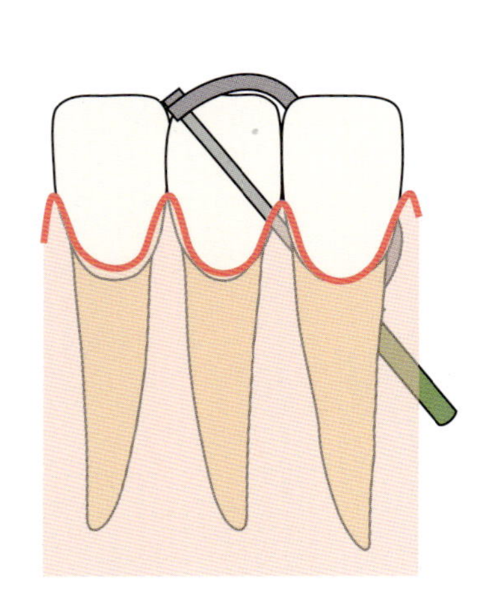
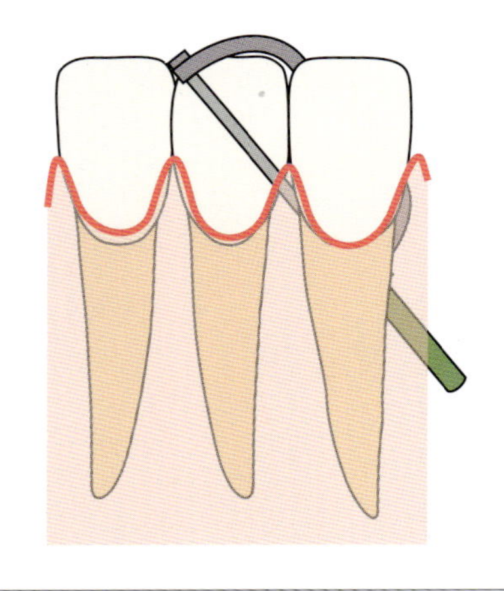

図 1-2-30a　歯肉縁上にコンタクトのある（左）は目視での IPR が可能だが、歯肉縁下にコンタクトがある時は（右）は、目視できない歯肉縁下のコンタクトまで削除する必要がある。

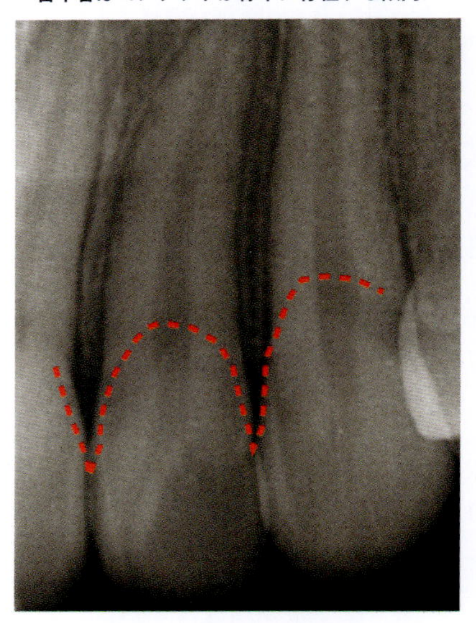

図 1-2-30b　特に若年者の隣接コンタクトは歯肉縁下に存在することが多い。

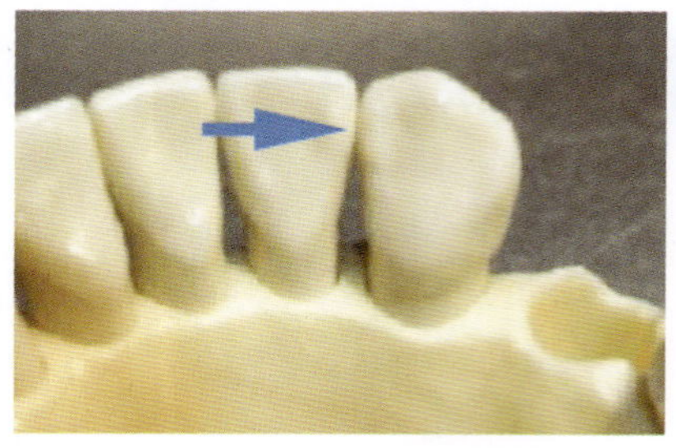

図 1-2-30c　歯肉縁上に隣接コンタクトがある時。

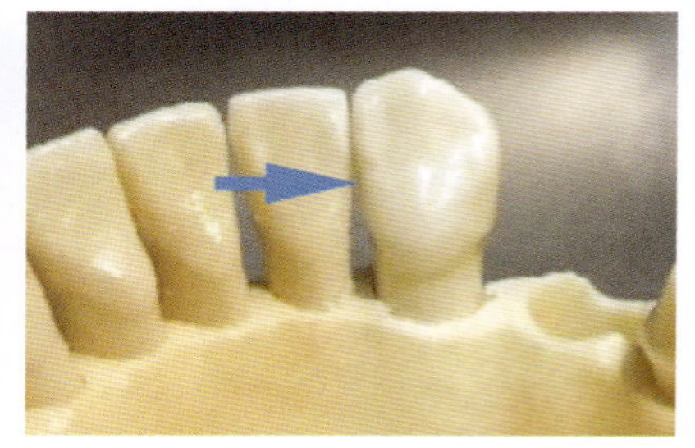

図 1-2-30d　歯肉縁下に隣接コンタクトがある時。

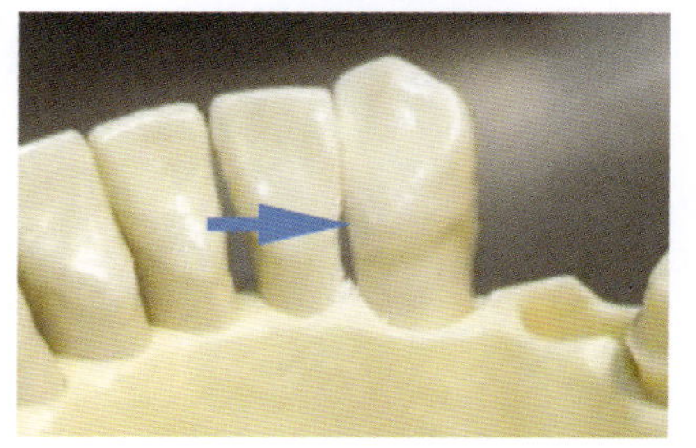

図 1-2-30e　叢生や捻転などの理由でコンタクトが病的に縁下にある（歯根同士で接触しているような症例）。

こんな時どうする？ IPRは危険か？

「歯を削合してもよいのか？」という疑問は多く寄せられる。それに対してIPRは歯に為害性はなく、う蝕リスクは上がらないと言われている（Jarjoura K et al. 2006）[8]。削合時に注水を行い削除面を滑沢にしておけば、う蝕リスクは増悪しないことが短期的にも長期的にも報告されている（Zachrisson、Mjor1975、Thordarson et al、1991）[6,9]。

しかし、前医がインレー窩洞を形成する際、その隣在歯が形成時のバーにより傷を受け、う蝕になってしまっている症例を見ることがある。IPRも大きく捉えればこのようなことを故意に行なっていると言える（**図1-2-31**）。よって、その切削量、切削方法（特に仕上げ研磨）には十分留意し、その患者のう蝕リスクを考慮し、この手法を選択しなければならない。IPRは有効な方法で安全であると言いきってよいとは思うが、十分な注意が必要である。

また、IPRの適応部位として筆者が推奨するのは、上下犬歯の近心面から前方部位である。この部位の隣接コンタクトの面積は小さく、また清掃環境も良いため、う蝕のリスクは小さいと考えられる。

その他の部位に適用する時に（小臼歯間、小臼歯一大臼歯間）は細心の注意と慎重な経過観察が必要である。大臼歯間は行える条件はほとんどない。非抜歯拡大矯正治療を多く行う矯正医によってIPRが乱用され、抜歯を行わない代償に歯を散々痛めつけている症例を時折見かける。そのような無理なIPRは医原性疾患になる可能性があるため慎重な対応が求められる。

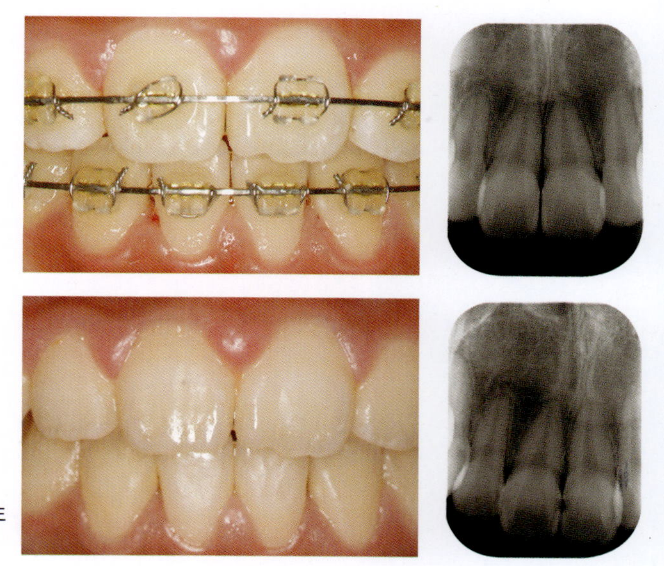

図1-2-31a〜e 矯正期間中にIPRを行い、治療終了2年で隣接面う蝕を発症している症例。

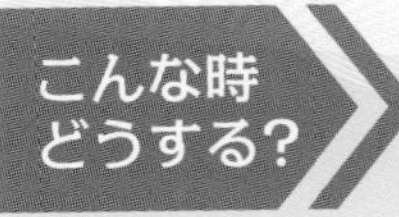

削合した歯と未削合歯のう蝕リスクに違いはあるか？

Jarjoura K ら[8] は、IPR により限局した削合を受けた歯牙と、削合されていない歯牙のう蝕の発生率を比較した結果、発症率に差はなかったと報告している（**表 1-2-2**）また、本実験では IPR 直後のフッ化物塗布は行っておらず、定期的来院時にフッ化物洗口やフッ化物塗布のみ実施しており、IPR 直後のフッ化物塗布にう蝕抑制の効果はないかもしれないとも述べている。しかし、一方で、Twesme DA[10] らは、ストリッピング直後のフッ化物塗布が歯質からのさらなるミネラルの流出を防ぐと報告している。

表 1-2-2　観察期間中に生じたう蝕の分布[5]。

	う蝕あり	う蝕なし
IPR	3	373
コントロール	6	370

こんな時
どうする?

研磨で歯は滑沢になるか？

研磨で表面が滑沢になるか？という疑問がある。Luchesse A[11] らは、ストリッピング後、研磨をしてもエナメル質表面には 15 ～ 30 μm の溝（**図 1-2-32**）が残ると報告している。しかし、研磨した表面のプラークリテンションは低下することから、歯牙の丁寧な研磨は非常に重要であると考えている。

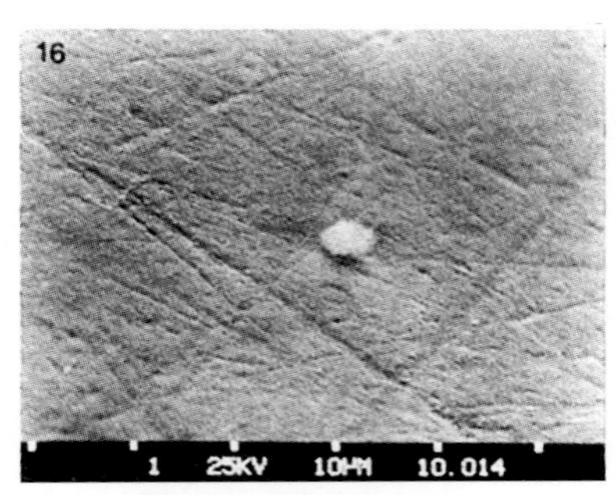

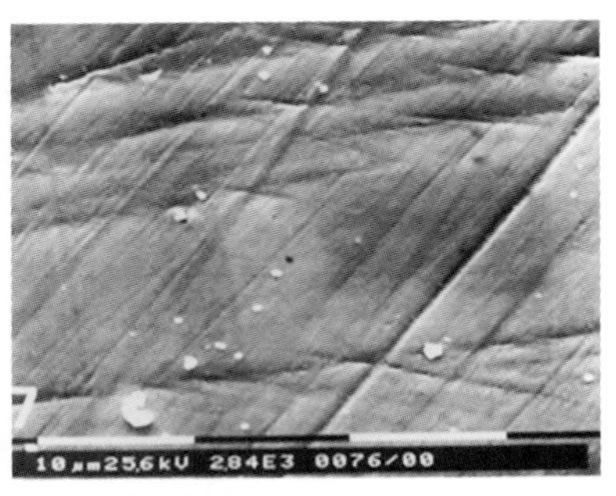

図 1-2-32a, b　未処置のエナメル質と最も研磨されたエナメル質表面の像[11]。

こんな時どうする? ストリッピング後のケアは？

ストリッピングが歯周環境に影響を及ぼす場合もあることから、術後ケアが重要となる。プロフェッショナルケアにおいても、感染源の除去が困難なことがある。IPR（ストリッピング）後は、コンタクトポイントが点接触から面接触になるため、術後の歯列の安定性は高くなる。しかし形態上、清掃性が低下しやすい。また、ストリッピングを行なった粗糙な歯面はプラークリテンションが高く、歯石の沈着が生じていることを散見する。

よってストリッピングを行なった歯面では、セルフケアだけでなくプロフェッショナルケアにも工夫が必要である。患者のセルフケアでは歯間ブラシに加え、フロスの併用が重要である。

また、ストリッピングを行った歯面はPMTCにて除石を行った後も細かい傷に汚れが残留し、手用のスケーラーや探針を使用しても限界がある。対応策として、ジェットの使用や、傷の修復のためにエナメル質部分にハイドロキシアパタイトでコーティングすることが必要になる。

（米澤歯科醫院・歯科衛生士・石田未知）

こんな時どうする? 最終補綴に遊離端部分床義歯を予定する患者に部分矯正を行うには？

遊離端欠損症例においても、下顎前歯の叢生、強いスピーカーブ、歯列の狭窄など残存歯の歯列不正をしばしば認める。その改善には適切な位置に埋入した臼歯部のインプラントを使用して咬合挙上を行い、固定源として使用し部分矯正を行う治療方法が効率が良い。

しかし、最終補綴が部分床義歯を予定する症例では、部分矯正治療期間中も暫間義歯を使用して部分矯正を行わなければならない難しさがある。遊離端欠損部に部分床義歯を使用する補綴治療計画の症例で部分矯正を行う場合、その矯正治療期間中には暫間部分床義歯を用いた咬合の確保が必要である。その際、咬合挙上を行うと上顎前歯が下顎前歯によって突き上げられる状態から解放されるため、歯は効率良く動く。

筆者は、部分床義歯を使用する症例では暫間義歯によって咬合挙上した上で部分矯正を行っている（**図 1-2-33**）。

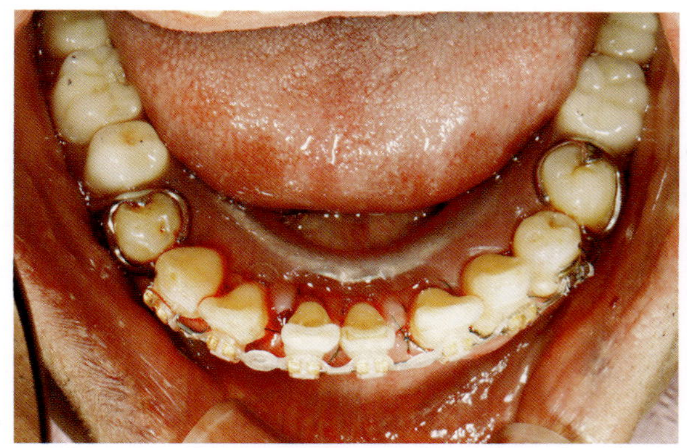

図 1-2-33a 鉤歯5̅|、4̅|にはブラケットを装着できない。その歯に動揺がある場合などでは困難を極める。

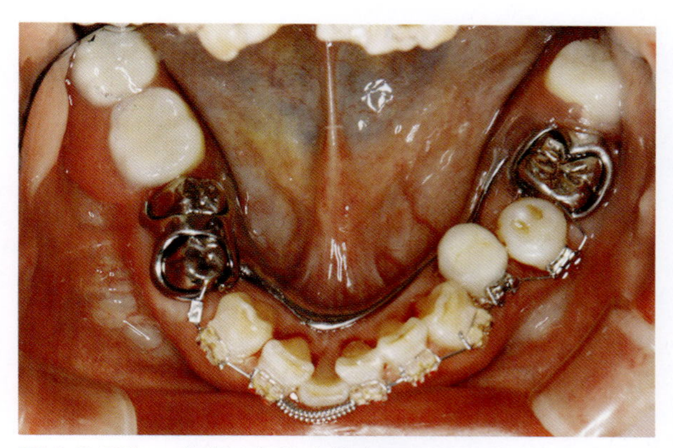

図 1-2-33b 鉤歯は部分床義歯により固定されているため、鉤歯よりも前方で部分矯正が行われている。

1）ここに注目

鉤歯は暫間部分床義歯で固定されてしまうため、部分矯正で動かすことはできない。そのため、遊離端欠損部に部分床義歯を暫間的に使用する症例において部分矯正を行う場合、動かすことができる歯列は鉤歯より前方の範囲となる。

2）基本的な手順

最終的に抜歯予定にある歯を暫間的に鉤歯として使用できる場合では、その歯牙を鉤歯にして暫間義歯を使用することができる。鉤歯は暫間義歯によりリジッドに固定されてしまうため、鉤歯より前方に、IPR(ストリッピング)によってスペースを確保し、叢生の改善や、スピーカーブの調整、狭窄歯列の改善などを行う。ここで用いる暫間義歯によって咬合挙上を行うことで、部分矯正の対象となる前歯群に咬合接触が喪失することで歯牙の移動が容易に起こる。

3）咬合挙上量の勘どころ

図 1-2-34 のように、過蓋咬合のためクリアランスがなく、補綴治療ができない症例では、部分矯正も同様に行えない。また、反対咬合であったり、交叉咬合であったりする場合には暫間的に咬合挙上を行わなければ部分矯正が効率良くできない。上下の歯牙が咬合している状態では歯の移動が起こりにくいからである。ゆえに、筆者は咬合挙上の目安として、上下の歯牙が咬合しない量を挙上する。もしくは反対被蓋や交叉咬合が改善する量の挙上量を見込んで咬合挙上を行う。

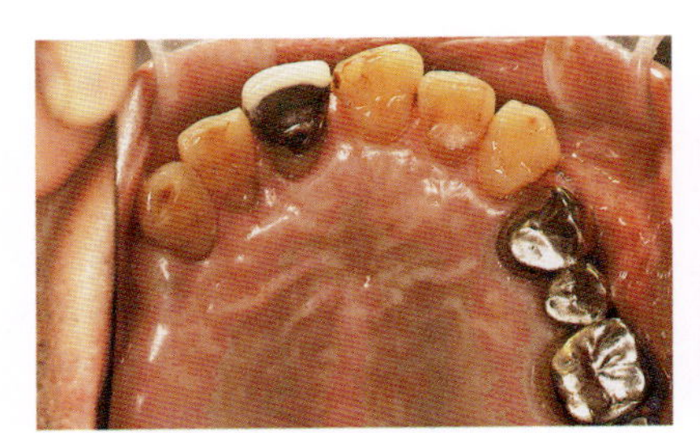
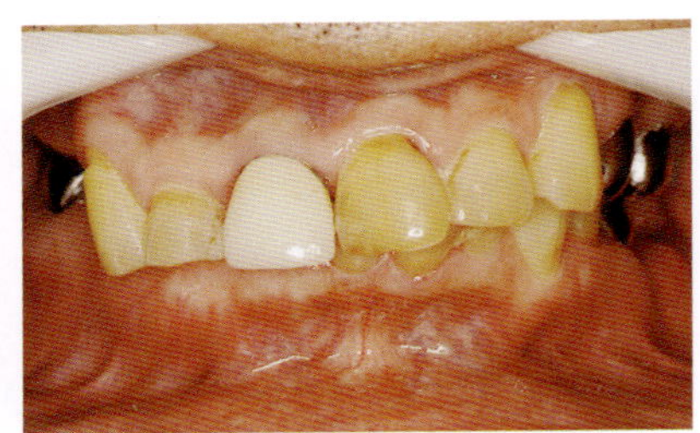
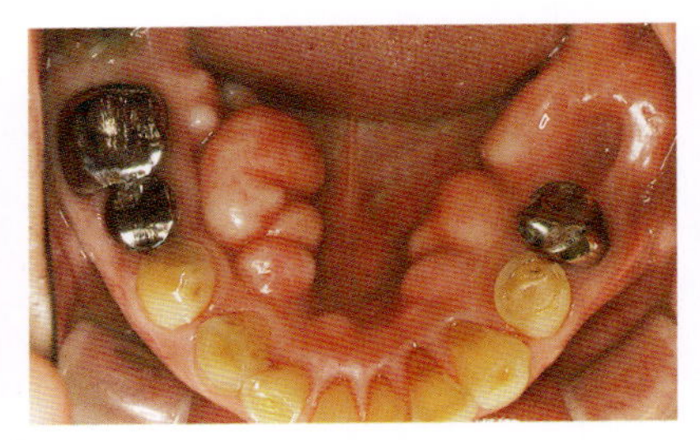

図 1-2-34a〜c 過蓋咬合のため、クリアランスがなく部分矯正を行うことができない。

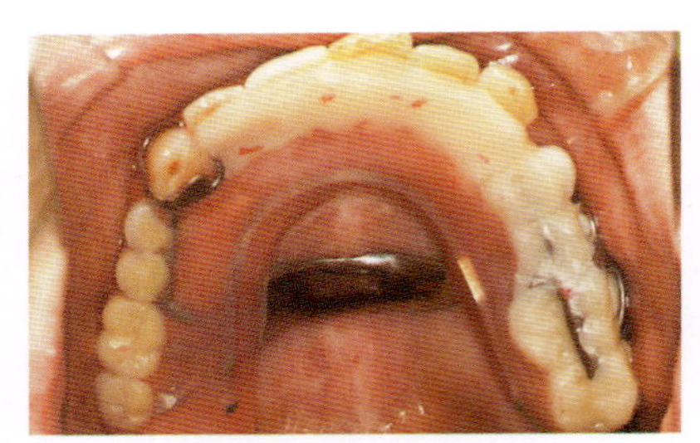
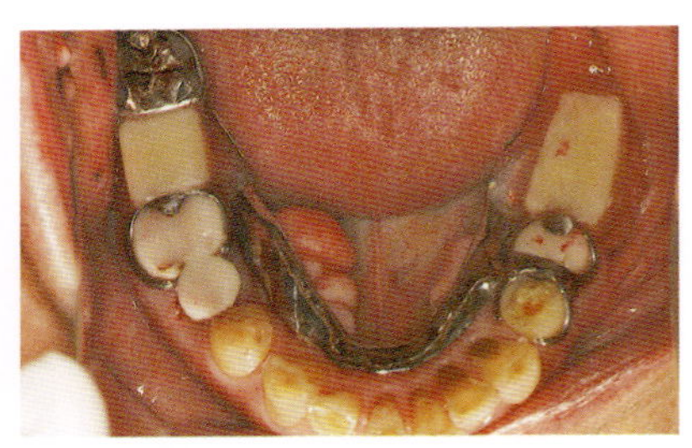

図 1-2-34d, e 咬合挙上を行う仮部分床義歯。前歯部には咬合床を作製し、残存歯にはオーバーレイプロビジョナルを作製し、スタビライズドプレートとして顎位の模索を行う。

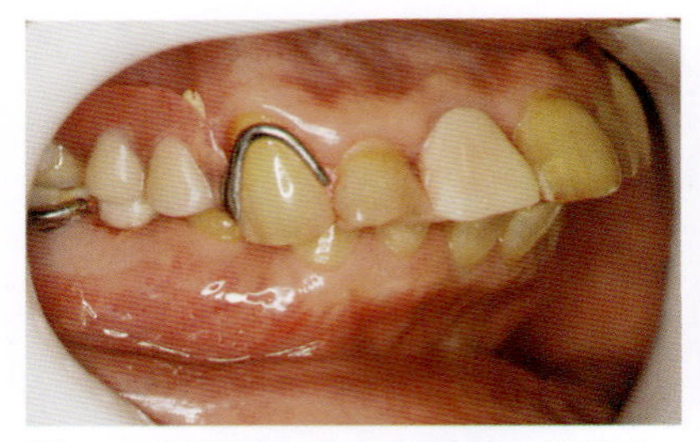
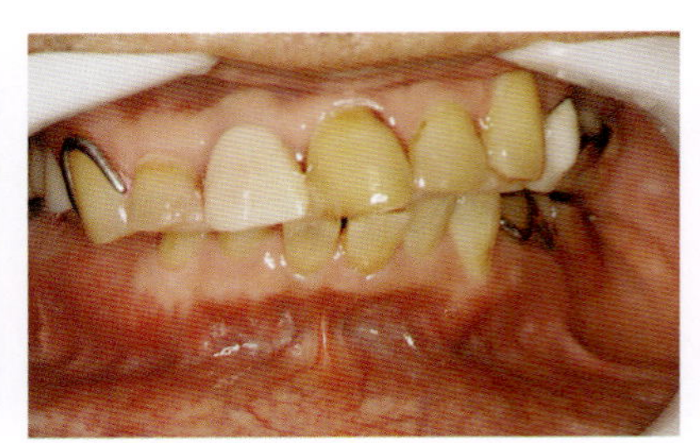
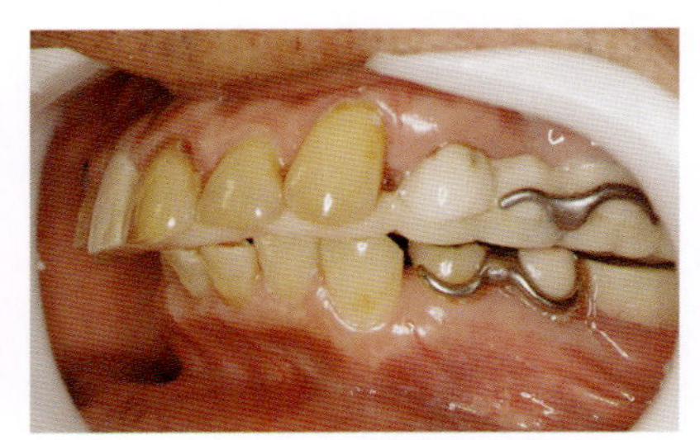

図 1-2-34f〜h 部分床義歯を装着することで上下顎前歯が接触しないだけの咬合挙上をし、部分矯正を行うクリアランスを獲得できている。

①通法の場合（図 1-2-35）

鉤歯は部分床義歯のクラスプによってリジッドに固定されているため、矯正力により移動することはない。そのため、通法では鉤歯にブラケットは装着しない。また、部分床義歯装着による鉤歯への負担が大きいため、部分矯正治療終了後にその歯が抜歯予定であれば、鉤歯としてなお都合が良い。

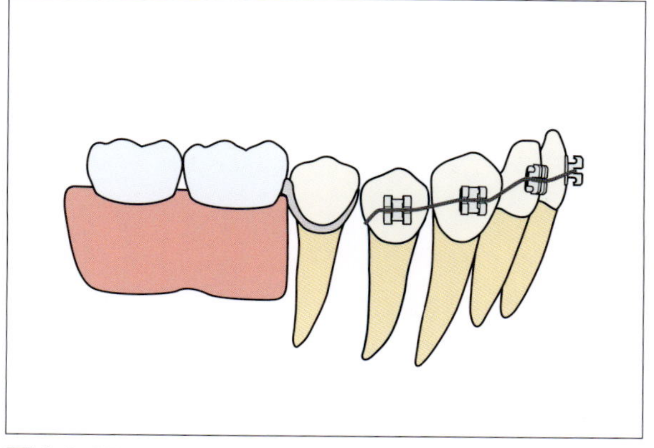
図 1-2-35a　エーカースクラスプ。

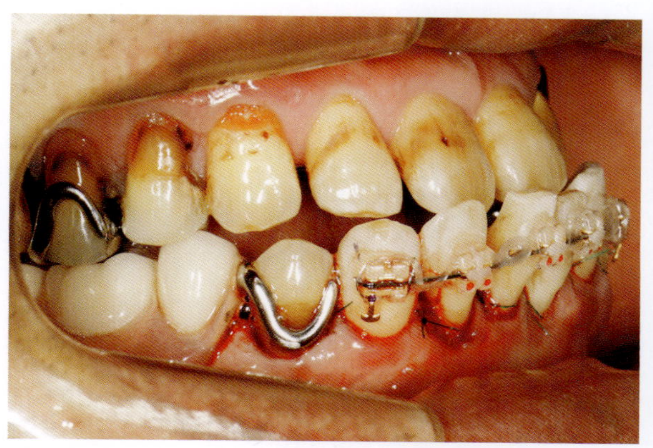
図 1-2-35b　クラスプのかかる歯牙にブラケットは装着できない。

②固定源としてブラケットを増やしたい場合（図 1-2-36）

遊離端欠損の残存歯の部分矯正ではブラケットを装着できる歯は少なく、コントロールが難しい。暫間部分床義歯を装着する場合、鉤歯が動かないことは当然だが、ブラケットを装着できないため固定源としても使用しにくい。前歯部の叢生改善程度の症例では、そこまでブラケットを装着する歯を増やす必要はないが、挺出した前歯を圧下したい症例など、固定源としてブラケットを装着する歯を増やしたい症例では部分床義歯のクラスプはエーカースを使用せず、I bar を使用してブラケットを装着する。Ibar は基本的に近心側に接触することが通常だが、この場合の I bar は遠心側に接触する（鉤歯は動かないことが前提だが多少動揺度は増すので要注意）。

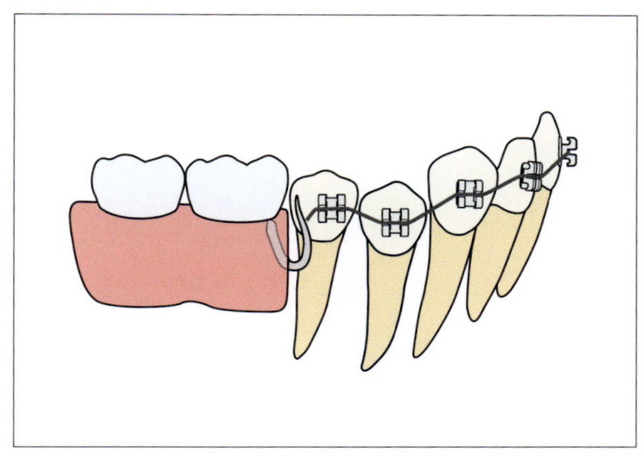
図 1-2-36a　アイバー。

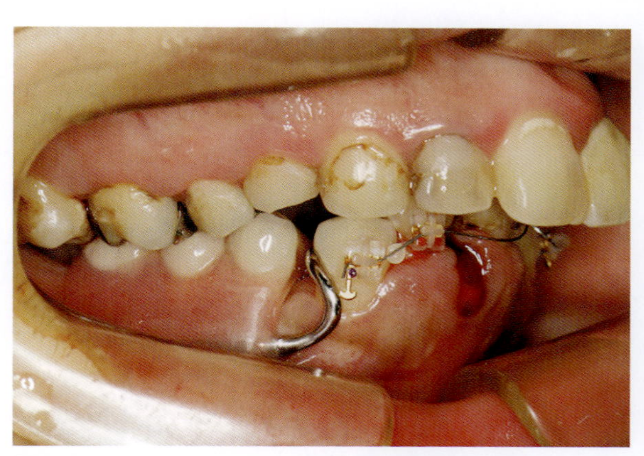
図 1-2-36b　アイバーを遠心側に設定することでブラケットを装着することができる。

PART 1

第3章 アップライト（整直）

治療目的

1 近心傾斜の改善

欠損が放置されて近心傾斜を起こしている臼歯（主に大臼歯）は歯周治療や補綴治療で問題になると言われている。

例えば、欠損を放置すると遠心にある歯が近心傾斜して近心に擬似的な深いポケットができ、歯周病に罹患しやすくなる。また、欠損補綴においても近心傾斜があると、ブリッジを製作する際の平行性が悪くなるため、抜髄が必要となることがある。インプラント補綴を行う際には、インプラントの近心と遠心の鼓形空隙の大きさが異なり、歯間ブラシのサイズが統一できないなどの問題が起こるため、傾斜した歯牙はアップライト（整直）することが望ましい。

そのような近心傾斜した臼歯をアップライトすることによって、歯周病に罹患するリスクを下げたり、補綴治療の質をあげたりすることができる。

アップライトには従来行われてきた治療方法が２方法あり本章で紹介するが、両者ともアップライト時に挺出傾向にあるのが問題点である。それに対し新しい方法である歯科矯正用アンカースクリュー（TADs）は先の問題点に対し圧倒的に有利であり、その手法も紹介する。

1 従来法のアップライト

1-1 治療の流れと治療期間

1-1-1 アップライトスプリングを用いたアップライト

アップライトスプリングによる方法は、スプリングの反発力で近心傾斜している大臼歯がアップライトする仕組みで、小臼歯周辺の加強固定された歯牙群をスプリングの固定源とする。

アップライトする大臼歯は挺出する傾向にあり対合歯との咬合が強くなるため、削合しながら整直を行う必要があり、最終的には補綴されブリッジの支台となることが多い。治療期間は状態にもよるが、順調にいっても6ヶ月から12ヶ月は要する。対合歯との噛み込みがあるとまったく動かないので要注意である。

コントロールは難しいが本法は、クラシカルな方法で、部分矯正の代名詞的となるほど有名であるため、ぜひマスターしたい。

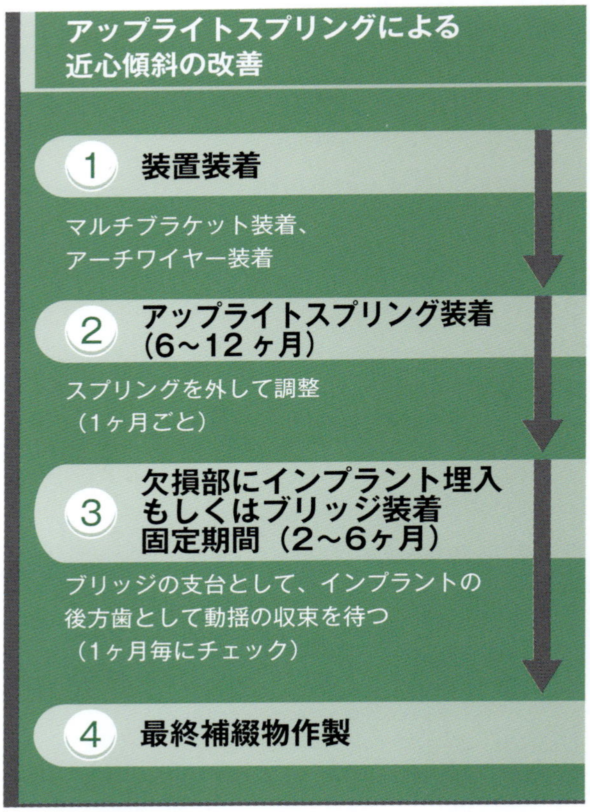

アップライトスプリングによる近心傾斜の改善

1 装置装着

マルチブラケット装着、
アーチワイヤー装着

2 アップライトスプリング装着（6～12ヶ月）

スプリングを外して調整
（1ヶ月ごと）

3 欠損部にインプラント埋入もしくはブリッジ装着 固定期間（2～6ヶ月）

ブリッジの支台として、インプラントの
後方歯として動揺の収束を待つ
（1ヶ月毎にチェック）

4 最終補綴物作製

図 1-3-1　治療の流れと治療期間。

1-1-2 オープンコイルを用いたアップライト

オープンコイルによるアップライトのメカニズムはシンプルである。ブラケットとオープンコイルの入ったワイヤーを装着するだけでよく、装置の作製や装着、調整は容易である。ただし、オープンコイルによって整直作用が発揮されると同時にスペースが大きくなる傾向がある。インプラント予定である場合はスペースの確保に都合がよいが、ブリッジによる補綴予定の場合は、大きなポンティックスペースとなり好ましくない。

また、固定源となる小臼歯群はオープンコイルの反作用によって近心に押され、前歯群に叢生を発生させる危険性もある。その時には反作用で動いてしまった歯牙を再コントロールすることも必要になってくる。アップライトのみであれば、6ヶ月から12ヶ月程度で終了するが、その後の調整などにさらに時間を要してしまうこともある。

また、本法も対合歯との咬合が緊密な場合は、動きにくくなるため、削合しながらアップライトを行う必要がある。

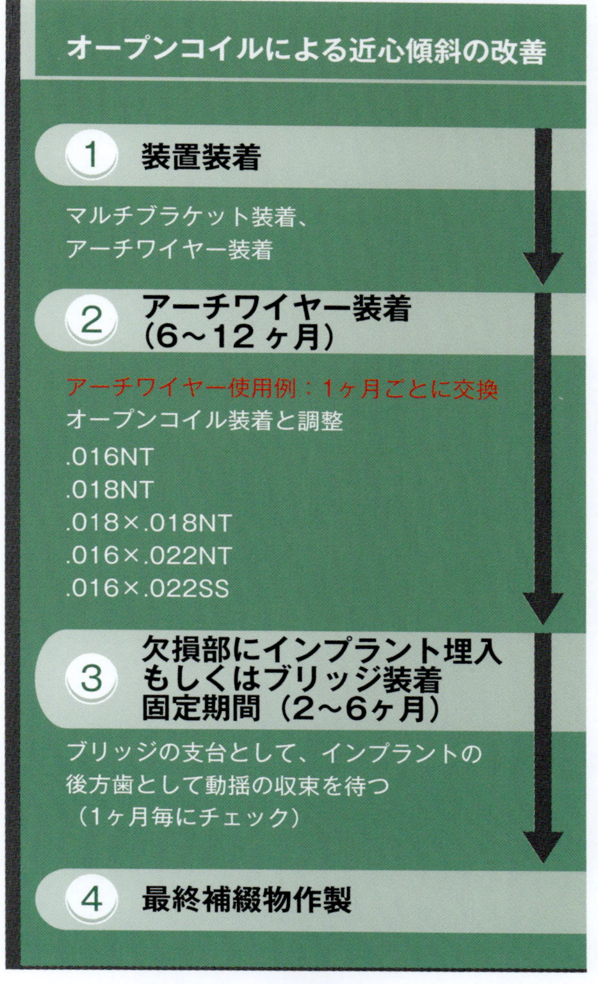

図 1-3-2　治療の流れと治療期間。

1-2 臨床応用における重要事項

1-2-1 近心傾斜を治す理由

臼歯の近心傾斜は歯周組織を悪化させる因子の一つと考えられていたが、Lundgren ら（1992）[12]の後ろ向き研究では、近心傾斜した大臼歯を調査した結果、根の近心面において歯周疾患を悪化させるリスクを見出すことはできなかった（**表 1-3-1**）。しかし、本研究では進行した歯周炎をさらに悪化させるかどうかのリスクは考慮されてはいなかった。

このように臼歯の近心傾斜と歯周疾患との関係は明らかではないが、アップライトによる近心傾斜改善による機能的咬合干渉の除去や、歯牙の平行性の獲得といった利益を看過することはできないと筆者は考える。

	近心面		遠心面	
	傾斜	アップライト	傾斜	アップライト
プラーク	67%	72%	56%	59%
歯肉炎	55%	59%	41%	45%
	NS		NS	
PD≧4 mm	29%	25%	8%	12%
	NS		NS	

NS：有意差なし

表 1-3-1 プラーク付着と歯肉炎と PD ≧4 mm 以上を有する割合の比較結果（プラーク指数が 2 か 3 の歯面のパーセンテージを比較したもの）（Lundgren ら、1992）[12]。

1-2-2 従来法の難点とは

アップライトスプリングによる方法の場合、スプリングをかける固定源となる小臼歯が頬側に引かれて圧下してしまう現象が起こる。また、アップライトする大臼歯も頬側方向に整直してしまう傾向が強く、コントロールが難しい。

一方、オープンコイルによるアップライト方法は、メカニズムはシンプルで、装置の作製や装着、調整は容易だが、オープンコイルによっては、整直作用と同時に、術後スペースを広げてしまう傾向がある。このスペースはインプラント埋入予定の場合はよいが、ポンティックの場合には好ましくない。また、固定源となる小臼歯群は、オープンコイルの反作用によって近心に押され、前歯群に叢生を発生させる危険性もある。

さらにこれらの従来法では、アップライト時に歯の挺出を余儀なくされてしまう（**図 1-3-3**）。特に分岐部露出部の管理の点でも好ましくない。また、対合歯との咬合が強くなることから、削合しながらアップライトを行う必要がある。そのため、従来法によるアップライトを行った歯牙は、最終的にはブリッジの支台歯となることが多い。ここに従来法の問題がある。

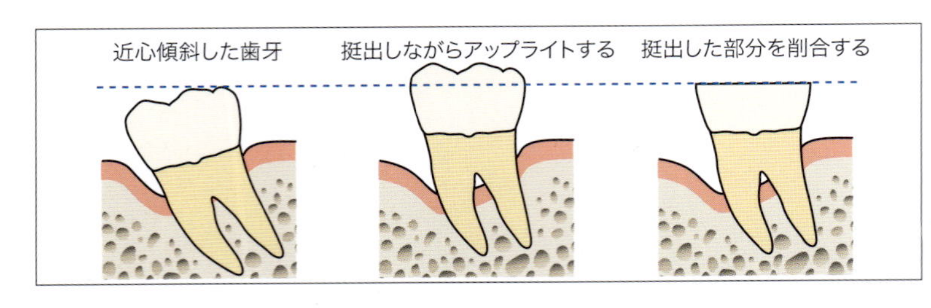

図 1-3-3 アップライトを行う際には挺出力がかかりやすい（Bruch,1992 より引用改変）[13]。

2 歯科矯正用アンカースクリュー（TADs）を用いたアップライト

2-1 治療の流れと治療期間

骨質に問題がなく、埋入時にある程度の固定（10N 以上）があれば、即日に装置を装着しパワーチェーンを装着する。固定に不安を覚える症例ではパワーチェーンの装着は 3 ヶ月ほど待機する。上顎大臼歯部の遠心の臼後結節部分に埋入する場合は、解剖学的に骨質が軟弱で骨質が Type 3～4 程度であることが多いが、解剖学的制限がなく長い歯科矯正用アンカースクリュー（TADs）を選択できることが多い。下顎の臼後三角部では骨質良好で、即日に牽引できることがほとんどである。

その後、2 週に 1 度パワーチェーンを交換する。対合歯と干渉することは少ないが、それによってロックされ、動かなくなっている場合は咬合調整を行う。スプリングなどを使用してアップライトさせる場合に比べると圧下していく傾向にあるため、咬合調整量は慎重に僅かずつ行う。アップライトのスピードは、スプリングなどに比して直接力がかかるため、効率が良く通常 6 ヶ月強、6～12 ヶ月で終了するが、歯冠歯根比が悪い場合などは、動きが早く 3 ヶ月程度で終了することもある。

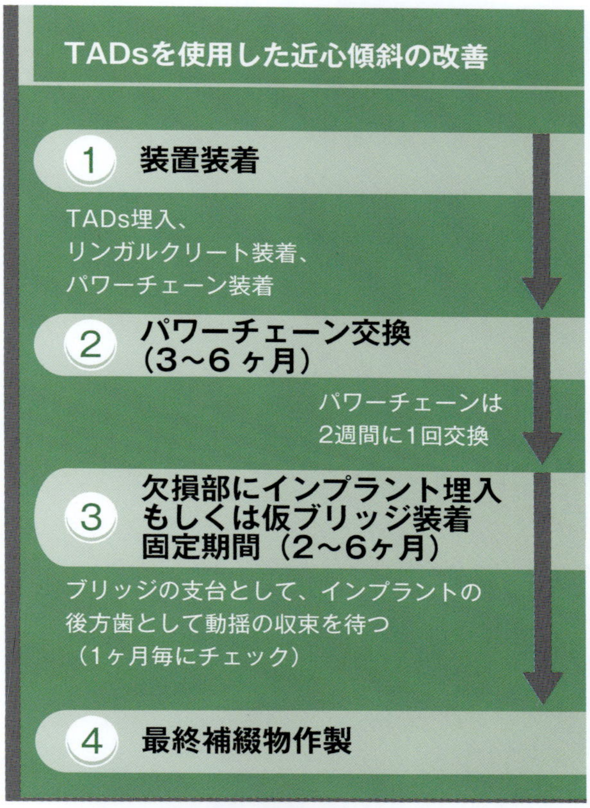

TADsを使用した近心傾斜の改善

1 **装置装着**

TADs埋入、
リンガルクリート装着、
パワーチェーン装着

2 **パワーチェーン交換（3～6 ヶ月）**

パワーチェーンは
2週間に1回交換

3 **欠損部にインプラント埋入もしくは仮ブリッジ装着固定期間（2～6ヶ月）**

ブリッジの支台として、インプラントの
後方歯として動揺の収束を待つ
（1ヶ月毎にチェック）

4 **最終補綴物作製**

図 1-3-4 治療の流れと治療期間。

2-2 臨床応用における重要事項

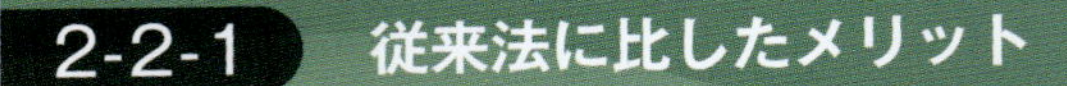

2-2-1 従来法に比したメリット

歯科矯正用アンカースクリューの出現で、固定源を歯牙に求めることが不要になり、固定歯が移動するという従来法の致命的な欠点から解放された（**図 1-3-5**）。さらに場合によっては、患歯を圧下させながらアップライトすることも可能となったため、分岐部の露出は起こりにくいと考えられる。

すなわち、咬合調整をせずにアップライトすることが不可能ではないため、術後も天然歯のまま保存できる可能性がある。また、リンガルクリートの装着位置、TADs の埋入位置のコントロールにより、アップライトする患歯の頬舌的位置のコントロールも容易になる。部分矯正に TADs を使用するメリットを端的に表す治療法であろう。

1 固定歯が不要

2 圧下しながらアップライトすることが可能

3 アップライト後、天然歯のまま保存できる可能性がある

4 アップライトする患歯の頬舌的位置のコントロールが容易

図 1-3-5 TADs を使用するアップライト方法のメリット。

2-2-2　骨質が悪い場合の限界

デンタルエックス線に写る|6 7間に埋入したTADsは脱落した（**図 1-3-6a, b**）。本症例ではTADsの脱落後、さらに長いTADs（15 mm）を第二大臼歯遠心の臼後結節部に埋入を試みたが、再度脱落した。同部はデンタルエックス線からでも骨質が悪いことが推測できる。CTではそれがさらに明白（**図 1-3-6c**）である。このような症例ではTADsはインプラントに比べて固定を得ることが難しく、埋入を断念することになる。

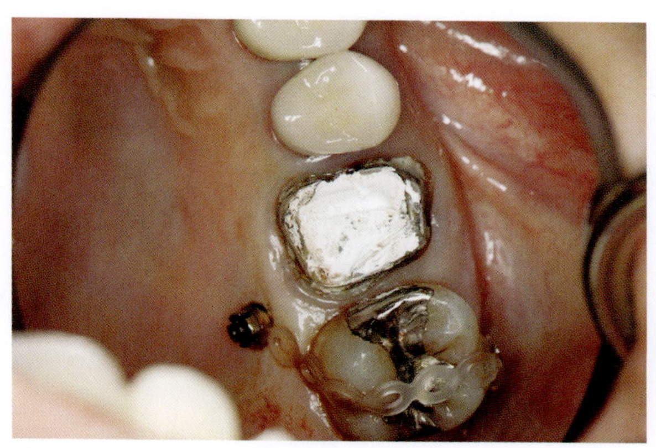

図 1-3-6a　TADs埋入時の口腔内写真。

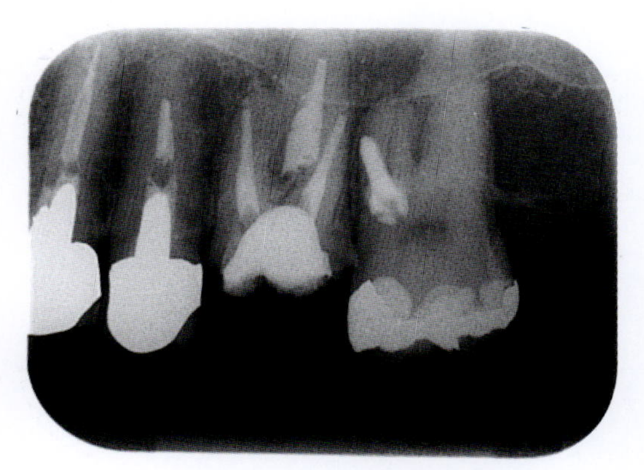

図 1-3-6b　TADs埋入時のエックス線写真。

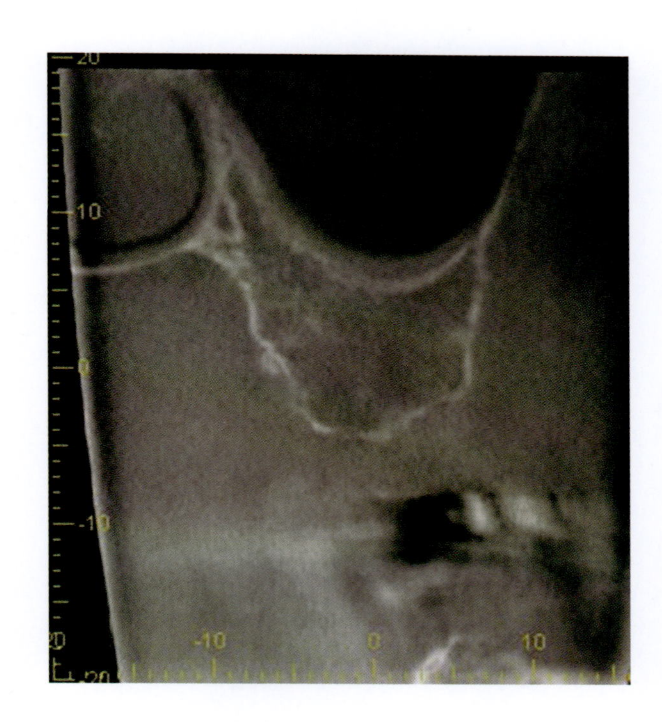

図 1-3-6c　CT画像より、皮質骨の厚みが少なく（1mm必要）海綿骨の骨質が悪いことが予測される。

2-3　適応例から：臨床ではこう使う

症例 2-3-1　インプラント埋入スペース確保のためのアップライト例から

インプラント埋入に必要なスペースを確保するために7|遠心に13 mmのTADsを埋入し、牽引した（**図 1-3-7**）。同部位は解剖学的制限がなく、長いインプラントを埋入可能であることが多い。牽引方向を工夫して、患歯が回転しながらのアップライトを狙った。動的治療期間は、4ヶ月と比較的短期間で終了し、インプラントを埋入することができた。インプラントに暫間補綴物が装着されるまではパワーチェーンを装着した状態で保定した。暫間補綴後、患歯の動揺はほぼなかった。12週後にインプラント最終補綴を装着。患歯は、わずかな咬合調整のみで終わっている。

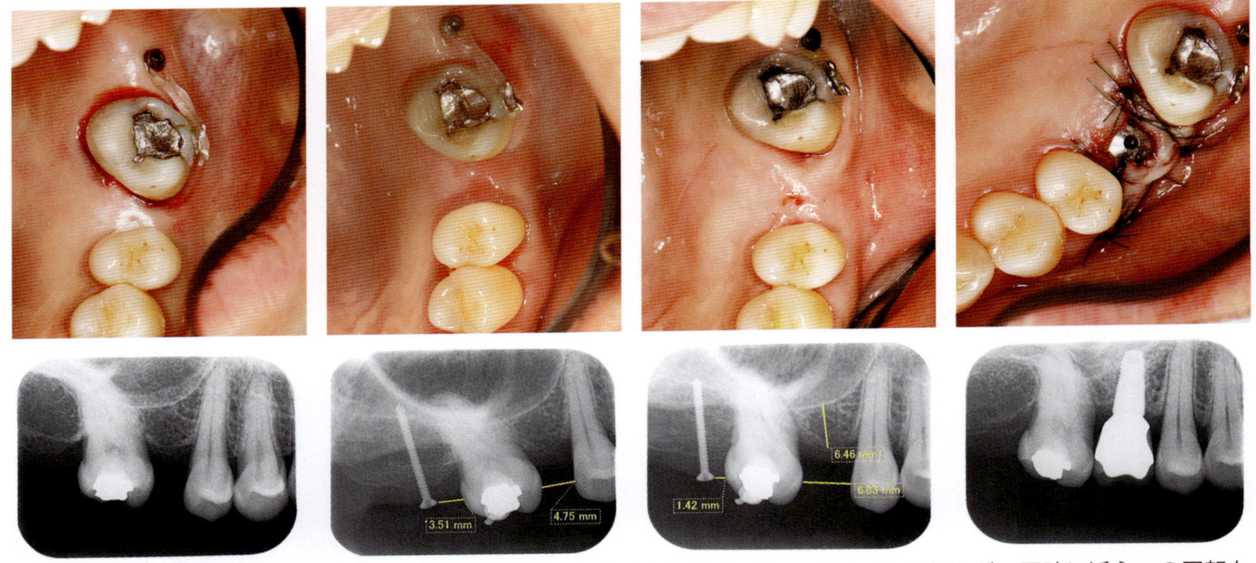

図 1-3-7a〜h　インプラント埋入スペースを確保するため、TADsによりアップライトを行うが、同時に近心への回転も是正できる位置にリンガルクリートを装着している。

症例 2-3-2　近心の骨縁下欠損改善のためのアップライト例から

パワーチェーンにて圧下しながらアップライトを行った（**図 1-3-8**）。

2 週に 1 度、パワーチェーンの交換を行い、動的治療を 20 週で終えた。動的治療期間中にインプラント埋入を行い、その後インプラント暫間補綴で保定した結果、患歯の動揺は 3 ヶ月ほどで収束したため、28 週後インプラント最終補綴を装着した。僅かな咬合調整のみで、アップライトを行った患歯は天然歯のまま保存することができている。

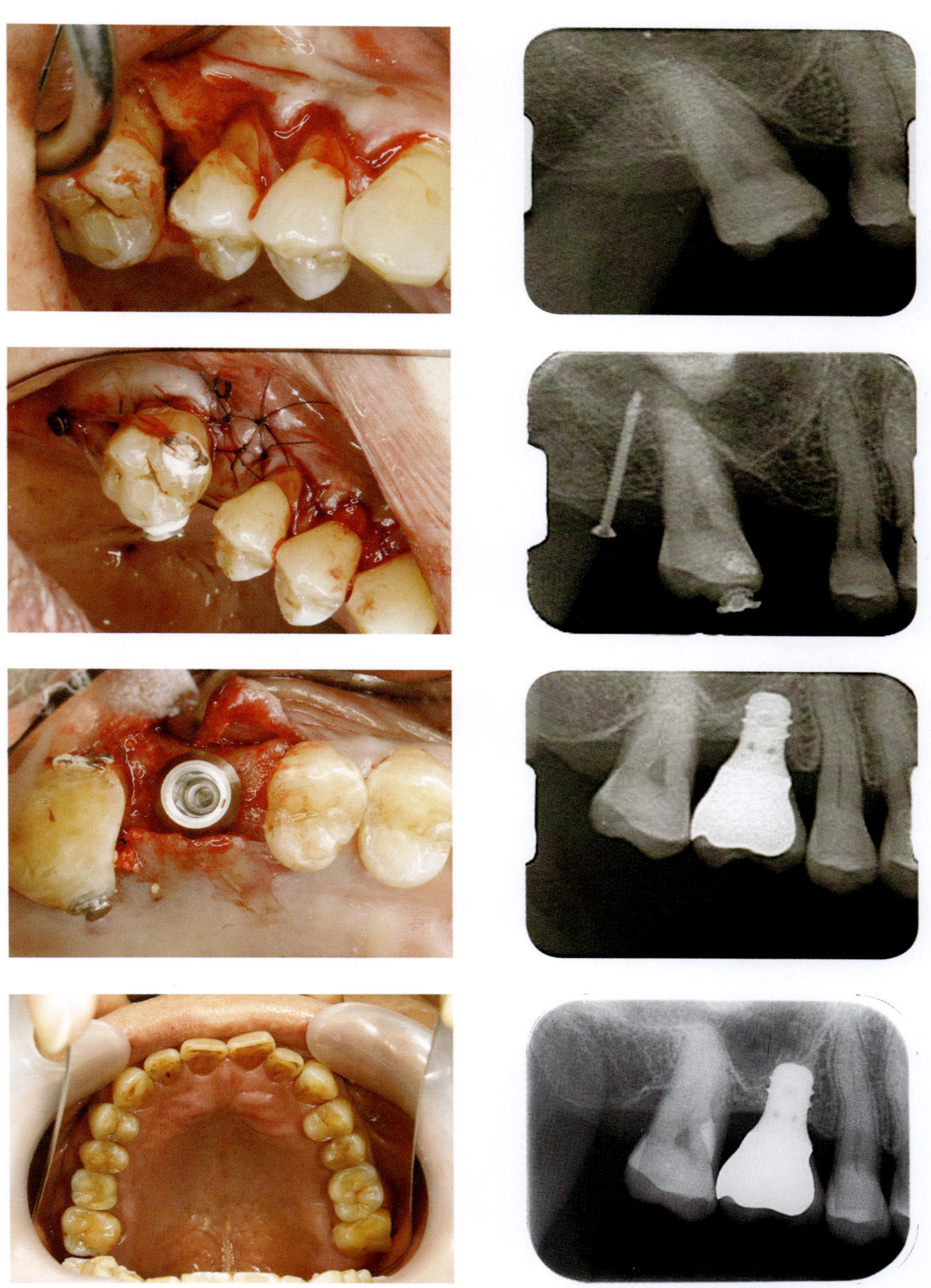

図 1-3-8a〜h　近心の骨縁下欠損に対してエムドゲインを用いた再生療法を行い、アタッチメントゲインを得た。治療後 3 年のデンタルエックス線画像より、近心の骨欠損部の改善が見られる。

アップライト成功のための テクニカルアドバイス

Advice 1 アップライトスプリングによる方法

アップライトスプリングと言われる装置を作製し、バネの力でアップライトさせる（**図 1-3-9**）。固定源として小臼歯部にブラケットを装着したり、直接ワイヤーを貼る。さらにその犬歯と反対側の犬歯の舌面にリンガルアーチによる固定を追加することもある。

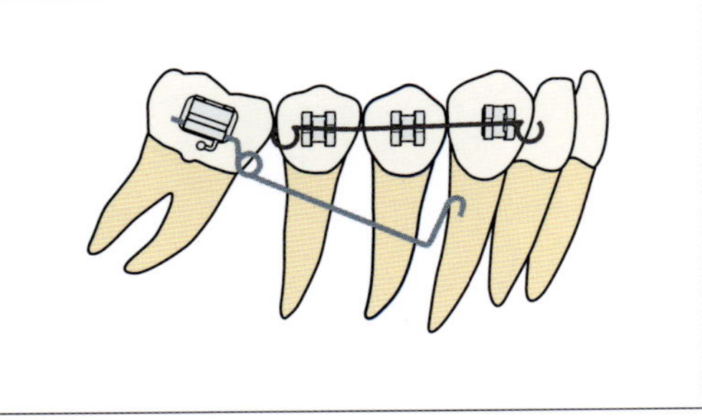

図 1-3-9a スプリングを患者に装着したところ。フックは小臼歯の根尖あたりに位置するように調整する。

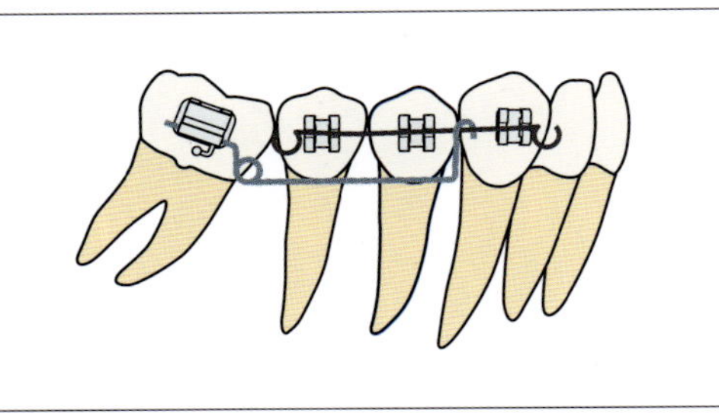

図 1-3-9b フックを持ち上げて固定用のワイヤーにひっかけたところ。スプリングの先に戻ろうとする弾性力が患歯をアップライトする力になる。

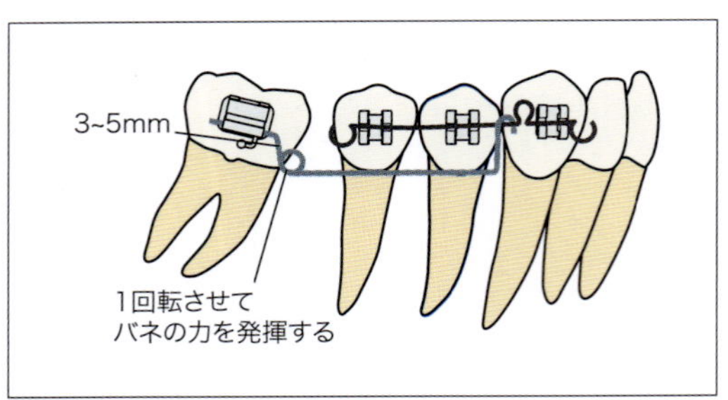

図 1-3-9c アップライトスプリングと固定線の構造。両者とも .017×.025 ステンレススチール（以下 SS）、もしくは .016×.022 を使用し、固定点の歯牙が移動しないように注意する。連続結紮も有効。

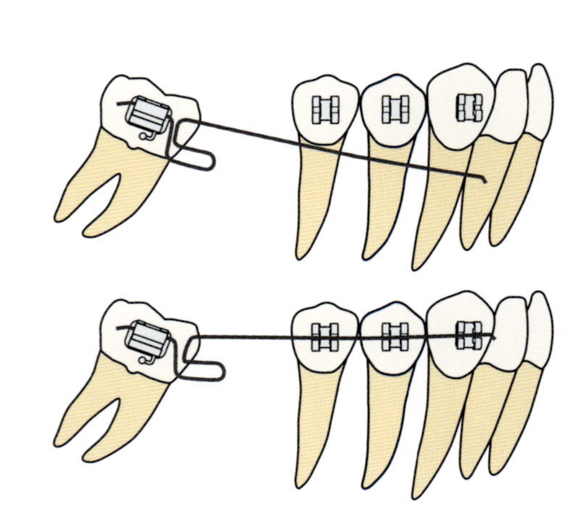

図 1-3-9d 片顎すべての歯にブラケットを装着できる症例で（全顎矯正や部分矯正（LOT）のようにスプリング機能を主線のアーチワイヤー（.025SS 以上）に組み込むことも可能（本装置の方が清掃性が高い）。

Advice 2 オープンコイルによる方法

装着可能なニッケルチタンワイヤーとオープンコイルを同時に装着する（**図 1-3-10**）。毎回来院時にワイヤーサイズを可能ならあげる。固定源となる小臼歯は連続結紮をし、可及的な固定を行う。

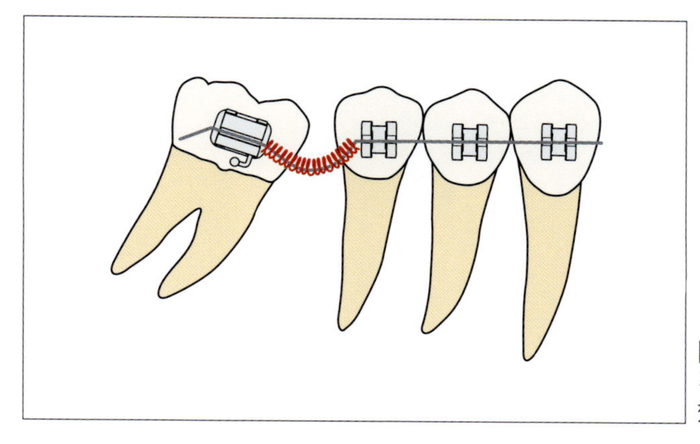

図 1-3-10　オープンコイルはスペースの 1.5 倍量装着する。固定源の歯牙が移動しないように注意。連続結紮も有効。

こんな時には：オープンコイルが伸びて力が減弱した時

オープンコイルが装着当時より伸びて力が減弱した場合には交換し、新たにスペースの 1.5 倍の量のものを装着してもよい。だが、チェアタイムが長くなってしまうため、筆者はワイヤーを外すことなく装着できるスライディングストップを追加し、オープンコイルの力を強くする方法をよく採用している（**図 1-3-11**）。

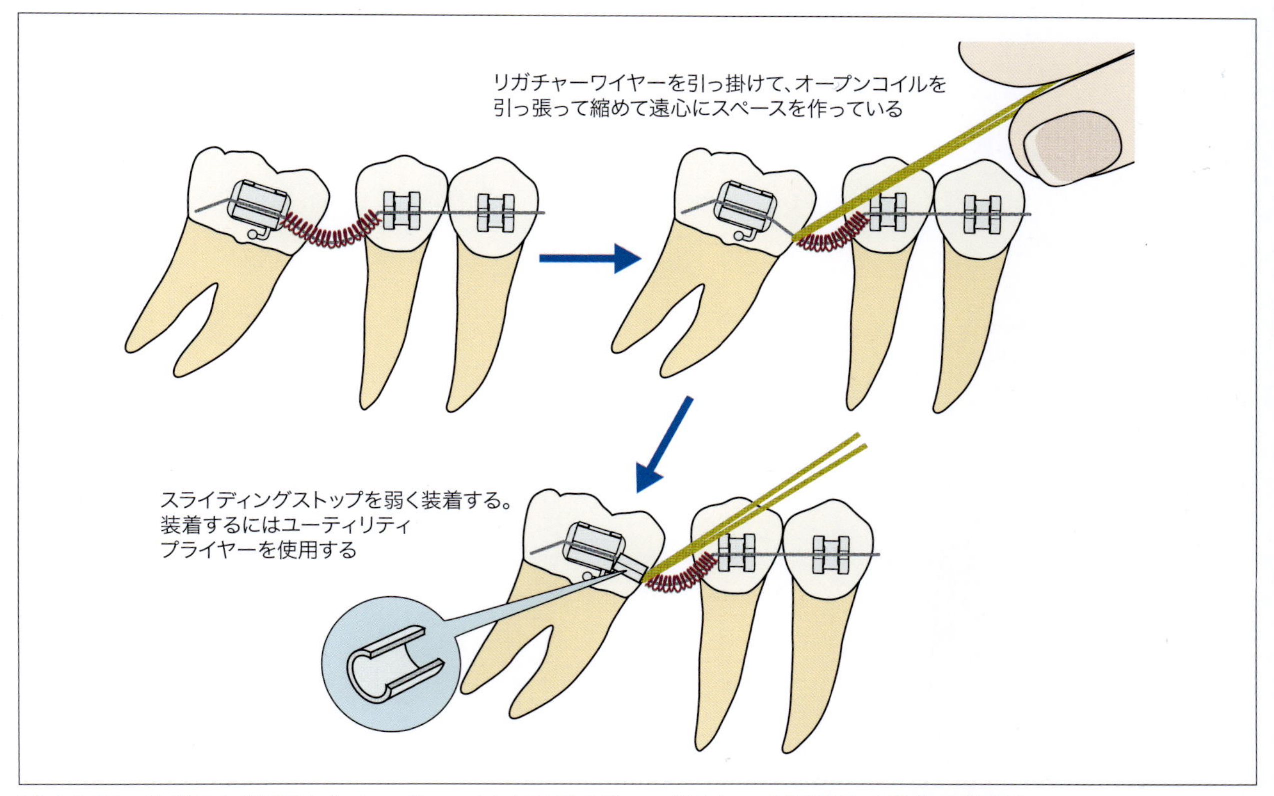

図 1-3-11　伸びて力が減弱したオープンコイルをスライディングストップを使用して強化する方法。

Advice 3 歯科矯正用アンカースクリュー（TADs）による方法

POINT 1 スクリューは長いサイズが有効

上顎臼後結節部にTADsを埋入する時、その部位の骨質が軟弱で固定が得難い場合や、下顎臼後結節部で軟組織が厚く骨までの距離が長い場合に、10mm〜13mmと長いスクリューが必要である。同部位は解剖学的制限がなく、長いものの選択が可能ではあるが、反面、症例によっては骨密度が低すぎてTADsを埋入できないこともある（**図1-3-12**）。皮質骨の厚みは最低でも1mmは必要である。

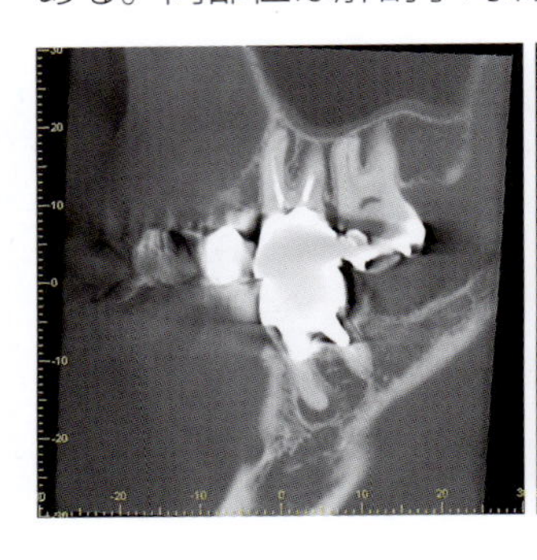
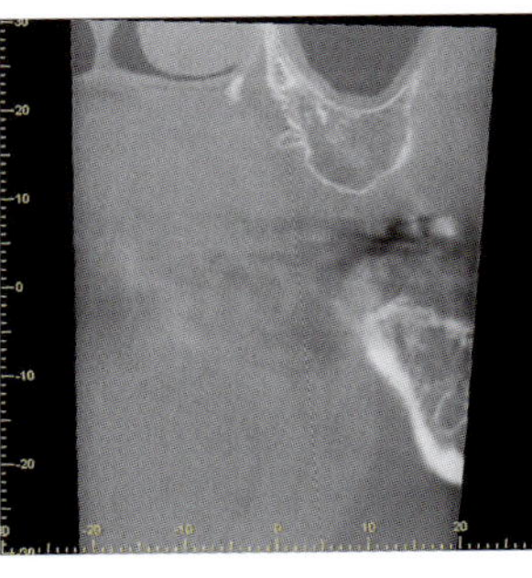

図1-3-12　埋入を断念した患者のエックス線写真。56歳、女性、骨粗鬆症の既往歴はないが、皮質骨は薄く、骨質はType4と思われ、良好でない。

POINT 2 歯牙との距離は長くとる

歯牙との距離は長くとるべきである（**図1-3-13**）。アップライトすることで、TADsと患歯の距離が近くなり、使用不可能になってしまうからである。筆者は、歯周環境改善のためアクセスフラップを行い、同日装置を装着している。患歯の周囲骨にダメージを与えることによって、アップライトのスピードをあげることが（RAP参照、P.145）期待できるからである。

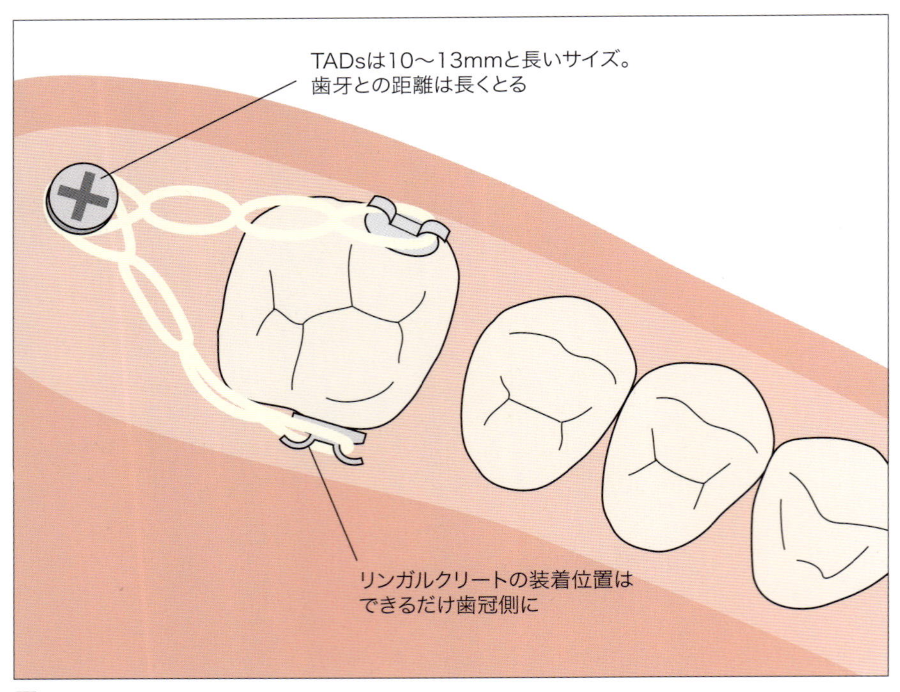

図1-3-13

Advice 4 リンガルリクルートの装着テクニック

圧下させながら遠心にアップライトさせるため、できるだけ歯冠側に装着する。パワーチェーンは長いほど持続的な張力が出るのでTADsから遠いところに装着する。対合歯と咬合していなければ、咬合面に装着することも可能である。

使用器具

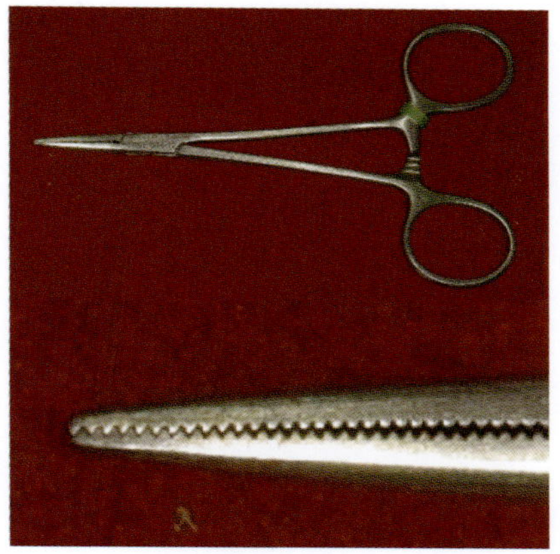

図 1-3-14　モスキートフォーセップス。エラスティックモジュールの結紮、パワーチェーンの着脱に使用。先端が極細のものが使用しやすい。

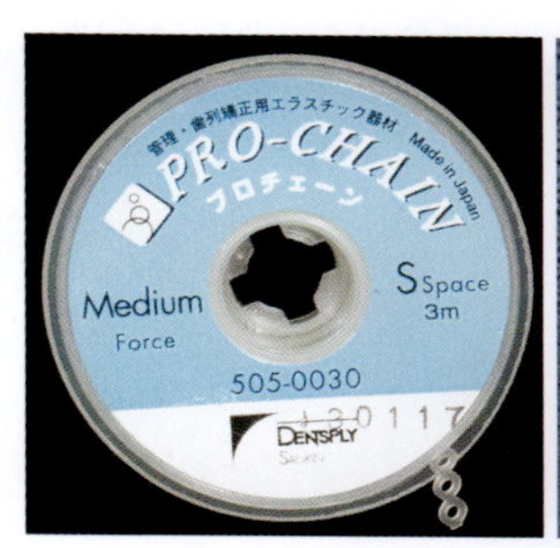

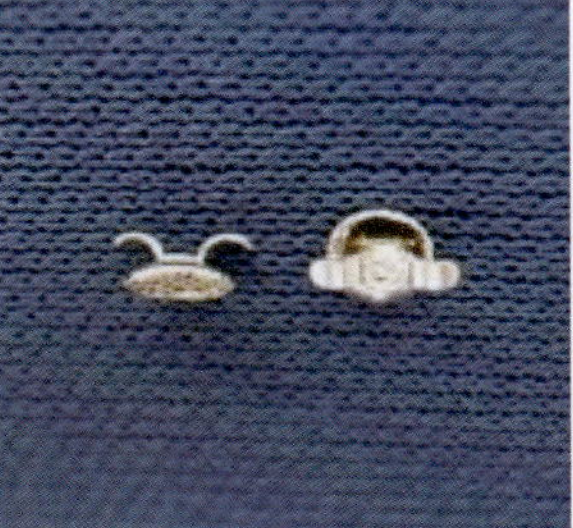

図 1-3-15　パワーチェーンとリンガルクリート。

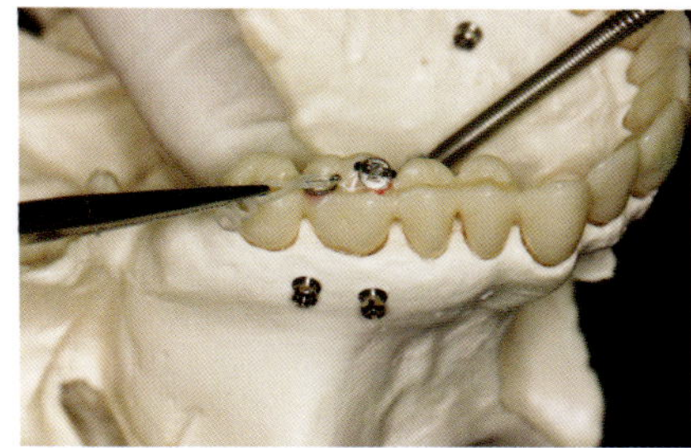

図 1-3-16a　まずリンガルクリートにパワーチェーンをかける。

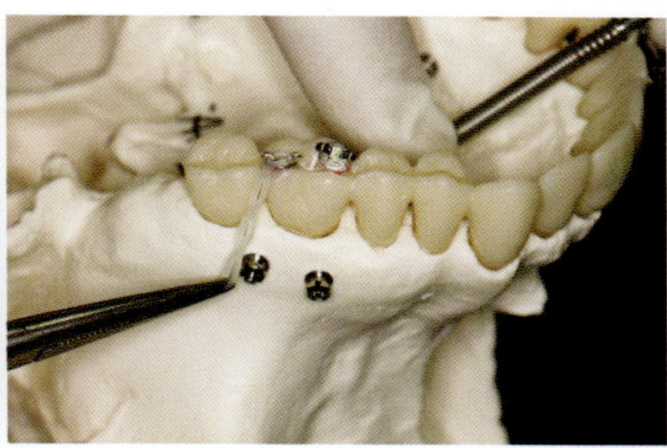

図 1-3-16b　パワーチェーンをTADsの方に引っ張る。

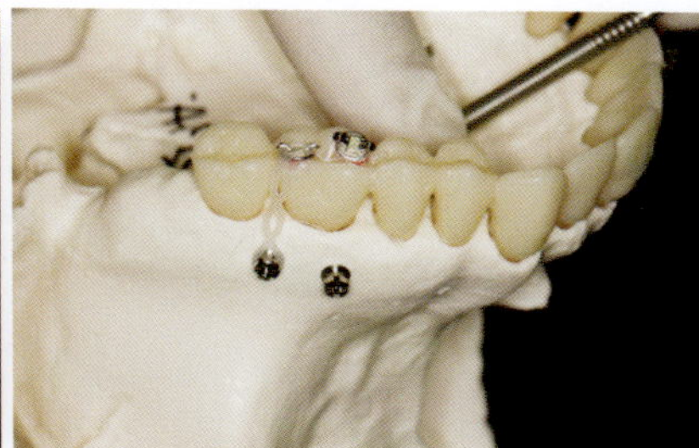

図 1-3-16c　パワーチェーンをTADsにかける。

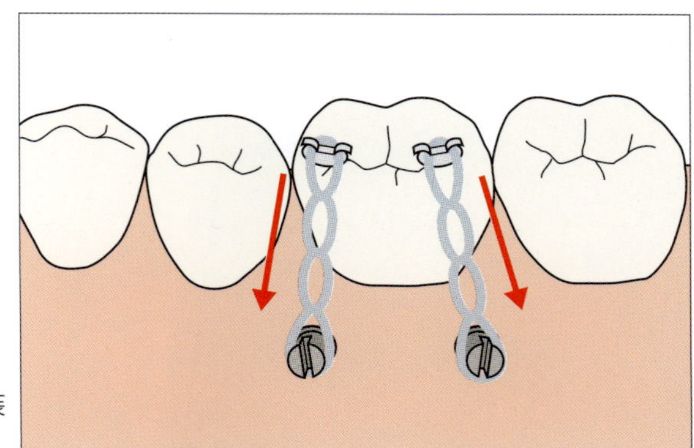

図 1-3-16d　歯牙のクリートの先につけて引っ張り、TADsに装着しているイメージ図。

Advice 5 アップライト時の重要ポイント

POINT 1 リンガルクリートの装着位置は症例に応じて工夫する

リンガルクリートはできるだけ歯冠側（咬合面でも咬合しなければ可能）に装着し、圧下しながらアップライトを狙う。P.70 に示した**症例 2-3-1**では、大臼歯のローテーションにより、口蓋側より頬側の方がスペースが少なかった。そこで、リンガルクリートの位置を工夫することで回転させながらアップライトを行っている。

POINT 2 歯周病罹患歯のアップライトは、術前にアクセスフラップを

アップライト予定の患歯が、歯周ポケットが深く、出血などが見られる場合、術前にアクセスフラップを行う。TADs やパワーチェーンは同日に装着している。患歯の周囲にダメージを与えることによって、アップライトのスピードアップ（RAP）が期待できる。

POINT 3 咬合力の強い患者には必要に応じて咬合調整を

アップライトスプリングやオープンコイルを使用したアップライトに比べ、圧下力が働くため咬合調整の必要性は低い。しかし、咬合力が強い患者などで噛み込みが原因で動かないこともあり、そのような症例では咬合調整が必要となる。

POINT 4 若年者や骨質が不良な時には、TADs を安定させるための配慮を

TADs にかける標準的な力は、200g 以下であるが、安定していれば 500 グラムほどの力をかけることができる。埋入から 3 ケ月後、動揺がなければ、その後自然に脱落することはほとんどない。しかし、若年者や骨質が不良な時には、慎重に荷重時期と荷重の大きさを決定すべきである。慎重に行うのであれば、3 ヶ月の待時期間を設ける。

また、パワーチェーンの装着順序は、モスキートフォーセップスを使用して、リンガルクリートにかけたものをそっと TADs に装着する。先に TADs にかけてリンガルクリートに装着してしまうと、必要以上に大きな荷重を TADs にかけることになり、脱落に繋がる。

こんな時どうする?　歯肉が厚くスクリューが埋まってしまう時

下顎臼後結節では、骨質は良くTADsの安定性が高い。だが、**図1-3-17**のように歯肉が厚く、スクリューが歯肉に埋まりそうならTADsにリガチャーを巻き、それをフックとすることで歯肉縁上に出すと毎回のパワーチェーンの交換が容易になる。

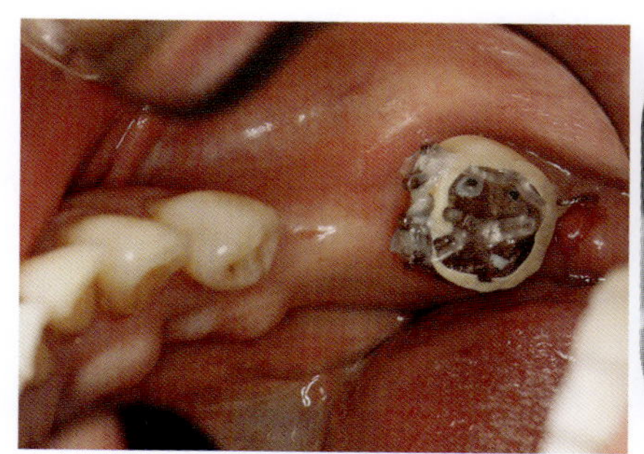

図1-3-17a　遠心のTADsよりパワーチェーンを用いて圧下をしながらアップライトをさせる計画をした。

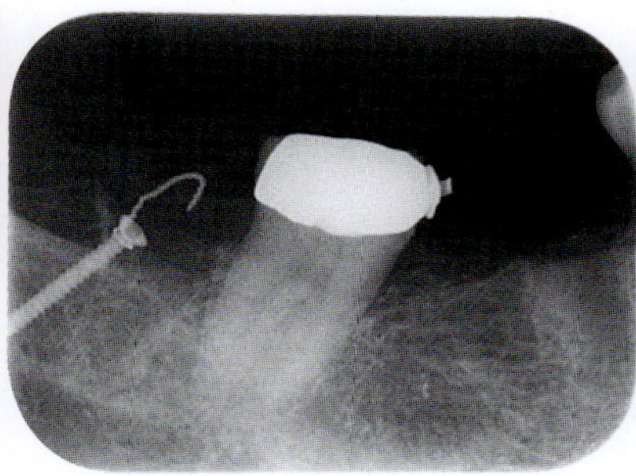

図1-3-17b　TADsにはリガチャーを撚ったものを装着し、厚い粘膜の外にフック部が出るようにする。

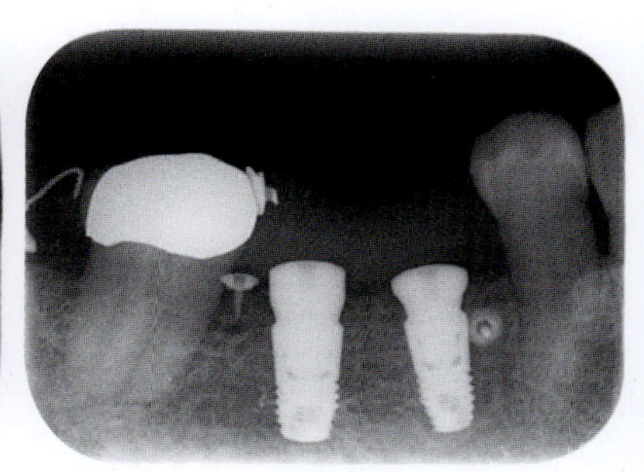

図1-3-17c　$\overline{65|}$にインプラントを埋入することができた。

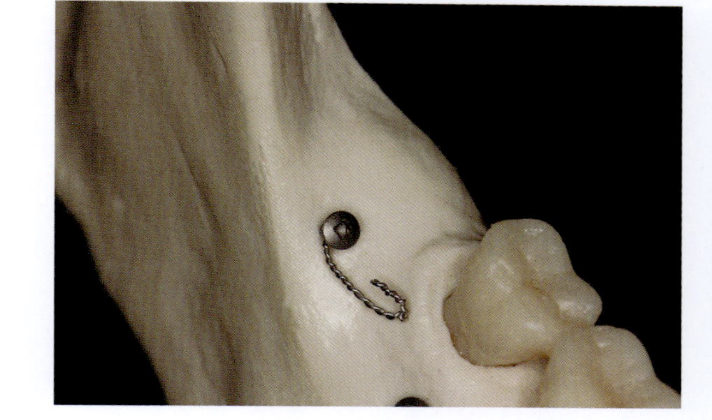

図1-3-17d　TADsにリガチャーを結紮し、フック状に加工したもの。フックは歯肉縁上に位置する。

PART 1

第4章

圧下（前歯部・臼歯部）

治療目的

1 咬合面の平坦化

前歯部の場合

本来健全な歯列にはスピーカーブが存在し、下顎運動に適した形態をしている。しかし、小臼歯部を便宜抜歯する歯科矯正治療においては、治療上の理由からスピーカーブを完全に除去しておく必要がある。

また、歯周病患者で病的歯牙移動（PTM）などにより、強すぎるスピーカーブが経年的に創出されることがある。それにより側方運動時、前歯部に咬合干渉が起きたり、下顎前歯が上顎前歯を突き上げフレアアウトさせるという問題が生じてくる（詳細はPART2 第1章病的歯牙移動（PTM）の改善参照）。このような場合には、圧下によりスピーカーブを改善する必要がある。

臼歯部の場合

欠損部にインプラント治療を計画する時に対合歯が挺出していることがあり、下記のような問題を起こす。

①挺出歯による咬合平面の乱れ
②欠損側補綴スペースの不足
③咬合平面の乱れによる顎運動との不調和

従来であれば、挺出した対合歯は抜髄して短くし、歯冠長確保のための歯周形成外科後に歯冠補綴を行うような侵襲の大きい治療にならざるを得なかった。だが、歯科矯正用アンカースクリュー（TADs）の出現によって、挺出した歯牙をピンポイントでも圧下できるようになった。

1 レベリング（従来法）による圧下（前歯部）

1-1 治療の流れと治療期間

従来法ではワイヤーを患側（主に下顎）の歯列全体に装着して前歯部の圧下を行い、全体としてスピーカーブを除去する。すなわち、前歯部の圧下を歯列全体に対するレベリングとして行う。そのような治療は、局所矯正（MTM）では困難となるため、片顎すべてに装置を装着する大規模な部分矯正（LOT）か、全顎矯正を適用する。

臼歯部を固定源にし前歯の圧下を行う。前歯部の圧下と小臼歯部の挺出を同時に起こすことで歯列全体として達成されるものである。叢生があることも多く、レベリングを行いながら強く太いワイヤーに交換していき、徐々に前歯部を圧下していく。

その際、スピーカーブを除去するためのベンディングを与えたアンチスピーワイヤーの使用が効果的である。通常の矯正治療のようなステップを踏むため1年から1年半ほどかかることが多い。その後補綴治療を開始するまでの6ヶ月は、保定が必要である。

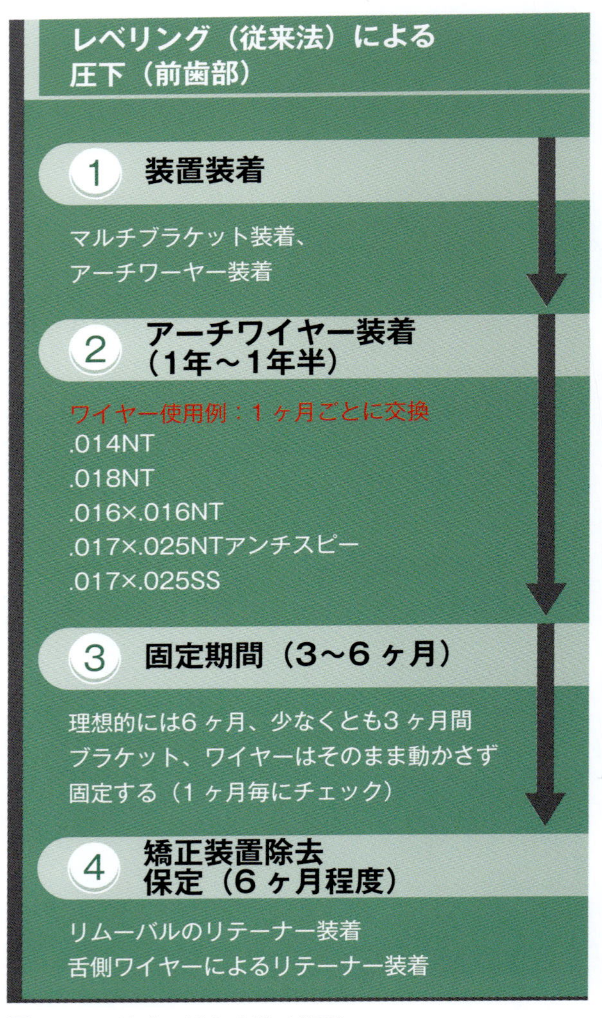

図 1-4-1　治療の流れと治療期間。

1-2　臨床応用における重要事項

1-2-1　部分矯正におけるスピーカーブの考え方

全顎的な矯正治療では、スピーカーブはその治療メカニズムから完全に除去することが望ましい。しかし、便宜抜歯を伴わない部分矯正においては機能的な下顎運動と調和する程度の改善でよいと考えられる。症例では、IPR（ストリッピング・Inter Proximal Reduction）によってスペースを確保し、妥協的なスピーカーブの改善とレベリングを行った（**図 1-4-2**）。改善量が多いと前方への突出量が増えてしまい、完全なスピーカーブの除去には時間がかかる。本症例の治療期間は3ヶ月。その後の保定には、取り外し式のリテーナーを使用した。

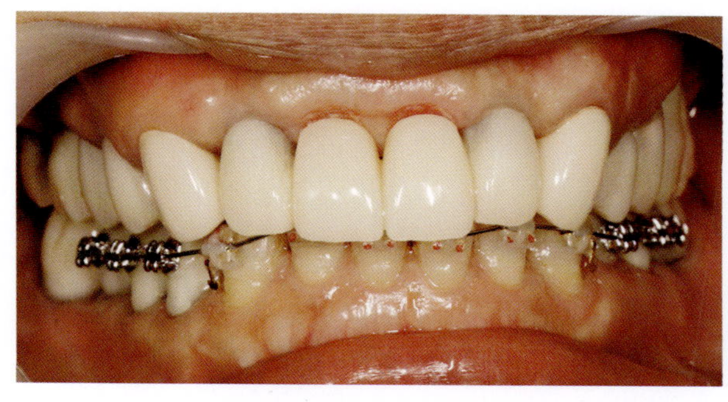
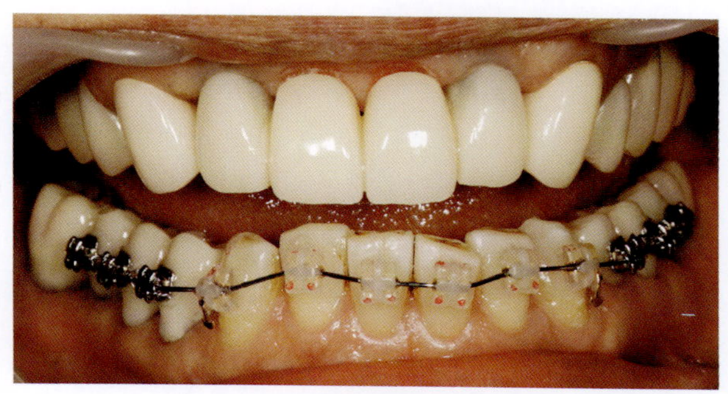

図 1-4-2a, b　下顎装置、ワイヤー装着。叢生改善とスピーカーブ改善のためのスペースはIPR(ストリッピング）で確保した。

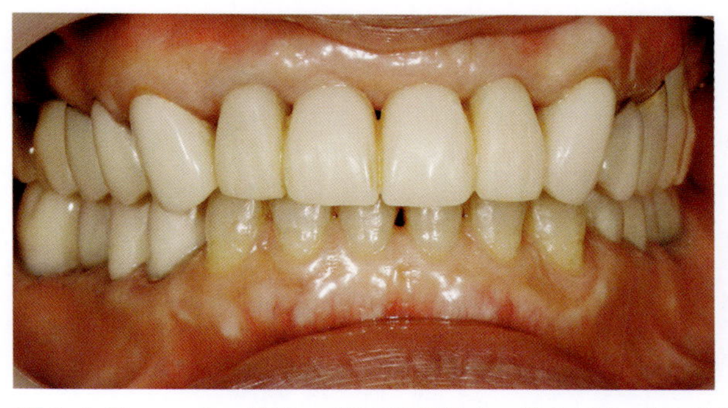
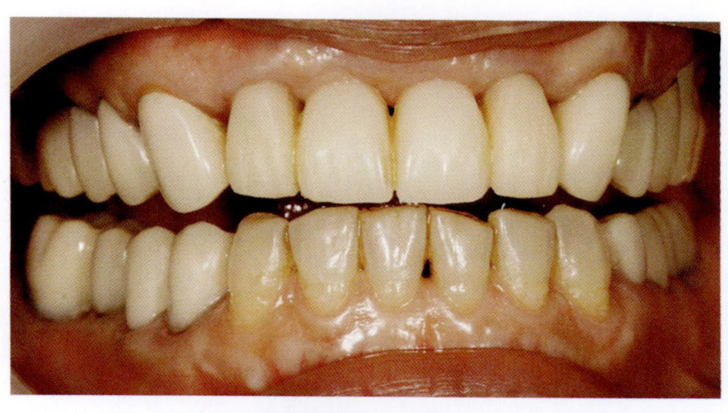

図 1-4-2b, c　3ヶ月後、矯正装置除去。取り外し式のリテーナーを使用し、上顎の暫間修復物と適正に咬合させせることで保定としている。

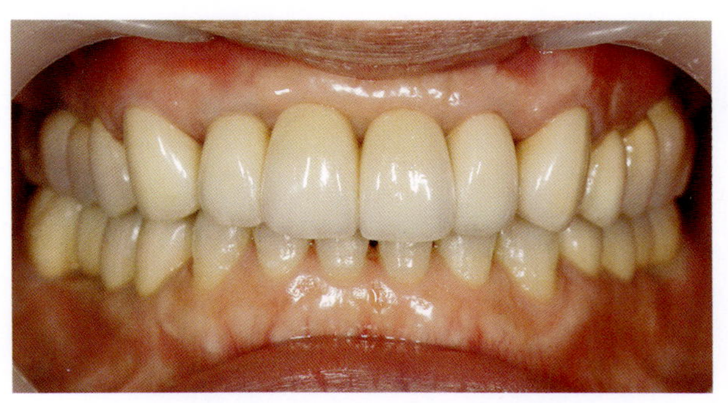
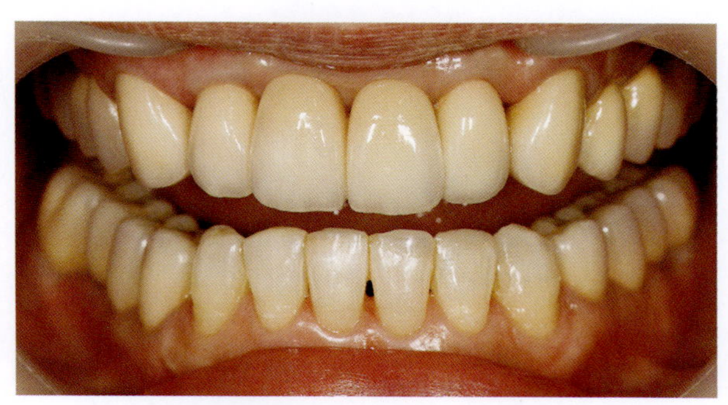

図 1-4-2e, f　最終補綴物装着。顎運動に調和するよう最低限のスピーカーブを除去している。

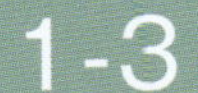

1-3 適応例から：臨床ではこう使う

症例 1-3-1 従来法による前歯部の圧下例から

従来の方法では、ワイヤーを患側の歯列全部に装着し臼歯部を固定源に前歯部の圧下を行い、全体的にスピーカーブを除去していた（**図 1-4-3**）。全顎的にワイヤーでトルクもコントロールできるため、その作業に慣れている矯正医には親しみやすい。

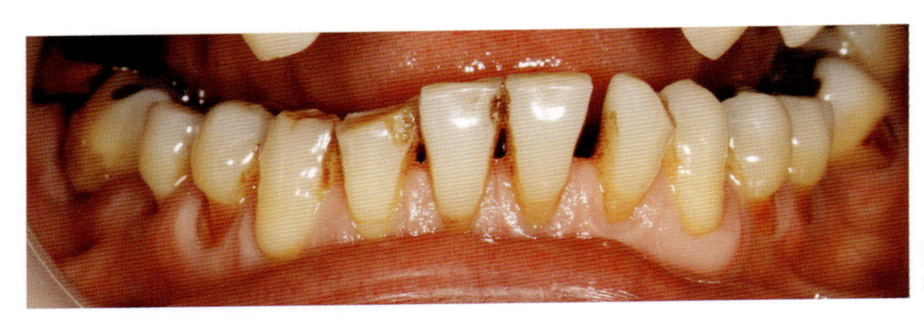

図 1-4-3a 術前。強すぎるスピーカーブが上顎前歯を突き上げ、側方運動時干渉となる。

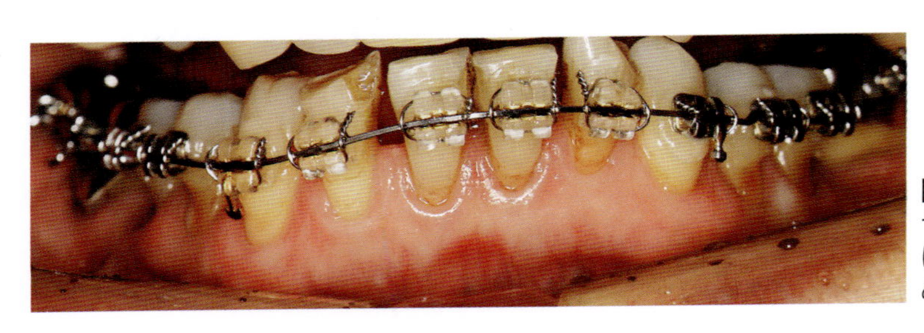

図 1-4-3b アンチスピーの湾曲を持つワイヤーを装着し、レベリングを進める。アーチにあった空隙と IPR でスピーカーブ改善のためのスペースを確保した。

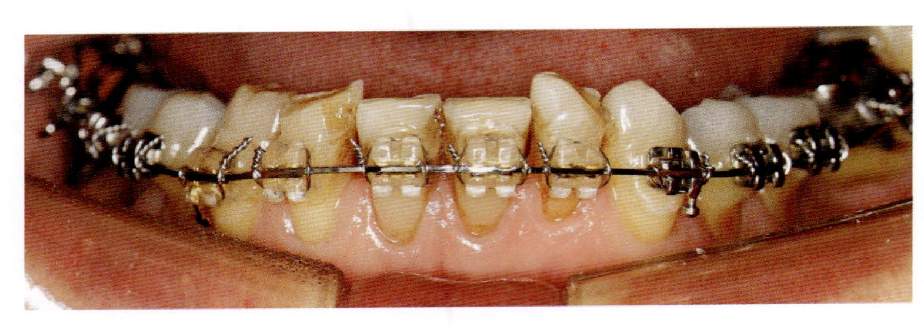

図 1-4-3c 十分なスピーカーブの調整が達成された。レベリングを６ヶ月、アンチスピーワイヤーを使用して３ヶ月＝合計９ヶ月で終了し、その後６ヶ月以上保定を行った。

2 TADsによる圧下（前歯部・臼歯部）

2-1 治療の流れと治療期間

2-1-1 前歯部の圧下の場合

前述のように、従来法ではブラケットを患側（主に下顎）の歯列全体に装着してワイヤー全体で前歯部の圧下を行い、同時に小臼歯部を挺出させるという手法で全体的にスピーカーブを除去していた。だが、歯科矯正用アンカースクリュー（Temporary Anchorage Device・TADs）の登場により、前歯部のみの装置装着でもピンポイントで圧下治療が可能となった。しかし、そのコントロールは容易とは言えない。

本法は圧下すべき前歯の根尖側にTADsを埋入し、ワイヤーで直接圧下する。効率は良いが、圧下量に左右差が出てしまったり、コントロールが難しいばかりでなく、パワーチェーンが歯肉に食い込んだり、TADsが口唇にあたるなど、治療中の患者の快適性は低い。

治療期間は、圧下の効率が良いため、6ヶ月から12ヶ月程度で可能であろう。その後、6ヶ月以上の保定期間が同様に必要である。

TADsによる前歯部の圧下

1 装置装着

マルチブラケット装着、
アーチワーヤー装着、
TADs埋入

2 アーチワイヤー装着（6～12ヶ月）

ワイヤー使用例
.014NT
.018NT
.016×.016NT、パワーチェーン交換
.017×.025NT、パワーチェーン交換
.017×.025SS、パワーチェーン交換
パワーチェーン交換（1回/2週間）　アーチワイヤー交換（1ヶ月ごと）

3 固定期間（3～6ヶ月）

理想的には6ヶ月、少なくとも3ヶ月間
ブラケット、ワイヤーはそのまま動かさず
固定する（1ヶ月毎にチェック）

4 矯正装置除去 保定（6ヶ月以上）

リムーバルのリテーナー装着
舌側ワイヤーによるリテーナー装着

図 1-4-4 治療の流れと治療期間。

2-1-2　大臼歯の圧下の場合

大臼歯部の圧下は従来、部分矯正でも全顎矯正でも不可能であった。大臼歯部の圧下と同時に反作用を受ける小臼歯や前歯が挺出し、結果的にレベリングされるだけというメカニズムでしかなかったからである。しかし、TADsの出現により、ピンポイントで圧下することができるようになった。

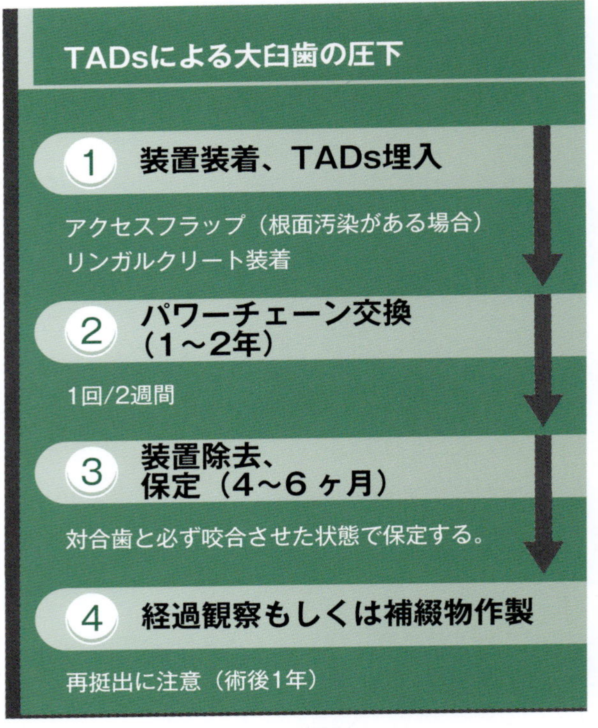

図1-4-5　治療の流れと治療期間。

2-2　適応例から：臨床ではこう使う

症例 2-2-1　TADs による前歯部の圧下例から

症例（**図 1-4-6**）は強すぎるスピーカーブ改善のため、状態の悪い$\overline{1|}$を便宜抜歯し、そのスペースでTADs による圧下を行なった。上顎にはフレアーアウト改善のための部分矯正を行っている。本法は臼歯にブラケットを装着しないメリットがあるがコントロールが難しく、本装置での快適性は低い。術後スピーカーブの適度な是正により、犬歯誘導で側方運動がスムーズに行えるようになった。

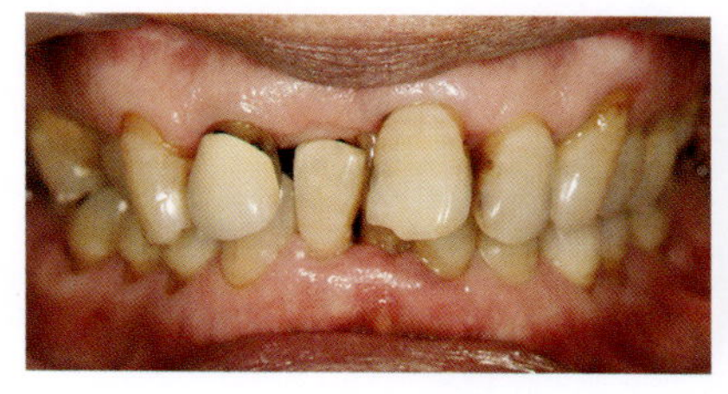
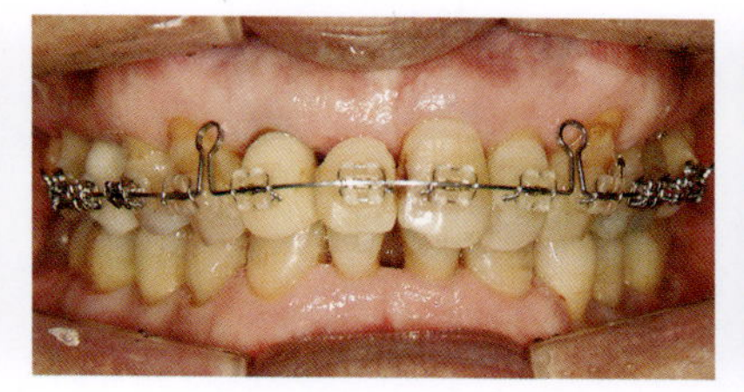
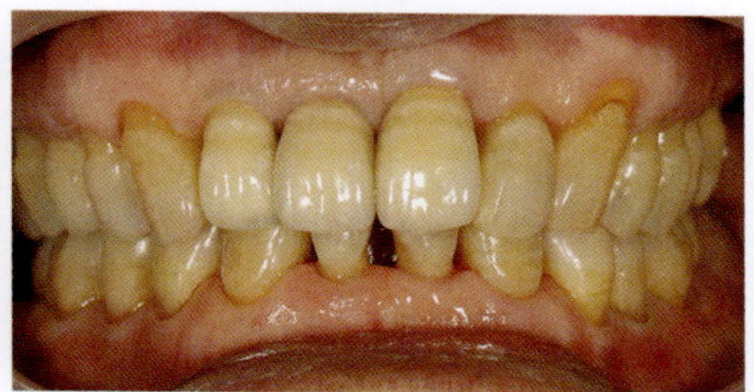

図 1-4-6a〜c　70 歳、男性。上顎にはフレアーアウトを治すための部分矯正を行っている。

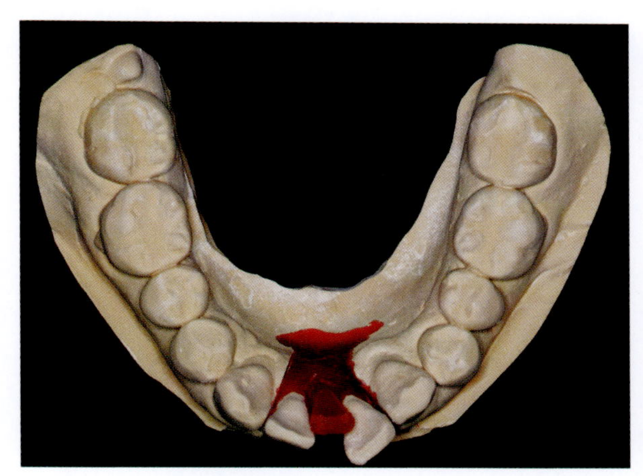

図 1-4-6d　状態の悪い$\overline{1|}$を便宜抜歯し、そのスペースで TADs による圧下を行った。

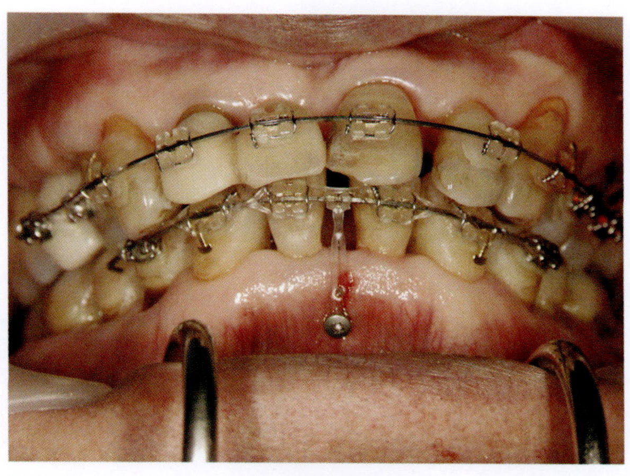

図 1-4-6e　TADs は圧下の効率は良いが、本装置での治療中の快適性は低い。

術前　　**術後**

図 1-4-6f〜m　術前後の比較。スピーカーブの適度な是正により、側方運動がスムーズに行えるようになった。

症例 2-2-2　TADs による挺出大臼歯の圧下例から

挺出して時間が経過した大臼歯の圧下には時間がかかる。通常１年、難症例では２年を要することもある。う蝕や修復治療の必要性の理由から、クラウンやアンレーによる治療予定の症例では、圧下治療を選択する前に補綴や修復物で咬合平面を整えることが可能かをまずは検討する。挺出歯が天然歯の場合には、長い治療期間以上の価値があるため、筆者は治療に理解のある患者には圧下を第一選択としている（**図 1-4-7**）。

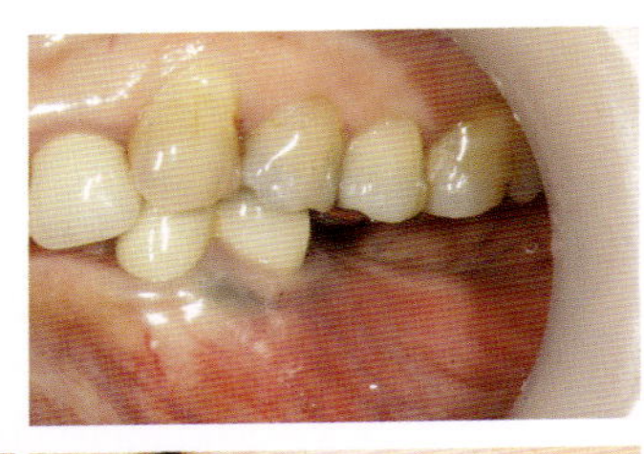

図 1-4-7a　術前。⌈567 欠損により、⌊567 が挺出している。

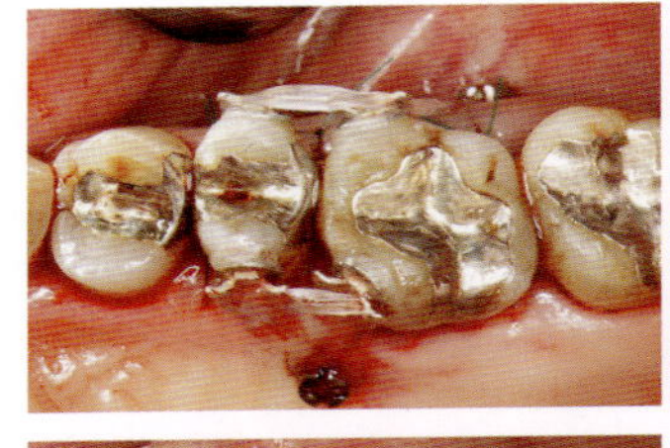
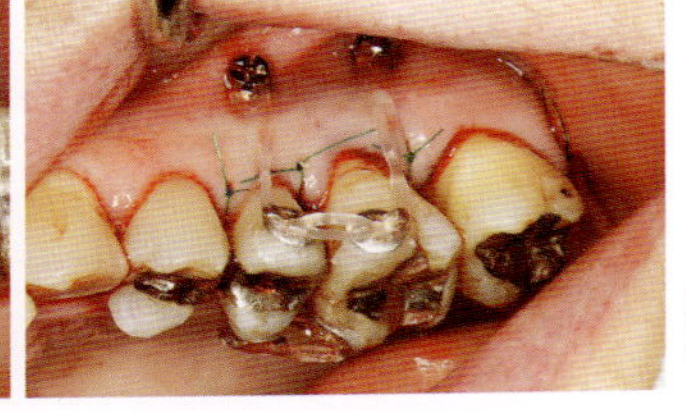

図 1-4-7b,c　FOP と同日に TADs を埋入、パワーチェーンでの牽引を開始した。

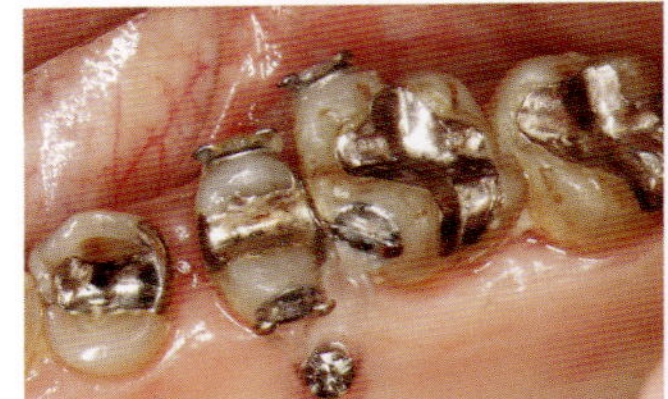
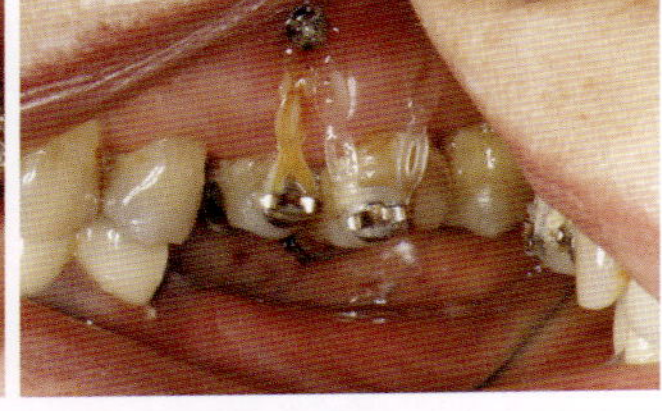

図 1-4-7d,e　２ヶ月後。圧下しているが、口蓋側の圧下が遅れている。

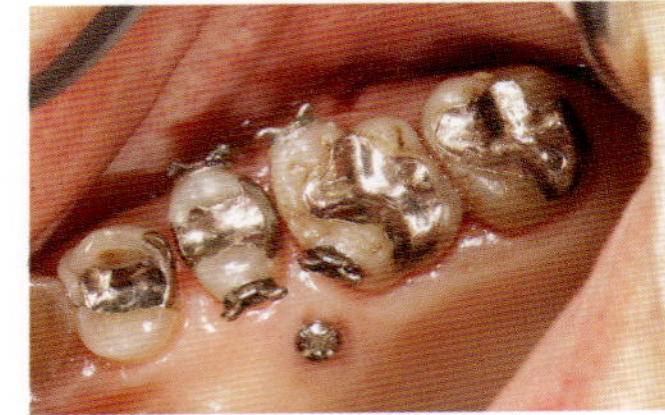
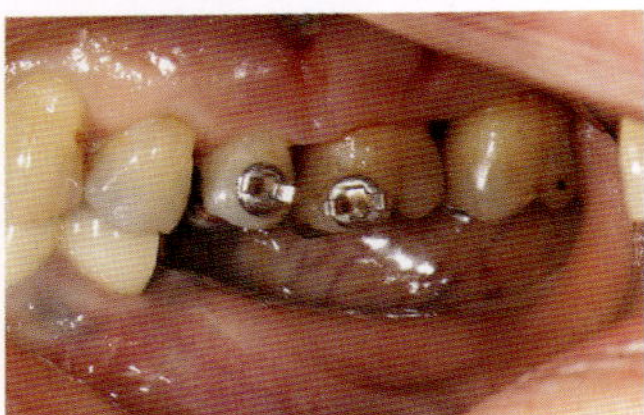

図 1-4-7f,g　６ヶ月後。予定量が圧下され、歯列も整った。

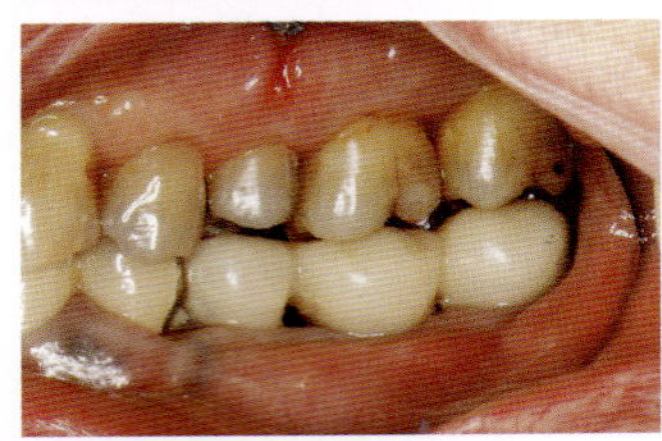

図 1-4-7h　対合歯の暫間修復物を咬合させることで保定する（６ヶ月間）。

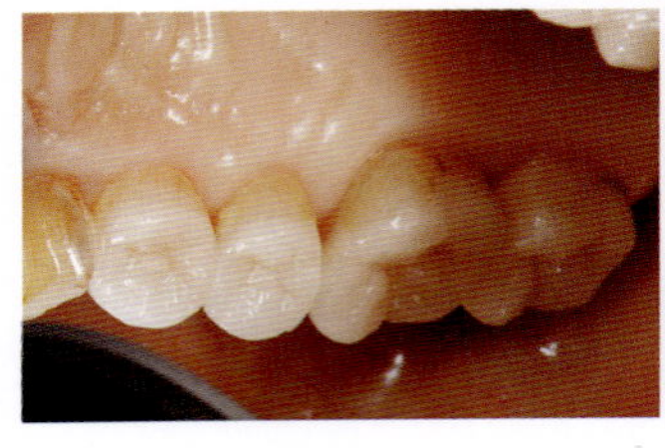
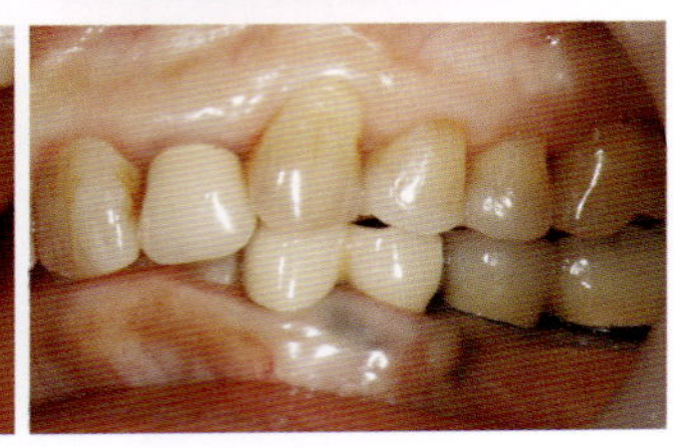

図 1-4-7i,j　保定６ヶ月後、最終補綴物を装着した。

圧下成功のための テクニカルアドバイス

Advice 1 従来法（レベリング）による前歯部圧下のテクニック

ワイヤー選びがポイント

アンチスピーカーブが付与されたアンチスピーワイヤー（ニッケルチタンワイヤー）(**図 1-4-8a**) が市販されている。レベリングによる前歯の圧下では、それを無調整で装着することができる。

次のステップとして、ステンレスワイヤーに交換し、さらにスピーカーブを除去する。ニッケルチタンワイヤーよりもステンレスワイヤーの方が効果が高い。しかし、そのワイヤーによって下顎前歯部では根尖を内方にむけるルートリンガルトルクが強くかかってしまい、下顎前歯の根尖を歯槽骨の舌側から穿孔させてしまう有害な力になることが多い（**図 1-4-8b〜e**）。その対策として、ステンレスワイヤーでは、前歯部の屈曲（アンチトルク）を与えることにより犬歯間の有害なトルクを除去することができる（**図 1-4-8f, g**）。

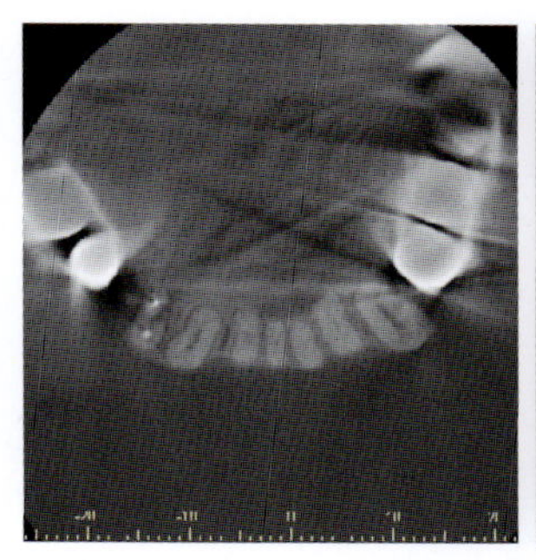

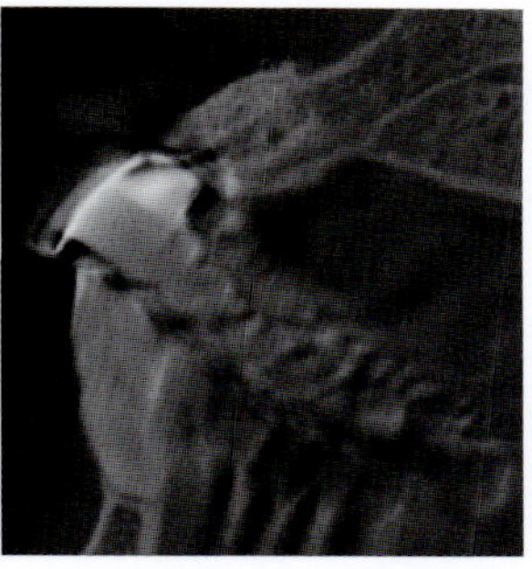

図 1-4-8a, b ⌈2において、根尖を内側にむけるルートリンガルトルクにより、根尖が歯槽骨の舌側から穿孔してしまった CT 画像。根尖に無理な力をかけることは可及的に避ける。

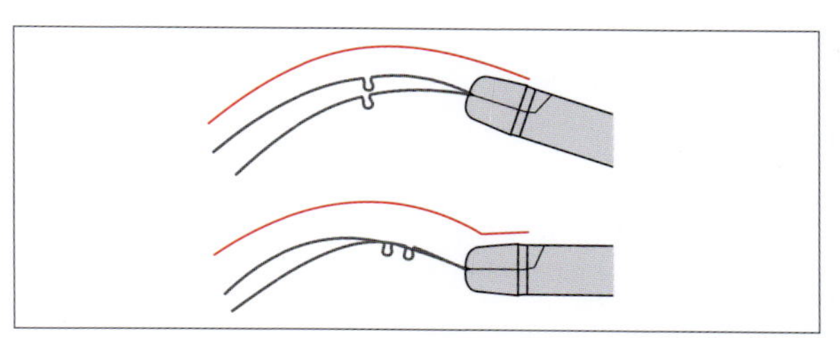

図 1-4-8c 前歯にトルクがかかると、根尖が内側に入り込む。

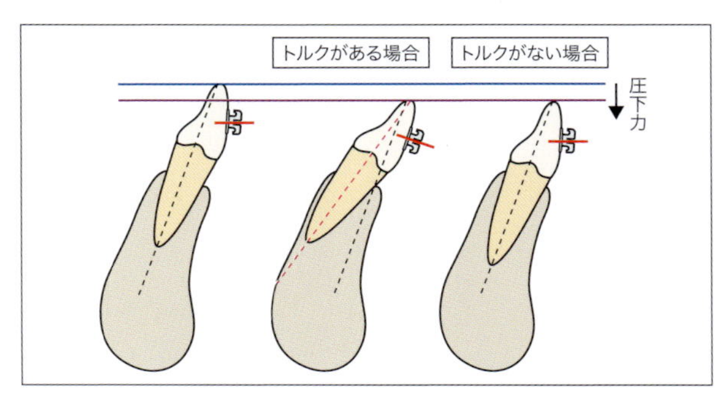

図 1-4-8d ステンレスワイヤーの前歯部に屈曲を与えることで犬歯間の有害なトルクを除去することができる。

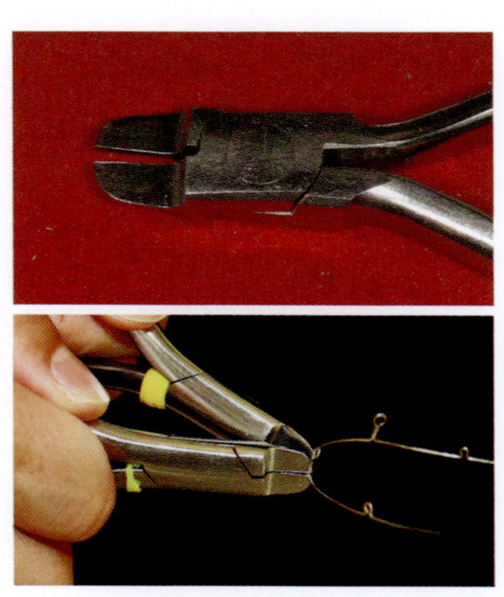

図 1-4-8e, f ツィードアーチベンディングプライヤー。2本セットで使用し、レクタンギュラー・スクエアワイヤーの屈曲やトルクをつける。

Advice 2 TADsによる前歯部圧下のテクニック

根尖側に圧下力をかける

根尖側に埋入されたTADsから根尖側に圧下力をかける（**図 1-4-9**）。しかし、ベクトルが読みづらく左右差が出たり、歯軸によっては唇側に倒れこんだりコントロールは簡単ではない。だが、臼歯部に固定源として矯正装置を装着する必要がないというメリットは大きい。

圧下開始時

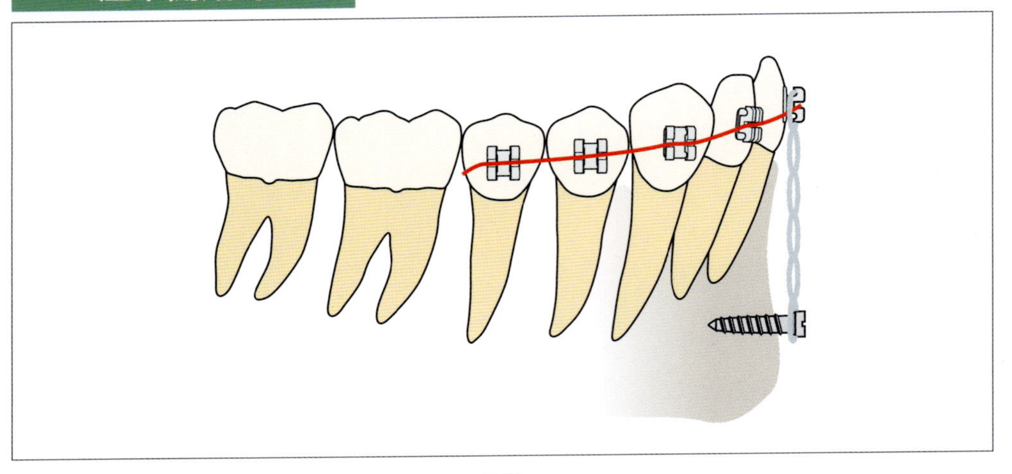

▼ 根尖側に圧下力をかける

圧下終了時

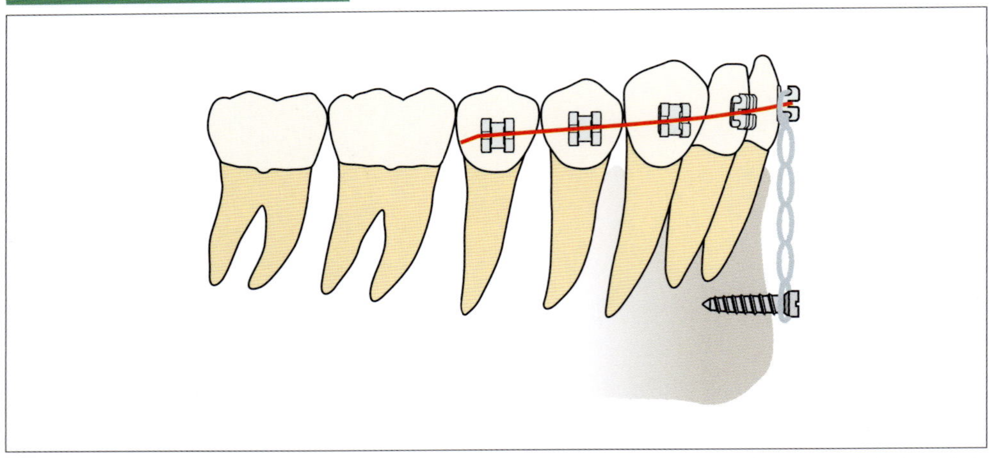

図 1-4-9 臼歯部にブラケットを装着せず、前歯部のみで圧下することができる。しかし、患者の快適性の確保とコントロールは難しい。治療期間は１年程度必要である。

Advice 3　TADsによる臼歯部圧下のテクニック

挺出歯の全隅にTADsを配置することが望ましい。すなわち部分矯正での圧下治療のTADsの埋入本数は多くなる。中でも遠心側、頬側のTADsは重要であることが多い。

埋入位置の高さは可及的に根尖側であるとパワーチェーンの効力は高い。しかし、可動粘膜部に埋入すると問題が生じやすいことから、角化粘膜内に埋入することが望ましい。

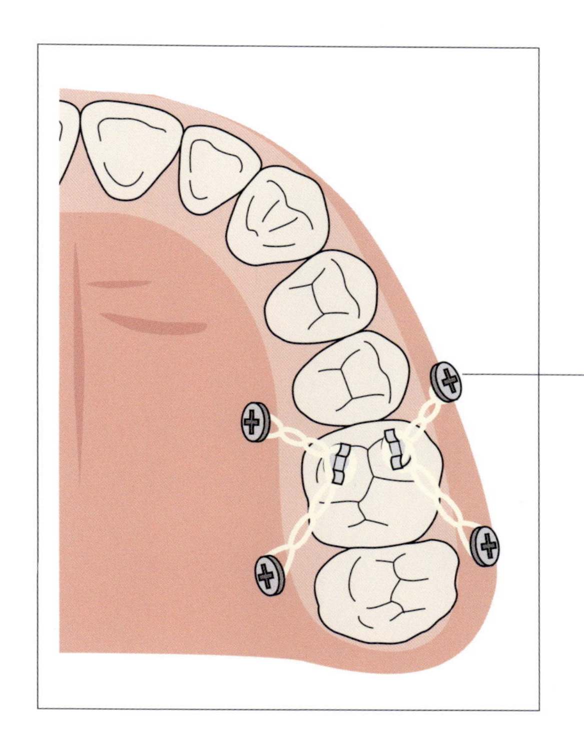

TADs　挺出歯の全隅に配置することが多い。咬合面には牽引に適した位置にリンガルクリートを接着する。

図 1-4-10

使用器材

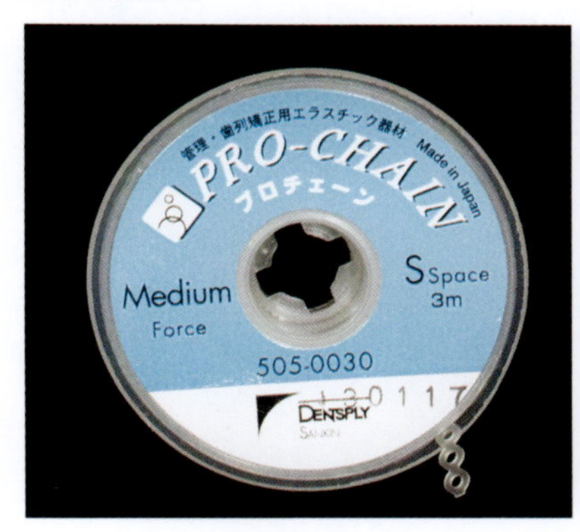

図 1-4-11　パワーチェーン。

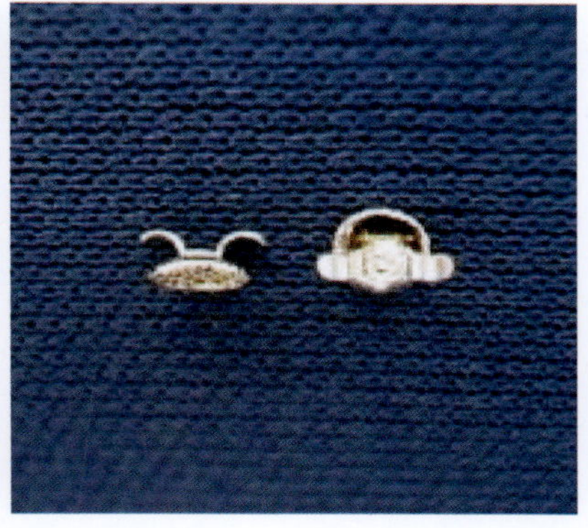

図 1-4-12　リンガルクリート。

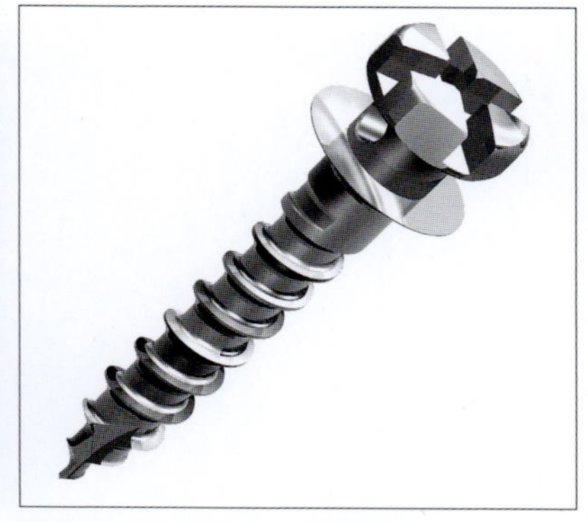

図 1-4-13　歯科矯正用アンカスクリュー（TADs）。

Advice 4　TADsによる臼歯部圧下時の重要ポイント

POINT 1　圧下は遠心方向に計画する

挺出歯の近遠心的スペースは、通常、歯牙幅径より小さくなってしまっている。無理やり圧下させるとスペース不足から前歯部に叢生を発生させてしまう。

よって圧下は、遠心方向へ計画する、すなわち、遠心方向にTADsの埋入位置を設置すると安全である（**図1-4-14**）。

同様に、パワーチェーンで牽引する際も遠心への成分を強くするなどの工夫が必要である。毎回、近心のプロキシマルコンタクトが緩めであることをデンタルフロスを使用して確認する。

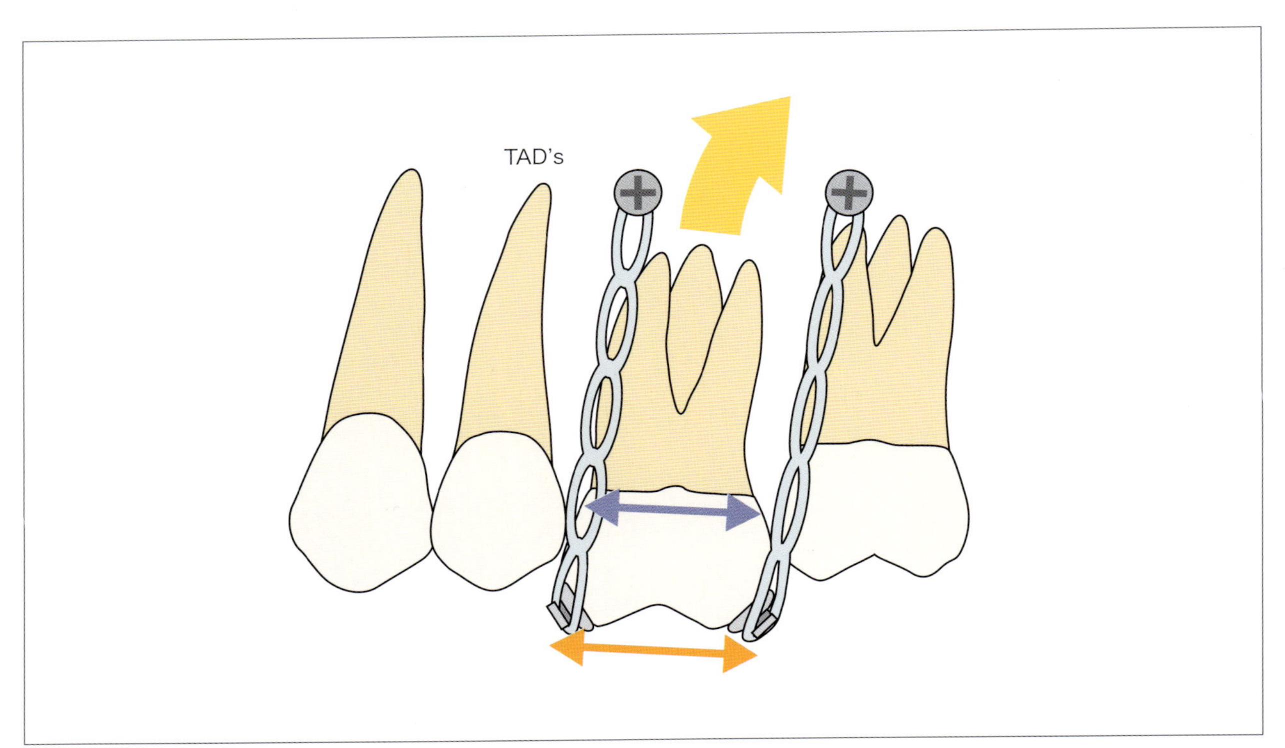

図1-4-14　挺出した大臼歯の近遠心的スペース（青矢印）は、通常、歯牙幅径（茶矢印）より小さくなっている（挺出により、歯冠の最大豊隆部より小さい幅径のところで前後の歯とコンタクトしているため）。

POINT 2　口蓋根と頬側根の動きの違いを知る

挺出歯の口蓋根と頬側根では、頬側根の方が圧下しにくい（**図 1-4-15**）。口蓋根は問題なく上顎洞に入っていくが、頬側根は皮質骨に近いこともあり、圧下しにくいものと推測される。頬側根が頬骨の皮質骨と上顎洞の皮質骨の間にあるようであれば、頬側根の圧下は難しい。それは圧下の限界、禁忌とも言えるかもしれない。

それ以上圧下を試みるとさらに強い力（500g以上）と長い治療期間（１年から２年）がかかり、頬骨の外側に根が骨より裂開しながら圧下が進むと考えられる。

治療開始時

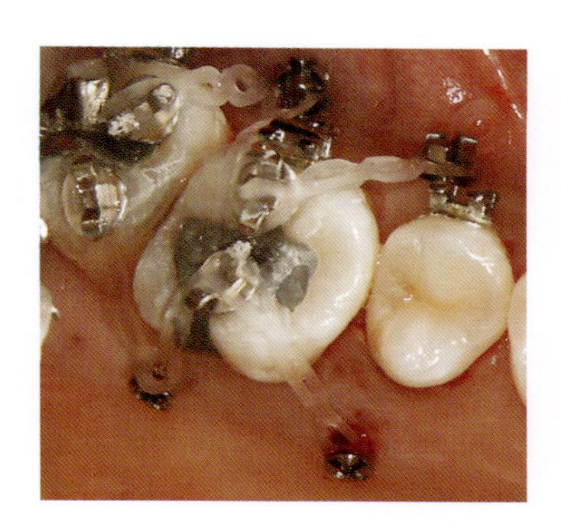

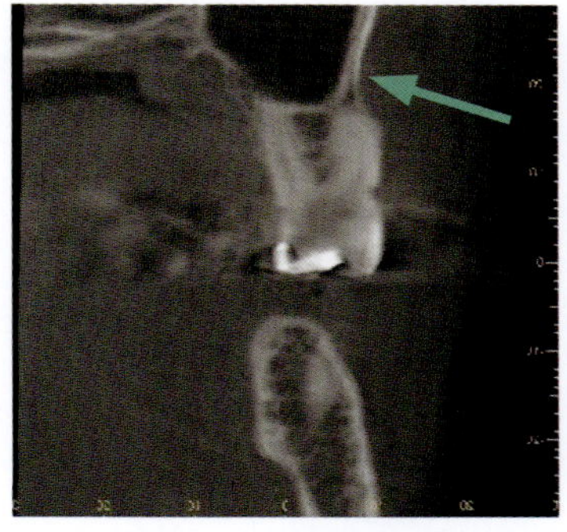

図 1-4-15a, b　頬側根が頬骨の皮質骨と上顎洞の皮質骨の間にあるようであれば、頬側根の圧下は難しい。

５ヶ月後

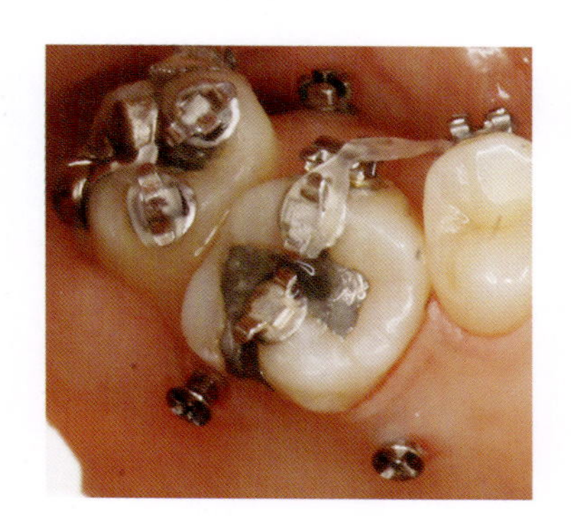

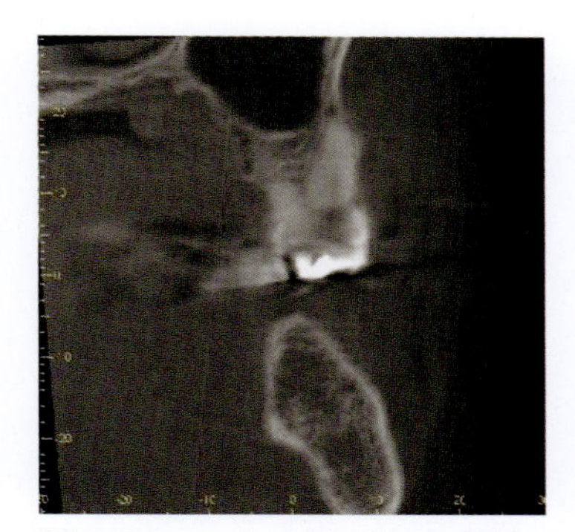

図 1-4-15c, d　挺出歯の口蓋根と頬側根では頬側根の方が圧下しにくい。口蓋側と同様に圧下力をかけると図のように口蓋側に傾くことが多い。

１年後

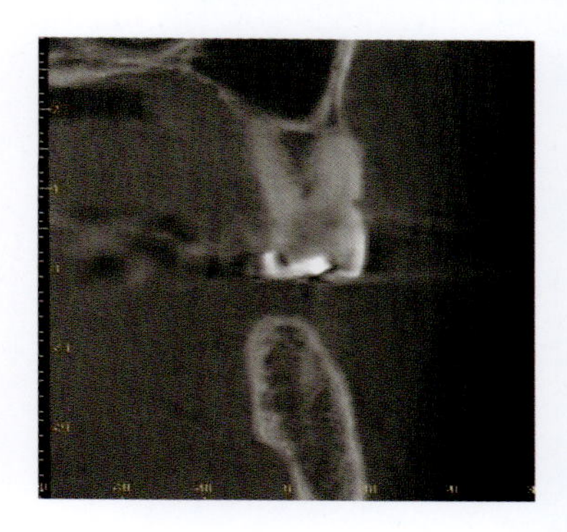

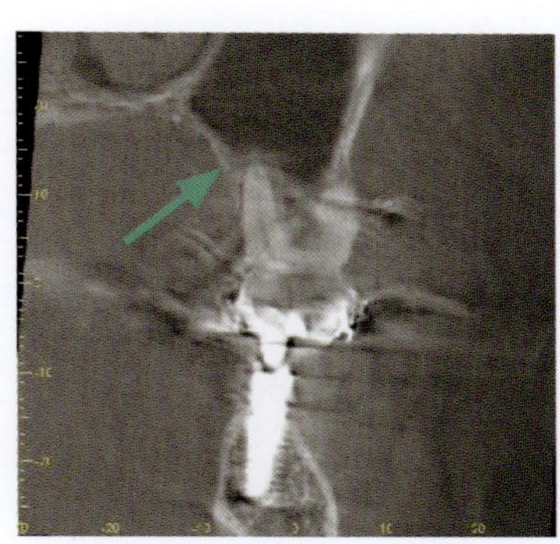

図 1-4-15e, f　術後１年で圧下はあまり進んでいない。本例はさらに１年を要した。

PART 1

第5章

根近接改善

治療目的

1　補綴治療のための環境改善

歯根間距離が近接していることがよくある。そのため印象がとれず、精密な補綴物が製作できない状況となる。また、印象は採れても適切なカントゥアを持つ補綴物作製ができないばかりか、歯間ブラシやデンタルフロスなどの清掃用具の到達が不可能なことさえある。部分矯正の適用により適切な歯間離開が得られれば、その後の補綴治療の質が上がる。

1 セパレーティングモジュールを用いた根近接の改善

1-1 治療の流れと治療期間

暫間的修復物を装着し、適正な歯根間の距離を確保するためにセパレーティングモジュール（以下モジュール）を装着する。これは全顎矯正治療で臼歯部にバンド装着をするために歯冠離開を行う際に使用するものと同様の装置である。これを利用して歯根の近接を改善する。

装着後通常３日程度で離開が起こる。咬合時の違和感などが生じるため、患者への事前説明が必要である。１回で十分な離開量を得られることが多いが、不足する場合は暫間修復物のコンタクトを即時重合レジンを用いて回復し、再度同様にモジュールを装着する。これを繰り返して適正な離開量を確保する。

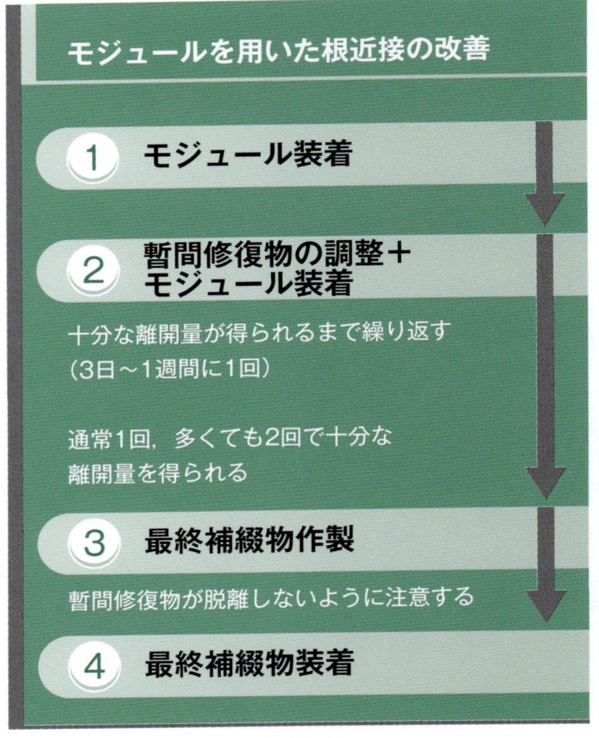

図 1-5-1　治療の流れと治療期間。

1-2 臨床応用における重要事項

1-2-1 暫間修復物と隣接歯冠との接触は適切に

隣接する歯冠と患歯に装着された暫間修復物のプロキシマルコンタクト（接触）を適正に与える。デンタルフロスを通してきついようでは、モジュールは装着できない。少し緩めくらいがモジュールの装着は容易である。

また、プロキシマルコンタクトが小さな点接触では、モジュールで単に囲むだけになってしまい、離開に足る力とならない（**図 1-5-2**）。コンタクトエリアが、2 mm×2 mm 以上あればモジュールで締めつける力が機能する。

暫間修復物が治療中に脱離すると意味をなさないため、ある程度強めの仮着が必要である。筆者は仮着用セメントの他にリン酸カルシウムセメント（ジーシー社；エリートセメント）を使用することもある。

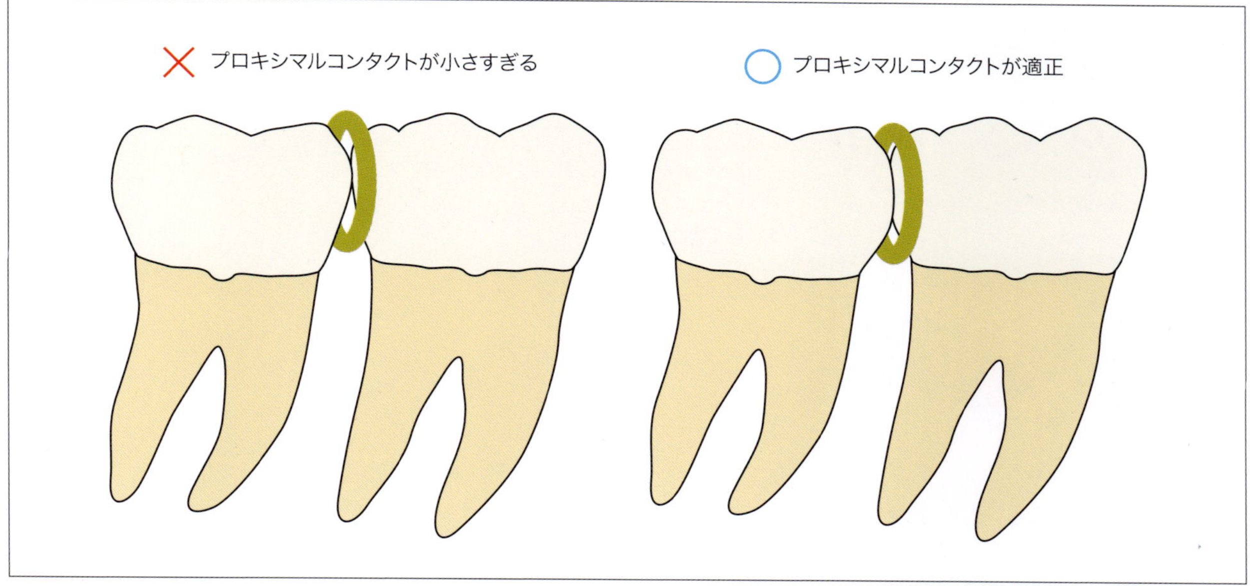

図 1-5-2 小さなプロキシマルコンタクトでは、モジュールによる離開力は発揮されない。適正なコンタクトエリア（2 mm×2 mm 程度）があればモジュールの締めつけ力が機能する。

1-3　適応例から：臨床ではこう使う

症例 1-3-1　モジュールにて歯間離開後に支台歯形成を行った例から

図 1-5-3 の第一大臼歯は、以前の不良補綴物により、遠心の形成マージン部が第二大臼歯と接触しており、適正な支台歯形成が難しい。無理に形成すると歯肉縁下に深くなってしまう。このような症例では、一度暫間修復物を装着し、モジュールにて歯間離開を起こさせてから支台歯形成をすると深く形成することなく適正な支台歯形成が行える。

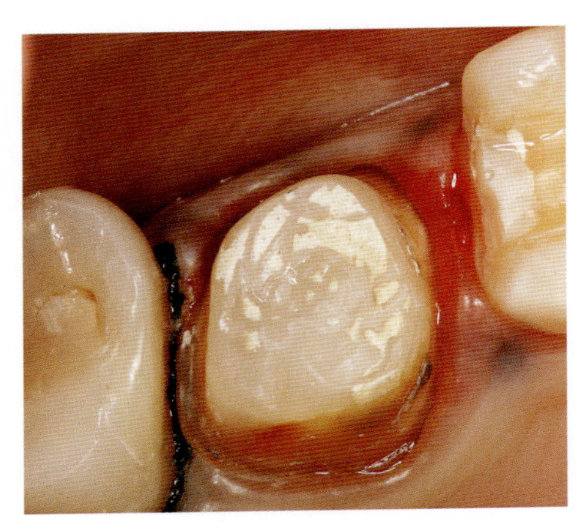

図 1-5-3a　形成マージン付近が接触してしまっているため、適正な形成も印象もできない。

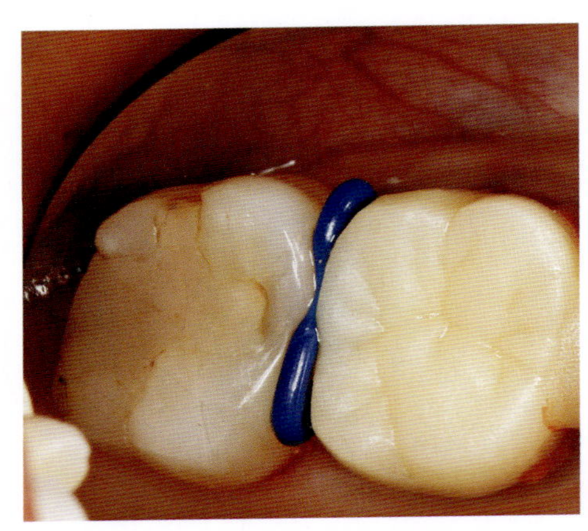

図 1-5-3b　暫間修復物を装着し、モジュールを装着する。

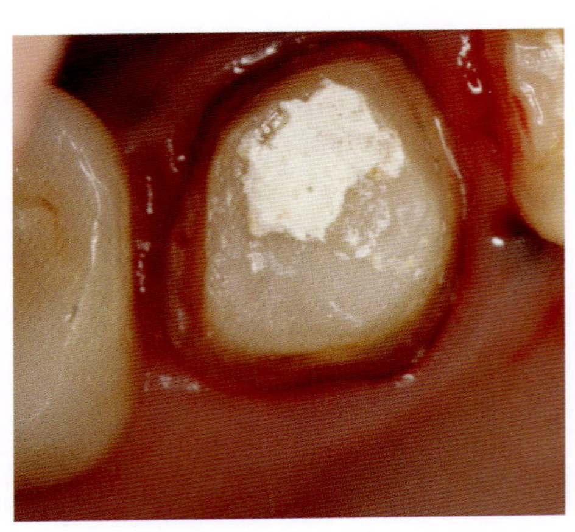

図 1-5-3c　3 日から 1 週間で形成マージン部に離開が見られた。

症例 1-3-2　暫間修復物と最終補綴物を同時に作製しておいた例から

⌈67 に近接があり、清掃性の良い補綴物形態を与えることが難しい。今後の修復物の清掃が難しくなることが予想されるため、モジュールによる根近接改善を行った（**図 1-5-4**）。本例では形成と印象を確実に行うことが可能であったため、治療の簡略化として、最終印象採得後、最終補綴物を適正なプロキシマルコンタクトを想定して作製しておき（かなりきつめのコンタクトを与える。すなわち、作業模型には戻らない）、同時に模型にあわせてメタル等を使用し暫間修復物を装着して、モジュールを装着する。

歯根近接の改善が適正に行われれば、作製しておいた最終補綴物を装着する。多くは 1 度のアポイントでコンタクトの回復処置を終了し、最終補綴物を装着することができる。

隣接コンタクト部の精密な形成と印象採得が不可能な症例ではステップを分ける。まず、暫間修復物のみを作製し、離開後、再形成と再印象を行い、後に最終修復物を装着する。

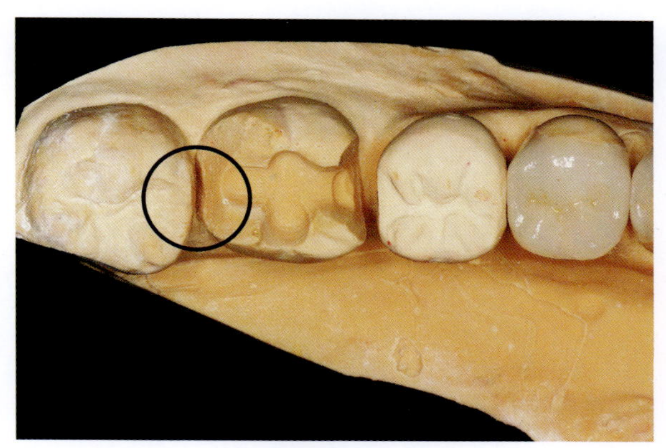

図 1-5-4a　術前。⌈67 間の近接が見られる。

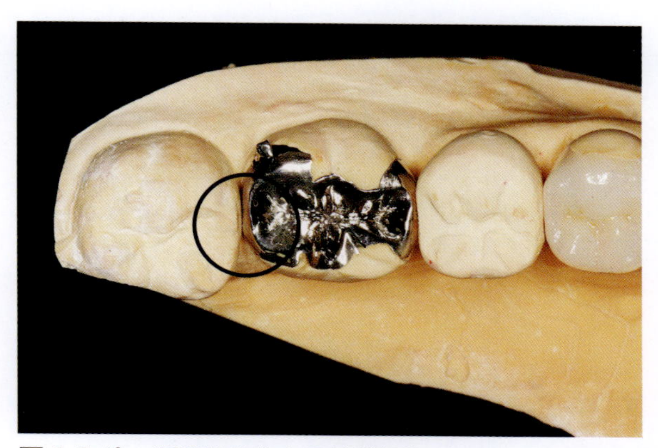

図 1-5-4b　暫間修復物と最終補綴物（Empress e-max）

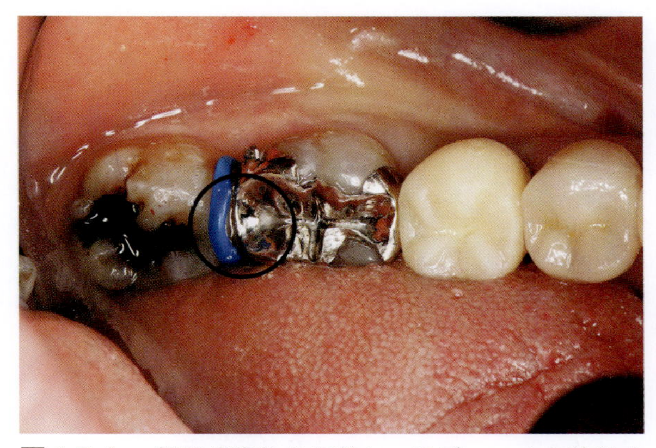

図 1-5-4c　暫間修復物を仮着し、モジュールを装着する。

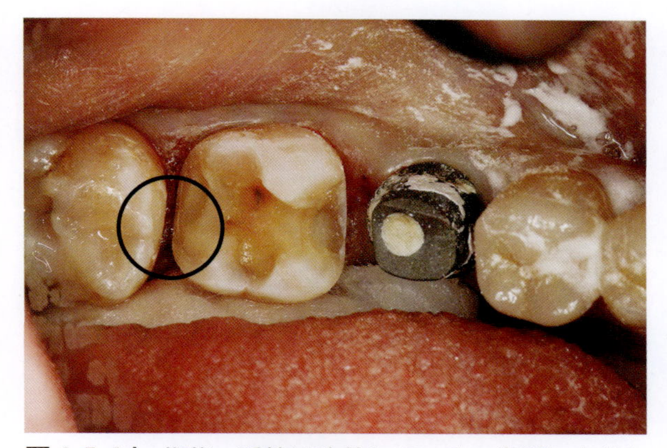

図 1-5-4d　術後。近接は改善している。歯間に十分な離開量が得られれば、最終修（Empress e-max）復物を装着する。

症例 1-3-3　全顎矯正治療前に適正な歯間距離を確保した例から

矯正治療中に根近接により失われたスペースを回復することは実は容易ではない。したがって、修復物が多数ある矯正治療予定患者の初期治療として、全顎矯正治療前にモジュールによりスペースを回復すると、後の矯正治療がスムーズに進む（**図 1-5-5**）。本症例は近接が重度で、モジュールを２回交換し適正な歯根間距離が得られた後、全顎矯正治療期間中使用する暫間修復物を装着している。

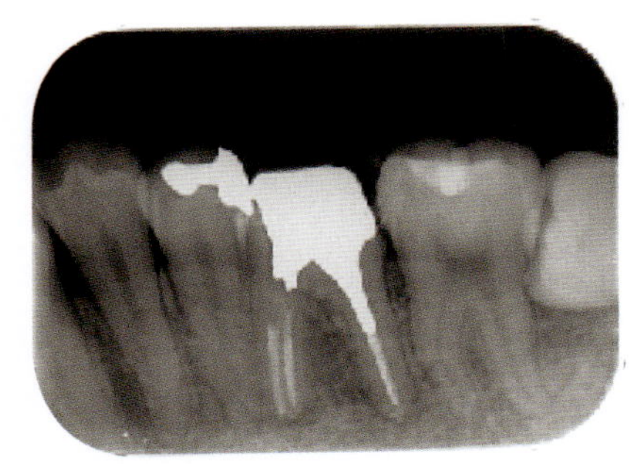

図 1-5-5a　術前。⌈56、⌈67 間に近接が見られる。

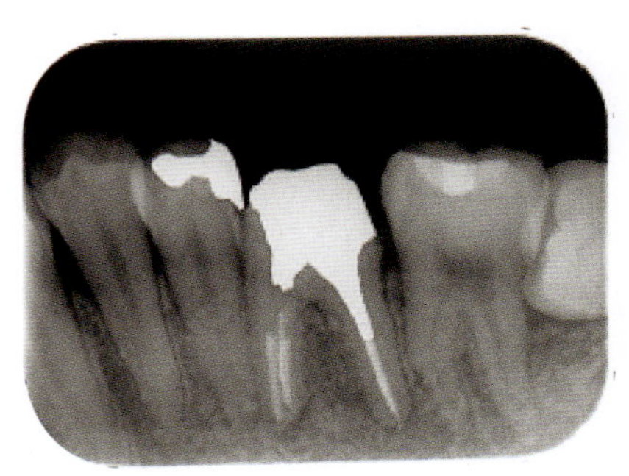

図 1-5-5b　術後。歯間離開がエックス線写真より確認できる。

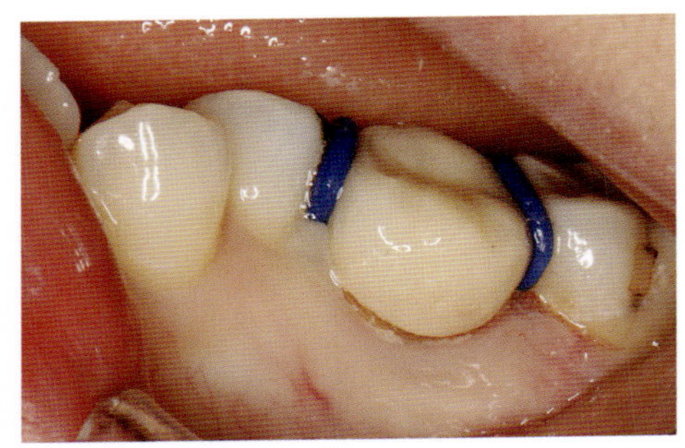

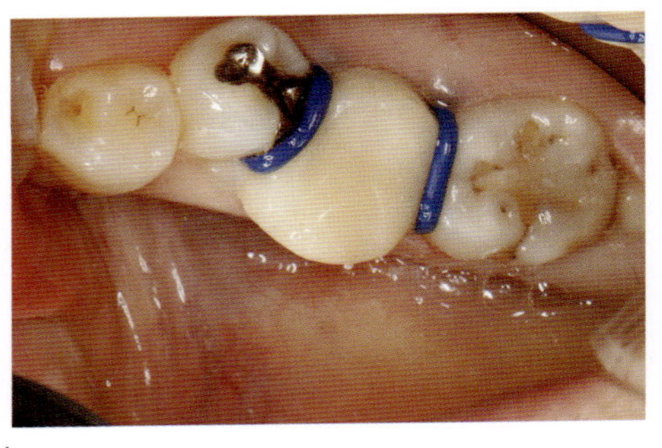

図 1-5-5c, d　⌈56、⌈67 間にモジュールを装着した。

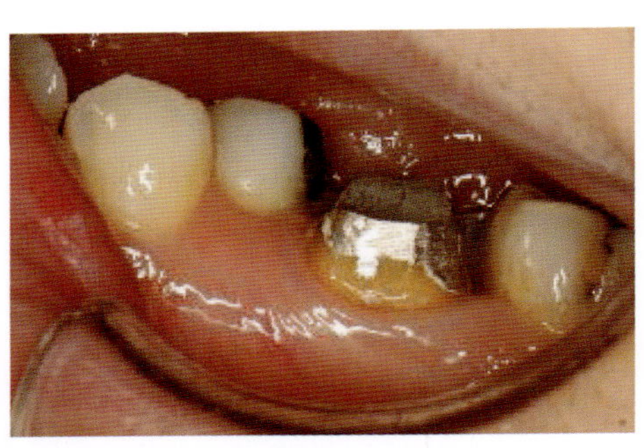

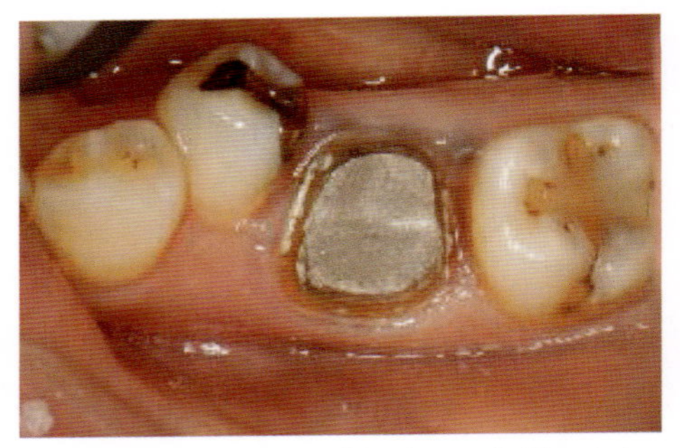

図 1-5-5e, f　１週間後、適正な歯冠形態を付与するに十分な歯間距離を確保することができた。

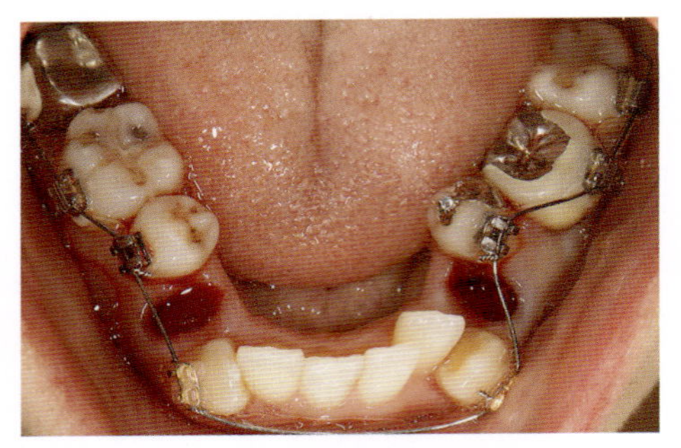

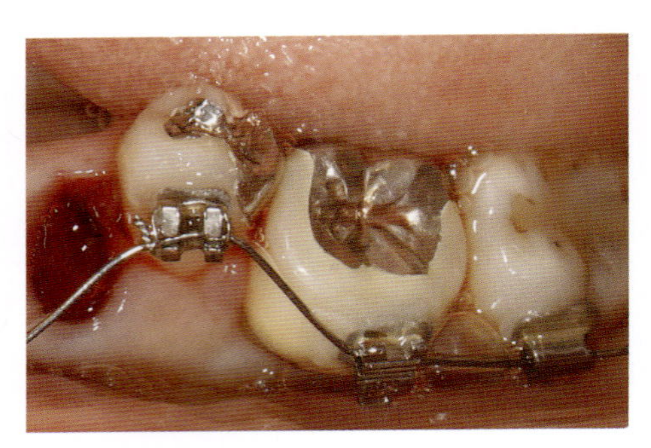

図 1-5-5g, h　レジン前装した暫間修復物を装着し、全顎矯正治療に移行した。

根近接改善成功のための

テクニカルアドバイス

Advice 1 モジュールの使い方

根近接改善の手法は極めて簡便で、歯間離開用のモジュールを使用する（**図 1-5-6〜9**）。これは矯正治療で臼歯にバンドを装着する前に歯間離開させる方法を応用している。隣接コンタクトの圧力がきつい患者でもモジュール装着はほとんどが可能だが、難しい症例ではブラスワイヤーをコンタクト下に通して頬側で結紮する（**図 1-5-9**）。

モジュールによる隣接コンタクトを押し広げる力により、患者によっては装着後 2〜3 日、歯間に物が挟まる違和感と咬合痛を訴えることがあるが、通常、緩和する。3〜5 日もあれば一定量のスペースが創出されるため、暫間補綴物のコンタクトを盛り足し、さらにスペースが必要なら再度、同じ手法を繰り返す（**図 1-5-10**）。

使用器材

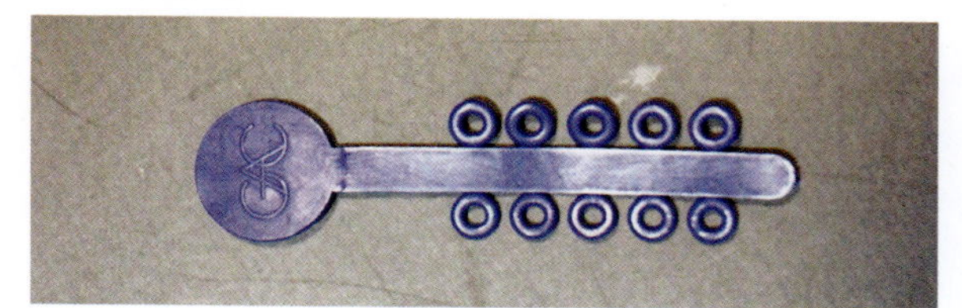

図 1-5-6　モジュール（デンツプライシロナ）。万が一歯肉に迷入した時のため、エックス線造影性を持たせている。

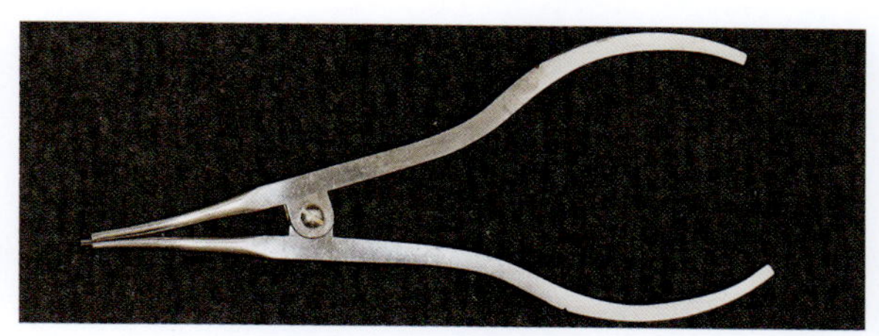

図 1-5-7　エラスティックセパレーティングプライヤー。モジュールを歯間に挿入する専用器具。

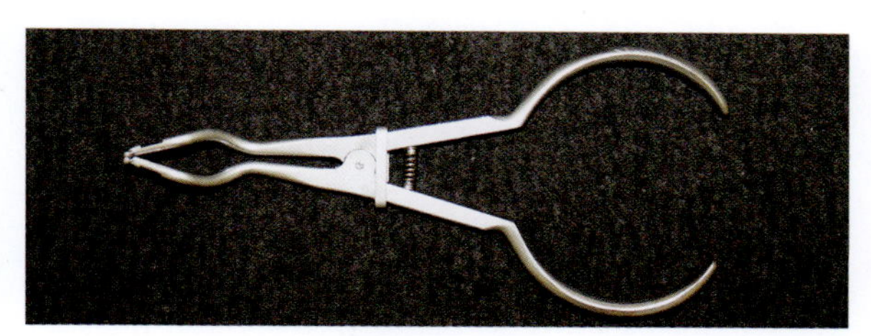

図 1-5-8　クランプフォーセップス。ラバーダム装着用のものを流用することは可能。

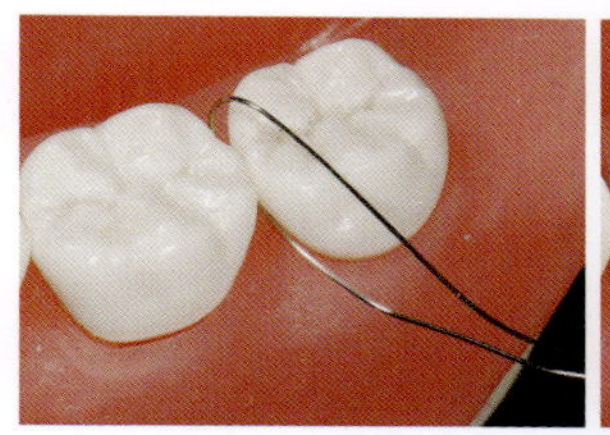
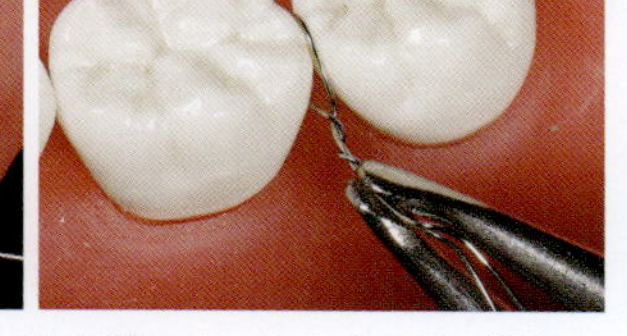

図 1-5-9　ブラスワイヤーを歯間コンタクト下に通し、頬側で結紮する。

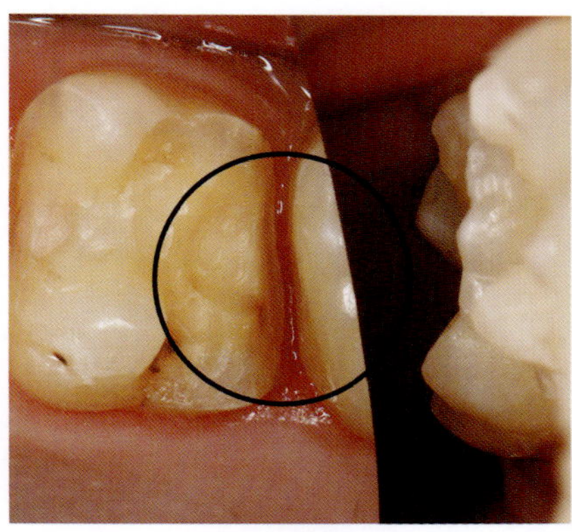

図 1-5-10a　根の近接が見られる。

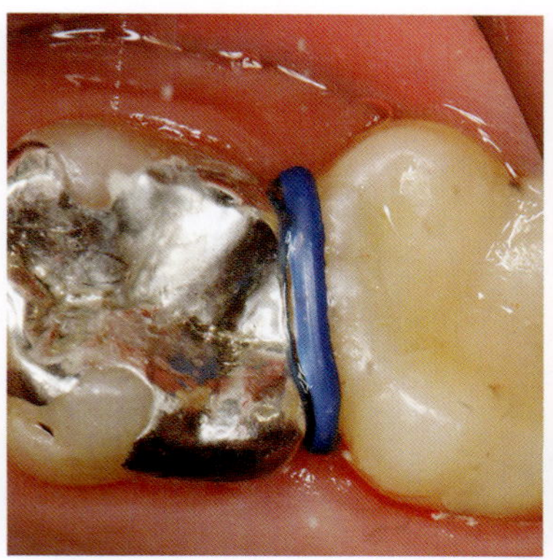

図 1-5-10b　暫間修復物を作製・装着し（リン酸カルシウムセメント：エリートセメント，ジーシー社)、モジュールを装着。

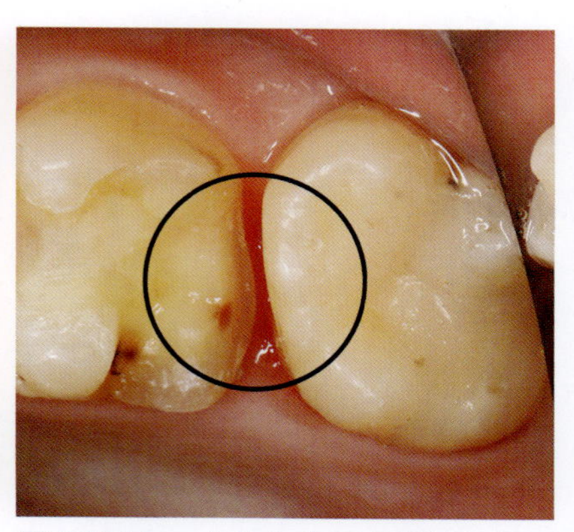

図 1-5-10c　十分な歯根間距離を得ることができた。

PART 1

第6章

成長期の歯列弓の拡大

治療目的

1 叢生改善

2 気道の確保

小児期は第１期治療として、叢生の改善のための歯列弓拡大がよく行われる。その必要性や効果は専門分野により議論の分かれるところだが、叢生改善や気道の確保などに有効であると言われている。

1 歯列弓拡大による叢生の改善

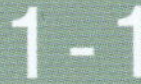

1-1 小児期の歯列拡大方法

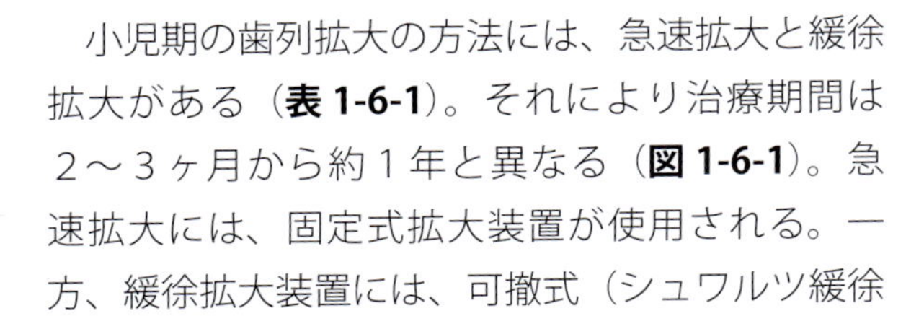

小児期の歯列拡大の方法には、急速拡大と緩徐拡大がある（**表 1-6-1**）。それにより治療期間は２～３ヶ月から約１年と異なる（**図 1-6-1**）。急速拡大には、固定式拡大装置が使用される。一方、緩徐拡大装置には、可撤式（シュワルツ緩徐拡大装置・Schwartz）が使われている。他に緩徐拡大装置に分類されるが、その中間的な（約６ヶ月程度）固定式のクワドヘリックス（上顎）やバイヘリックス（下顎）もよく使用される。

表 1-6-1　歯列弓拡大装置の分類

	急速拡大装置	緩徐拡大装置	
可撤式 / 固定式	固定式	固定式	可撤式
		クワドヘリックス・バイヘリックス	シュワルツの緩徐拡大装置
上顎			
下顎			

1-1-1 急速拡大装置による拡大

①固定式急速拡大装置による拡大（図 1-6-1a）

骨格性の上顎骨の狭窄には、急速拡大装置を使用し、正中口蓋縫合を開き、口蓋と鼻腔底を拡大することで治療する。典型的な急速拡大装置は１日あたり 2.2～3.2kg ほどの力をかけ、0.5～1.0mm の割合で行い、通常 2～3 週間かけて拡大を得られる。拡大完了後は 3～4 ヶ月間、固定式保定装置を装着する。拡大されたことでつくられた正中口蓋縫合の空隙は最初は組織液と血液で充たされ、3～4 ヶ月後には新生骨で満たされ、保定は完了とする。

1-1-2 緩徐拡大装置による拡大

①固定式緩徐拡大装置による拡大（図 1-6-1b）

a. クワドヘリックスによる上顎の拡大

上顎で使用されるのは、側方および前方拡大を目的とする固定式拡大装置であるクワドヘリックスである。緩徐拡大法と急速拡大法の中間的な作用を期待して使用される。Rickets により考案された確実な効果が期待できる装置で、通常 6 ヶ月ほどで終了する。

クワドヘリックスワイヤーを口腔内にて試適し、抵抗なく収まることを確認したら、3 ～ 8mm を目安に拡大し、口腔内に装着する。筆者は MIYA System と言われる市販品をアレンジして使用している。

b. バイヘリックスによる下顎の拡大

下顎ではバイヘリックスと言われるループが 2 個ある装置を使用する。着脱が容易にできるよう工夫されたものが市販されている。筆者はバンドに直接ろう着したものをテンポラリーセメントで毎回仮着している（メリットは舌感の良さ）。患者の舌感へのクレームが大きい時にはこのループも省略し、リンガルアーチを広げたものを調整することもある。クワドヘリックス同様、6 ヶ月ほどで拡大は終了する。

②可撤式緩徐拡大装置による拡大（図 1-6-1c）

a. シュワルツの緩徐拡大装置による上下顎の拡大

拡大装置付きの床矯正装置を総称してシュワルツ緩徐拡大装置（Schwartz Appliance）と呼ぶ。1 週間に 1 回拡大（1/4 回転）することで 0.25 mm 拡大され、1 ヶ月で約 1mm の拡大が可能である。1 日あたり 0.2mm 以下の拡大矯正力を与えることで、緩やかに歯列の拡大を行う装置である。

通常 6 ヶ月程度で拡大が終了するが、その後調整しながら交換萌出で使用不可能になるまで保定装置として使用する。拡大しきった装置は強度が弱いため、保定装置とする場合、中央のスペースをレジンで埋めて使用する。

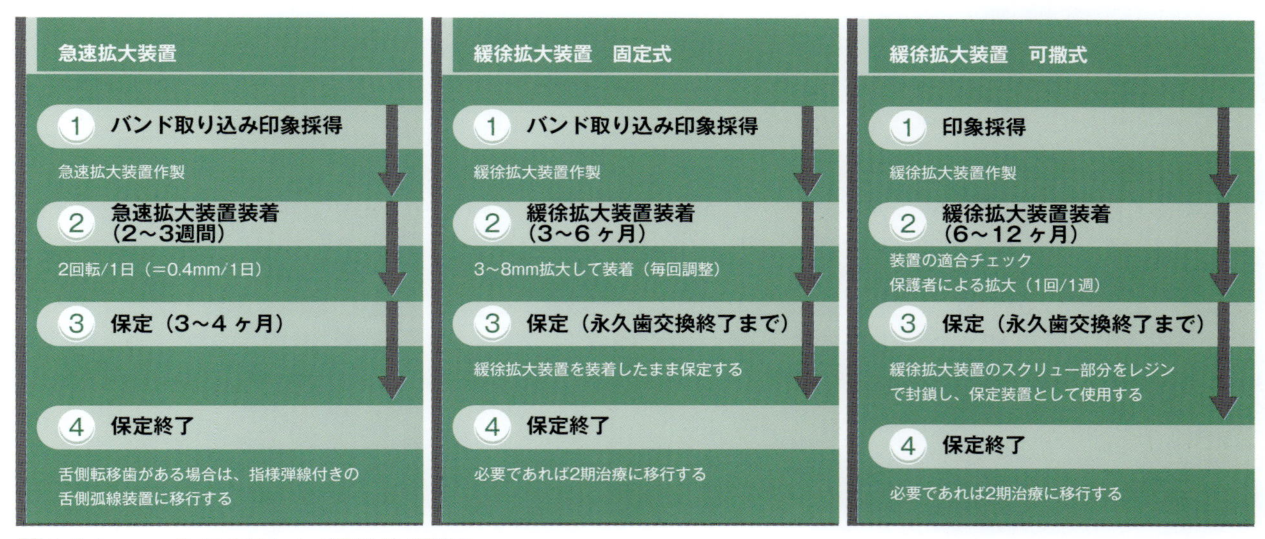

図 1-6-1a～c　治療の流れと必要な治療期間。

1-2 臨床応用における重要事項

1-2-1 上顎と下顎の拡大：そのメカニズムの違い

上顎と下顎では拡大のメカニズムが異なる。上顎に対する歯列弓の拡大は、正中口蓋縫合の拡大や、歯槽骨部の変形や骨の添加吸収によるリモデリングによる歯の傾斜移動や歯体移動によって達成される。特に正中口蓋縫合部の拡大が効果的で、その可能性は成長期のみならず、成人でも報告されている。

一方、下顎の正中縫合は、生後 4~12 ヶ月で閉じる。下顎骨の基底骨を広げるメカニズムは僅かな骨体の外側への骨の添加のみで、下顎の歯列拡大の多くは歯の傾斜移動によるものであり、その量は僅かである。

叢生を発現しやすいのは下顎、また気道の確保として重要なのは下顎の歯列の大きさである。歯槽基底理論（Lundström）[14] では歯槽基底部の拡大は起こらず、歯槽突起部の拡大のみが起こるため、後戻りしやすい。そのため、小児の適した時期に拡大を行い、その後、後戻りに対する慎重な経過観察を行う必要がある。

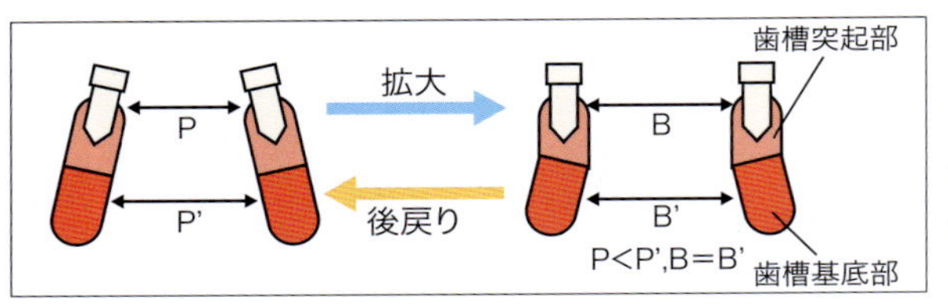

図 1-6-2 下顎の歯列拡大では歯槽基底部の拡大は起こらず、歯槽突起部の拡大のみが起こるため、後戻りが起こりやすい[14]。

1-2-2 装置を使用しない小児への対応

①可撤式のメリットとデメリット

可撤式の装置は小児患者にとってカリエスリスクが低く、運動時などには外すことができる。そのため、外傷のリスクも低く、患者、保護者共に安心な装置である。しかし、１日中装着が必要で（食事中や、体育、音楽の時間などは外してもよい）20 時間ほどの装着を必要とする。そのため、患者の理解と協力がなければ治療効果は薄い。

また、レストランなどで装置を外した後、紙ナプキンなどで包んだりすると、装置を破損、紛失したりする。そこで専用ケースを携帯させることが望ましい。また、破損や紛失に関する修理費や再作製費の説明もあらかじめ行っていた方がトラブルは少ない。

②患者が装着してくれているかのチェック法と対応

来院時には装置が口腔内に適合しているかをその都度確認する。装置が浮いているようなら、使用していない可能性が高い。その状態で保護者が拡大床装置のエクスパンションスクリューの回転を通常通り続けてしまうとさらに装置の適合が悪くなり、効果は減弱する。

そのような時はスクリューの逆回転を行い、装置の適合が良くなるところまで戻すことが必要である。患者の協力が得られない時は、クワドヘリックスやバイヘリックスなどの固定式の装置に変更し、拡大を継続することが多い。

1-2-3 下顎歯列の拡大時期について

Moorrees（C.F.A, 1959）[15] によると、下顎歯列は僅かしか増加しない。５歳から１８歳の間で、犬歯間の歯冠幅径は、歯肉の高さで平均 1.12 mm、犬歯尖頭で 2.45 mm増加するのみであり、自然に下顎前歯の叢生が改善する可能性は低い。また、犬歯間幅径は 10 歳前後をピークに縮小する傾向にある。したがって、この年齢時の拡大（具体的には永久歯の犬歯萌出前・乳犬歯残存時期）が後戻りを起こしにくいと考えている。よって、筆者は永久犬歯萌出後の歯列拡大を立案しないか、後戻りのリスクが高いという前提で行なっている。

臨床的には、６歳から７歳の時期には下顎前歯の萌出が終わっており、永久歯幅径が判明することで叢生が予測できる。患者の保護者が叢生を心配して訴える時期とちょうど重なるわけである。犬歯間幅径が成長増加する時期にあたるため、それにあわせて下顎歯列拡大治療を計画する。

1-2-4 後戻りについて

拡大した歯列には、かならず後戻りが起こる。特に下顎では顕著である（**図 1-6-3**）。治療終了後、可能な限り長い期間、リンガルアーチなどを用い、歯列幅径を保存できる状態に保つことが重要である。そのまま第二期治療になれば、治療期間が長くなり理想的である。第一期治療で終わる場合は、装置除去後も可撤式や、固定式の保定装置（リテイナー）を使用して保定することが重要である。

図 1-6-3a, b　下顎前歯部の叢生を主訴に来院。バイヘリックスにて拡大後、５番が萌出するまでの６ヶ月間保定したが、装置除去後２ヶ月で後戻りが認められた。矯正術後のリテーナーは使用していなかった。

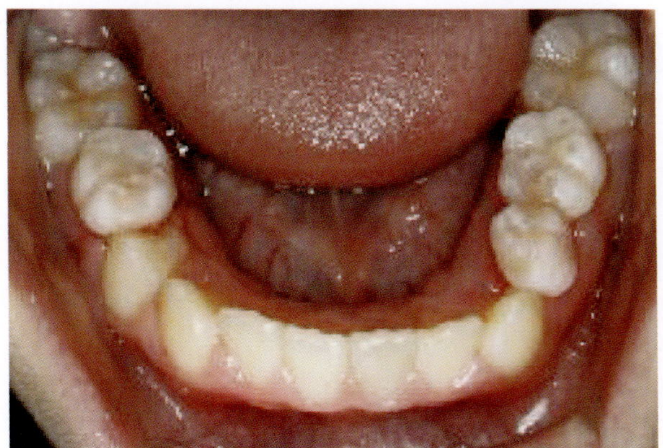

図 1-6-3a　術直後。

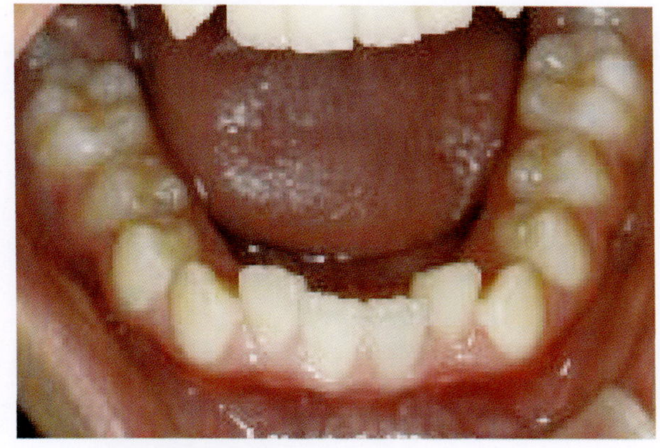

図 1-6-3b　装置除去後２ヶ月。

1-3 適応例から：臨床ではこう使う

症例 1-3-1 急速拡大：固定式装置による上顎歯列弓の拡大例から

下顎の歯列弓に対し、上顎の歯列弓が小さい症例において歯槽骨の拡大のみでは不足と診断した時には、上顎基底結節の拡大を意図し、急速拡大装置を使用する。症例は上顎歯列弓の狭窄により左右の臼歯部が反対被蓋を呈している。本症例に対し、速やかな臼歯部の被蓋改善を目的とし、上顎に急速拡大装置による歯列拡大治療を行うことにした（**図 1-6-4**）。

作製した急速拡大装置を装着し、1日に1/2回転（＝0.4mm）ずつ拡大を行った。最大拡大量12mmのエクスパンションスクリューを用いたため、約5週間拡大し、約2ヶ月間保定した後、指様弾線付きの舌側弧線装置による上顎左右側切歯の移動を行いながら側方歯群の交換を待った。

目的とした臼歯部の被蓋改善と、舌側転位していた側切歯の改善は認められている。今後は成長が終了する時期を待ち、第2期治療にて臼歯関係の改善と咬合の緊密化を図りたい。

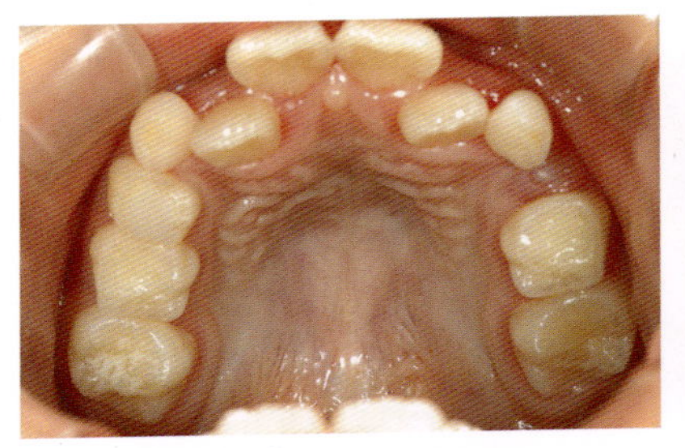
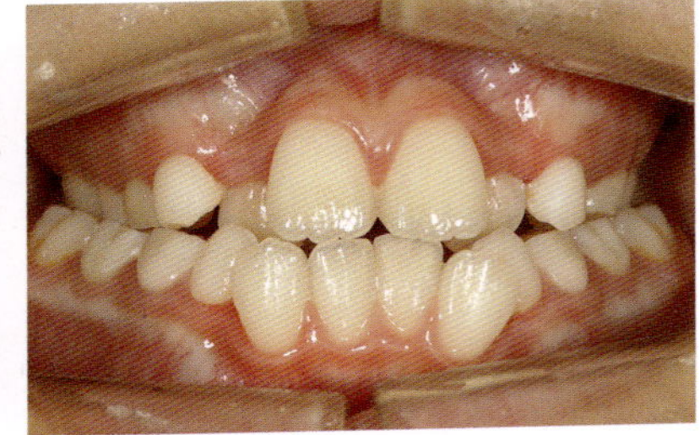

図 1-6-4a 術前。上顎歯列弓の狭窄による反対被蓋の状態。

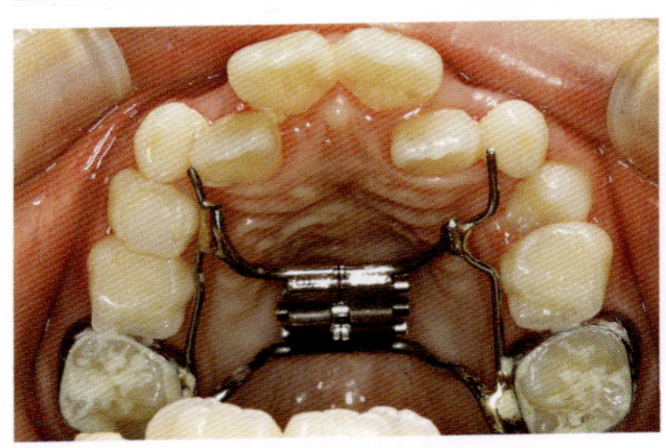
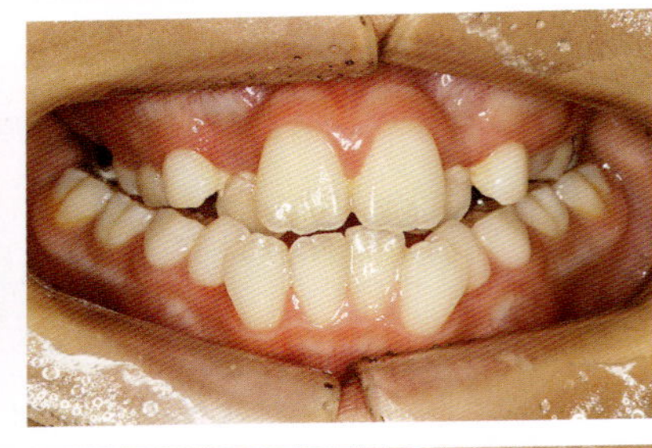

図 1-6-4b 急速拡大開始より、1ヶ月で拡大を終了し、保定した。

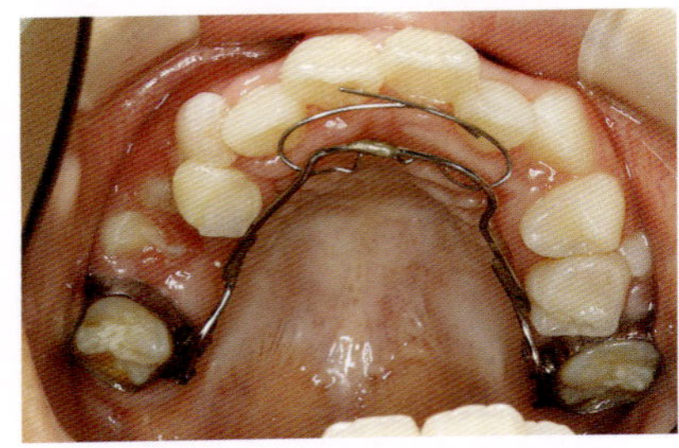
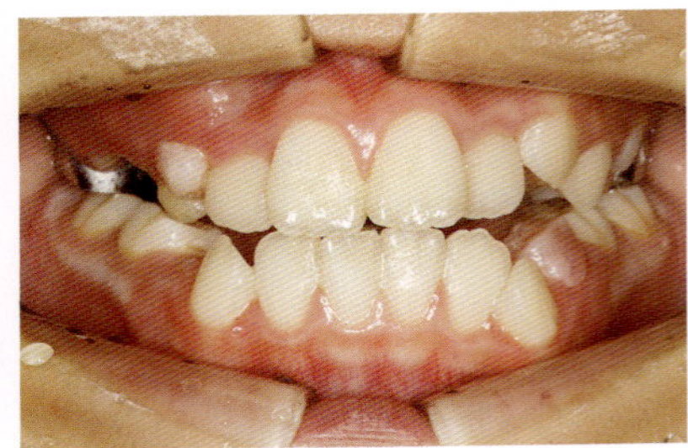

図 1-6-4c 拡大終了時点から4ヶ月後。指様弾線により、2|2の叢生改善を行った。

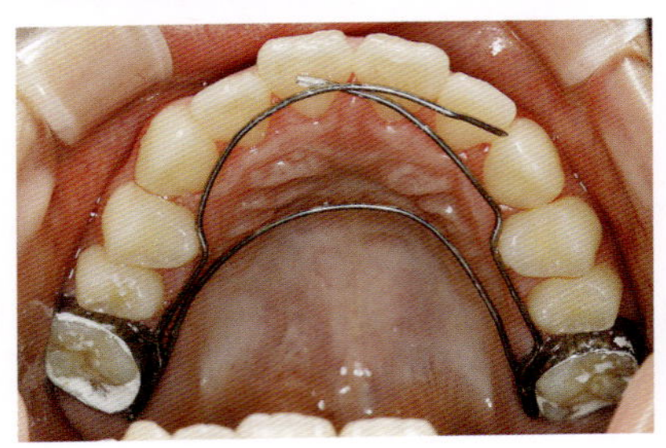
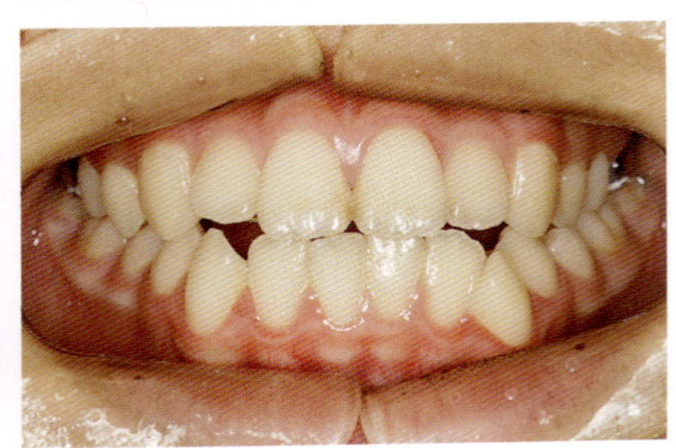

図 1-6-4d 拡大終了時点から24ヶ月後。

症例 1-3-2　緩徐拡大：クワドヘリックス（固定式）による上顎歯列弓の拡大例から

前述したように、筆者は小児期における拡大治療には可撤式の緩徐拡大装置による拡大治療を第一選択としている。しかし、本例のように患者の協力が得られず、装着時間が著しく短いことで、拡大の効果がまったく見込めない患者には、固定式の拡大装置を使用する（**図 1-6-5**）。

上下顎の幅径に著しいディスクレパンシーがなければ、急速拡大装置ではなく、緩徐拡大装置であるクワドヘリックスで十分拡大されると考える。

クワドヘリックスを装着し、１ヶ月に１度 3～8mm 拡大するようにワイヤーの調整を繰り返す。６ヶ月後には十分な歯列の拡大が認められた。後戻りが生じないよう保定装置としてクワドヘリックスを装着したまま、６ヶ月間永久歯列への交換を待った。保定装置除去後２年経過したが、経過良好である。

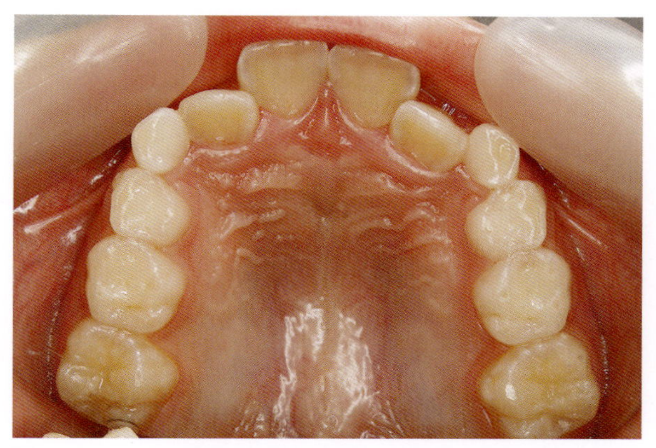

図 1-6-5a　術前。切歯部の叢生改善のため、拡大装置によってスペースを確保し、改善する計画とした。

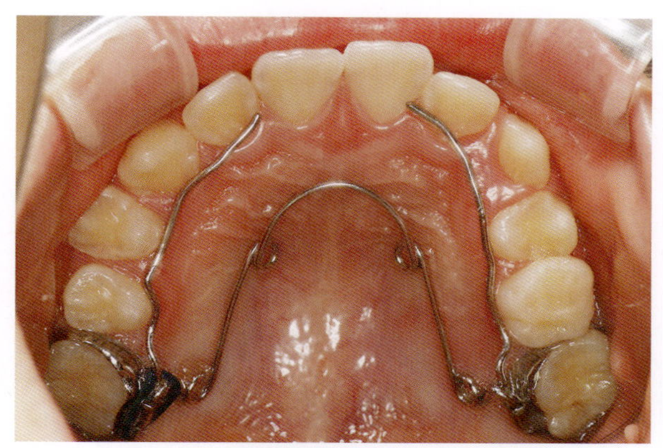

図 1-6-5c　術中。患者の事情から可撤式の緩徐拡大装置を長く装着できないため、固定式の装置を選択。

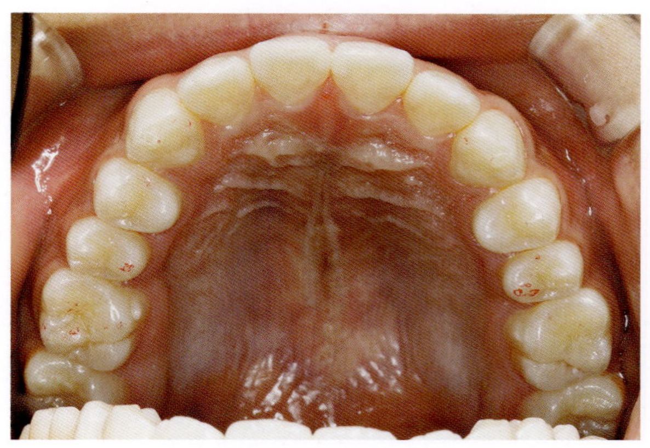

図 1-6-5d　術後２年。

症例 1-3-3　緩徐拡大：バイヘリックス（固定式）による下顎歯列弓の拡大例から

固定式の緩徐拡大装置として、下顎にはバイヘリックスを使用することが多い。メリットとして作製が簡便、着脱と調整が容易であることなどが挙げられる。患者が舌に違和感を訴えることがあるが、その時にはループを除去した単純なリンガルアーチを同目的で、装着することもある。バイヘリックスを装着し、１ヶ月に１度 3〜8mm 拡大するようワイヤーの調整を繰り返す。

本症例では４ヶ月後には十分な歯列の拡大が認められた。永久歯列への交換が終わるまでの２年間、後戻りが生じないようにリンガルアーチを装着した。第二大臼歯の萌出を待ってリンガルアーチを撤去した。術後２年経過したが、後戻りは認められず経過良好である（**図 1-6-6**）。

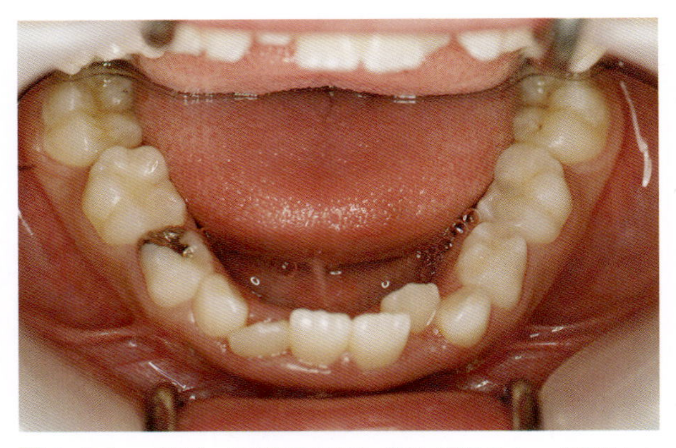

図 1-6-6a　術前。下顎切歯部に叢生が見られ、歯列拡大による改善を計画した。

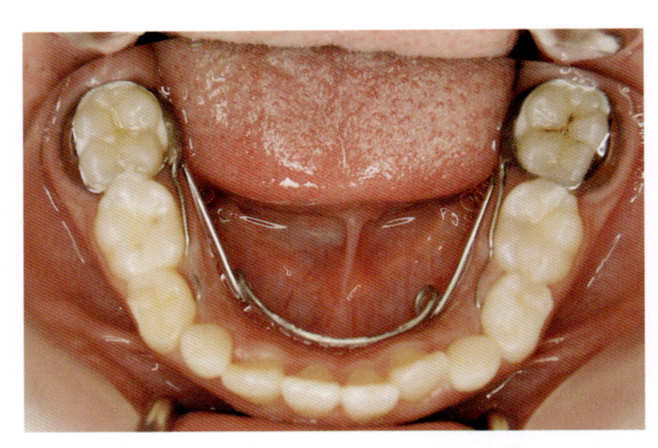

図 1-6-6b　術中。バイヘリックスによる改善。

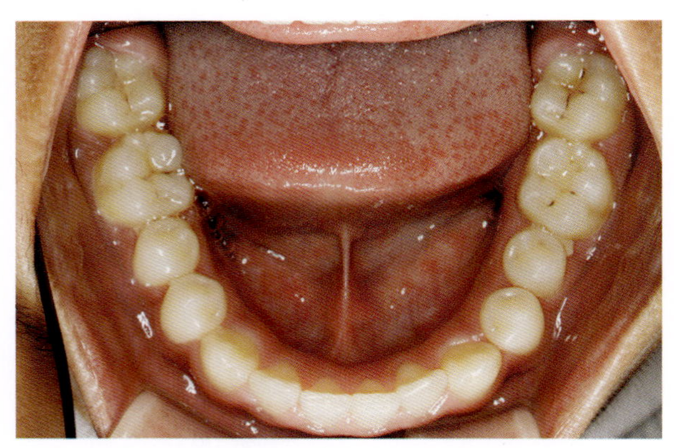

図 1-6-6c　術後。歯列を拡大することで叢生は自動的に改善する。ブラケットなどは使用していない。

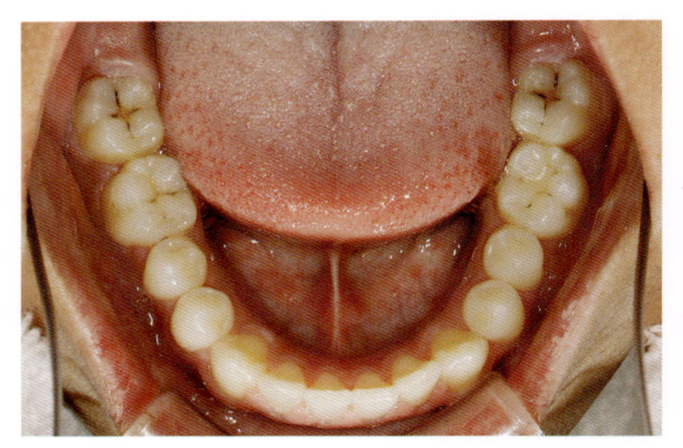

図 1-6-6d　術後２年。後戻りは見られず、経過は良好である。

症例 1-3-4　緩徐拡大：シュワルツの緩徐拡大装置による上下顎拡大例から

可撤式の床拡大装置の効果を得るためには、1日20時間以上の装着が必要で、固定式に比べると治療期間は長いものの、う蝕や外傷のリスクを軽減するメリットがある。発音障害を起こすことがあるため、慣れるまで練習が必要であることを患者に伝える。シュワルツのクラスプを持つシュワルツの緩徐拡大装置は調整能力に優れ、乳歯の脱落等にも対応が可能である。

本症例は下顎前歯部に約3mm、上顎前歯部に約2mm認められる叢生を主訴に来院された。この程度の叢生であれば、可撤式の緩徐拡大装置で十分改善可能である。まずは叢生量の多い下顎から拡大装置による拡大を開始し、3ヶ月後には、上顎も装置による拡大を進めた。下顎は8ヶ月、上顎は6ヶ月の動的治療期間で良好な結果を得られている（**図1-6-7a〜f**）。その後は、拡大装置のエクスパンションスクリュー部をレジンで補填し、保定装置として使用しながら、永久歯列への交換を待っている。

図1-6-7a〜f　下顎の叢生改善を目的として下顎にまず、床拡大装置を装着した。上顎は歯列幅径が狭く、拡大された下顎と咬合しないことが予想されたため、上顎にも同様に拡大を計画した。

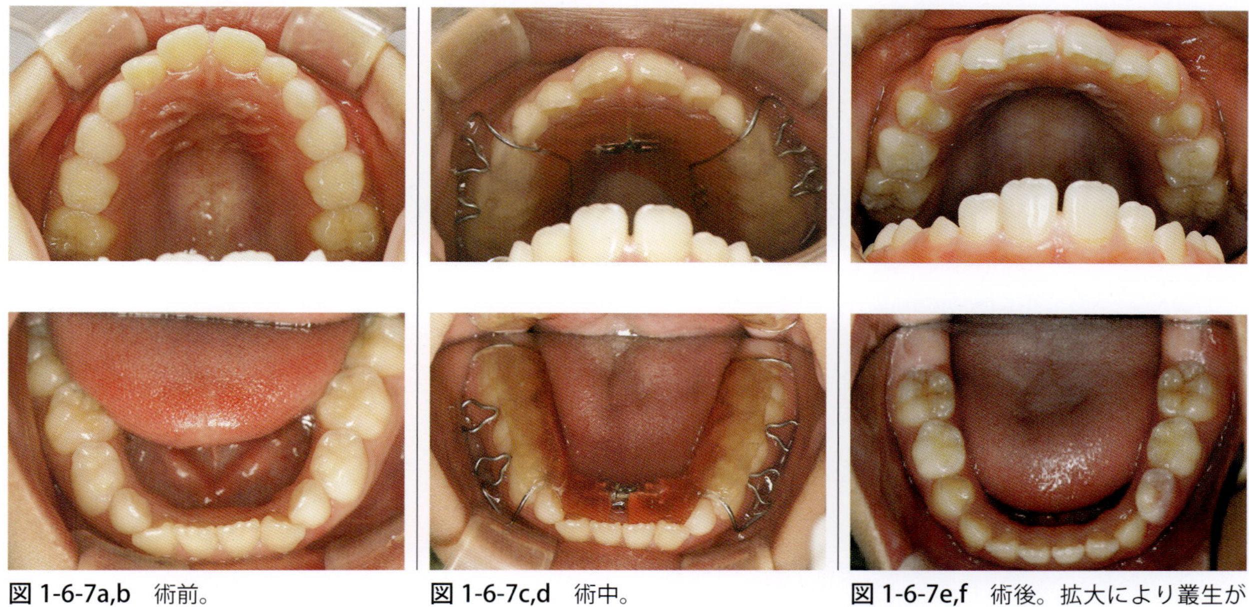

図1-6-7a,b　術前。

図1-6-7c,d　術中。

図1-6-7e,f　術後。拡大により叢生が改善した。

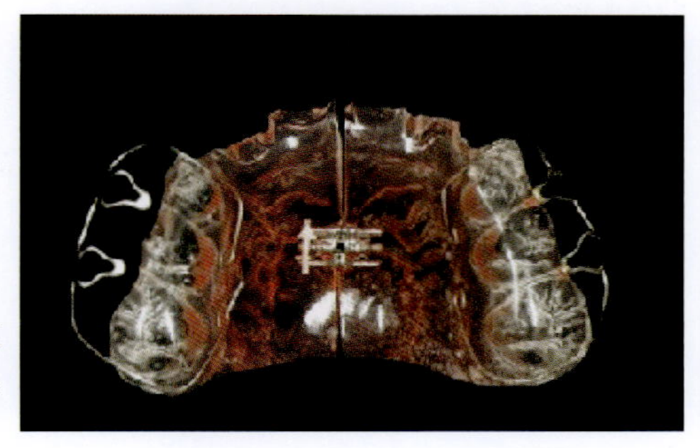

図1-6-7g　シュワルツの緩徐拡大装置。中央のスクリューを回転することにより、歯列弓を拡大する。咬合面の透明部分は咬合床で改善を早める。不要であれば削合する。

Advice 1 急速拡大装置：固定式拡大装置の製作手順

①バンドを試適し、アルギン酸印象を行う（図 1-6-8a）。

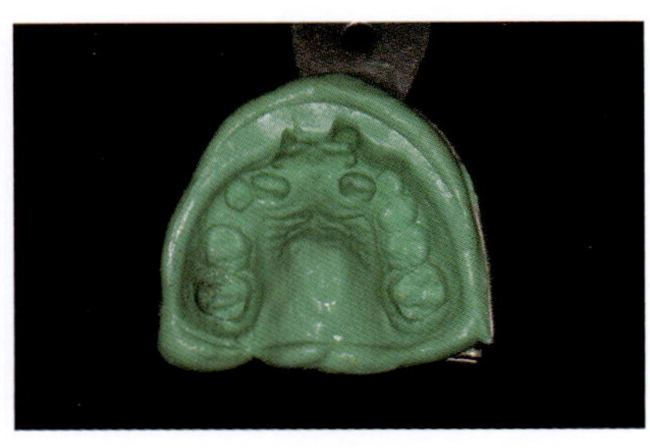

図 1-6-8a　歯牙に適正なバンドを試適し、アルギン酸印象を行う。

②バンドを印象面の中に戻し、ワックスで固定し、作業用模型を作製する（図 1-6-8b～d）。

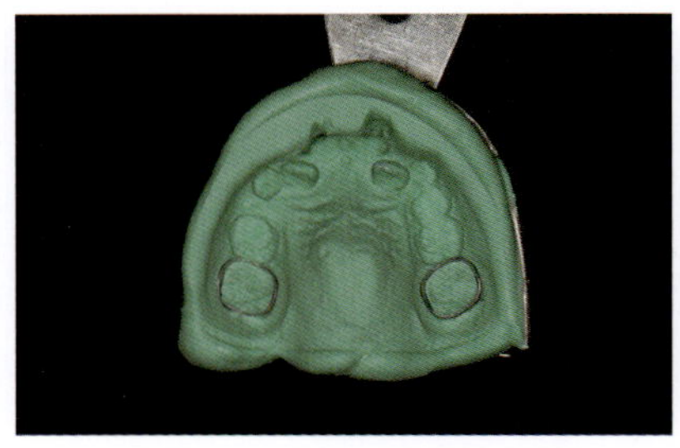

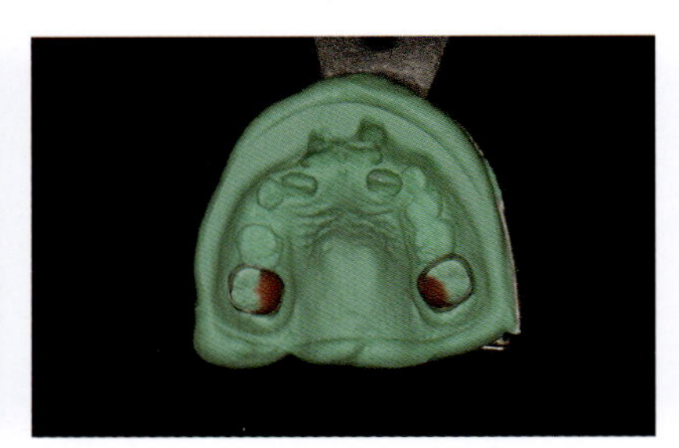

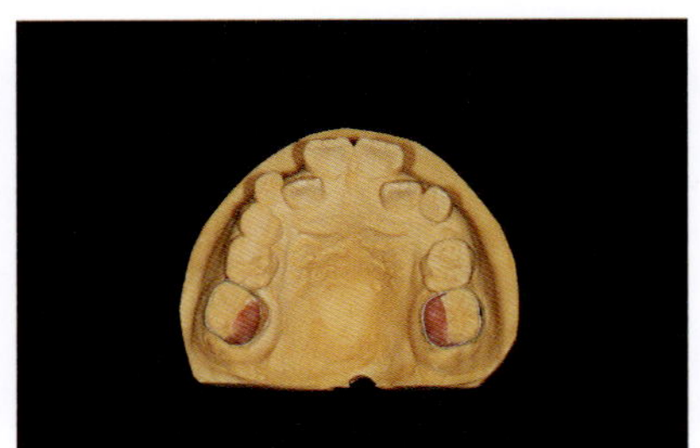

図 1-6-8b～d　試適したバンドを印象材に戻し、ロウ着面の熱逃がしのためにパラフィンワックスを流し、作業用模型を作製する。

③急速拡大用エクスパンジョンスクリューが顎骨の中央にくるように配置し、ワイヤーを屈曲し、ろう着する（図 1-6-8e）。

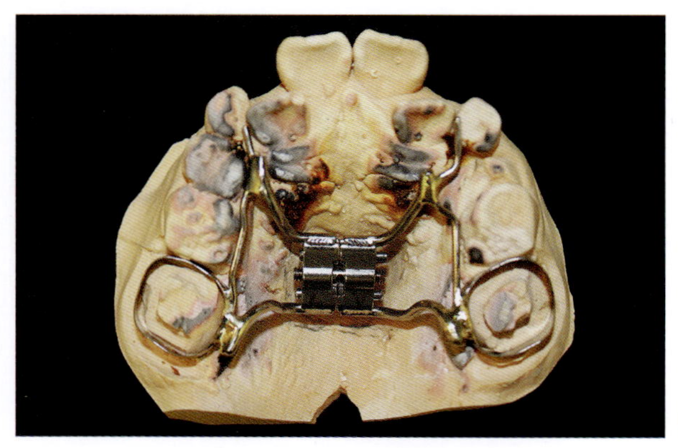

図 1-6-8e　作製された上顎急速拡大装置。

Advice 2 固定式緩徐拡大装置（クワドヘリックス・バイヘリックス）：主な使用器材

使用器材

クワドヘリックス（上顎用固定式緩徐拡大装置）、バイヘリックス（下顎用固定式緩徐拡大装置）に関し、筆者は下記のシステムを一部使用している。

クワドヘリックス

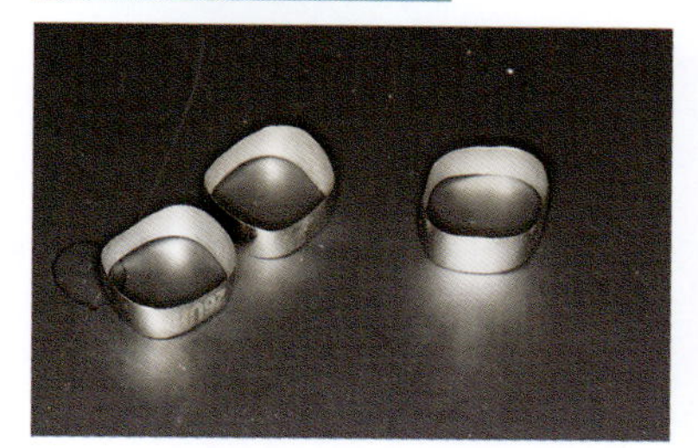

図 1-6-9　シームレスバンド（トミーインターナショナル）。

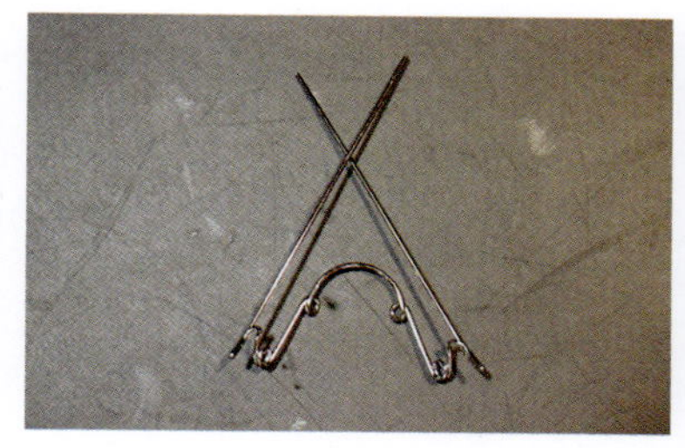

図 1-6-10　MIA クワドヘリックスカーブ（3M）。

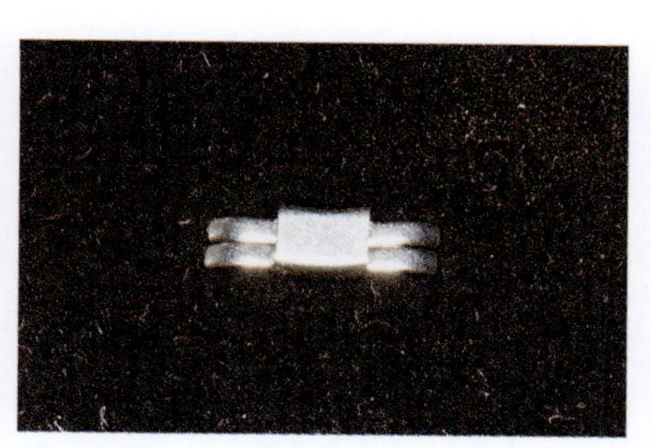

図 1-6-11　MIA クワドヘリックスシース（3M）。

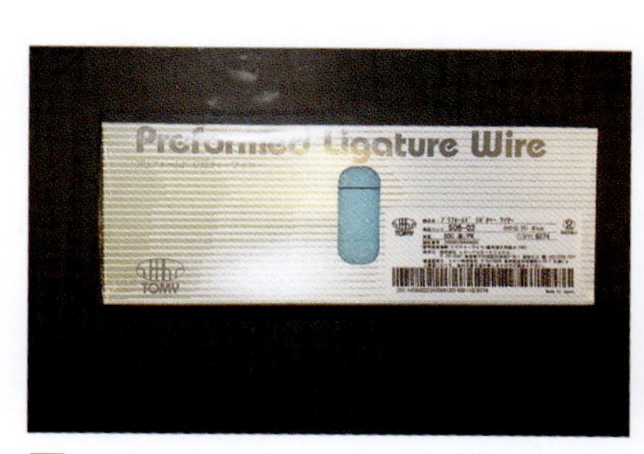

図 1-6-12　プリフォームドリガチャーワイヤー（.010 ブルー）（トミーインターナショナル）。クワドヘリックス結紮用。

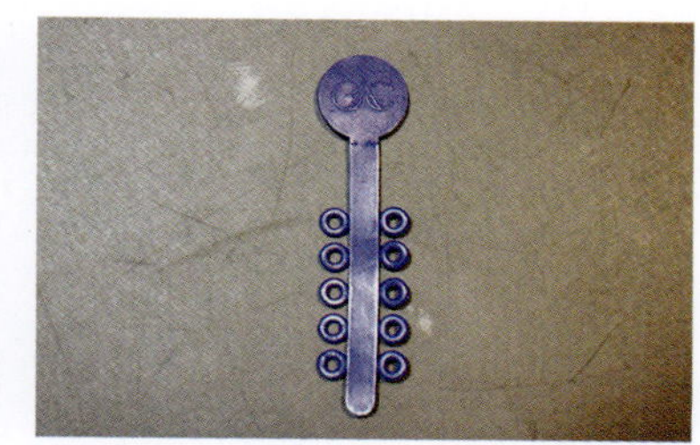

図 1-6-13　モジュール（デンツプライシロナ）。

バイヘリックス

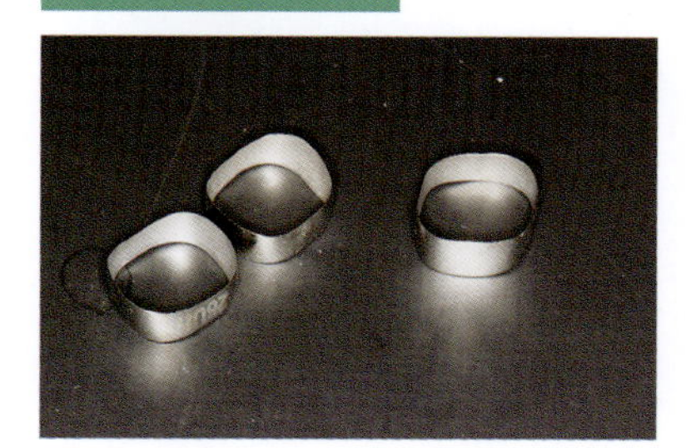

図 1-6-14　シームレスバンド（トミーインターナショナル）。

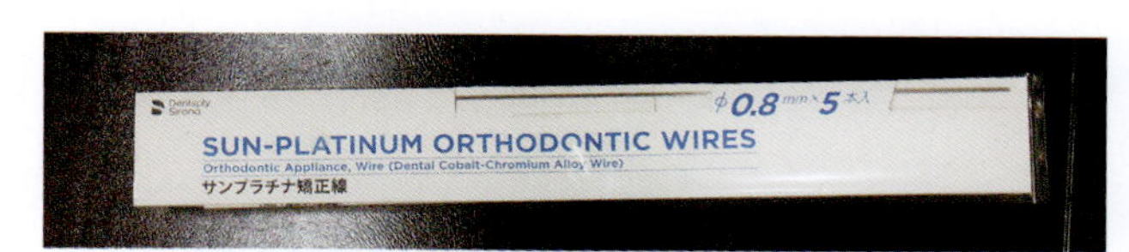

図 1-6-15　サンプラチナ矯正線 0.8mm（デンツプライシロナ）。

Advice 3 固定式緩徐拡大装置：クワドヘリックス（上顎用）の製作手順

1）製作法

① バンドを装着し、印象採得を行う。

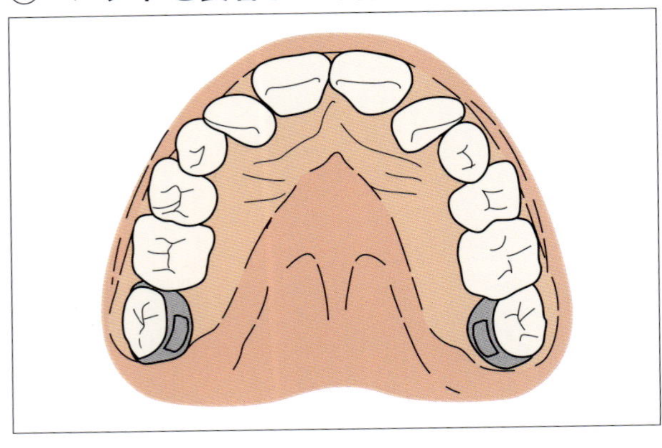

図 1-6-16a クワドヘリックス用シースを装着したバンドを上顎第一大臼歯に装着し、印象採得を行う。

▶口腔内での試適

口腔内でバンドを試適する。バンドリムービングプライヤー、バンドプッシャーを用いて行い、クラウンの豊隆とあわない時にはバンドコンタリングプライヤーを使用する（**図 1-6-16b**）。

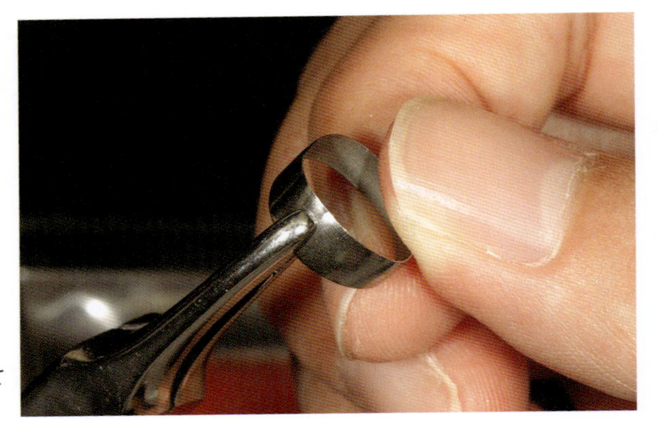

図 1-6-16b バンドコンタリングプライヤーで豊隆をあわせる。

② クワドヘリックスワイヤーをベンディングする。

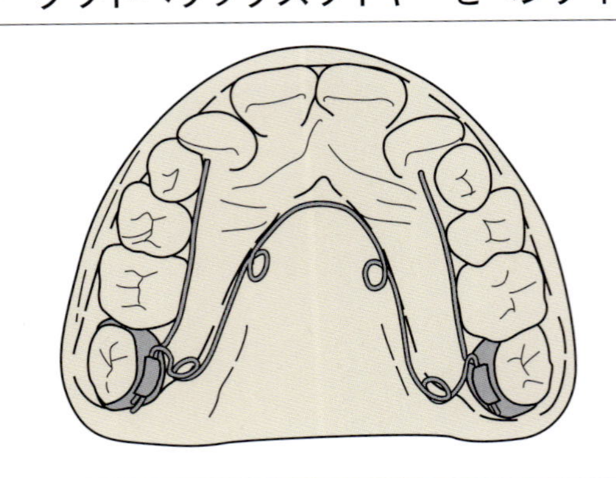

図 1-6-17 クワドヘリックスワイヤーを歯列に沿って作業用模型上でベンディングする。この時点では矯正力がかからないように作製しておく（パッシブな状態）。

③　クワドヘリックスワイヤーを口腔内に装着する。

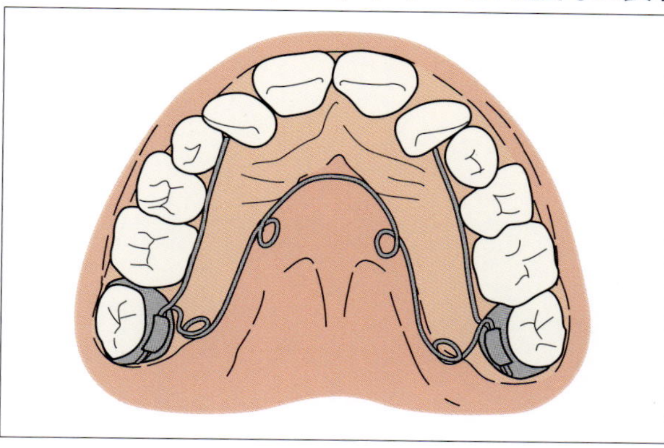

図 1-6-18　クワドヘリックスワイヤーを口腔内に試適し、抵抗なく収まることを確認後、3 ～ 8mm を目安に拡大し、口腔内に装着する（アクティブな状態）。以後、1ヶ月に1度外して調整する。

2）着脱と装着法

クワドヘリックスの口腔内の着脱と装着には、ユーティリティープライヤーとホウプライヤーを用い、ワイヤーの調整にはヤングプライヤーを用いる（**図 1-6-19**）。

挿入

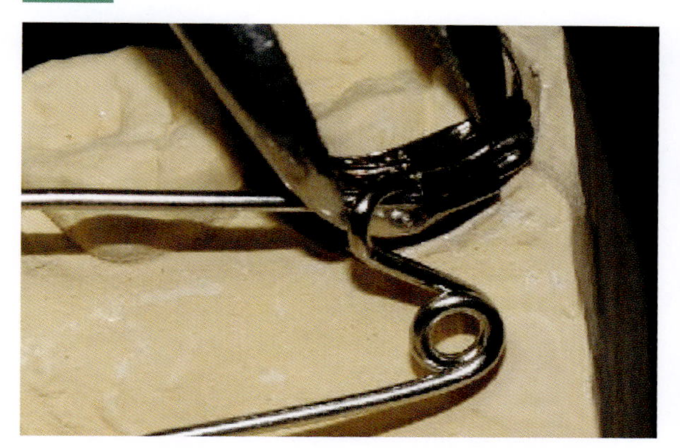

図 1-6-19a　ユーティリティープライヤーの先を片方はシース、もう片方はワイヤーにかけ、挟むようにして挿入する。

除去

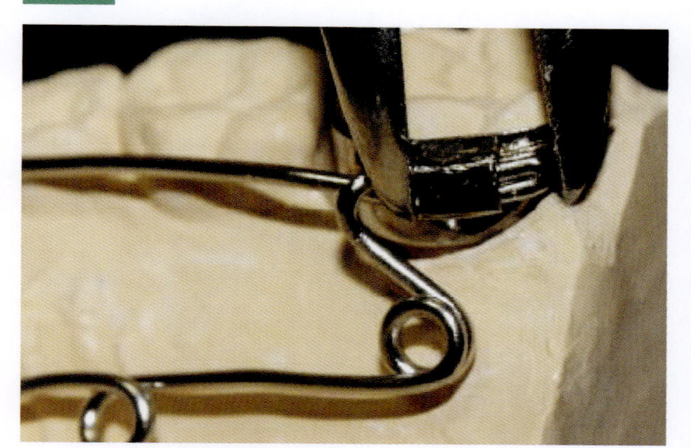

図 1-6-19b　片方をシース、もう片方をワイヤーにかけ、ユーティリティプライヤーで挟んで外す。

3）二重結紮の方法

口腔内では安全のためクワドヘリックスをシースに装着後、リガチャーワイヤーで結紮し、その上からモジュールで抑える（**図 1-6-20**）。

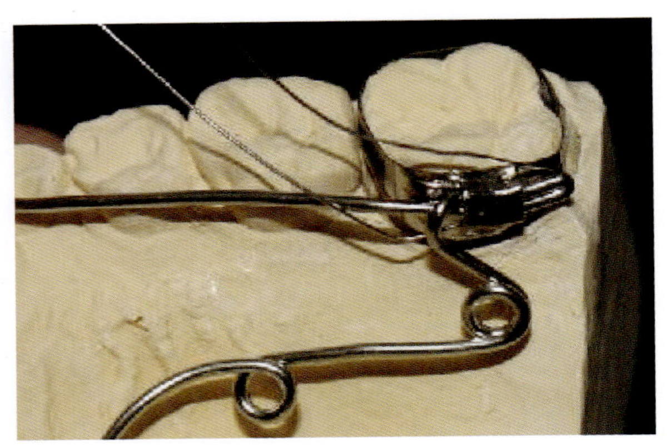
図 1-6-20a

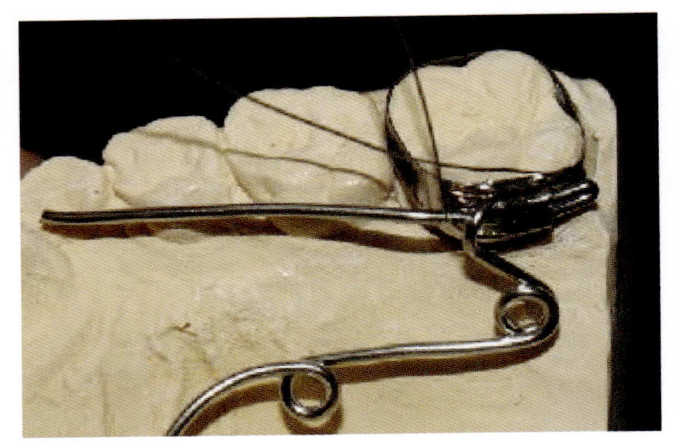
図 1-6-20b

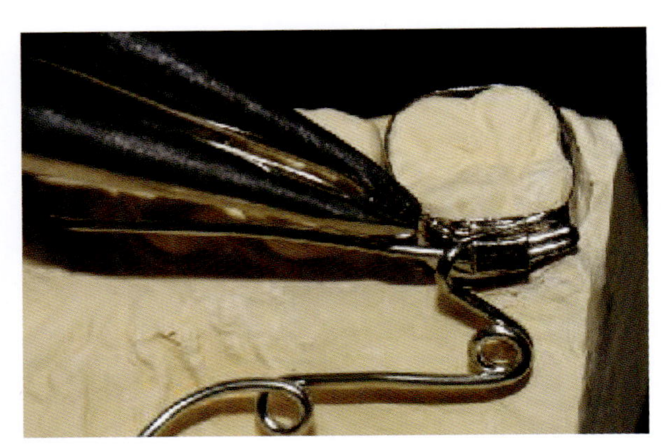
図 1-6-20c

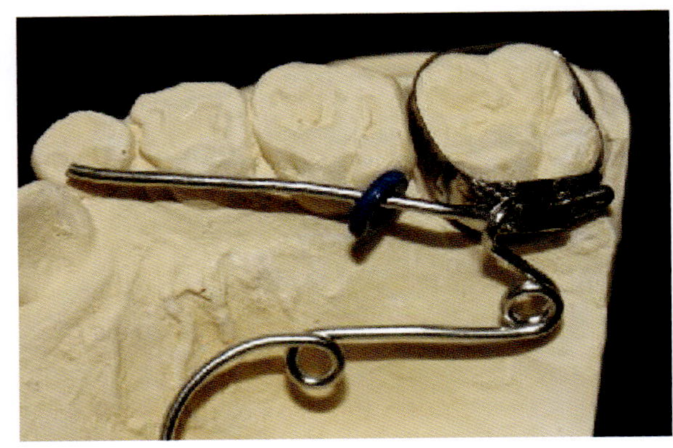
図 1-6-20d

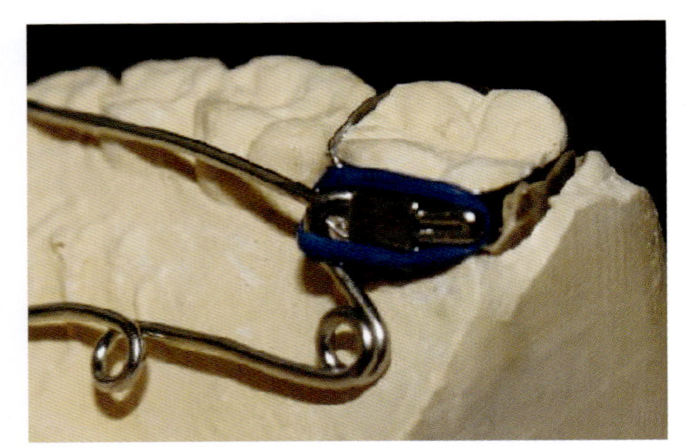
図 1-6-20e

Advice 4 固定式緩徐拡大装置：バイヘリックス（下顎用）の製作手順

1）製作手順

①バンドを試適し、アルギン酸印象を行う（図 1-6-21a〜c）。

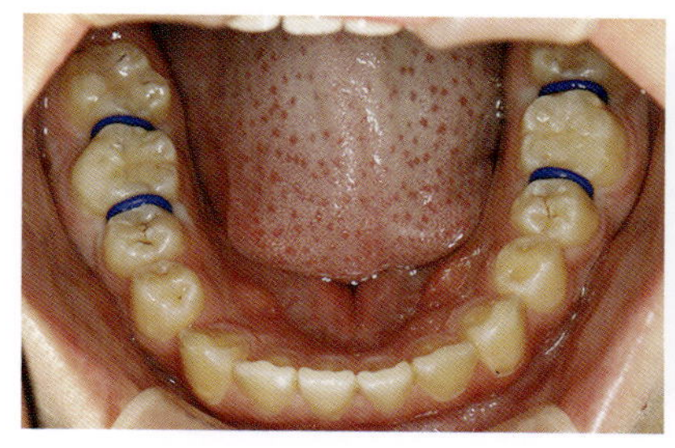
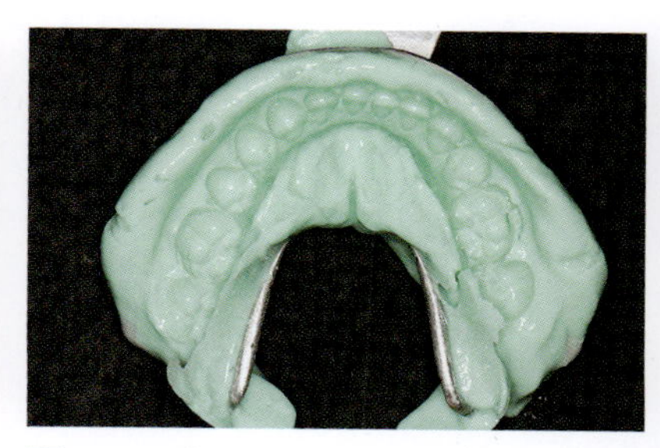
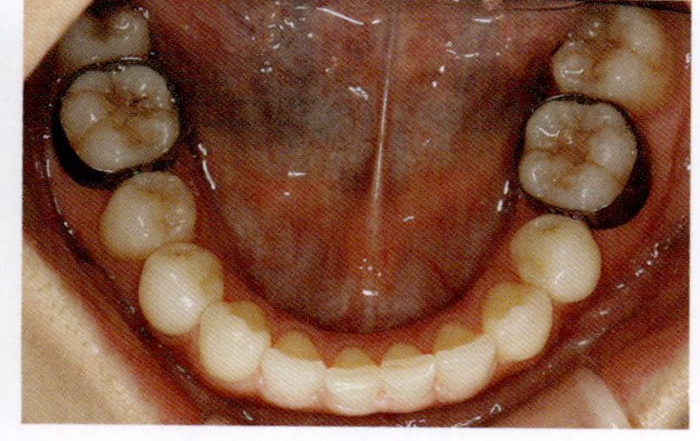

図 1-6-21a　歯間がきついようなら１週間モジュールを装着する。

図 1-6-21b, c　モジュールにて歯間離開後、口腔内でバンドを試適し、その状態でアルギン酸印象を行う。

②バンドを印象面の中に戻し、ワックスで固定し、作業用模型を作製する（図 1-6-21d, e）。

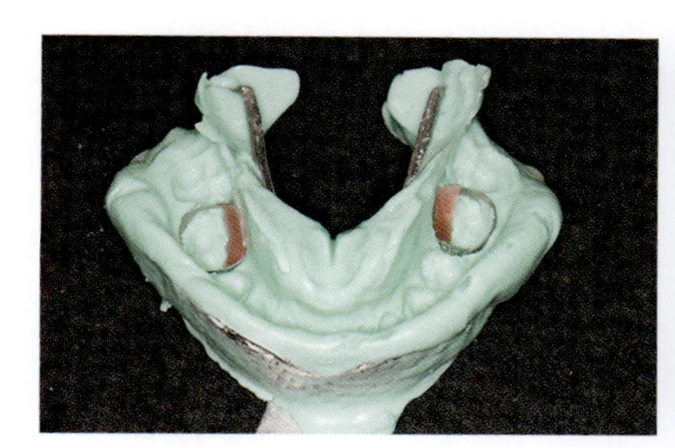
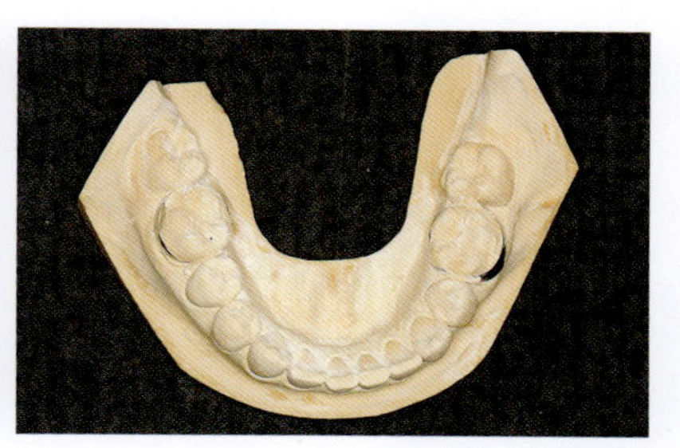

図 1-6-21d, e　バンドの入った石膏模型が製作される。この模型上で技工作業を行う。

③ 0.8mm 線でバイヘリックスを屈曲し、固定し、ろう着する（図 1-6-21f〜h）。

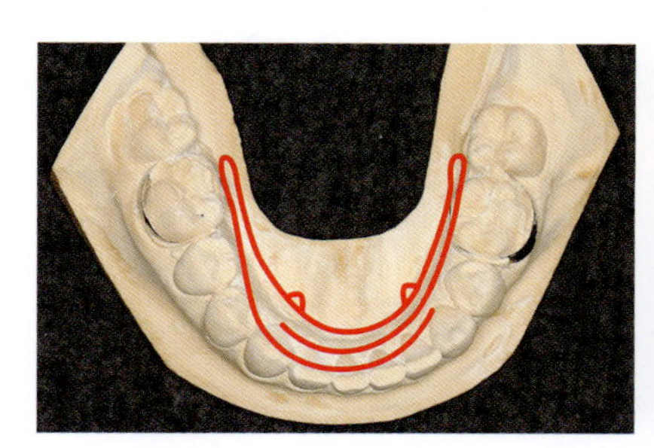
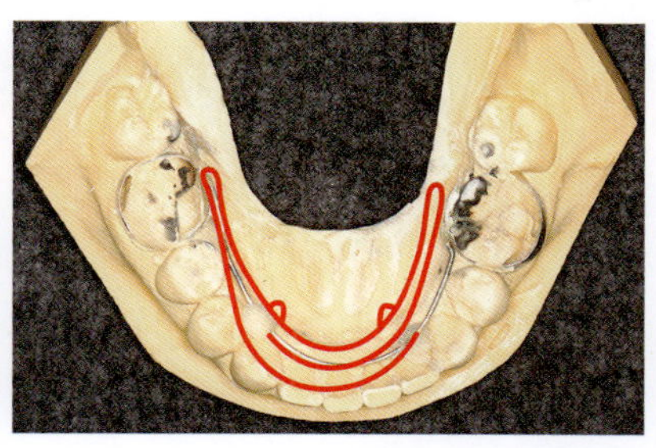
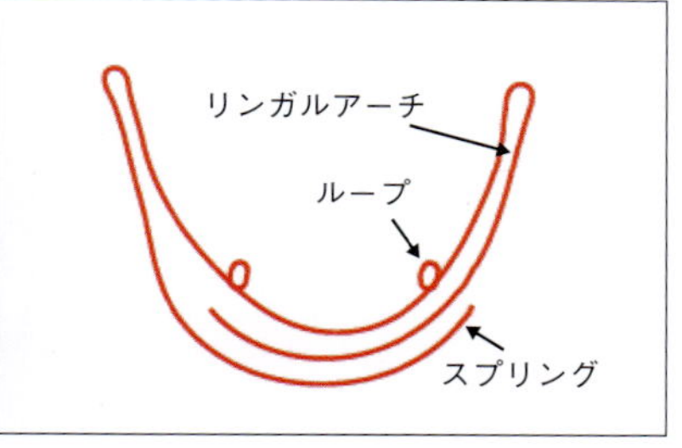

図 1-6-21f〜h　この赤線のループとスプリングはバイヘリックス特有のものである。

2）口腔内での試適

クワドヘリックスと同様。

3）固定方法

バンドを仮着セメントで接着する。

4）着脱と装着法

バイヘリックスの口腔内での着脱と装着には、バンドリムービングプライヤー、バンドプッシャーを用い、ワイヤーの調整にはヤングプライヤーを用いる（**図 1-6-23**）。

装着

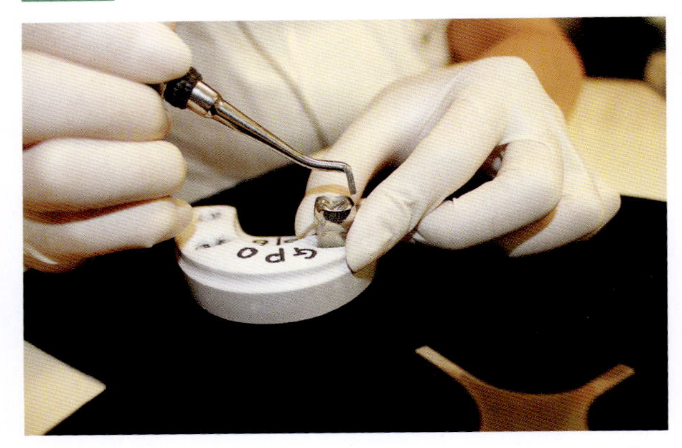

図 1-6-22a 仮着セメントをバンド内面に塗布し、バンドプッシャーでバンドを歯牙に装着する。

除去

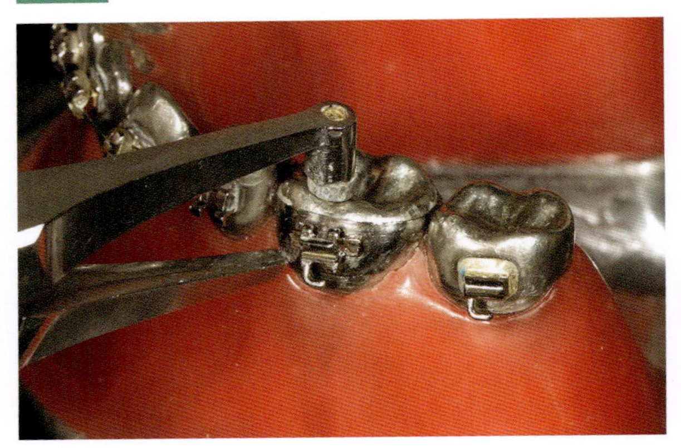

図 1-6-22b バンドリムービングプライヤーで、バイヘリックスを外す。

Advice 5 可撤式緩徐拡大装置：シュワルツの緩徐拡大装置の製作と調整方法

1）製作から装着、調整まで

拡大床を作製する際には、維持の観点からシュワルツのクラスプか、アダムスのクラスプを選択し、中央にエクスパンジョンスクリューを装着する（**図 1-6-23**）。

①印象採得を行う（図 1-6-23a）。

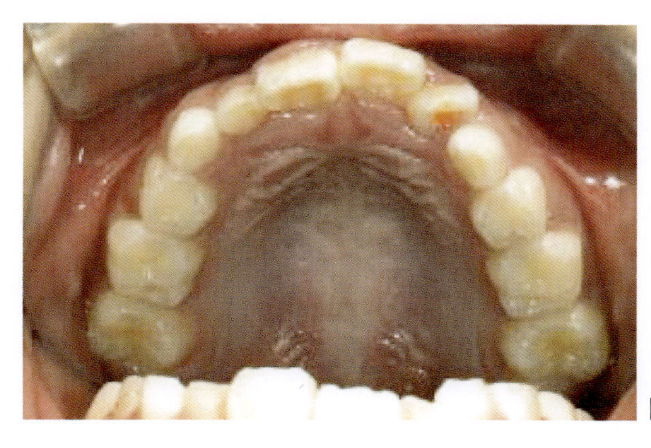

図 1-6-23a　アルギン酸印象を行う。

②拡大床を製作する（図 1-6-23b）。

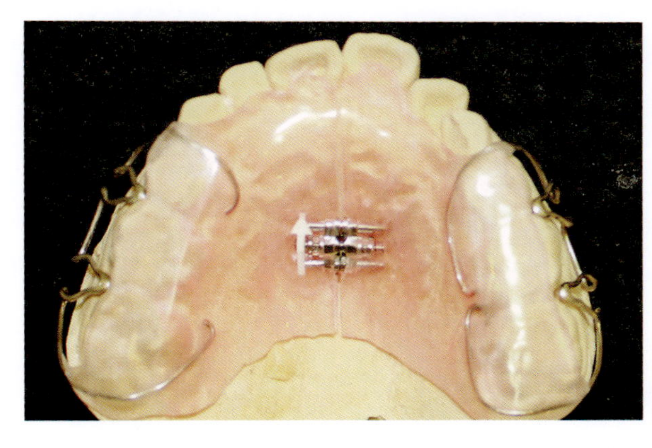

図 1-6-23b　拡大床を作製する。

③ 1 週間の試用期間を設ける（図 1-6-23c）。

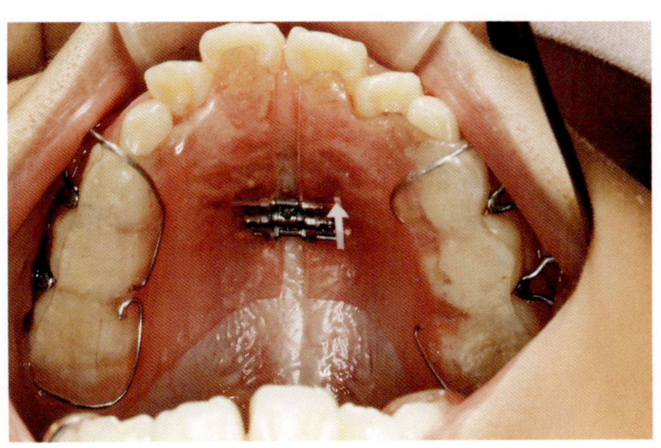

図 1-6-23c　患者が装置に慣れるため、1 週間拡大せず装着だけを行ってもらう期間を設ける。その後、1 週間に 1 回、患者の保護者が専用ネジで拡大を行う。

④月に１度のチェックを行う（図 1-6-23d）。保護者による拡大（1 回 /1 週）が行われているかどうか、装置の適合が良好かどうかを確認する。

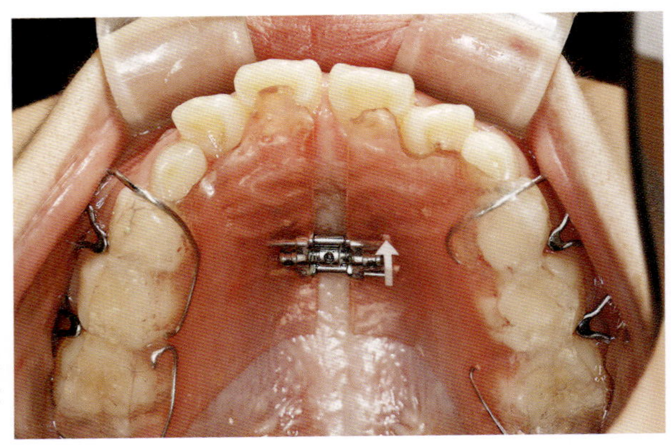

図 1-6-23d　医院には１ヶ月に一度チェックに来院。通常６ヶ月程度で拡大が終了するが、その後、調整しながら交換萌出により、使用不可能になるまで保定装置として使用する（半年は１日中、その後は夜間のみ）。

⑤拡大終了（図 1-6-23e, f）。

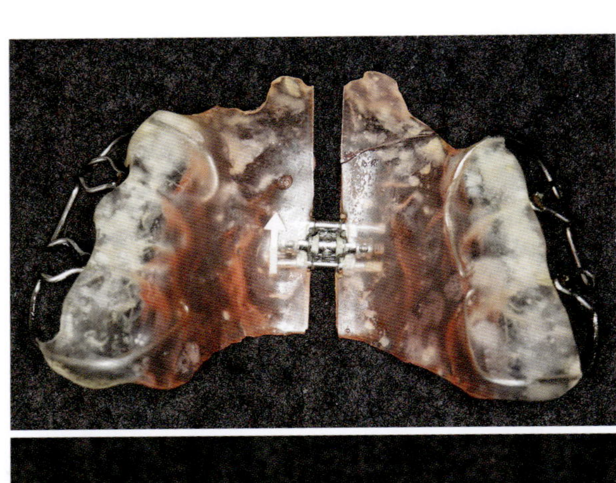

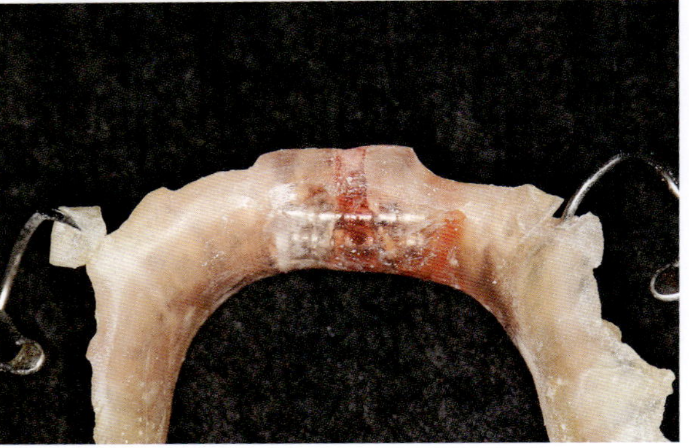

図 1-6-23e, f　拡大しきった装置は強度が弱いため、保定装置とする場合には、中央のスペースをレジンで埋めて使用する。咬合床は、随時削合していく。

使用器材

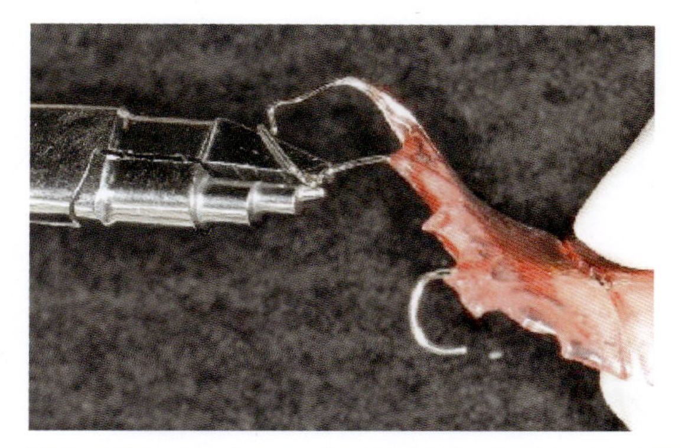
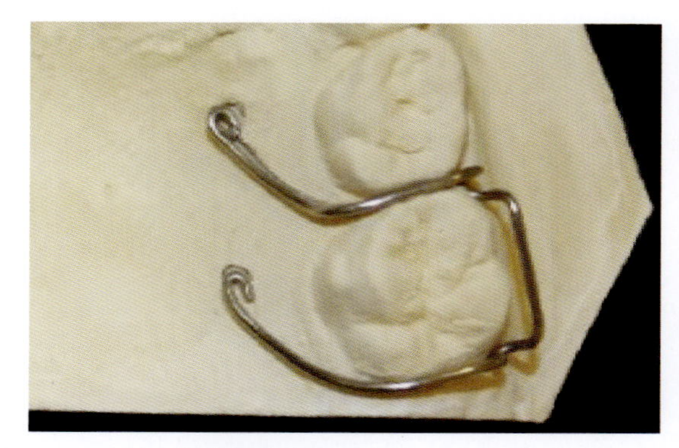

図 1-6-24a, b　クラスプの選択肢①：アダムスのクラスプ。アローヘッドの角度を強めることでクラスプの維持力を高める。

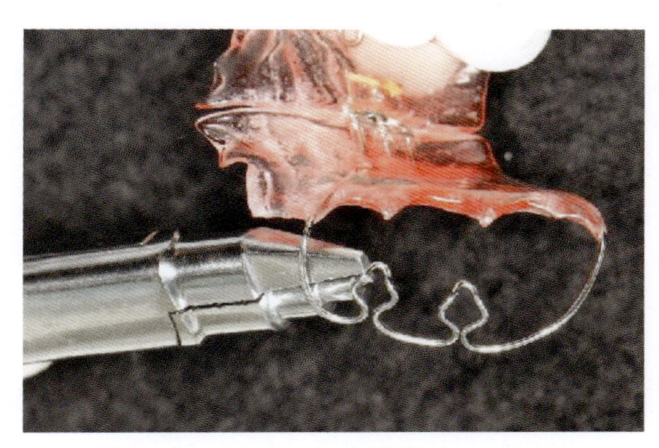
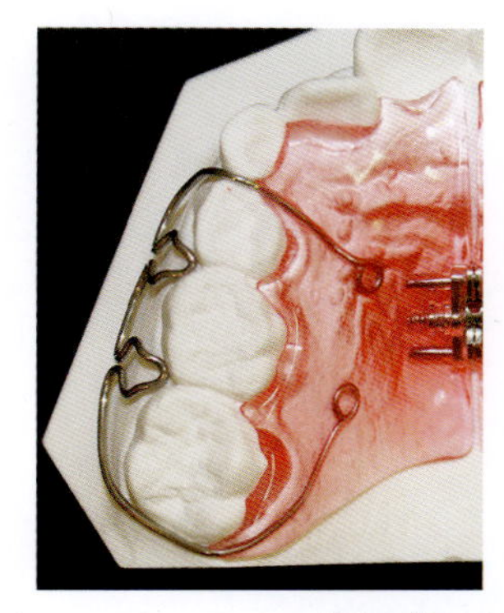

図 1-6-25a, b　クラスプの選択肢②：シュワルツのクラスプ。シュワルツのヘッドをプライヤーで歯頚部方向に引くことで維持力を強める。

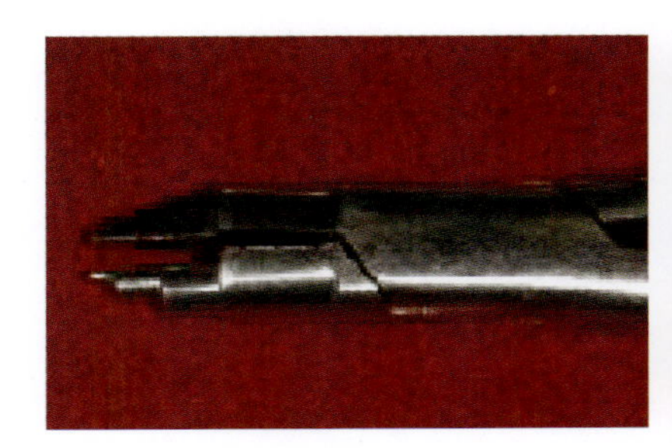

図 1-6-26　ヤングプライヤー。クラスプや補助弾線等の屈曲用。

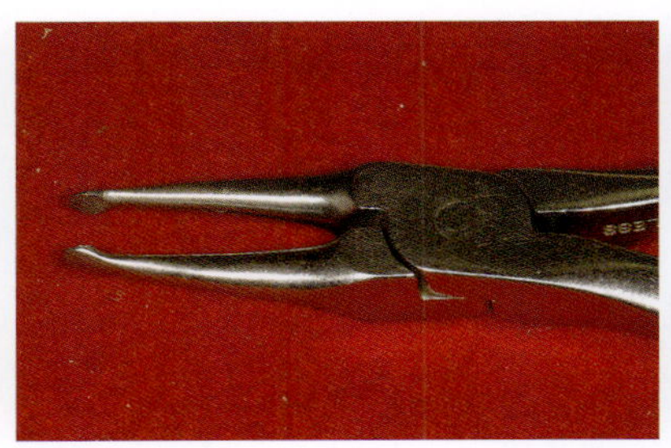

図 1-6-27　ホープライヤー。先端が把持に優れているため、両装置（アダムスとシュワルツのクラスプ）の維持装置の調整にもヤングプライヤーの代用として使える。

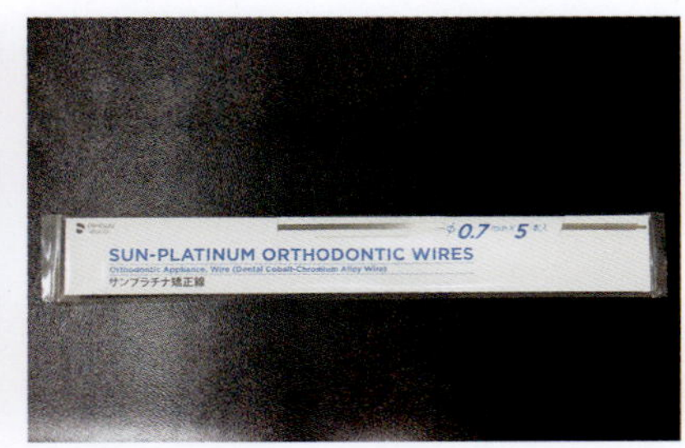

図 1-6-28　サンプラチナ矯正線（0.7mm）（デンツプライシロナ）。

PART 1

第7章

対合関係改善のための狭窄歯列の拡大

治療目的

1　より良好な咬合の確立

咬合崩壊している成人に対する包括的歯科治療において、片顎の歯列が狭小で対合歯と咬合しない症例では、より良好な咬合状態を確立するため、狭窄歯列の拡大が有効となる。しかし、拡大方向には歯槽骨、歯肉が必要であり、CBCTを使用した診断などが必要である。

すなわち、歯が舌側や口蓋側に傾斜しているだけで、頬側に十分な歯槽骨や歯肉が存在する症例が適応となる。それ以外であれば、拡大することにより歯槽骨や歯肉の裂開が起こるため慎重な対応が必要である。

1 狭窄歯列の部分矯正（LOT）による拡大

1-1 治療の流れと治療期間

拡大床やリンガルアーチを使用する方法と、広い幅径を持つアーチワイヤーを使用して拡大する方法がある。片顎すべてに装置を装着することにより、現在の咬合が失われるため（対合歯列はすべて補綴前提の咬合再構成など）広範囲の部分矯正（LOT）が前提となる。

①拡大床を使用する場合

小児に使用する拡大床に類似した拡大機能を持つ床装置や、部分床義歯を使用して歯列を拡大することができる。

咀嚼機能を確保しながらの拡大となるため、緩徐な治療を行うことができる。拡大量にもよるが、６ヶ月の保定も含め、１年以上の期間を確保したい。

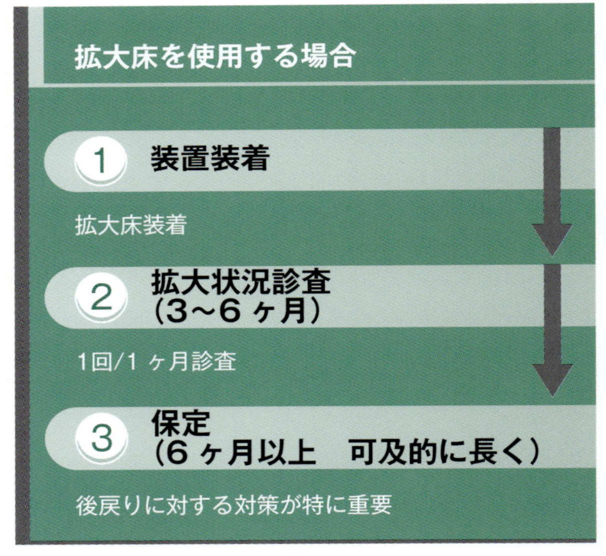

図 1-7-1　治療の流れと治療期間。

②広いアーチワイヤーを使用して拡大する場合

狭窄している歯列にブラケットを装着し、広いアーチワイヤーを使用して拡大する方法がある。さらにアーチワイヤー上にオープンコイルを追加して、(叢生があり、ブラケットを装着できない部位などが効率が良い) オープンコイルの拡大力を利用し、歯列を拡大させる。

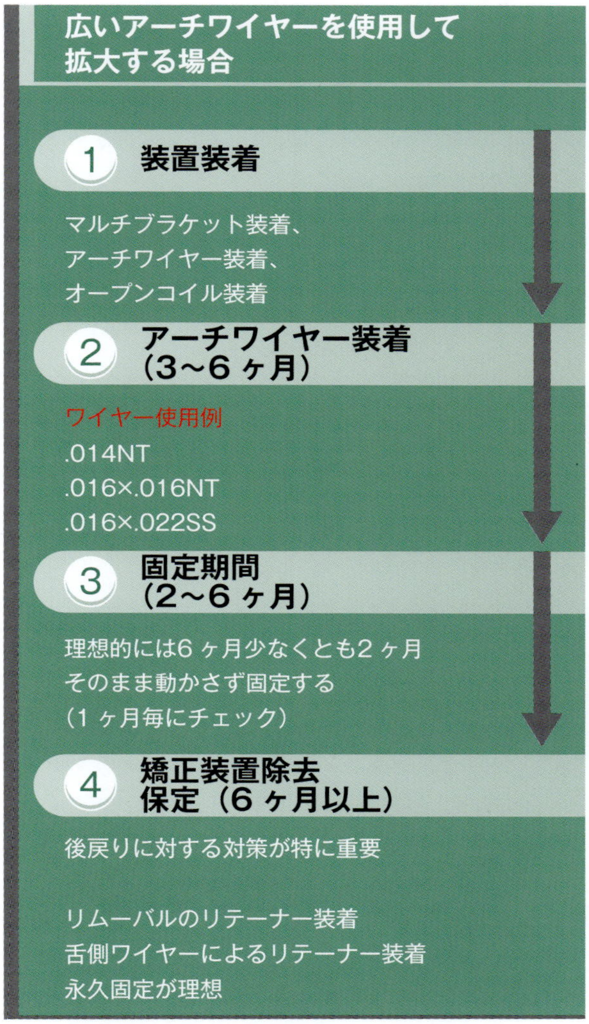

広いアーチワイヤーを使用して
拡大する場合
1 装置装着
マルチブラケット装着、
アーチワイヤー装着、
オープンコイル装着
2 アーチワイヤー装着
（3～6 ヶ月）
ワイヤー使用例
.014NT
.016×.016NT
.016×.022SS
3 固定期間
（2～6 ヶ月）
理想的には6 ヶ月少なくとも2 ヶ月
そのまま動かさず固定する
（1 ヶ月毎にチェック）
4 矯正装置除去
保定（6 ヶ月以上）
後戻りに対する対策が特に重要
リムーバルのリテーナー装着
舌側ワイヤーによるリテーナー装着
永久固定が理想

図 1-7-2　治療の流れと治療期間

③リンガルアーチを併用して拡大する場合

アーチワイヤーを使用して拡大する時、幅径の広いリンガルアーチ（バイヘリックス）を併用すると効率が良い。ただし、患者の舌感には問題がある。

リンガルアーチを併用して
拡大する場合
1 リンガルアーチ、
マルチブラケット装着
マルチブラケット装着による拡大を併用
すると効率が良い
2 リンガルアーチ調整
（1～3 ヶ月）
毎回外して、拡大を行い、再装着する
アーチワイヤー装着
3 矯正装置除去
保定（6 ヶ月以上）
後戻りに対する対策が特に重要
リムーバルのリテーナー装着
舌側ワイヤーによるリテーナー装着
永久固定が理想

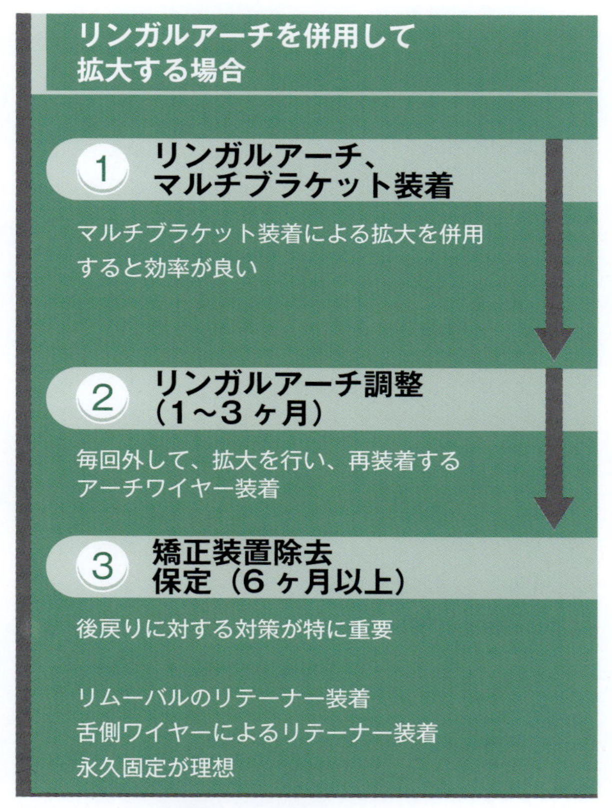

図 1-7-3　治療の流れと治療期間

1-2　臨床応用における重要事項

1-2-1　適応症か、非適応かの診断

　歯列弓の拡大が適応か否かは、CBCT で確認するか、模型を目視して咬合面観から頬側に歯肉の厚みが十分あるかを確認する。

○ 適応症

　症例は上顎歯列が狭く、歯列拡大を予定した。咬合面から頬側の歯肉が確認でき、歯体移動によっても十分に頬側に拡大できる余地があると診断できる。CBCT においても十分な骨幅が確認される（**図 1-7-4**）。

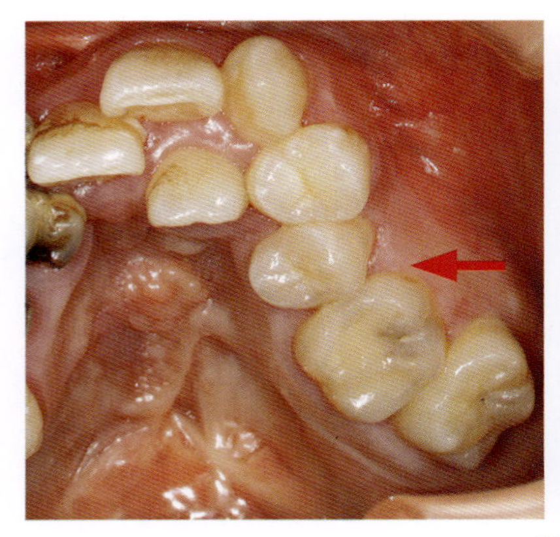

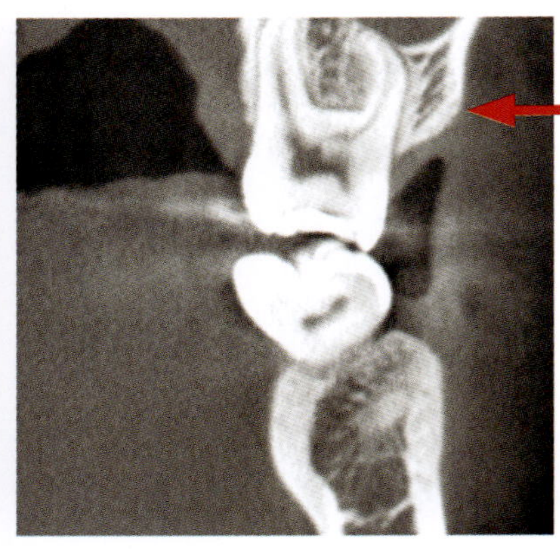

図 1-7-4a　術前。極端な狭窄歯列の患者（口蓋裂）の⌊6 の頬側には十分な骨があり、拡大にまったく問題はない。

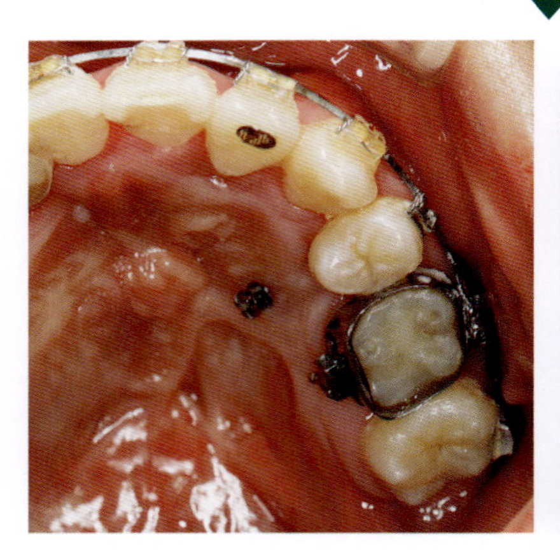

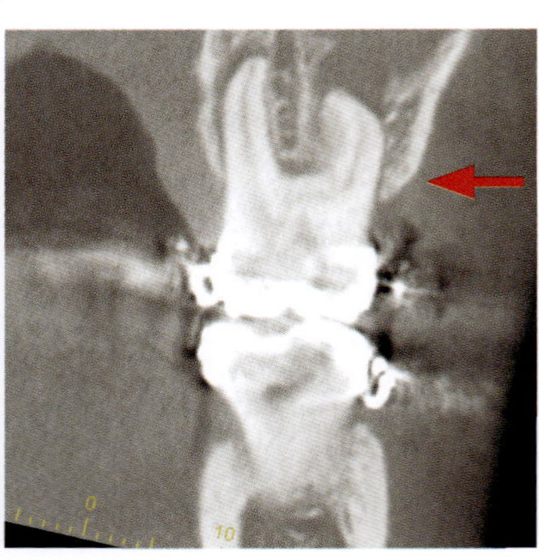

図 1-7-4b　拡大後。安全に拡大することができた。頬側への歯体移動後も頬側には十分な骨が存在している。

× 非適応症

症例は上顎歯列が狭く拡大が必要だが、咬合面側から頬側の歯肉は確認しにくい。CBCTにおいても頬側に骨はないか、あっても僅かであることが確認された（**図 1-7-5**）。

大幅な拡大によって歯肉から歯根が裂開する可能性があり、慎重に拡大する必要がある。傾斜移動による最低限の拡大を予定した。拡大治療後、十分に拡大が行われていないが、これ以上の拡大は危険と判断した。

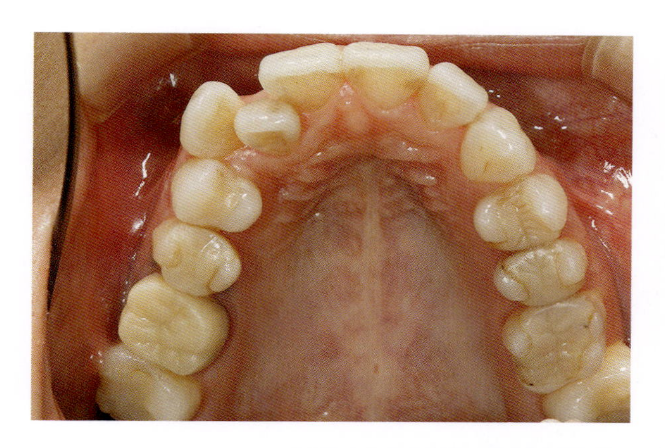

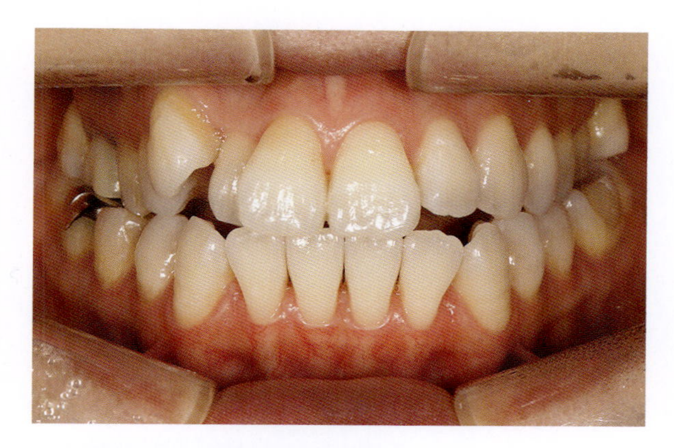

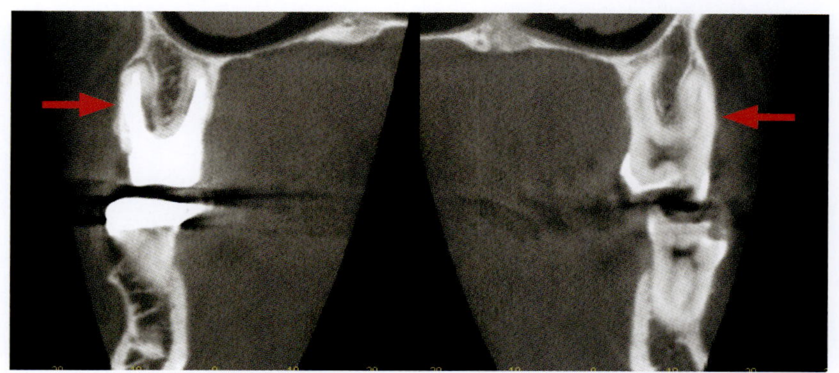

図 1-7-5a　矢印の部分の頬側骨はないか、あっても僅かである。頬舌的な被蓋を完全な状態に改善することは難しく、傾斜移動による最低限の拡大を予定した。

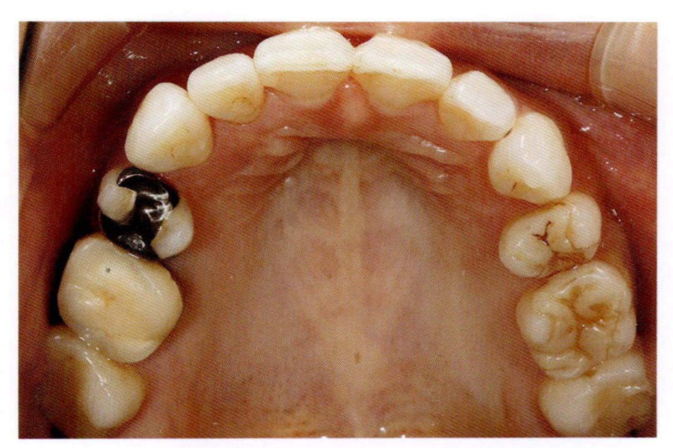

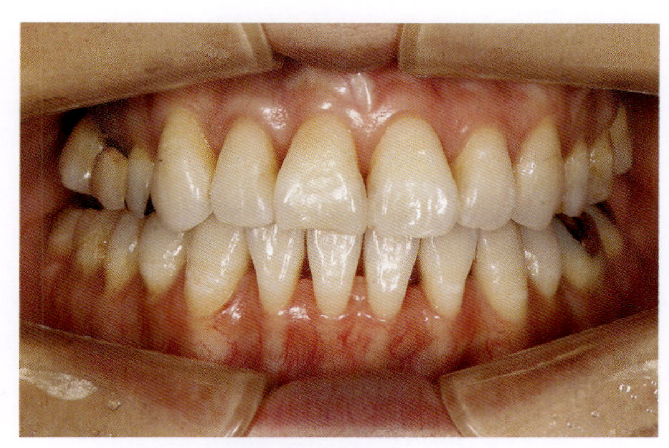

図 1-7-5b　下顎歯列に対して頬側の拡大は十分ではない。しかし、この程度が限界であると考えられる。

1-2-2　拡大した歯列の後戻りへの対応

歯列弓拡大の問題点は、後戻りが強く起こることである。特に下顎では顕著である。少なくとも半年は保定期間を設けることが必要だが、歯列はその後も戻り続ける。補綴予定歯であれば連結冠を装着することで対応できる。しかし、天然歯の場合は連結固定しない限り、元の状態に戻ろうとする。そこで、術後、日中はリテーナーを装着し（術後２年間は必須）、夜間はナイトガードの機能を待たせた保定装置を生涯装着することが望ましい。

部分床義歯を装着する症例では日中夜間を問わず、終日保定装置がわりに部分床義歯を装着させる（夜間はその上からナイトガード装着が望ましい）。

歯列拡大後の保定方法

天然歯での後戻りへの対応方法は**図 1-7-6c** のようなラップアラウンド型（舌側から強く歯列を保定する装置）のリテーナーを一生涯使用し続けることである。補綴予定歯であれば、補綴装置を連結固定することで後戻りは起こらない。

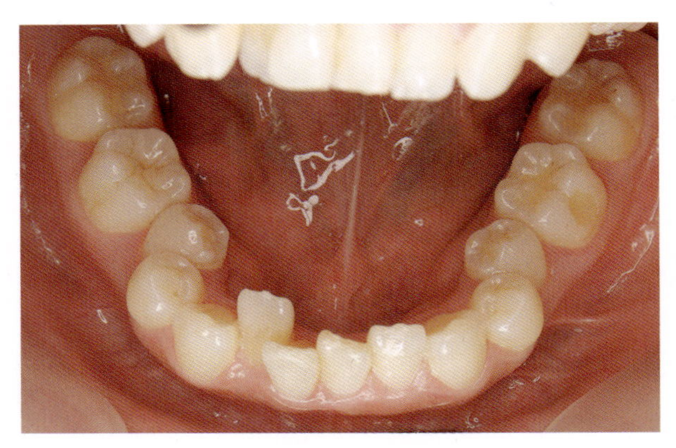

図 1-7-6a　矯正学的診断により、拡大による叢生改善を行う計画を立てた。

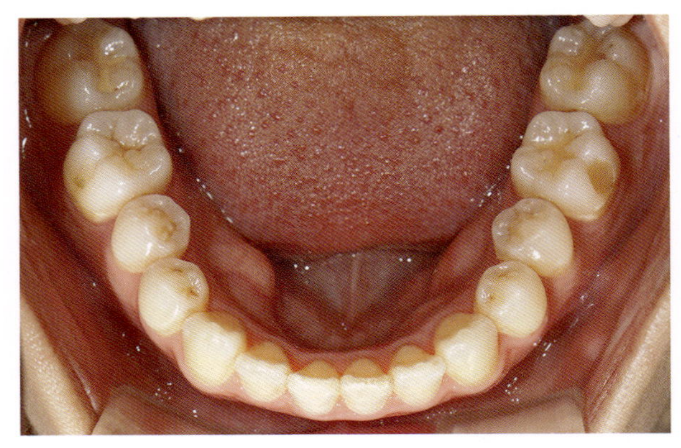

図 1-7-6b　治療後歯列は拡大されたが、安定はしない。

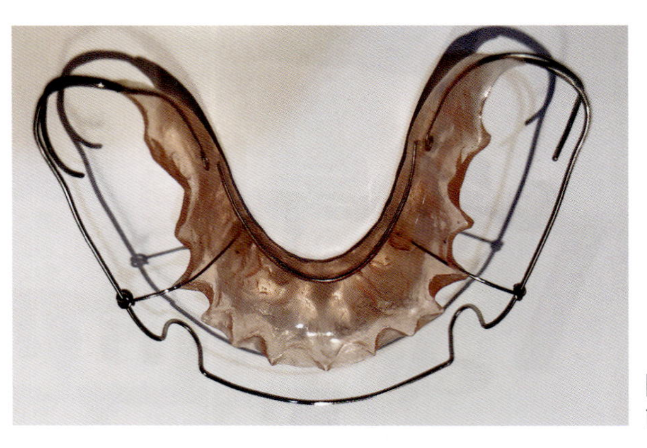

図 1-7-6c　本装置（ラップアラウンド型のリテーナー）にて歯列を舌側から囲い込み、後戻りに対応した。

万が一後戻りが発生した時の対応

前頁では、治療後も保定装置として部分床義歯を終日装着することによる対応について述べたが、患者が数日装着を怠ると、装着不能になる危険性がある（**図 1-7-7**）。その時は拡大床付きの部分床義歯（レジン床にエクスパンジョンを装備した部分床義歯）を作製し（もしくは作製しておき）再拡大を試みるしかない（**図 1-7-7c**）。

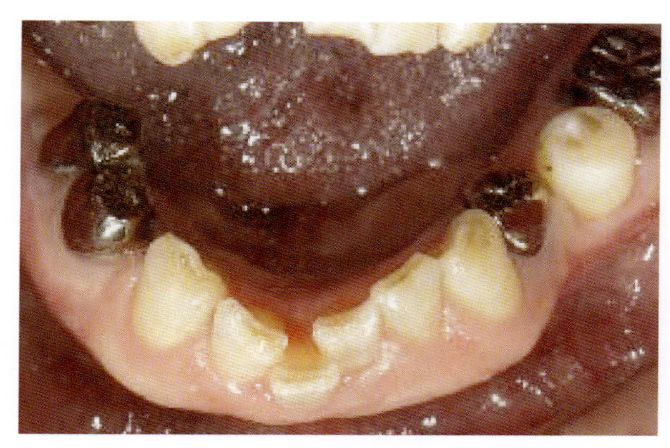

図 1-7-7a 狭窄歯列弓の拡大を計画した。

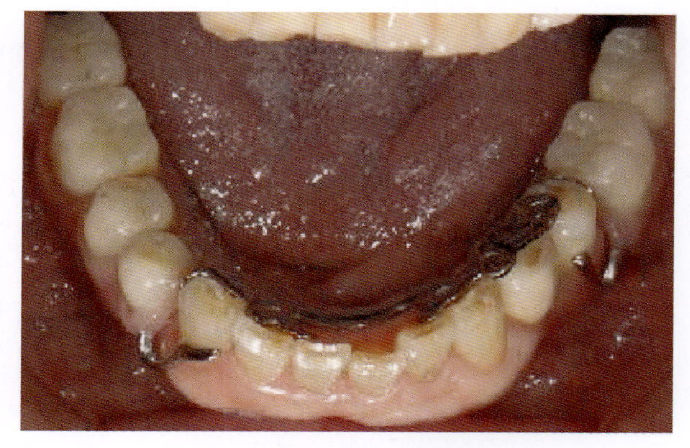

図 1-7-7b 拡大後の最終補綴装置。再び狭窄する可能性が高く、終日部分床義歯の装着が必要である。

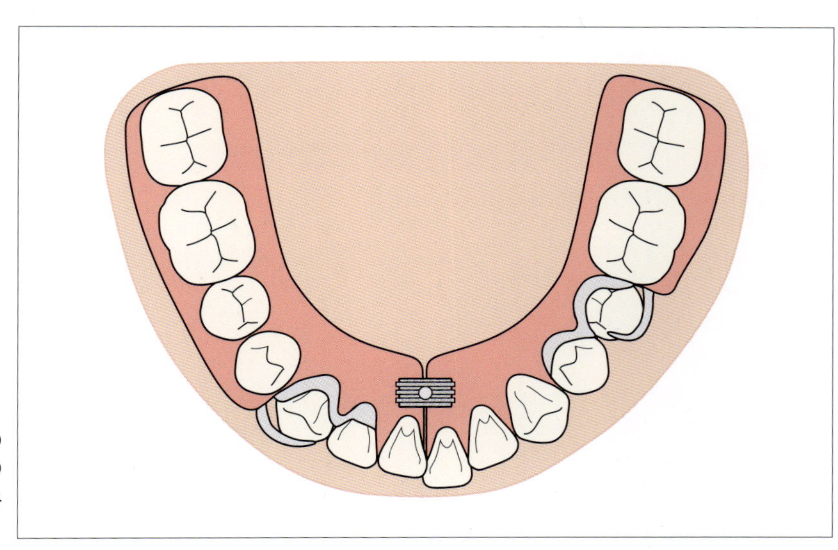

図 1-7-7c 部分床義歯患者で拡大後の後戻りが生じた場合には、拡大床付きの部分床義歯を作製し、再度拡大を試みる。

1-3 適応例から：臨床ではこう使う

症例 1-3-1 上顎に対して下顎歯列に狭窄が見られる症例から

70歳女性、主訴は咬合不全。下顎歯列弓の狭窄が重度で、下顎の前歯と小臼歯が上顎対合歯に咬合せず、上顎の歯肉に咬合してしまう。また、下顎劣成長での骨格性２級のため、前後的にも咬合させることが難しい。

患者が高齢のため理想的治療（下顎前方移動の外科矯正、もしくは上顎便宜抜歯を伴う全顎矯正治療）を行うことはできないとしても、妥協的な治療計画として部分矯正による下顎歯列の拡大を行わないと、上顎の歯列とまったく咬合しない（**図 1-7-8**）。

治療手順としては暫間部分床義歯で咬合高径を暫間的に適量挙上し、下顎部分矯正を行った。咬合挙上を行わないと拡大時に下顎歯列は上顎歯列にロックされて拡大できないだけでなく、ブラケットも装着できない。矯正期間中に暫間義歯の

図 1-7-8 歯列を拡大して対合歯と咬合するよう計画した。暫間部分床義歯で咬合高径を挙上し、部分矯正を行った。矯正期間中に使用した鉤歯は抜歯予定歯で、抜歯後部分床義歯を作製し、それを１日中使用することで保定装置とした。

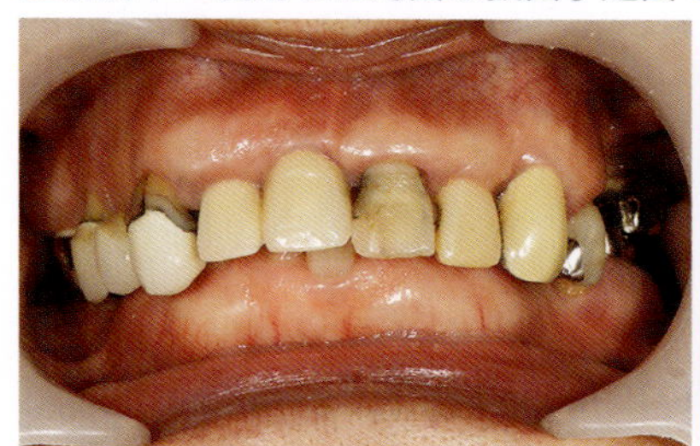
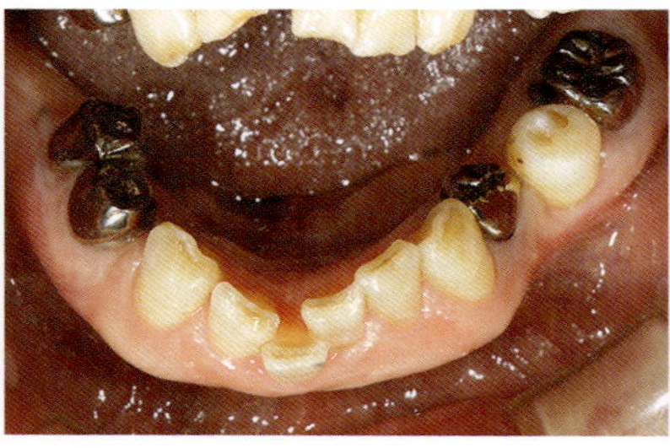
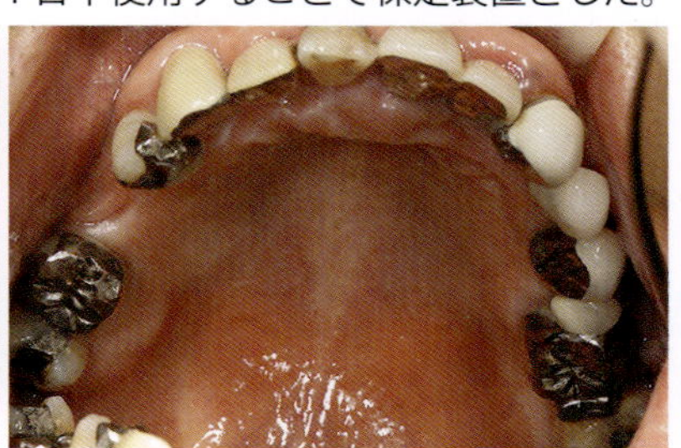

図 1-7-8a 術前。下顎歯列弓の狭窄が重度である。

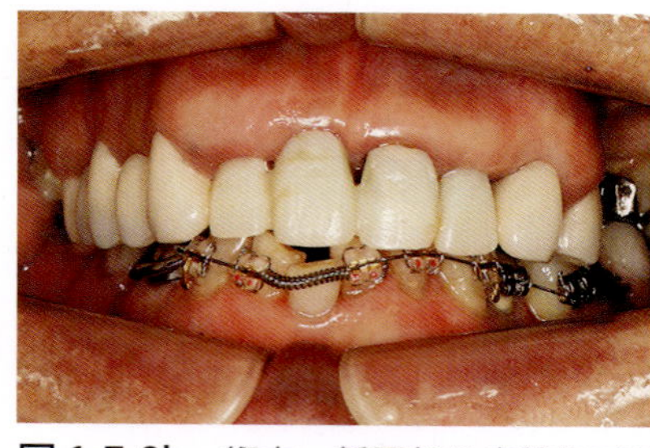
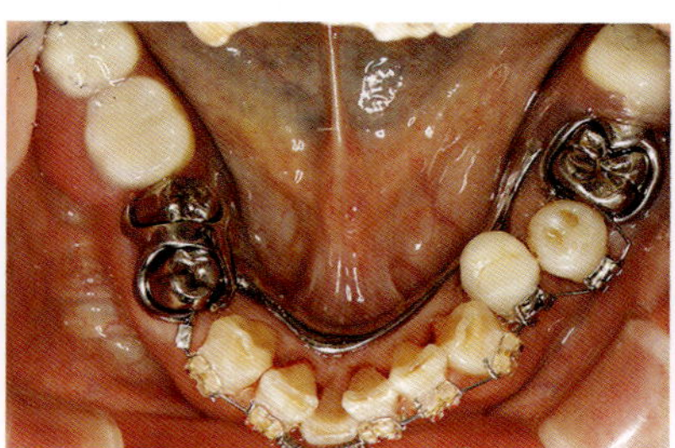
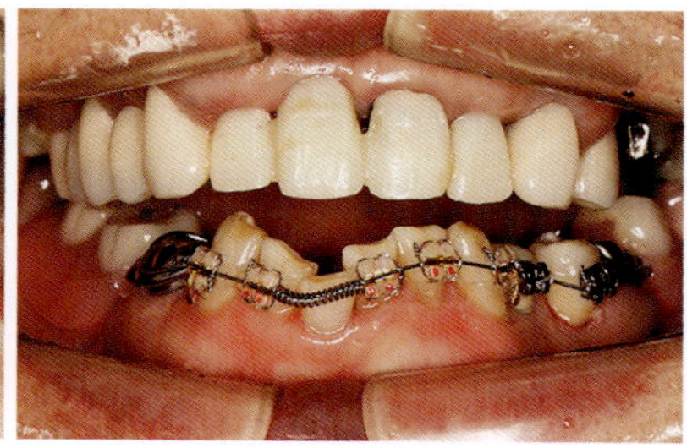

図 1-7-8b 術中。暫間部分床義歯で咬合挙上を行い、拡大した。

鉤歯として使用した54|　|6は部分矯正治療後、抜歯予定であったため、ブラケットをつけることなく使用した（PART 1 第 8 章参照）。

拡大方法は広い幅径を持つアーチワイヤを使用し、同時に叢生の強い部分（本症例では右下中切歯部）にブラケットを装着せず、オープンコイルを装着することで、その拡大力を利用して歯列拡大を行った。

治療期間は 8 ヶ月。ブラケットとワイヤーの装着期間を長くすることで保定の効果が高まるが、本症例は高齢者である理由から、できるだけ短い治療期間で終了することが重要であった。

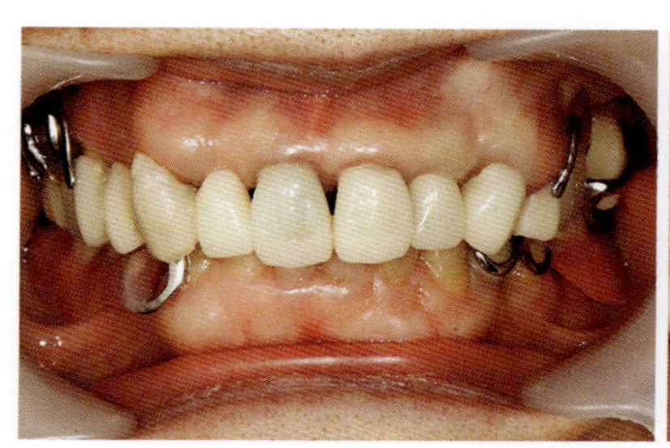
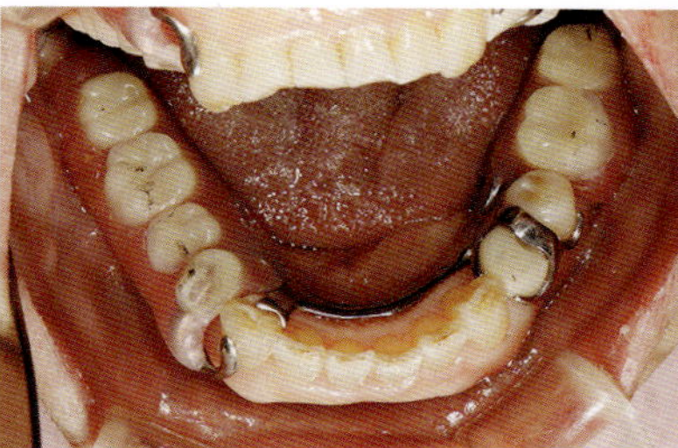
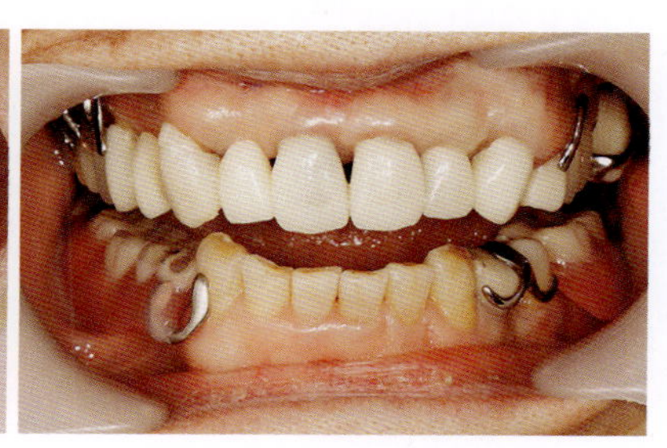

図 1-7-8c　除去後 6 ヶ月。保定を行い、若干の後戻りを認めた。

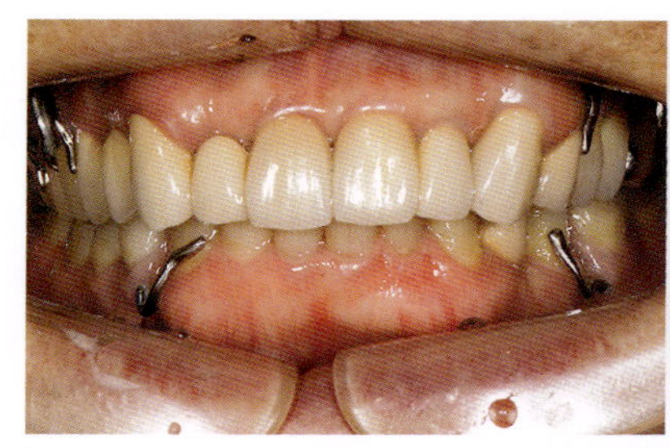
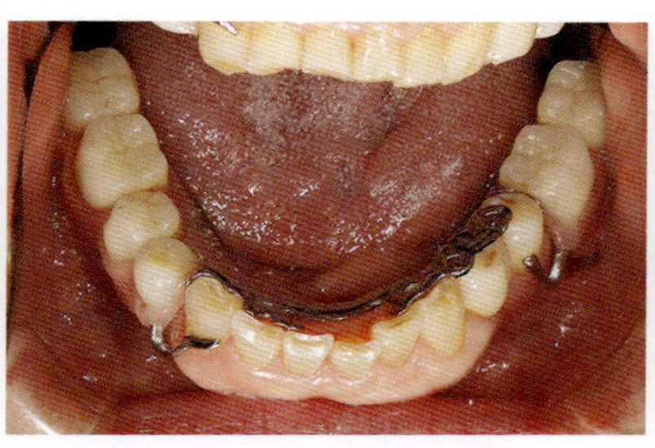
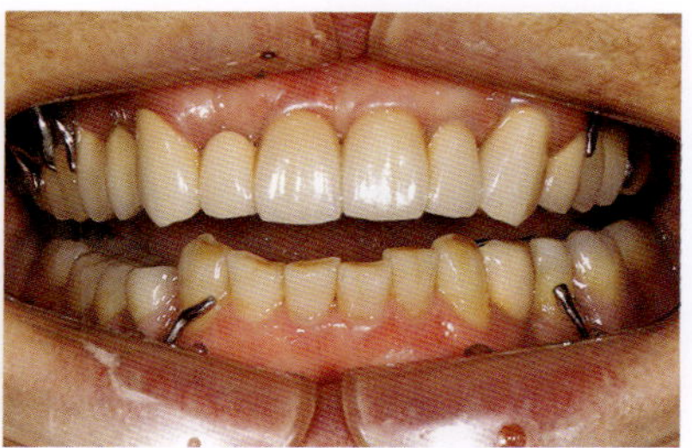

図 1-7-8d　11 ヶ月後。部分床義歯は保定装置も兼ね、終日装着する。

術前

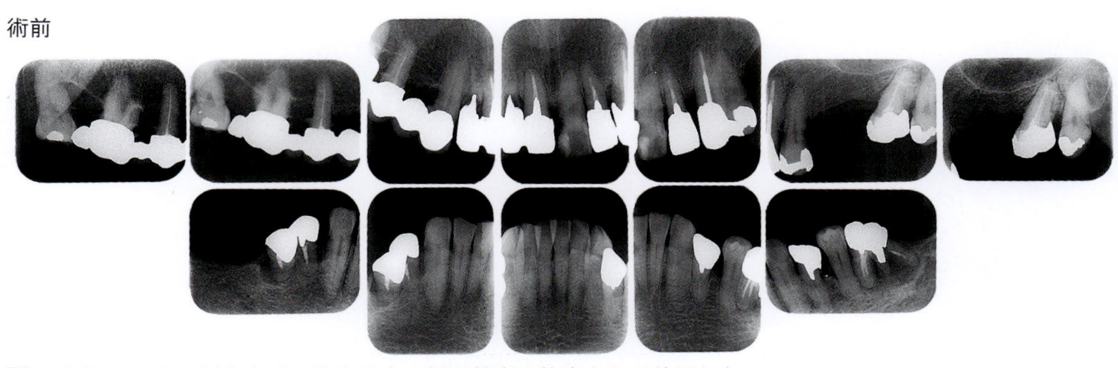

図 1-7-8e　下顎両側臼歯は、抜歯予定で暫間義歯の鉤歯として使用した。

術後

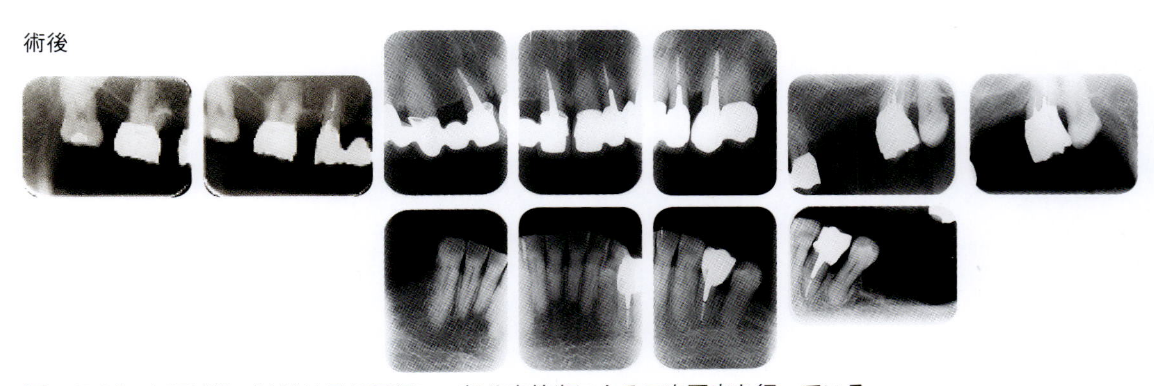

図 1-7-8f　上顎補綴の連結は最低限行い、部分床義歯による二次固定を行っている。

Advice 1 拡大床を使用して拡大する方法

PART 1の第6章に記述した拡大床は、あくまでも混合歯列期の小児用の矯正装置であり、シュワルツのクラスプなどは維持力を調整する自由度が高い反面、装置の適合性は低く、クラスプが大きく、快適性も低く、使用感が悪いため成人では使用することは難しい。また、欠損が混在する患者では、咬合力に耐えるためのレストが必要となる。そのような症例では、部分床義歯に準じて装置を作製し、拡大機能を持たせた装置を作製する方法が勧められる（**図1-7-9, 10**）。

拡大時には床による圧迫が歯牙に起こるだけでなく、歯槽粘膜にも起こる。歯肉への矯正力の圧迫は成人では苦痛を訴えることが多いため、できるだけ歯牙にのみ矯正量が伝達するよう工夫が必要である。

成人では拡大ネジ付部分床義歯で対応

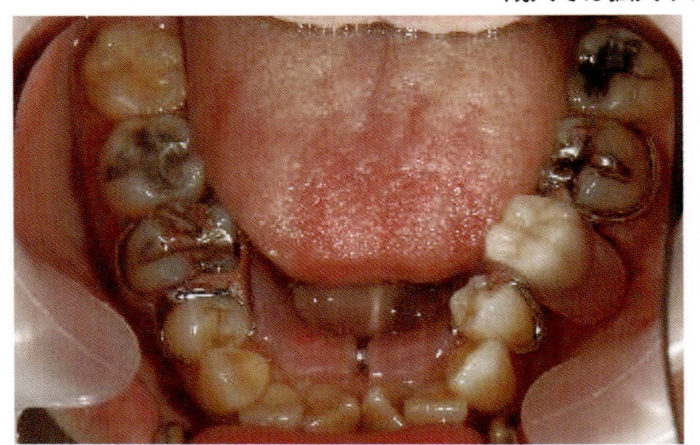

図1-7-9 下顎歯列弓狭窄があり、上顎と咬合させることが難しい。

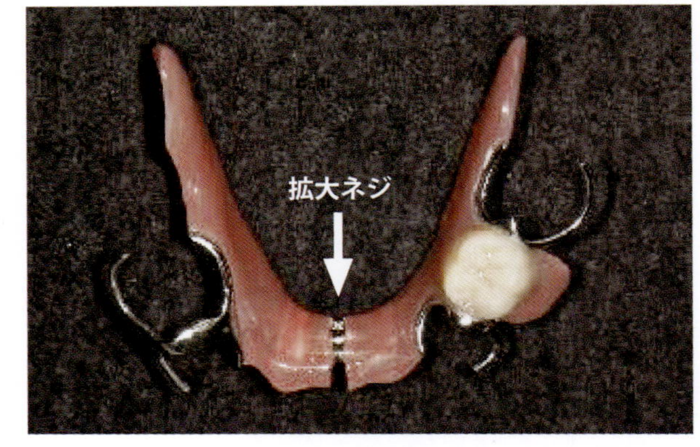

図1-7-10 拡大ネジ付き部分床義歯にて歯列を拡大した。

Advice 2　ブラケット＋ワイヤーとバイヘリックス（リンガルアーチ）を併用して拡大する方法

頬側に装着するブラケットとワイヤー（広い幅径）を使用して拡大すると共に、舌側からバイヘリックスを利用して拡大する方法がある。

バイヘリックスのループ部分が成人では違和感を強く訴えることが多いため、単純なリンガルアーチを使用しても効果は十分ある。以下の例では舌側傾斜のきつい左側のみにスプリングを用いた。拡大されたリンガルアーチと、左側に装着されたスプリングによって歯列拡大が行われる。左側のスプリングによって、小臼歯から拡大を行なっている。

下記の症例では４ヶ月間のみ併用した（**図1-7-11**）。頬側のアーチワイヤーのみで拡大するよりも効率が良い。0.8〜0.9mm 矯正線が使用される。バンドはリン酸亜鉛セメントで合着しており、調整時の着脱はバンドリムービングプライヤーで行う。

舌側からリンガルアーチを併用し、拡大のスピードを促進させる。

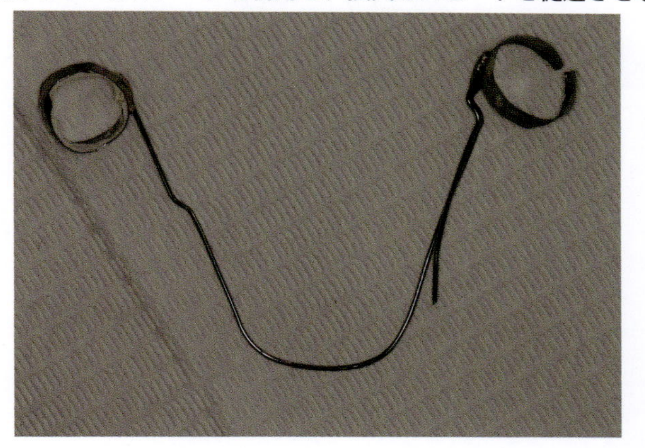

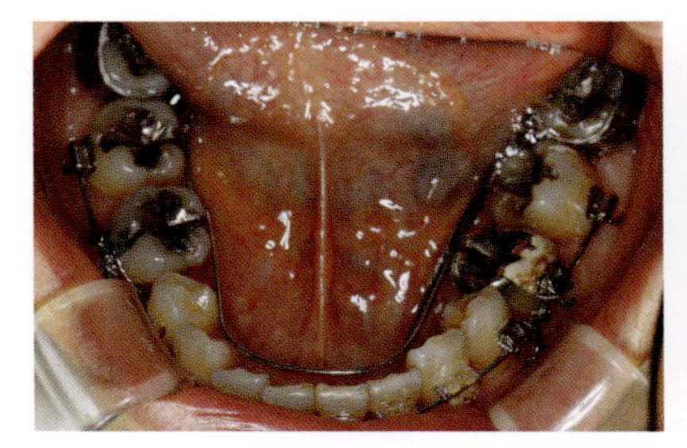
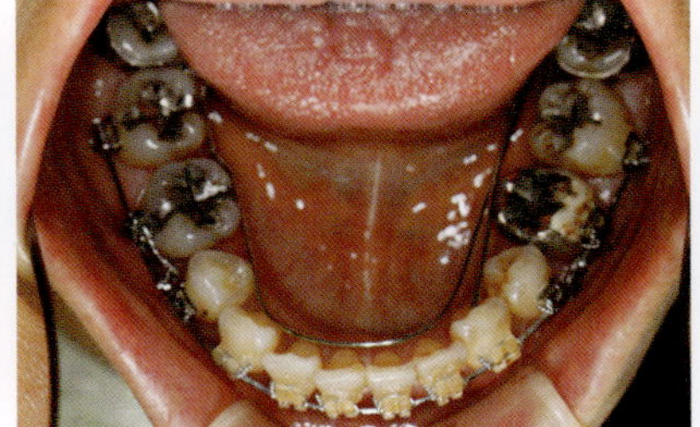
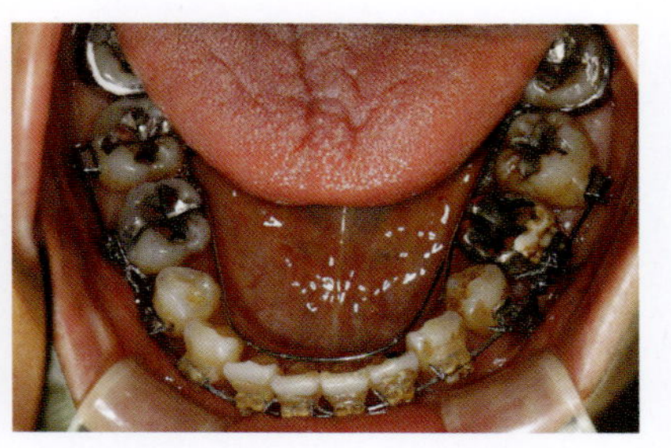

図 1-7-11a〜d　頬側のブラケットとワイヤーのみでは歯列の拡大は効果が低い。舌側からリンガルアーチを併用することで、治療スピードはあがる。左側のスプリングによって小臼歯から遠心の歯牙の拡大を行っている。

Advice 3　オープンコイルによる方法

使用器材

叢生のある部位にはブラケットを装着せず、オープンコイルを装着する（**図 1-7-12a**）。オープンコイルの拡大力で歯列を拡大させる（**図 1-7-12b**）。また、装着するワイヤーは現在の歯列よりも幅を広げたもの（上顎用など）を装着する。オープンコイルは、ブラケット間のスペースの 1.5 倍の長さを装着する。

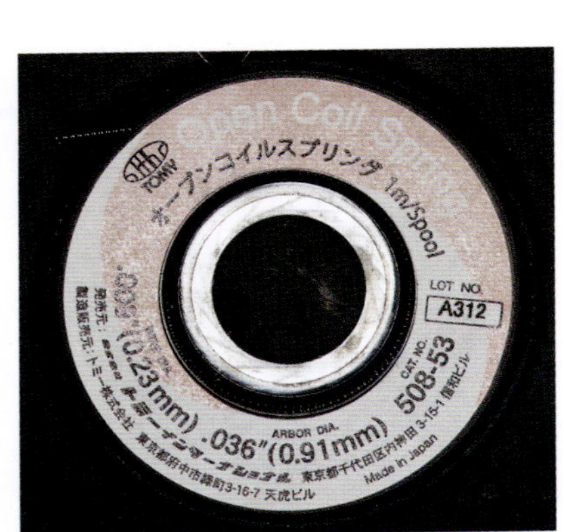

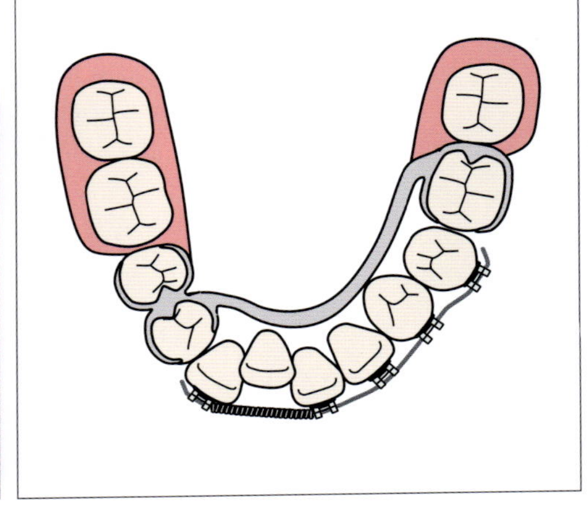

図 1-7-12a, b　オープンコイルによる方法。

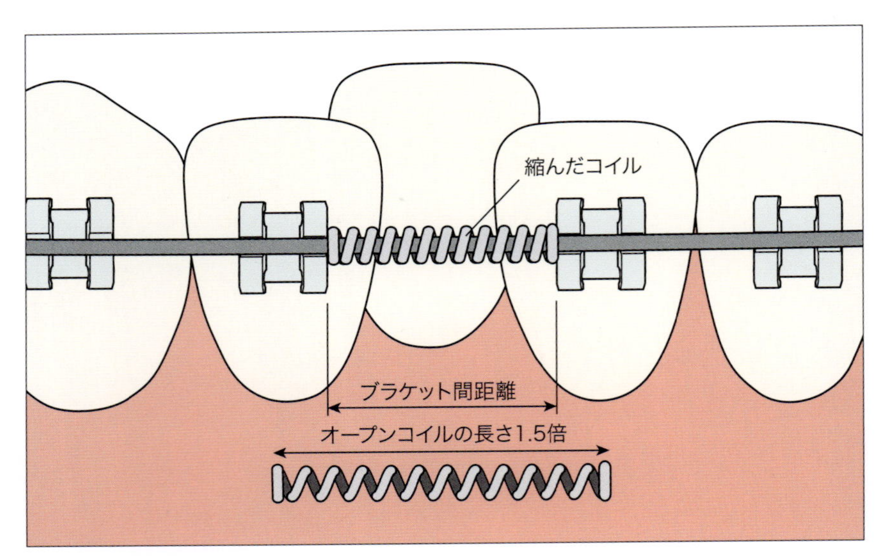

図 1-7-12c

狭いスペースにオープンコイルを装着する時のコツ

狭いスペースにオープンコイルを装着するにはコツがある。オープンコイルを通したワイヤーを口腔内に装着する場合、まずオープンコイルの片側のブラケットの結紮を行っておく（**図 1-7-13a** では3）。そして結紮した方と逆側のオープンコイルの端に暫間的に適当なリガチャーワイヤーを絡めて引っぱり、コイルを圧縮させる。そうすることでブラケットとオープンコイルの間にスペースが生まれ容易に結紮を行うことができる。最初のうちは１人で行うことが難しいため、慣れるまでは介助者と協力して行う方が効率的である。

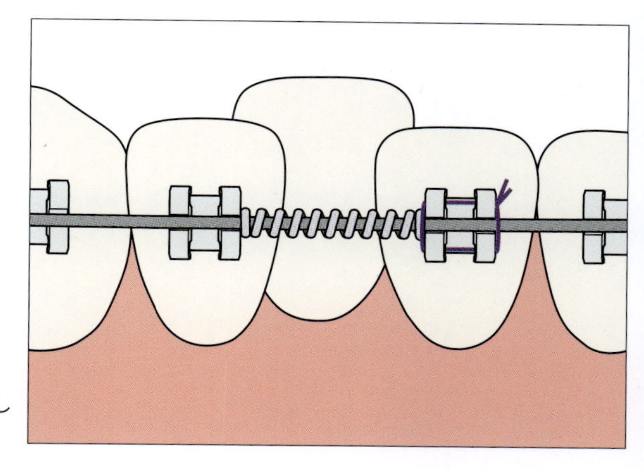

図 1-7-13a 1に結紮をした状態。2にオープンコイルが接しており、結紮が難しい。

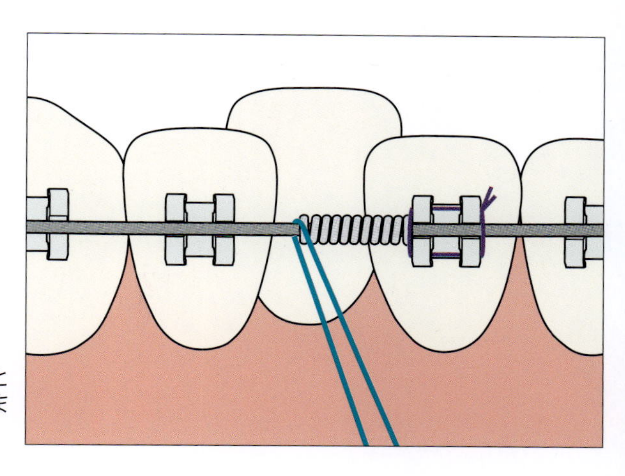

図 1-7-13b リガチャーワイヤーでオープンコイルをくるっと囲み、遠心に引っ張ると、2を結紮するためのスペースが生まれる。

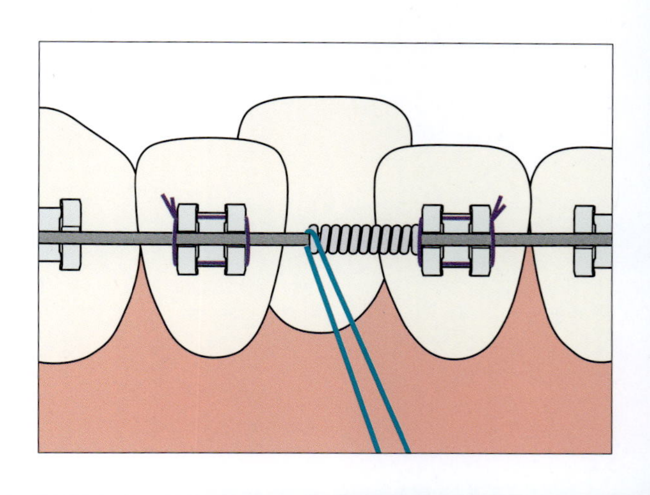

図 1-7-13c 難しかった2の結紮を簡単に行うことができる。

PART 1 第8章

臼歯部のクロスバイトの改善

治療目的

1 **力学的改善**

2 **下顎偏位の改善**

萌出時のスペース不足などの理由によって臼歯部が交叉咬合（クロスバイト）になっている症例がある。これにより、歯は咬合力を歯軸方向に受けることができず、力学的に不利な状態であったり、清掃性が不良であったりする。

また、症例によっては下顎偏位を起こし、歯列全体に悪影響を及ぼすこともある。その改善は歯列が完成する成長期に行うことが望ましいが、何らかの理由で放置され、治療が難しいことも多い。本章では、その改善方法を示す。

1 クロスバイトの改善

1-1 交叉咬合の難易度による治療法の違い

交叉咬合は上顎のみの交叉咬合、下顎のみの交叉咬合、上下顎の交叉咬合に分けられ、その順に治療の難易度は上がっていく。さらに、上下顎の交叉咬合はその交叉量の深度によっても難易度と治療方法が変わる（本章 1-3 参照）。

一般的に歯をアップライトさせると挺出が起こるため、歯を挺出させることなく移動する必要がある。圧下方向へ力をかけながら移動させることのできる装置として、筆者はリンガルアーチとTADs を主に用いている。

1-2 臨床応用における重要事項

1-2-1 治療の難易度の決定要素

治療の難易度は、年齢と交叉量で決まると考えられる。成長期であれば圧下と移動が容易に起こるが、成人以降は難しい。

また、大きい交叉量を持ったクロスバイトの治療は交叉状態を解決できないため困難となる（**図 1-8-1**）。深く咬み込んでいる場合には、レジンなどの暫間的な咬合挙上が必要となる。しかし、その咬合挙上によって、歯が圧下してしまう弊害があり、できるだけ行わない方がよい。

暫間的咬合挙上の適応は、全顎的なコントロールができる全顎矯正や補綴予定が多い咬合再構成の場合である。

暫間的な咬合挙上ができない場合には、クロスバイトの改善時に大幅な咬合調整か、削合、症例によっては抜髄が必要になることもある。

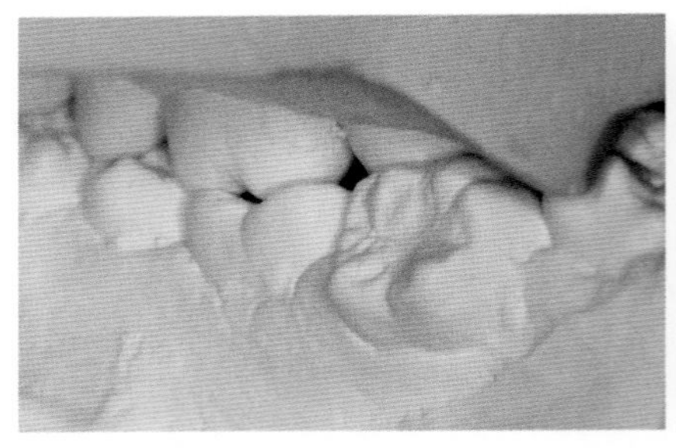
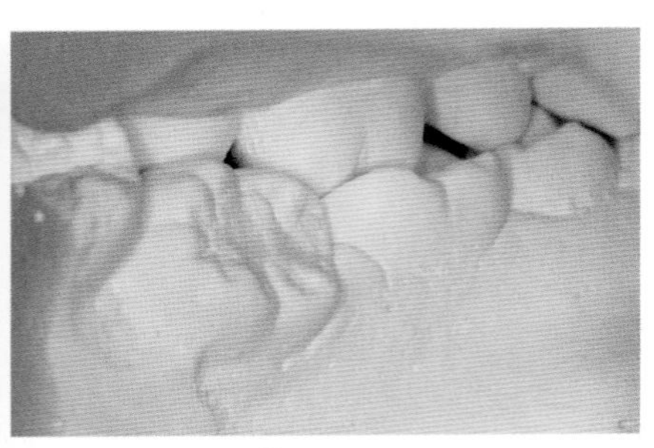

図 1-8-1a, b　大きい交叉量のあるクロスバイトの治療は困難である。

1-3　被蓋の深さの違いに応じた応用

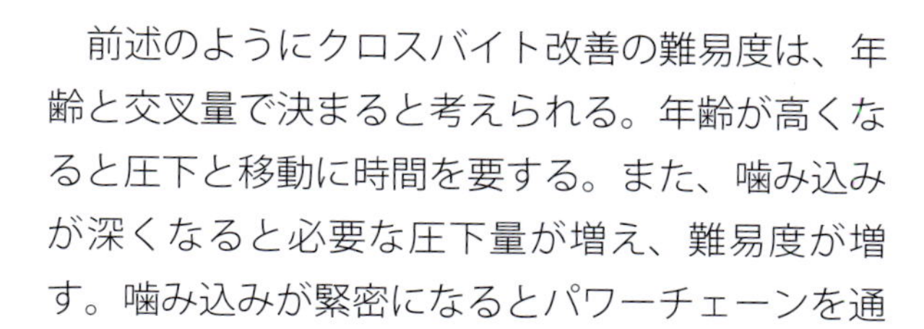

前述のようにクロスバイト改善の難易度は、年齢と交叉量で決まると考えられる。年齢が高くなると圧下と移動に時間を要する。また、噛み込みが深くなると必要な圧下量が増え、難易度が増す。噛み込みが緊密になるとパワーチェーンを通すスペースさえなくなる。上下が咬合している限り歯が動くことはない。暫間的に咬合を挙上したり、咬合調整を行ったり、歯冠を削合する必要性もある。

表 1-8-1　交叉量の深さによる治療法の選択

			治療
交叉量	①	浅	リンガルアーチ / クロスエラスティック（挺出が起こる）
	②	中	TADs/ リンガルアーチ
	③	深	TADs＋全顎矯正 or 片顎矯正

被蓋の深さの程度①：浅い場合

全顎矯正であれば通常の治療で改善できる。部分矯正ではリンガルアーチによる改善（本章症例 2-2-1 参照）や**図 1-8-2** の右のようにクロスエラスティックを使用して改善することができる。しかし、クロスエラスティックを用いる方法は必ず歯牙の挺出を招き咬合調整が必要となる。成長期であれば被蓋改善後の咬合は無調整で適応するが、成人では難しい。

被蓋の深さ①：浅い場合

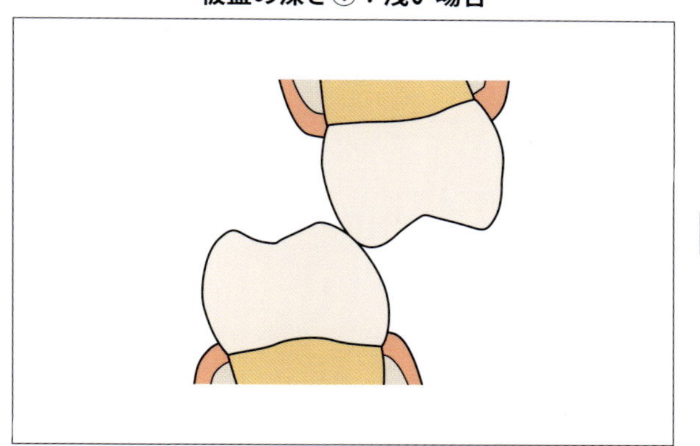

クロスエラスティックで改善

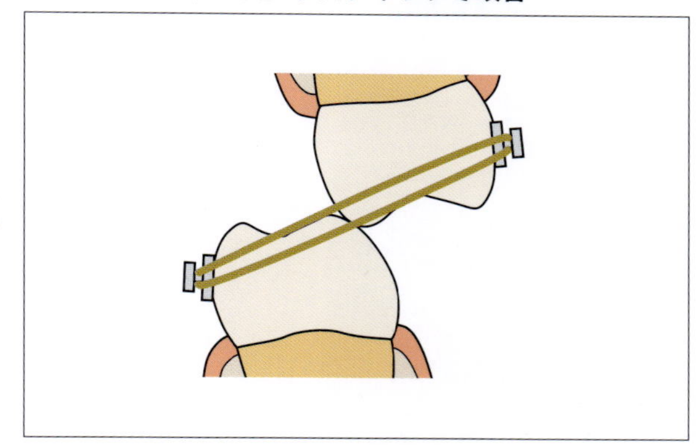

図 1-8-2　被蓋の深さ①（浅い場合）とその対応。

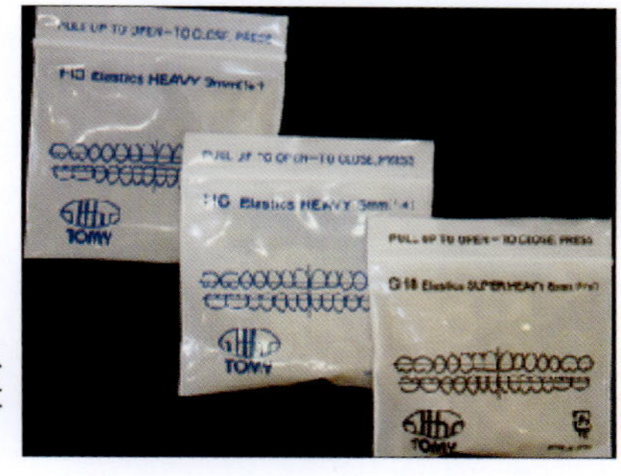

図 1-8-3　エラスティックのサイズ、強さは様々ある。臼歯部のクロスエラスティックであれば通常 6mm heavy 程度でよい。加わる力が強すぎる場合には medium に変えるか、8mm に交換する。

被蓋の深さの程度②：中程度の場合

全顎矯正、部分矯正でもTADsを用いて圧下しながら改善することが望ましい。上顎であればリンガルアーチを用いて圧下しながら改善することも可能である（**図1-8-4**）。

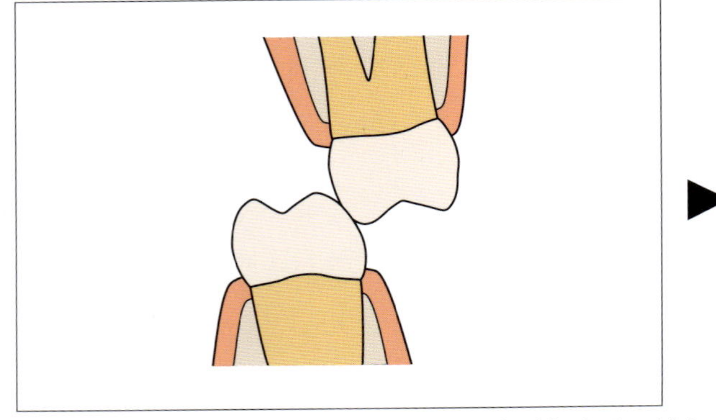

図1-8-4　被蓋の深さの程度②（中程度の場合）とその対応。

被蓋の深さの程度③：深い場合

完全に交叉して挺出してしまっている場合には、圧下しながら牽引するだけでは不可能で、歯列全体の暫間的咬合挙上と当該歯の大幅な調整、削合が必要である。このような状態では、全顎矯正か、少なくとも片顎すべてを矯正する大規模な部分矯正（LOT）が必要である（**図1-8-5**）。

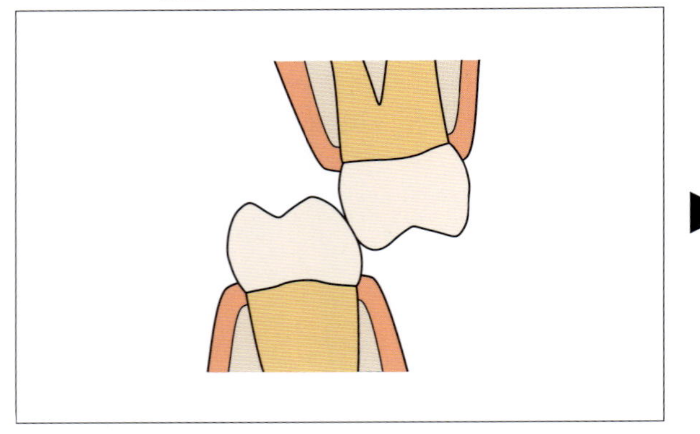

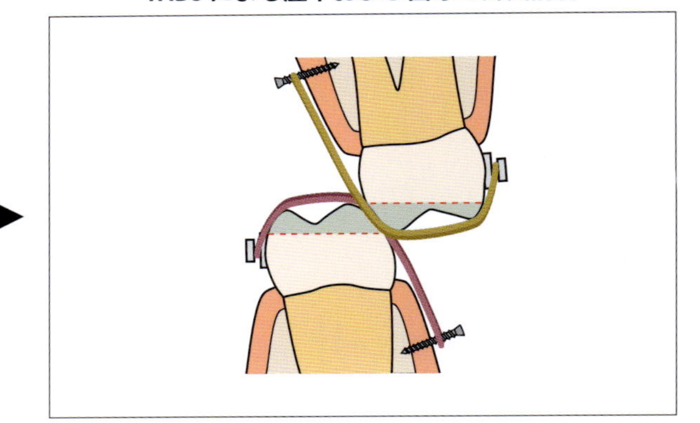

図1-8-5　被蓋の深さの程度③（深い場合）とその対応。

2 リンガルアーチによる臼歯部のクロスバイトの改善

2-1 治療の流れと治療期間

交叉咬合が上顎のみに限局しており、なおかつ対象が若年者の場合には、リンガルアーチの適応となる。リンガルアーチを装着し患歯を圧下させながら移動させることで比較的容易に改善できる。全体的な咬合がある程度良好であるなら、自然挺出させながら患歯と対合歯が咬合していくことを経過観察する。患歯の咬合が緊密にならない時には、部分的にブラケットとワイヤーを装着してコントロールを行う必要がある。若年者であれば自然に咬合することが多く、移動中の咬合調整や移動後の補綴治療も不要なことが多い。

その一方、下顎の場合は交叉量が軽度で片顎に限局していても、リンガルアーチを用いた装置を装着できるスペースが少なく、適応が難しい。装置のデザインは、舌側の主線から7遠心を1周して頬側遠心に回すデザインが考えられるが、主線の迂回部分の距離が長いため、ひずんでしまい力がかかりにくい。下顎の場合は、歯科矯正用アンカースクリュー（TADs）を用いて改善する方が効率が良い。

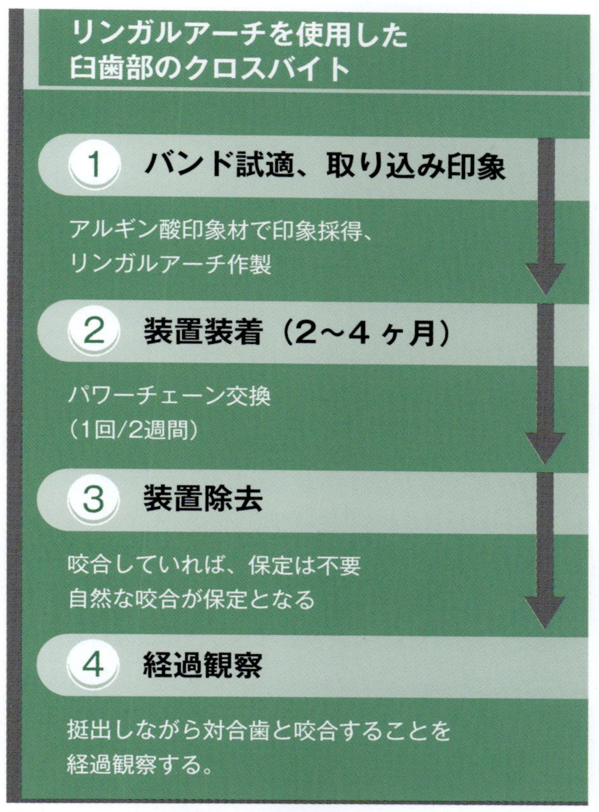

図 1-8-6　治療の流れと治療期間。

2-2 適応例から：臨床ではこう使う

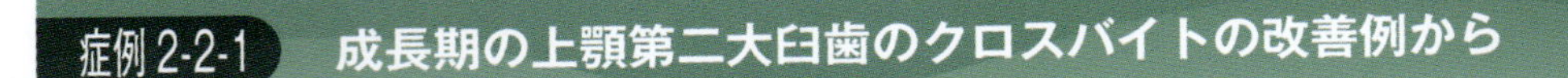

症例 2-2-1 成長期の上顎第二大臼歯のクロスバイトの改善例から

症例は 17 歳、男性。全体的な歯列不正はなく、同部位のみクロスバイトであった。リンガルアーチを作製し、患側の口蓋側遠心までその主線を延長させ牽引する。

遠心方向に牽引する理由は、その他の歯牙に強く接触させながら牽引するとその近心への力が前方の歯に叢生を発現させる可能性があるからである。最終的にブラケットを装着して咬合させてもよいが、本例のようにまだ成長が期待できる年齢では、牽引した位置が適正であれば自然に咬合する（**図 1-8-7**）。

本症例の治療期間は 3 ヶ月であった。成長期では移動が早く難易度が低いため、早期の対応が望ましい。

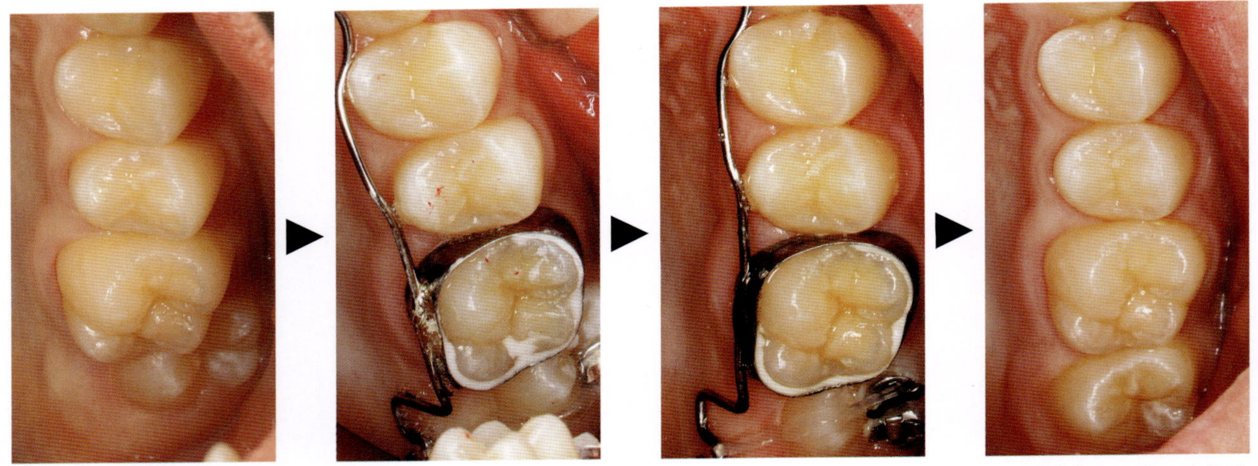

図 1-8-7a〜d リンガルアーチを装着し、歯牙に装着されたリンガルクリートとパワーチェーンで牽引する。その交換は 1 〜 2 週に 1 度程度。牽引方向が近心へ向くと、前方の歯列へ叢生を発現させるリスクがあるため、やや遠心方向へ牽引する計画を立てる。

3 TADsによる臼歯部のクロスバイトの改善

3-1 治療の流れと治療期間

交叉量が中程度から深く、上下顎の歯が交叉咬合を呈している場合は、TADsを用いた治療の適応である。中程度以上の交叉咬合の場合は、上下顎共TADsを埋入し、両者をコントロールする必要がある。

TADsを用いることで、圧下力、移動量共に強い矯正力をかけることができる。しかし、若年者の場合はTADsの定着率が低いため、前述したようにリンガルアーチを用いた部分矯正装置の方が有利と考えられる。

①上顎のTADsの埋入位置

上顎は、大臼歯の口蓋側にTADsを埋入してアンカーとすることで、交叉している患歯を口蓋側に牽引することができる。第一大臼歯であれば、TADsの埋入位置を確保しやすく、適応になることが多い。一方、第二大臼歯であれば、理想的には遠心口蓋側より1cm程離れた部位に埋入の計画をしたいが、埋入の難しさ、骨質・舌感の悪さ、治療中の患者の苦痛、口蓋動脈損傷のリスクなどの問題がある。

②下顎のTADsの埋入位置

下顎では、TADsを骨質の良い遠心（場合によっては下顎骨体）に埋入できるのであれば、TADsの安定は良く、効率が良い。

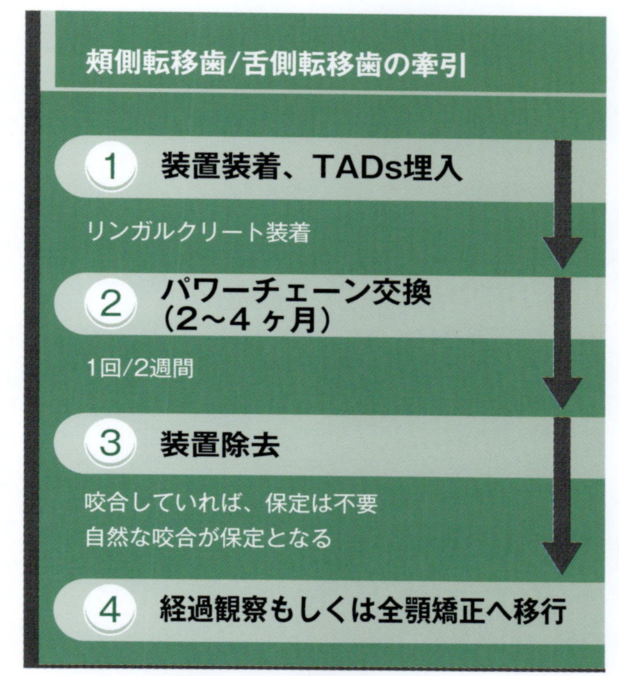

図1-8-8　治療の流れと治療期間。

3-2 適応例から：臨床ではこう使う

症例 3-2-1 TADs により深いクロスバイトを改善した例

35 歳、女性。全顎矯正患者で、天然歯列のため、補綴による咬合挙上は行えない。必要であれば暫間的にレジンで咬合挙上を行うが、この程度の被蓋の深さなら TADs を併用する改善で行える（**図 1-8-9a**）。クロスバイトのため、7|7 の頬側面にはブラケットを装着するスペースがまったくない。牽引の方向を考えると近心頬側面にリンガルクリートを装着することが望ましいが、本症例では咬合面にリンガルクリートを装着し、TADs へパワーチェーンをかける（**図 1-8-9b, c**）。

右側

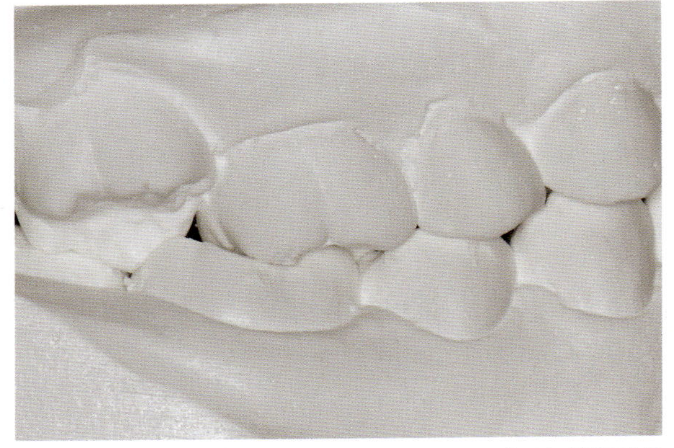

左側

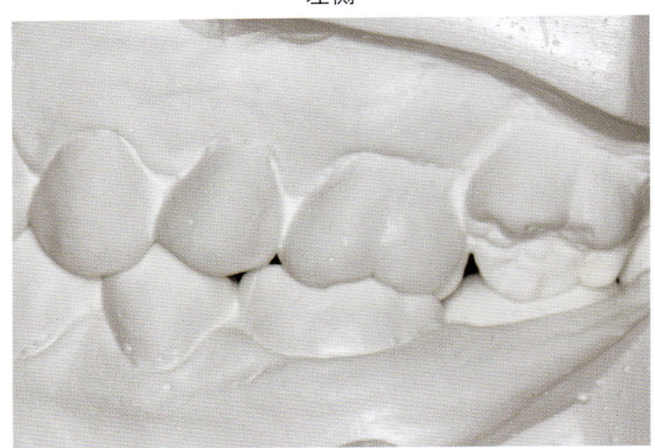

図 1-8-9a 上顎第二大臼歯に深いクロスバイトが認められる。

▼

上顎：口蓋側に TADs

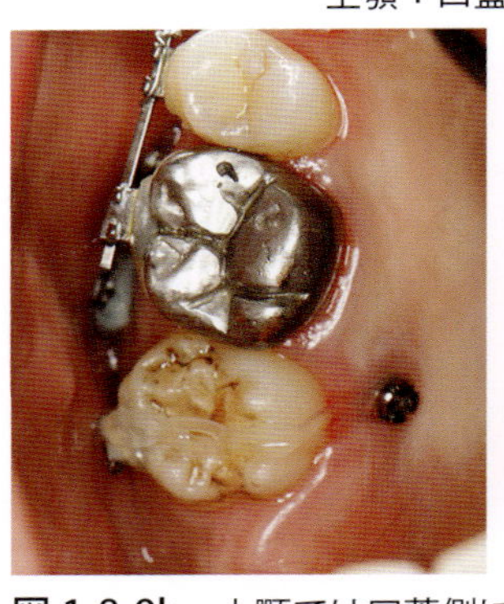

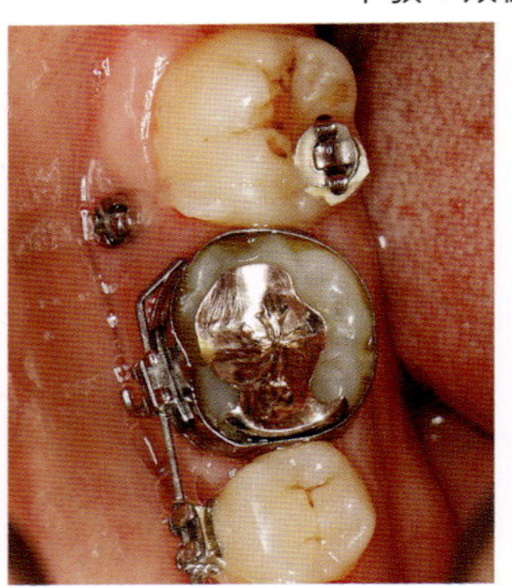

下顎：頬側に TADs

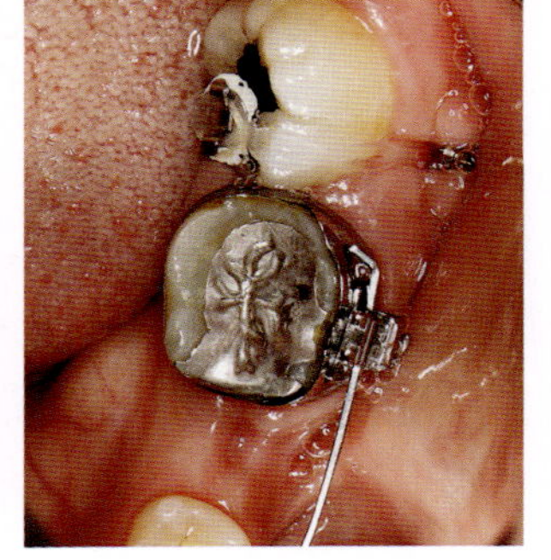

図 1-8-9b 上顎では口蓋側に TADs を埋入した（8mm）。

図 1-8-9c 下顎には頬側に TADs を埋入した（6mm）。

クロスバイト改善成功のための

テクニカルアドバイス

Advice 1 リンガルアーチを用いる方法

基本設計

リンガルアーチは上顎に用いるのであれば、簡便で優れた装置である。固定となる第一大臼歯にバンドを仮装着して印象を採得し、バンドを印象に戻して石膏模型を完成させ、屈曲したリンガルアーチ（0.9mm 矯正線）をろう着する（**図 1-8-10〜14**）。

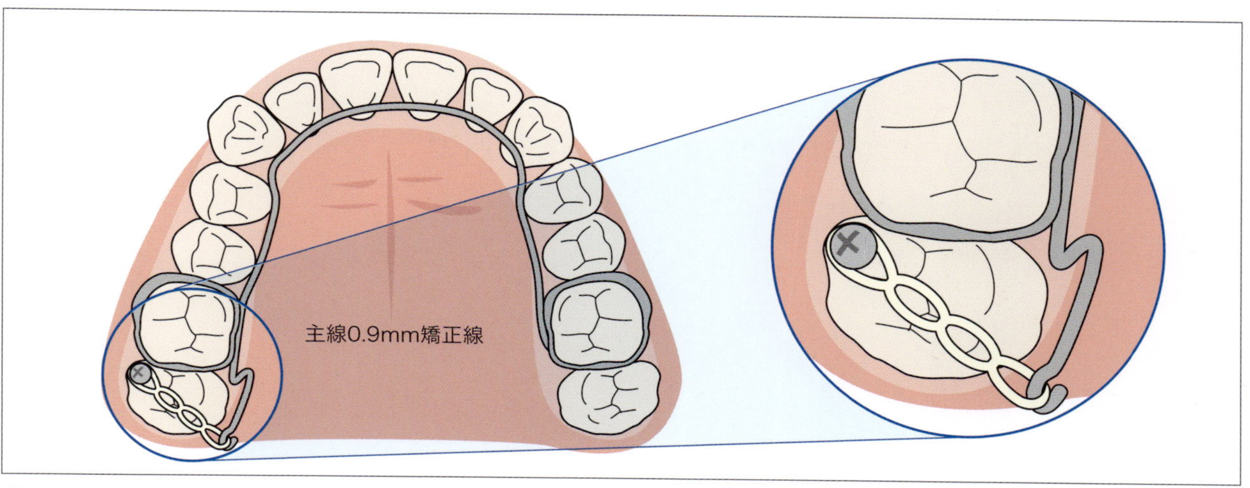

図 1-8-10　クロスバイトを起こした上顎第二大臼歯にパワーチェーンを用い、リンガルアーチを延長した 0.9mm線で圧下しながら舌側に戻す。

使用器具・器材

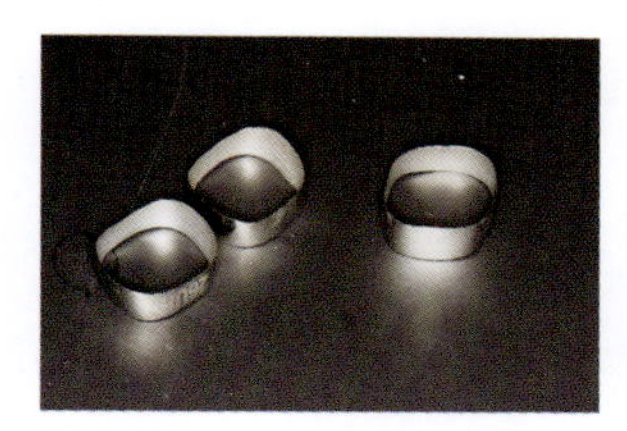

図 1-8-11　シームレスバンド（トミーインターナショナル）。

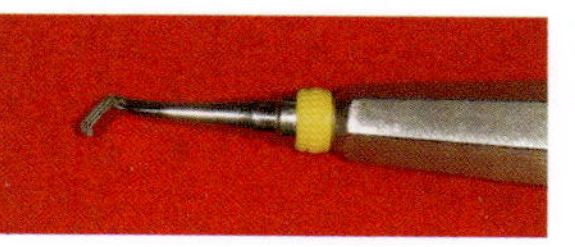

図 1-8-12　バンドプッシャー。

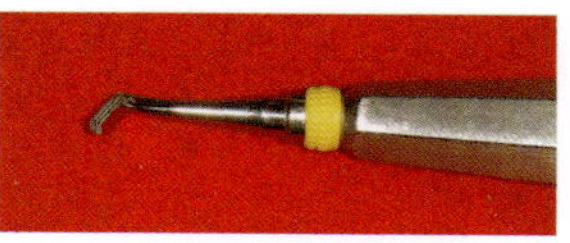

図 1-8-13　リンガルアーチ（0.9mm）矯正線。

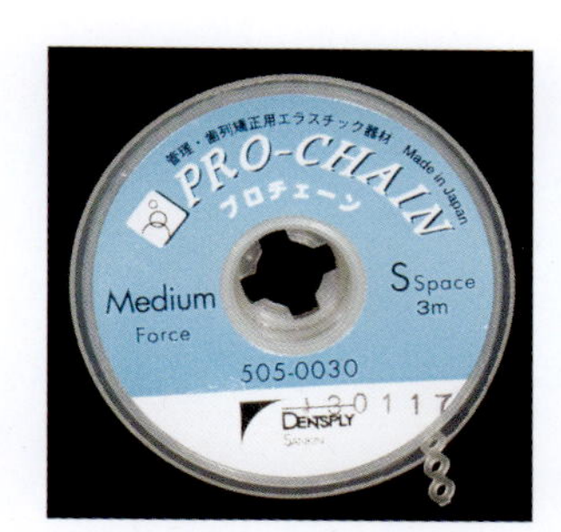

図 1-8-14　パワーチェーン（プロチェーンミディアムフォースSスペース）（デンツプライシロナ）。

Advice 2 クロスエラスティックや TADs を用いる時の使用器材

■使用器材

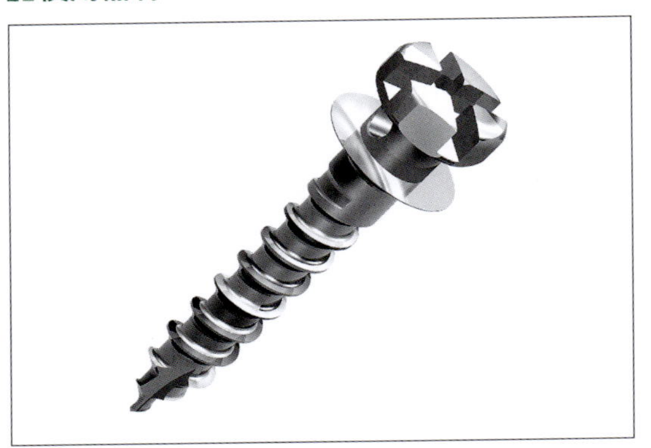

図 1-8-15　歯科矯正用アンカースクリュー（TADs）（プロシード）（G2 φ1.6mm×6mm）。

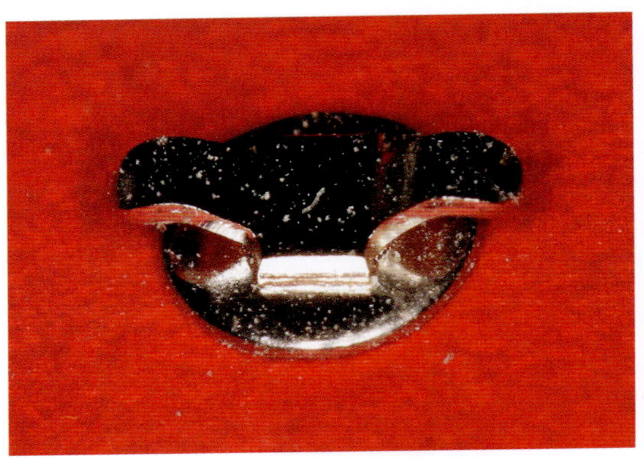

図 1-8-16　リンガルクリート（トミーインターナショナル）。術者がパワーチェーンを装着する場合に使用する。

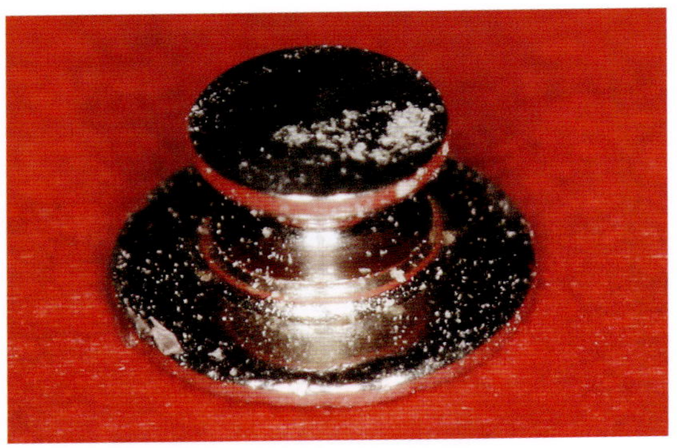

図 1-8-17　メッシュリンガルボタン（トミーインターナショナル）。患者がエラスティックを装着する場合に使用する。

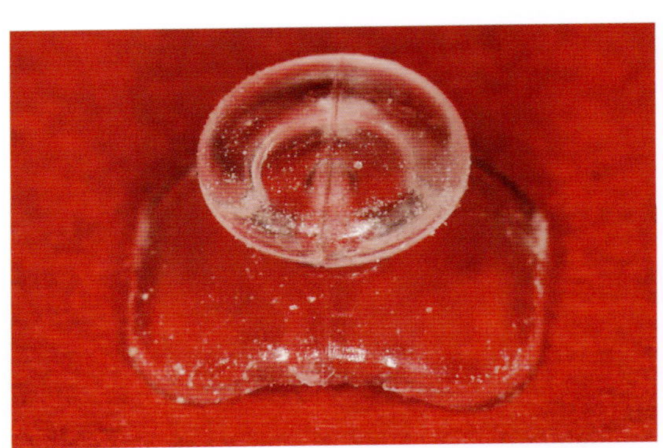

図 1-8-18　リンガルボタン（ormco）。審美性を求められ、患者がエラスティックを装着する場合に使用する。

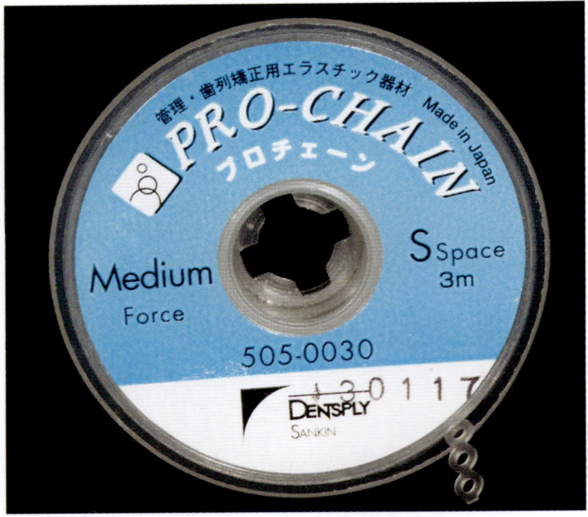

図 1-8-19　パワーチェーン（プロチェーン ミディアムフォース S スペース）（デンツプライシロナ）。

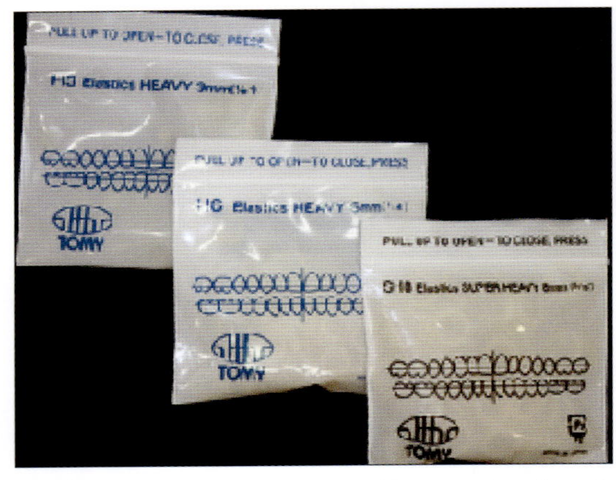

図 1-8-20　エラスティック（トミーインターナショナル）。

こんな時どうする?　加齢により矯正力への反応が鈍い場合

若年者ではあまりないが、年齢と共に皮質骨の緻密化の傾向があり（筆者の経験によると40代以降）、矯正力に対する反応が鈍くなることを感じることがある。そのような場合、浸潤麻酔下にてディコルチケーションを行いRegional Accelerator Phenomenon（以下RAP）を期待して歯牙の移動を促すことは有効である（**図1-8-21, 22**）。

RAP（Regional Acceleratory Phenomenon）
外科処置後、2-3日以内
1-2ヶ月でピーク
6ヶ月続く

図1-8-21　外科的侵襲により軟組織や硬組織に損傷が生じた場合、その刺激により局所的に骨密度が低下し、骨代謝が活性化する。
RAPとは、このように損傷部周囲組織の代謝が亢進して治癒段階がスピードアップする現象のことを言う。通常、外科処置後、2-3日以内で始まり、1- 2ヶ月でピークを迎え、6ヶ月続く[16]。

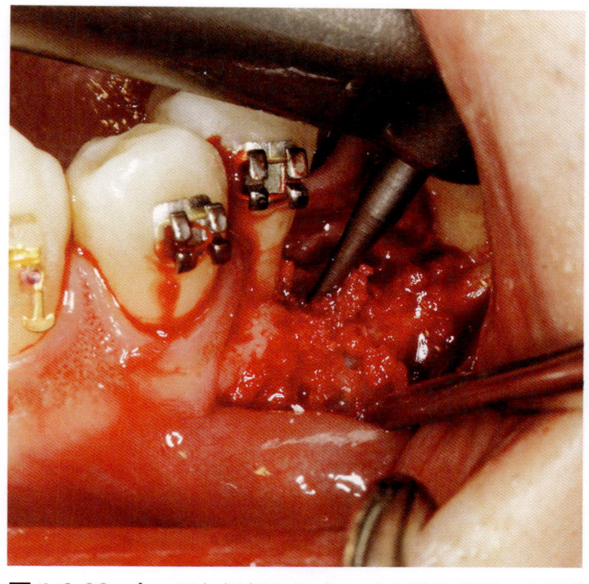

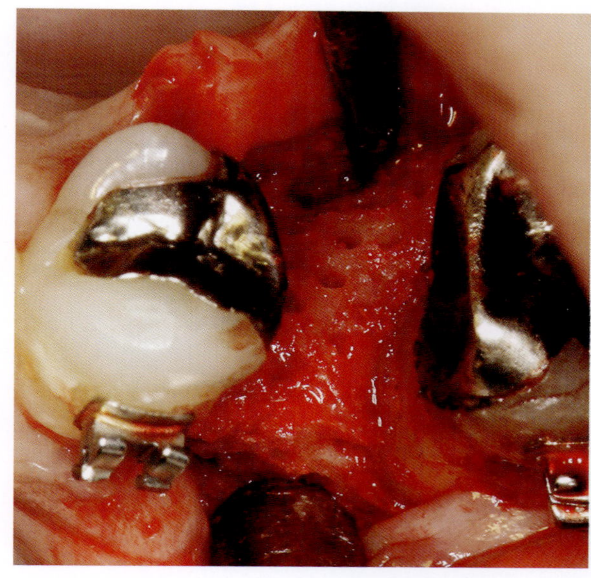

図1-8-22a, b　旧欠損部分や成人で皮質骨が厚い症例などでは、歯牙の動きが悪いことが多い。そのような場合、本図のようにラウンドバーにて骨を穿孔させることで治療効率を上げることができる。

PART 1
第9章
埋伏歯、智歯の牽引

治療目的

1	成長期の埋伏永久歯の牽引
2	埋伏永久歯の牽引
3	その他、成人期の埋伏歯の牽引
4	安全な下顎埋伏智歯の抜歯法

現代人の歯列において埋伏歯の出現頻度は高い[17]。成長期に咬合誘導として早くに牽引することは健全な歯列育成に有効である。

1　成長期の埋伏永久歯の牽引

1-1　治療の流れと治療期間

萌出不全の永久歯の萌出を促すため、歯列に固定源を作り（リンガルアーチ、ナンスのホールディングアーチなど）、埋伏歯を牽引する。残存乳歯抜去後、周囲骨を開窓し、開窓部にのぞく埋伏歯のエナメル質に牽引用のフック（キャプリンフック）を接着させ、リガチャーをフック様に曲げたものを歯肉上に設置し、即時にエラスティックで牽引する。

牽引による萌出が完了すれば全顎矯正に移行することが多いと考えられるが、部分矯正によって早期に行っておきたい処置である。

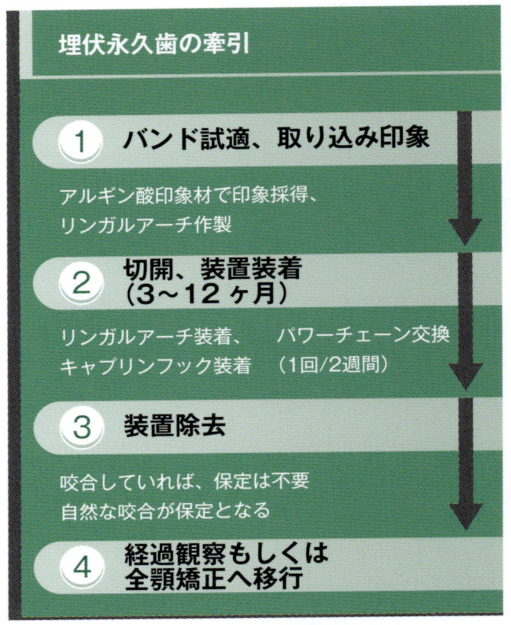

図 1-9-1　治療の流れと治療期間。

1-2　臨床応用における重要事項

1-2-1　埋伏歯の歯根形態に注意

異所萌出している歯や、埋伏して萌出力を失っている歯の歯根は屈曲していることがある（**図 1-9-2**）。そのような歯根形態では動きが悪いだけでなく、術後に根尖が問題のある方向に位置づけられることがあることに注意する。それを改善する方法があるわけではないが、CBCT を使用した事前の診断と説明が必要である。

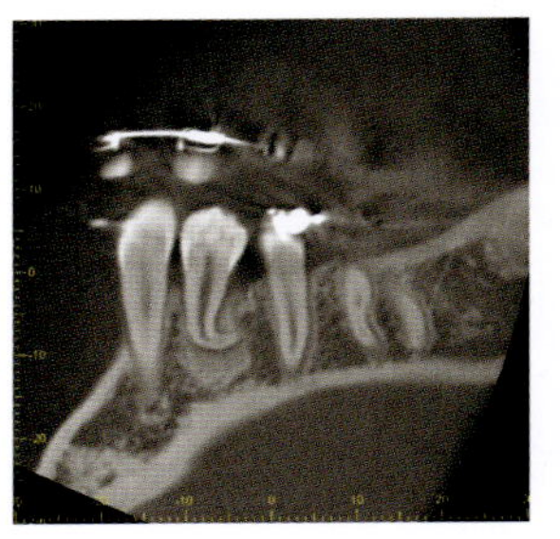

図 1-9-2　異所萌出している歯根は屈曲していることがある。牽引期間 6 ヶ月。

1-3 適応例から：臨床ではこう使う

症例 1-3-1 埋伏歯を萌出させてから全顎矯正を行った例から

埋伏歯にキャプリンフックをスーパーボンドにて装着する。同日にリガチャーワイヤーで製作したカスタムのフックを歯肉縁上になるように装着する。これにより、万一、開窓した埋伏歯が歯肉の治癒と共に埋まってもエラスティックの交換が可能になる。

本症例でも歯肉を貫通する最低限の長さのカスタムフックを装着し、即日牽引を開始した（**図 1-9-3**）。PART 1 第 8 章の RAP の概念から抜歯後の 1-2 ヶ月が移動のピークと考えられ、週 1 回のペースで頻繁にパワーチェーンを交換し牽引を行った。その後、全顎矯正に移行し、ブラケットと細いニッケルチタンワイヤーを装着し、牽引を続けた。牽引のみに要した期間は 12 ヶ月であった。

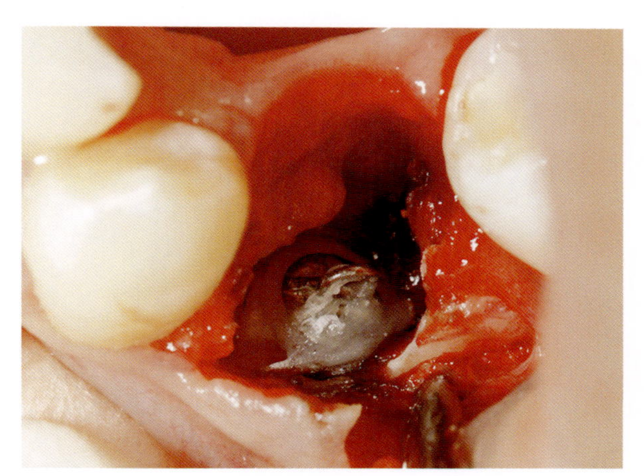

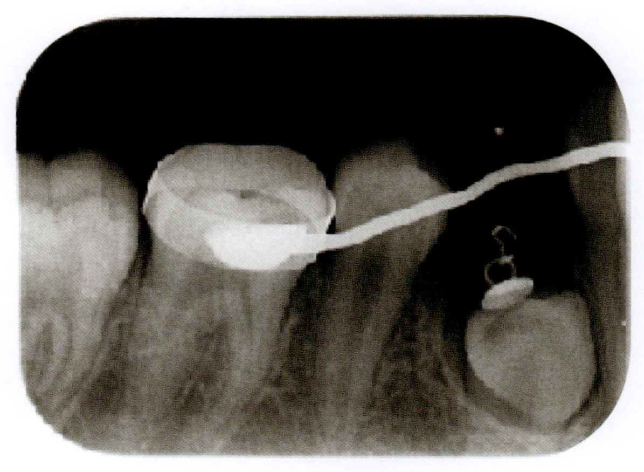

図 1-9-3a, b 開窓後、スーパーボンドでキャプリンフックを装着し、カスタムフックを歯肉縁上に作製する。

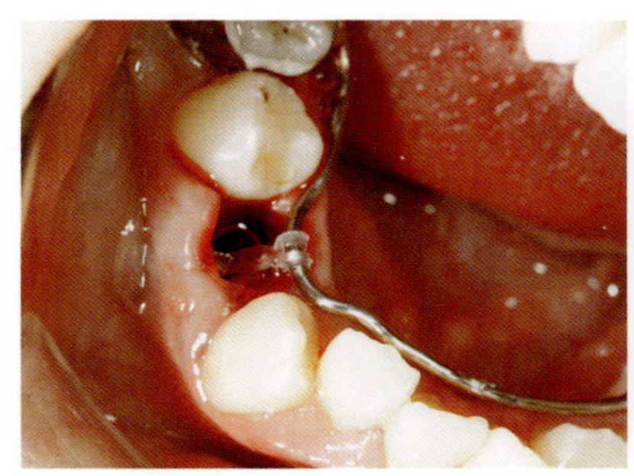

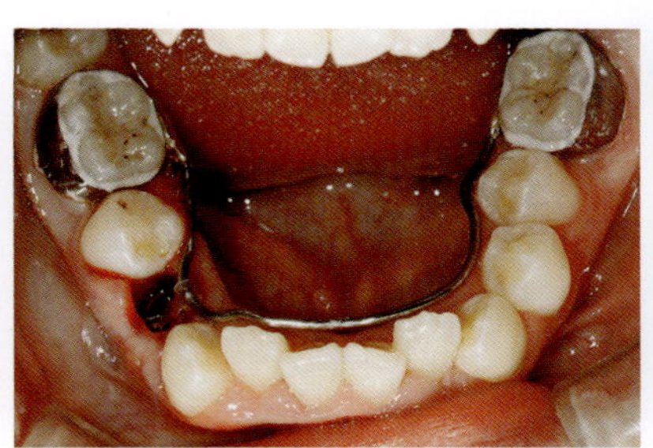

図 1-9-3c 固定源は $\overline{6|6}$ のリンガルアーチ（0.8〜0.9mm 線）を使用。

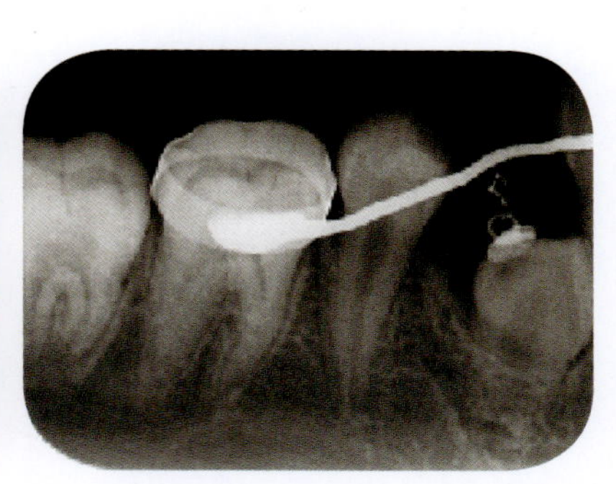

図 1-9-3d フック－矯正線の距離が縮小していることから挺出が成功していることがわかる。

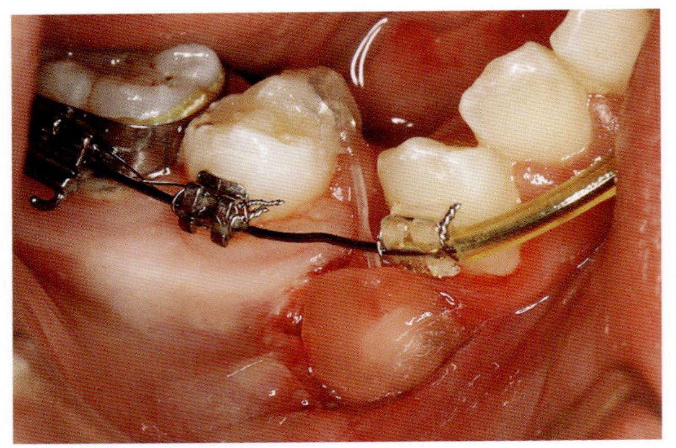

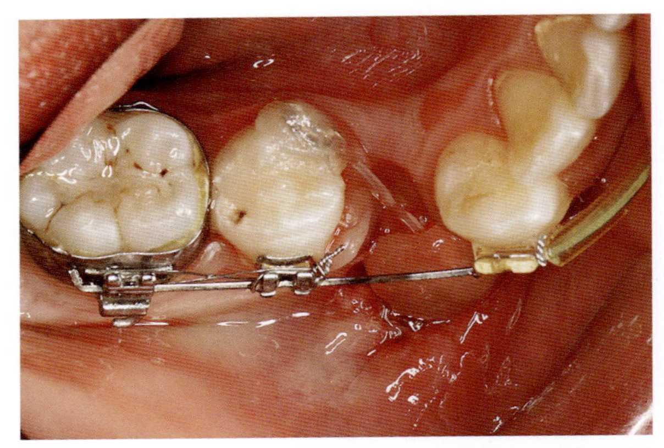

図 1-9-3e, f　歯冠の出現後、アーチワイヤーを使用して牽引を続ける。$\overline{4|}$の舌側にリンガルクリートを装着し、牽引。埋伏歯歯冠により患者が頬粘膜に疼痛を与えるため、ワックスを貼っている。

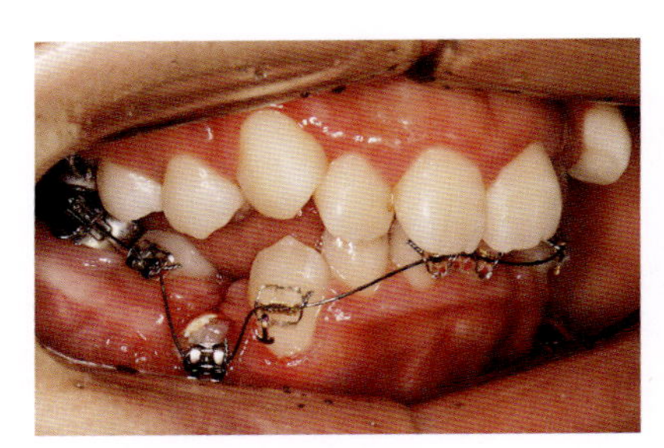

図 1-9-3g　0.012NT ワイヤーにて埋伏歯を牽引。

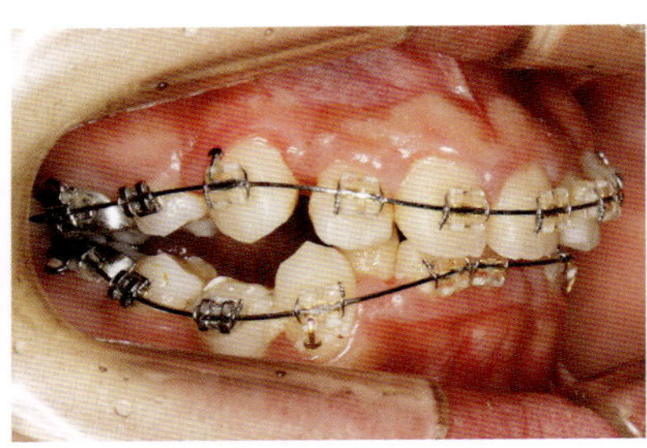

図 1-9-3h　全体的なレベリングを行っている。

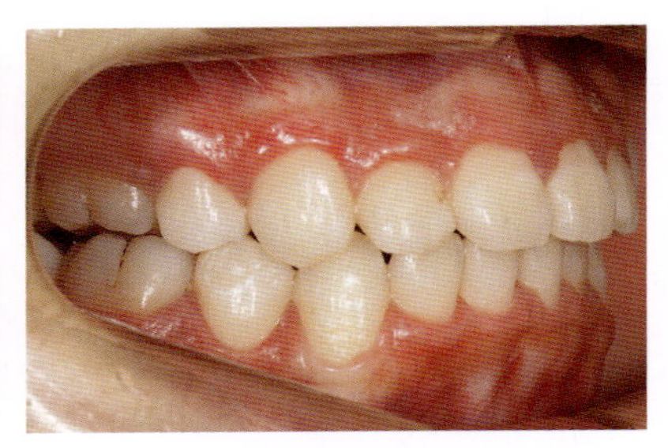

図 1-9-3i　術後埋伏していた小臼歯を機能させることができた。

2 埋伏犬歯の牽引

2-1 治療の流れと治療期間

①成長期の場合

Hassan-Al-Zoubiらは、埋伏智歯を除いた場合、全埋伏歯のうち上顎犬歯の割合は73%を占め、上顎のみに対象を絞れば、92%を占めていることを報告している。実際、日常臨床において遭遇するが、長い将来口腔機能を最大限発揮するために犬歯は有用と考えられるため[18]、悩ましい問題となる。

②成人の場合

成人でも犬歯が埋伏している症例は多々ある。このような症例に対して、口腔外科に依頼し側切歯、埋伏犬歯、乳犬歯すべてを摘出し、骨造成後、インプラントを埋入する方法もあるが、歯根膜感覚を有する犬歯を開窓、牽引して利用できるなら、その方法を試みるべきであろう。

埋伏犬歯は転移歯と診断されることが多いが、実は歯根先端の位置は転位しておらず適正で、歯冠の方向に問題があることが多い。その場合は、本来ある位置への牽引のみで歯冠を適正な位置に移動させることができる。

加齢と共に埋伏歯が動きにくいことが予想されるが、組織学的にアンキローシスを起こしていなければ、牽引可能である。開窓して牽引し、歯列に参加させる期間は、およそ1年ほどと思われる。その後、全顎矯正治療に移行できれば、より緊密に咬合させることができる。一方、部分矯正治療では細かく歯牙の位置をコントロールすることは難しく、補綴治療と連携することが必要である。

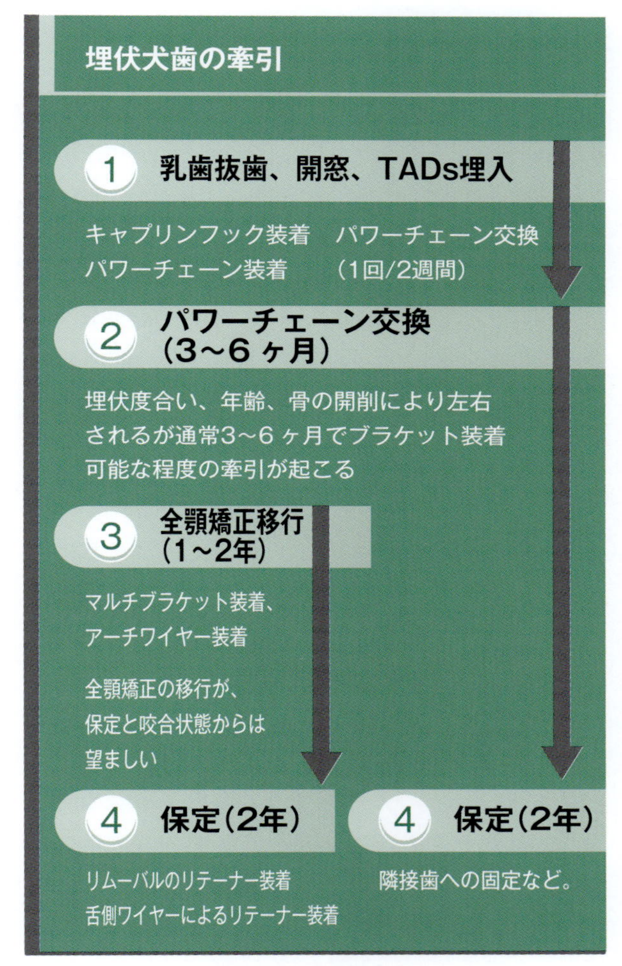

図 1-9-4 治療の流れと治療期間。

成人でも犬歯など、特に重要な歯を牽引して使用できるのであれば価値は大きい。しかし、問題は牽引が成功するかどうか『やってみないとわからない』という治療であり、また、若年者に比べて牽引が難しく治療期間もかかる。

2-2 適応例から：臨床ではこう使う

症例 2-2-1 成人男性の埋伏犬歯に牽引を試みた例から

症例は 38 歳男性、埋伏犬歯があり、牽引を試みる方法で同意を得た。治療初期は TADs による牽引を行った（**図 1-9-5a〜d**）。しかし、埋伏犬歯歯冠が側切歯に衝突したため、牽引方向を頬側方向に変える必要があった。

唇側孤線装置を作製し、歯列より頬側方向に十分離れた位置から牽引すると効率が良い（**図 1-9-5e**）。ある程度適正な位置に移動させることができれば通法通りブラケットを装着し、歯列内に移動させ、咬合させる。

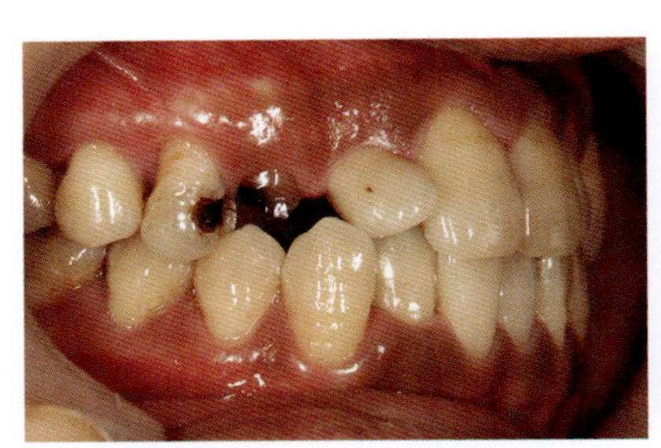

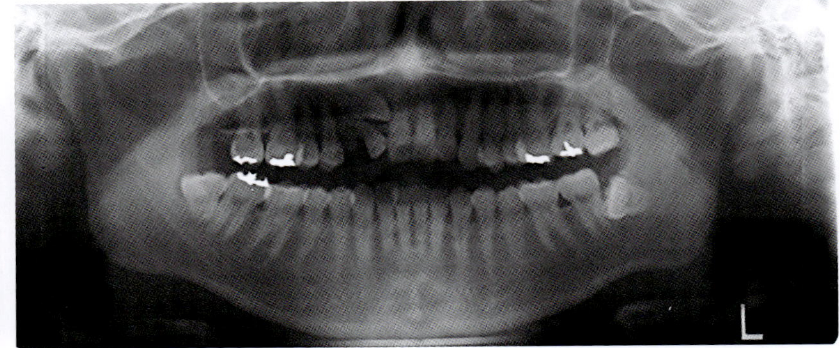

図 1-9-5a, b 側切歯と犬歯の位置が入れ替わっている。しかし、多くは根尖の位置は正常であることが多い。

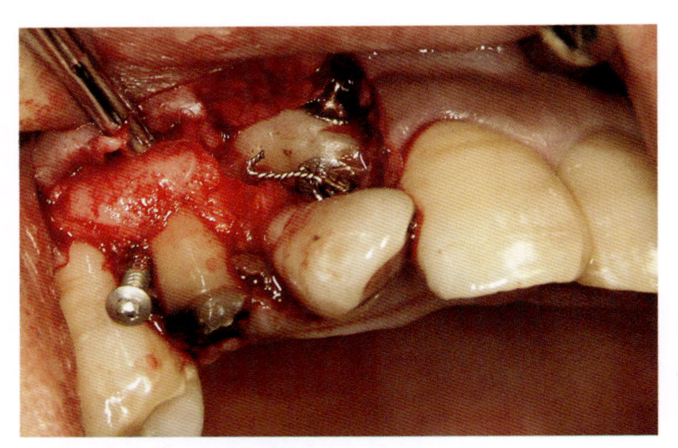

図 1-9-5c 開窓後、TADs により牽引を行った。歯冠の通過予定場所の皮質骨を穿孔しておくと効率が良い。

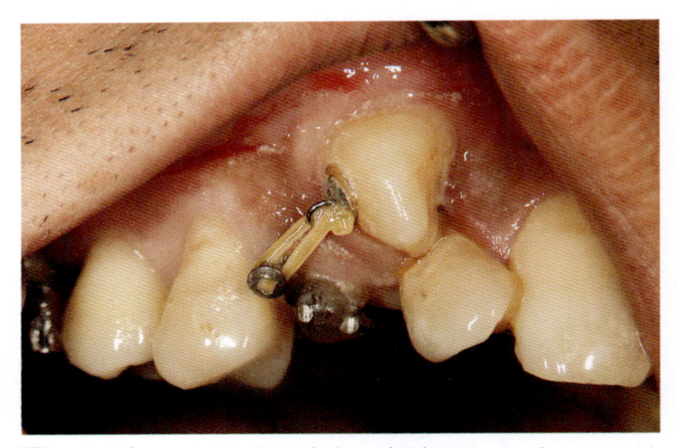

図 1-9-5d TADs から一方向の牽引ではコントロールは難しい。犬歯に回転が見られる。

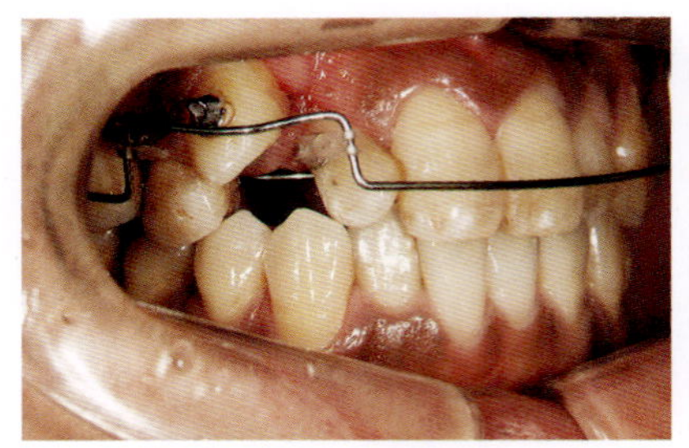

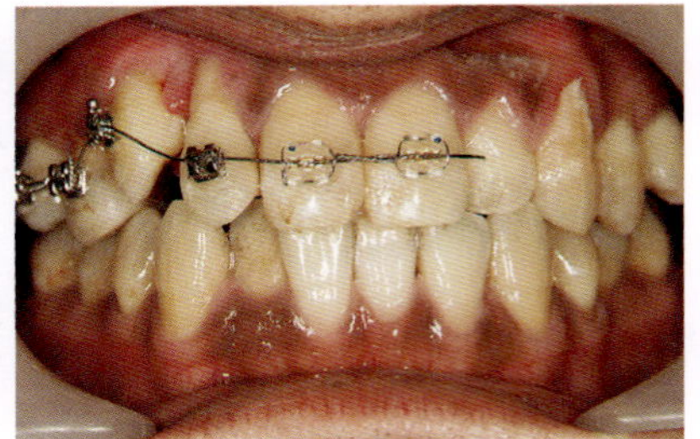

図 1-9-5e, f 唇側弧線で犬歯を側切歯から離しながら、位置移動させて側切歯と位置の入れ替えを行う。

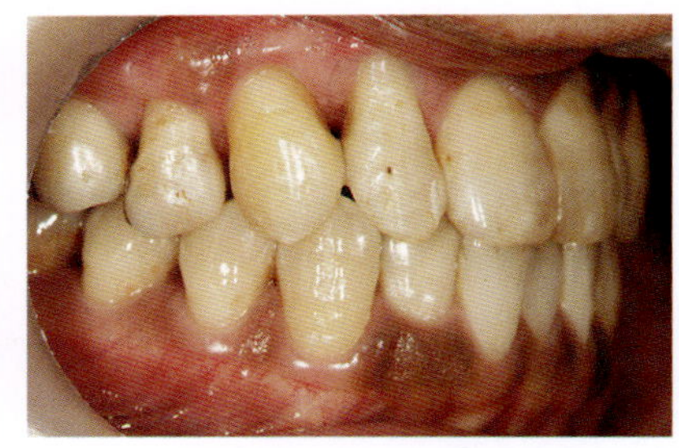

図 1-9-5g 可及的に犬歯の位置を移動させた。咬合の完成度は全顎矯正に劣る。

3 上顎智歯（埋伏歯含む）の牽引

第二大臼歯が失活していたり、う蝕が重度に進行している場合、治療としては通常、①可及的な保存、②抜歯→インプラント、③抜歯→智歯の移植がオプションとして挙げられている。これらに加え、筆者は④第二大臼歯を抜歯後、智歯を部分矯正（MTM）で移動し、第二大臼歯として使用する方法を最も理想的な治療として推奨したい。抜髄の必要がなく、補綴処置も必要ないからである。そのコントロールは容易ではないが、上顎智歯なら部分矯正でも行うことが可能である。

3-1 治療の流れと治療期間

上顎の智歯を近心に移動させる処置は、通常3〜6ヶ月と意外と早く、難易度が高い処置ではない。若年者の上顎骨は、特に緻密化していないことが多く、歯冠が低位で遠心に向いていることが多いため、挺出させながら、歯冠を傾斜移動により第二大臼歯部に移動し、自然と歯列に参加させることができる。

患者の年齢が高くなると歯槽骨の緻密化や歯根膜の廃用萎縮のため動きが悪い場合があり、時間を要することがある。その時には、ディコルチケーションを併用してもよい。治療期間は、対合と咬合させたり、微妙な調整にさらに6ヶ月ほど費やすことがある。

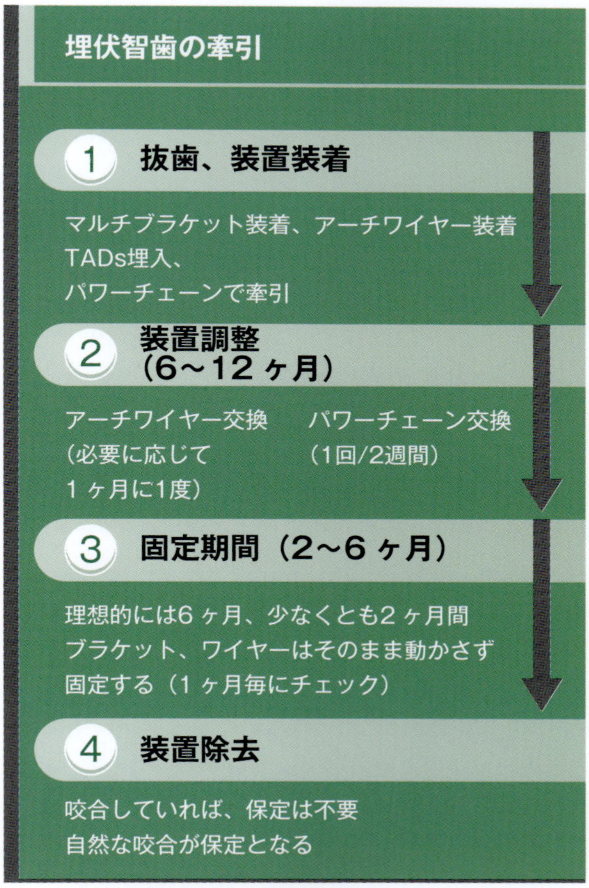

埋伏智歯の牽引

1 抜歯、装置装着

マルチブラケット装着、アーチワイヤー装着
TADs埋入、
パワーチェーンで牽引

2 装置調整（6〜12ヶ月）

アーチワイヤー交換（必要に応じて1ヶ月に1度）
パワーチェーン交換（1回/2週間）

3 固定期間（2〜6ヶ月）

理想的には6ヶ月、少なくとも2ヶ月間
ブラケット、ワイヤーはそのまま動かさず
固定する（1ヶ月毎にチェック）

4 装置除去

咬合していれば、保定は不要
自然な咬合が保定となる

図 1-9-6 治療の流れと治療期間。

3-1-2 移植と部分矯正の選択基準について

表 1-9-1 移植 vs 部分矯正の選択基準

	治療期間	治療中の不快度	歯髄保存	補綴	禁忌（難症例）
移植	3ヶ月	少ない	失活	必要 （保存修復／補綴）	上顎洞までの距離 （歯槽骨の幅、高さ）
MTM	6－12ヶ月	多い	保存	不要	上顎洞の入り込み

予後不良の第二大臼歯を抜歯し、智歯を部分矯正治療によって移動することは、歯髄を保存でき、補綴も不要になる理想的な治療である。しかし、長い治療期間と患者の治療中の不快感の問題があるため、同目的で予後不良の第二大臼歯を抜歯し、智歯を移植する方法も有効な手段である。次頁の症例は、移植を選択した例である。

図 1-9-9 は 23 歳、女性。会社員。初診は 2016 年 6 月で、主訴は左上がしみるようになったとのこと（⌊78 のう蝕）。左上の詰め物が半年前にとれたが、痛みがなかったため放置していた。⌊7 は根管治療を行ったとしても残存歯質量が乏しく、保存不可能と診断した。一方、⌊8 は⌊7 に比べると歯質が温存されていることと、患者の年齢からも移植適応と判断し、同意を得た。

移植に先立ち、プラークコントロール不良であったため、口腔衛生指導を行うよう歯科衛生士に指示した。当初は FMPS（全顎プラークスコア）80.4%だったが、3ヶ月後に 22.3%となったことを確認できたため、移植手術を行った。

移植は、受容側の歯根膜を治癒に利用できるため、抜歯との同時移植を選択した。試適時に供給側の歯牙の歯根膜と受容側の骨縁が一致したことで問題はないと判断し、術後に LOT は不要と診断した。移植後、3 週間で供給側の歯牙の根管拡大と洗浄を施し、ビタペックスを貼薬した。

炎症性吸収に注意が必要とされる術後 2ヶ月を過ぎた 4ヶ月までは、根管内にビタペックスを貼薬し経過を観察した。その後、ガッタパーチャポイントとシーラーを用いて根管充填後に最終修復物を装着し、メインテナンスへ移行した。

移植後 1 年半以上が経過しているが、アンキローシスや置換性吸収の兆候もなく経過良好である。

（石川歯科醫院、石川亮先生のご厚意による）

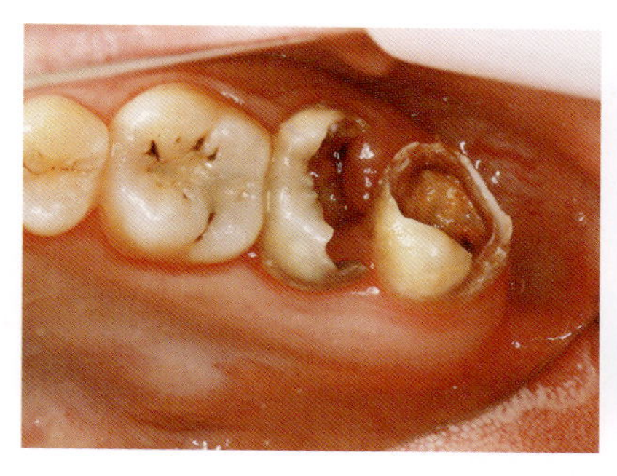

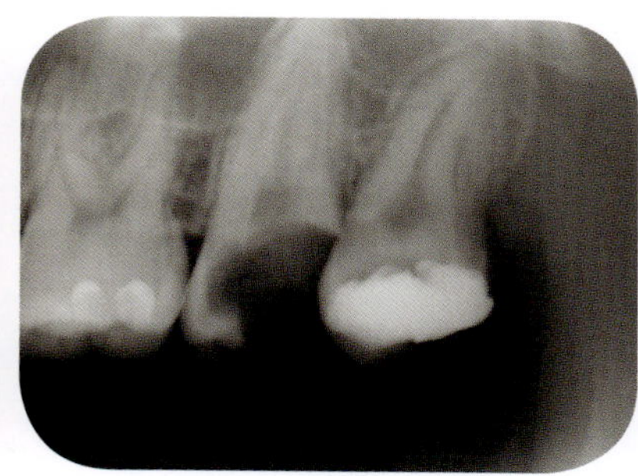

初診時

図 1-9-9a　初診時口腔内写真。⌊78 に大きなう蝕病巣が確認される。

図 1-9-9b　初診時デンタルエックス線写真　⌊7 は残存歯質量が乏しく保存不能と判断した（⌊8 には緊急処置としてセメント仮封した後、同エックス線写真を撮影している）。

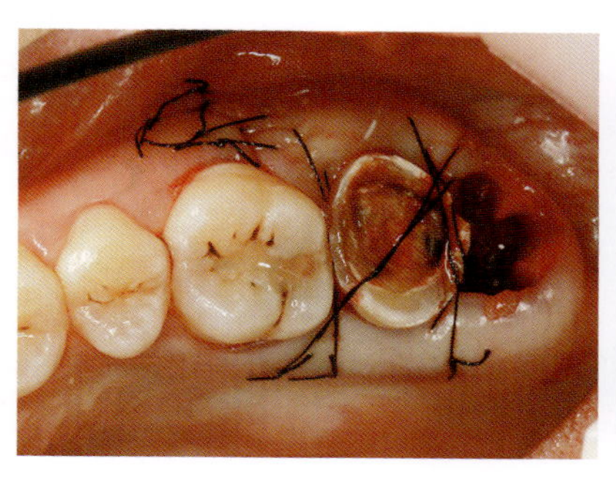

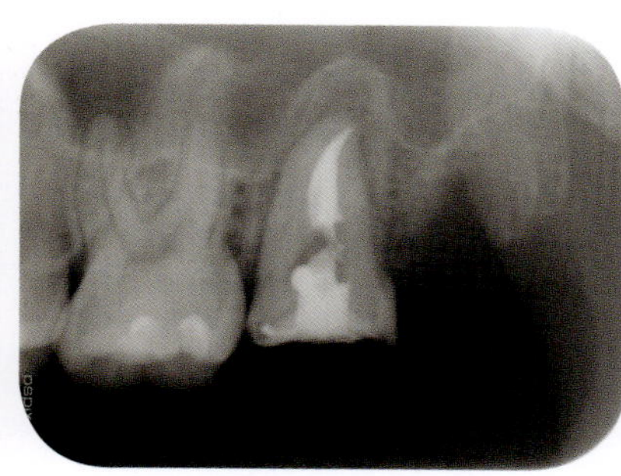

移植時

図 1-9-9c　移植手術縫合時。縫合糸による固定のみで、レジンによる接着は行わなかった。

図 1-9-9d　移植から３週間後。炎症性吸収を防止するため供給側の歯牙の根管にビタペックスを貼薬した。

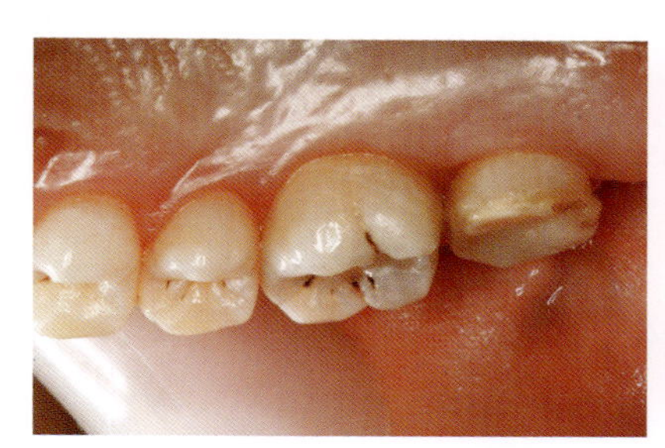

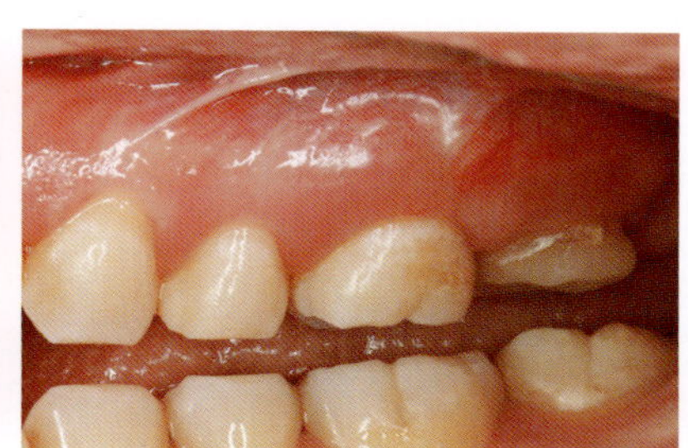

移植後 3 ヶ月

図 1-9-9e　移植後３ヶ月。歯肉の炎症も見られず、安定している。

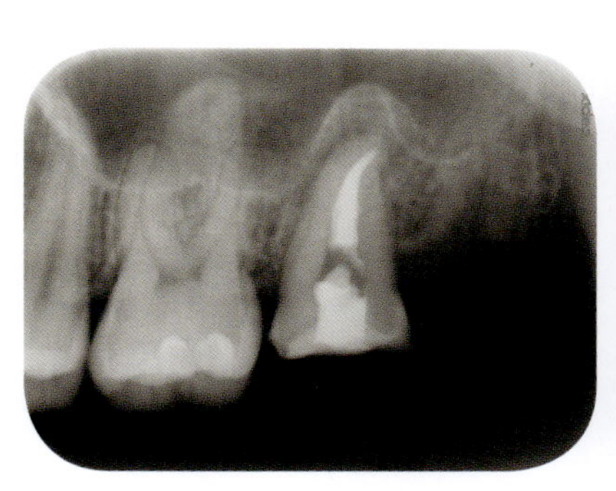

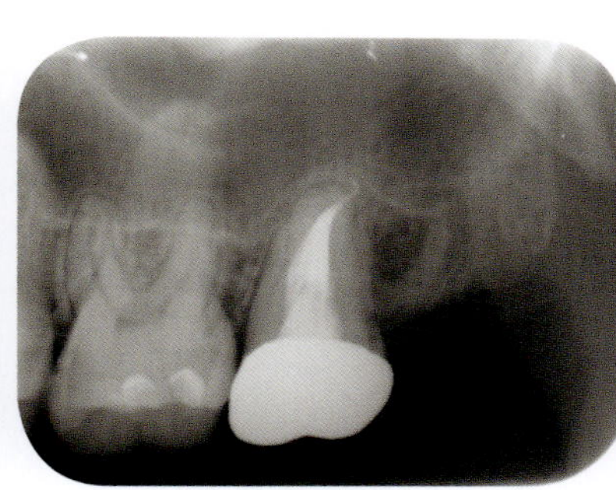

移植後 4 ヶ月

図 1-9-9f　移植後４ヶ月。経過良好につき、ガッタパーチャポイントとシーラーにて根管充填を行った。

図 1-9-9g　移植後６ヶ月。臨床症状はまったく見られないことを確認して、最終修復物を装着した。

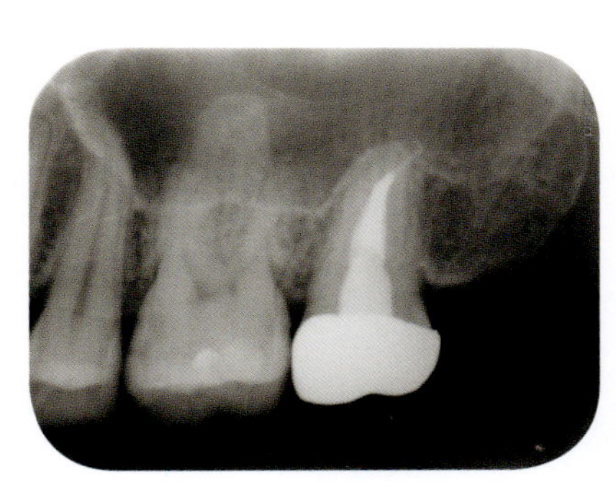

移植後 1 年半

図 1-9-9h　移植後１年半。炎症性吸収の兆候もなく、経過は良好である。

3-2　臨床応用における重要事項

3-2-1　成人期における埋伏歯の診断の難しさ

智歯を第二大臼歯の抜歯窩へ移動する場合、歯根が上顎洞に接触していると、一般的に移動は困難となる（**図 1-9-7**）。あえて行うとすると上顎洞の皮質骨の吸収を伴いながら移動するため時間がかかる。そのような症例では治療後に若干、智歯の傾斜が残ることが多い。

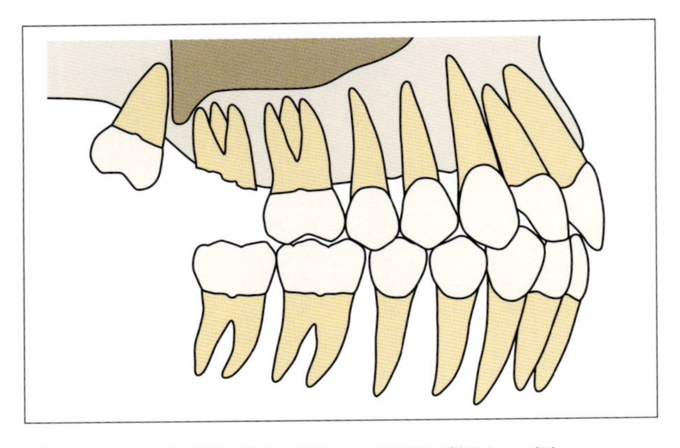

図 1-9-7a　上顎洞が入り込んで移動が難しい例。

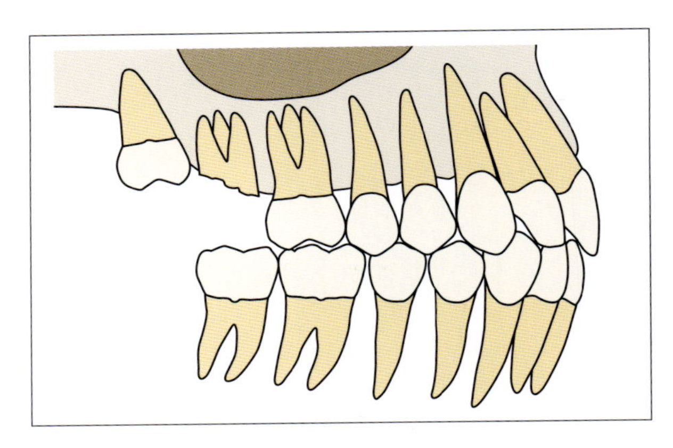

図 1-9-7b　問題のない例。

移動しようと計画した埋伏歯が、歯根膜の廃用性萎縮により癒着している状態となり、動きが悪い、もしくは動きが小さいことがある。

症例は埋伏第二大臼歯の挺出を計画した（**図 1-9-8**）。通法通り、遠心側へ牽引し、歯列に参加させようとしたが６ヶ月間でまったく動きがなく、ヘーベルを使用し、亜脱臼を行う説明をした。しかし、患者が治療意欲を失い断念した（患者は精神疾患患者）。事前の説明を行い、そのような場合でもモチベーションを落とさないようにしなければならない。

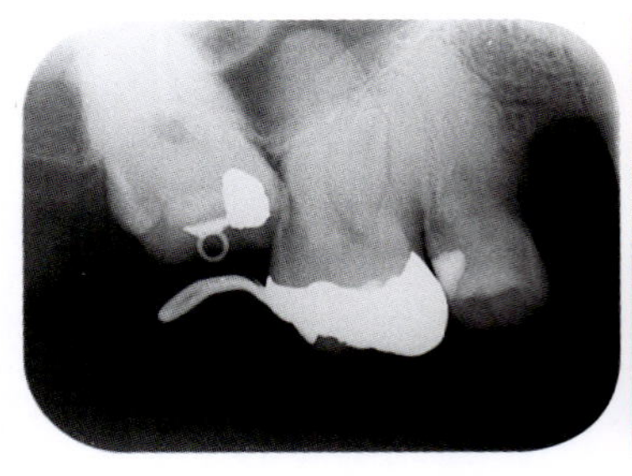

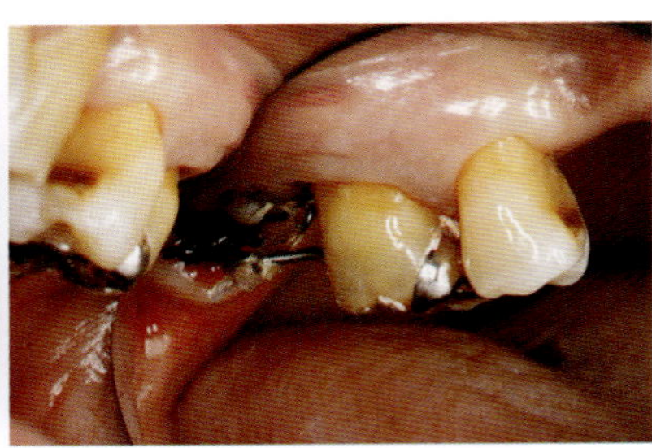

図 1-9-8a, b　埋伏7|を遠心方向へ牽引する計画を立てた。

3-3 適応例から：臨床ではこう使う

症例 3-3-1 上顎智歯の第二大臼歯部への移動例から（MTM）

TADs による部分矯正で、第一大臼歯を固定源とし、智歯を牽引している（**図 1-9-9**）。牽引中に智歯の近心傾斜が起こるため、その後アップライトさせるステップが必要である。治療期間はうまくコントロールしても、６～１２ヶ月ほどかかるが、保存的で最善の治療である。

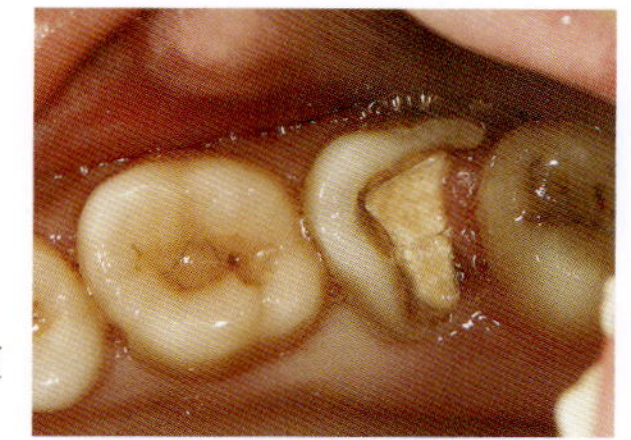
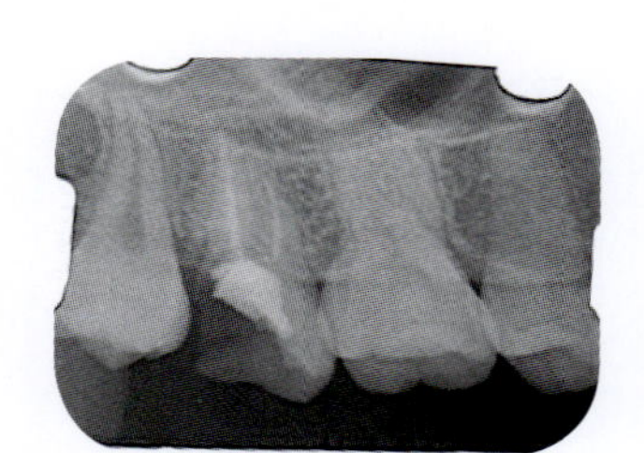
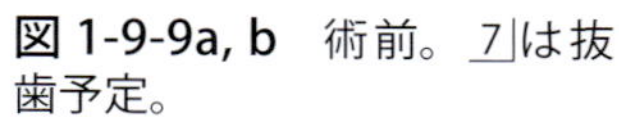

図 1-9-9a, b 術前。7|は抜歯予定。

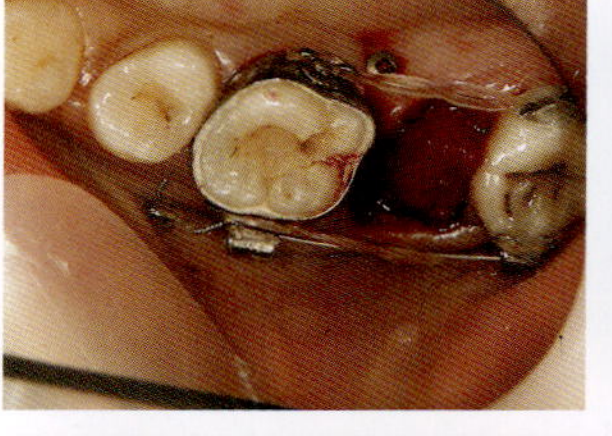
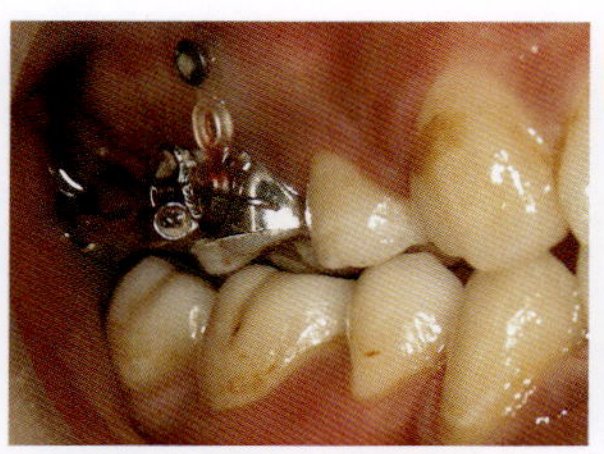
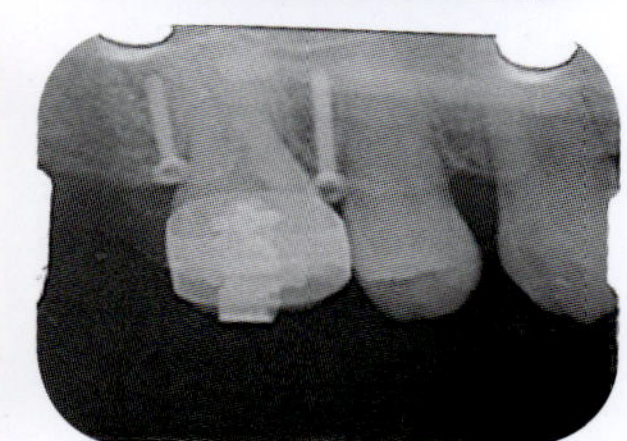

図 1-9-9c, d 第二大臼歯の抜歯と同時に TADs を埋入し、牽引を始めた。頬舌両方から牽引する。

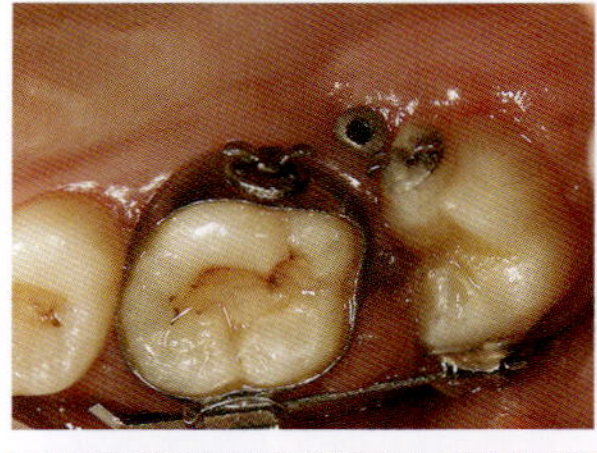
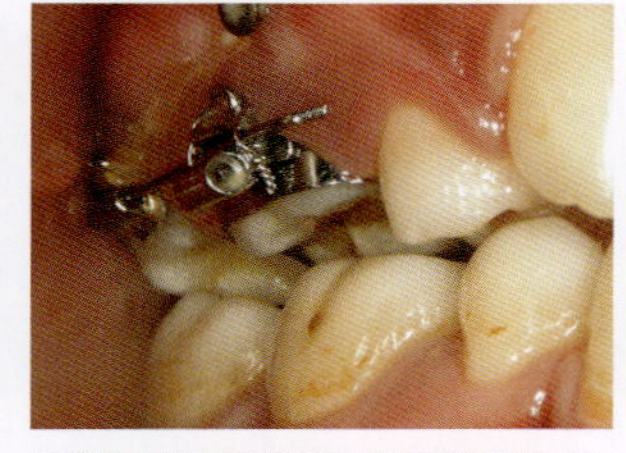
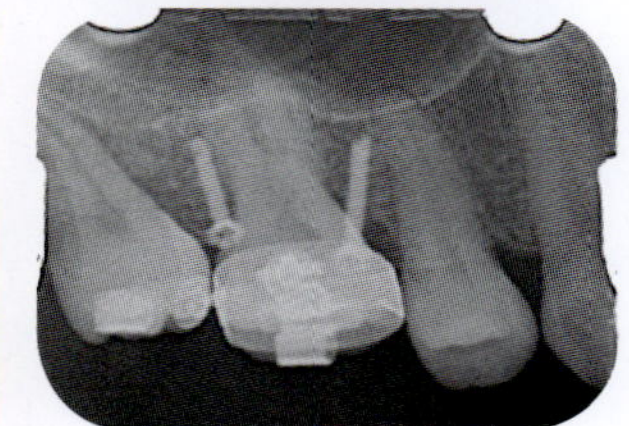

図 1-9-9f～h 本症例は近心傾斜が起こったが、後にアップライトを行った（本章の Advice 4 参照）。

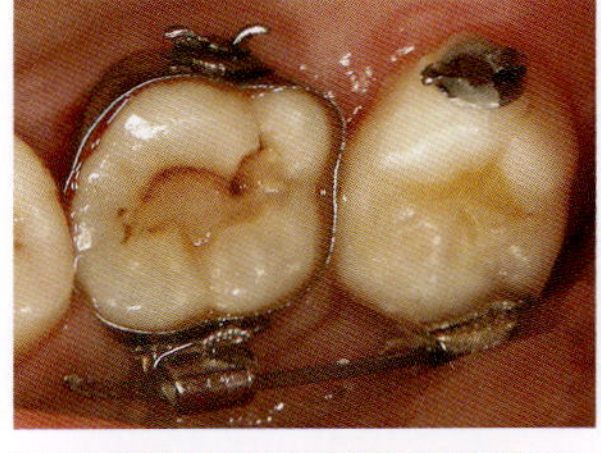
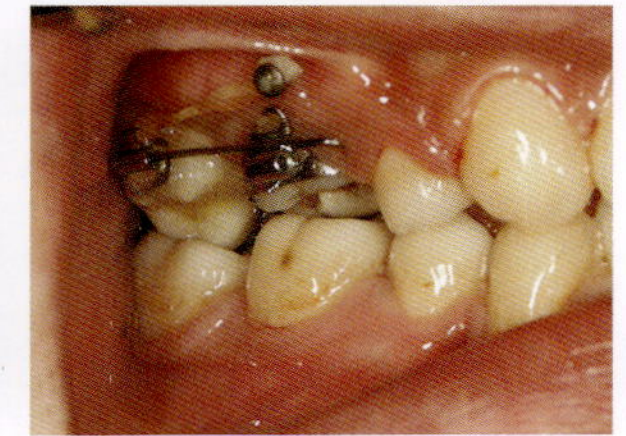

図 1-9-9i, j 頬側のワイヤーを太いものに変え、ゲーブルベンド（屋根状の屈曲を持つワイヤー）で歯根の方向をコントロールする。

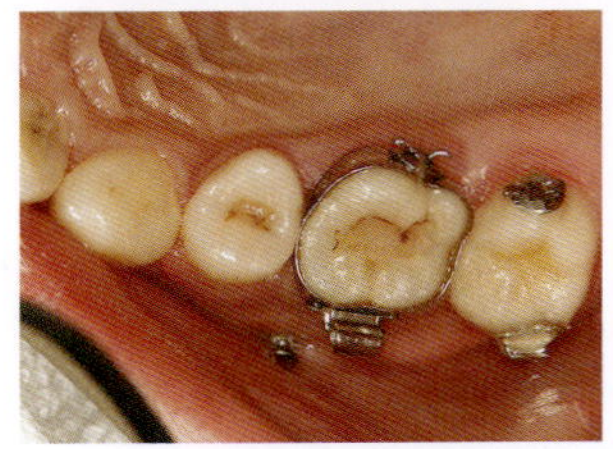

図 1-9-9k 8ヶ月後。

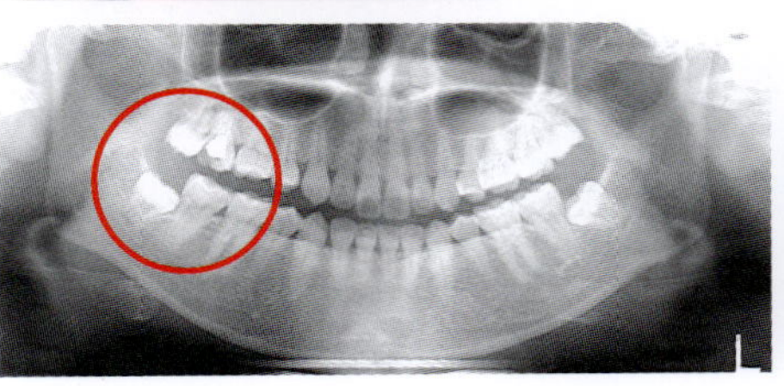
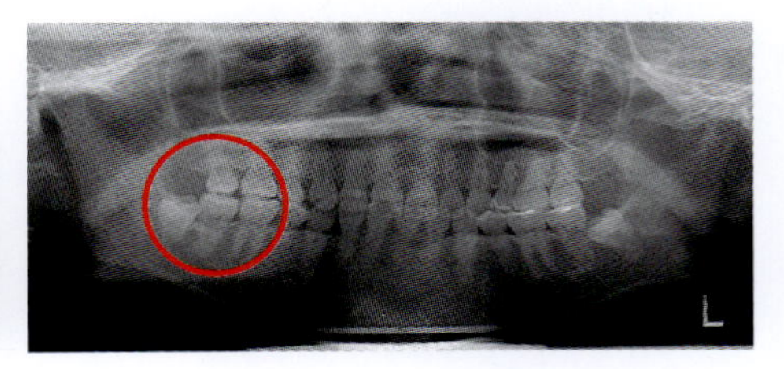
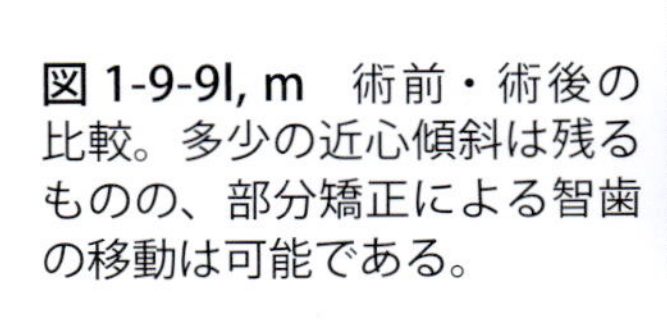

図 1-9-9l, m 術前・術後の比較。多少の近心傾斜は残るものの、部分矯正による智歯の移動は可能である。

症例3-3-2　上顎智歯の第二大臼歯部への移動例から（全顎矯正）

本症例は、|6が保存不可能と診断されたために、|6を抜歯し、埋伏している|8を牽引する治療計画を立てた（**図1-9-10**）。上顎のDBSと同時に|6を抜去し、開窓後、|8にキャプリンフックを装着して牽引を開始した。上顎のアーチワイヤーを延長させて固定源とし、|8にブラケットとアーチワイヤーが装着できるまで１週間に１度パワーチェーンを交換しながら牽引を続けた（２ヶ月）。十分に牽引ができた後に、ブラケットとアーチワイヤーを装着し、|8を整直させていった（９ヶ月）。埋伏歯である|8を十分整直させるために約１年費やしたが、価値のある治療と考える。

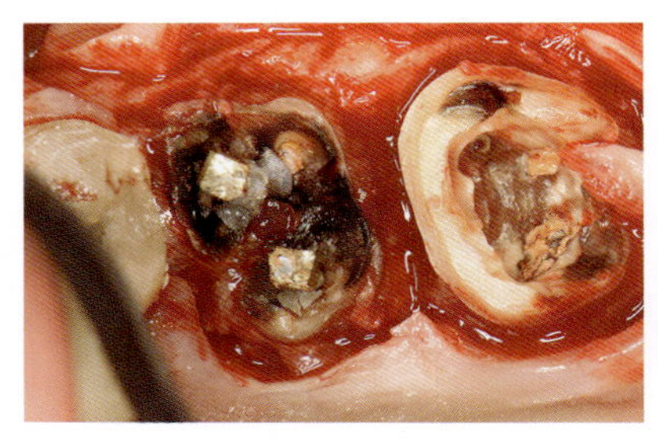
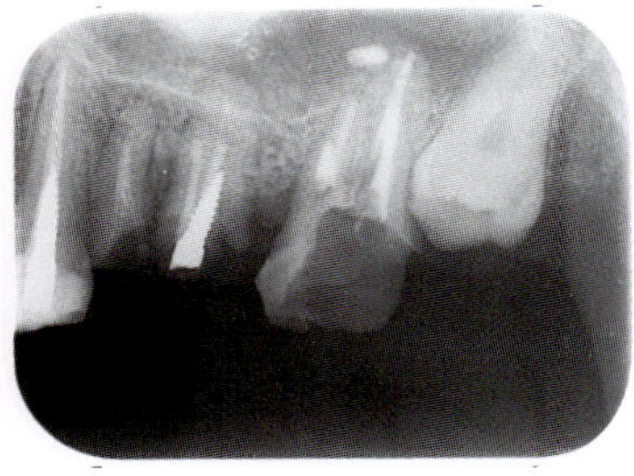

図1-9-10a, b　|6が歯根破折が認められ、保存不可能と診断した。遠心には埋伏の|8が確認できる。

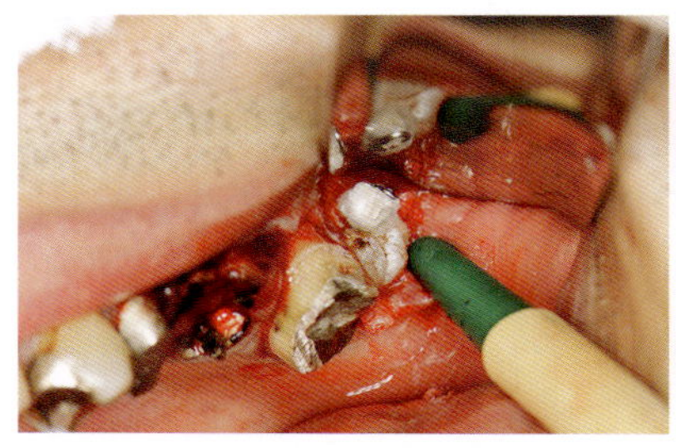
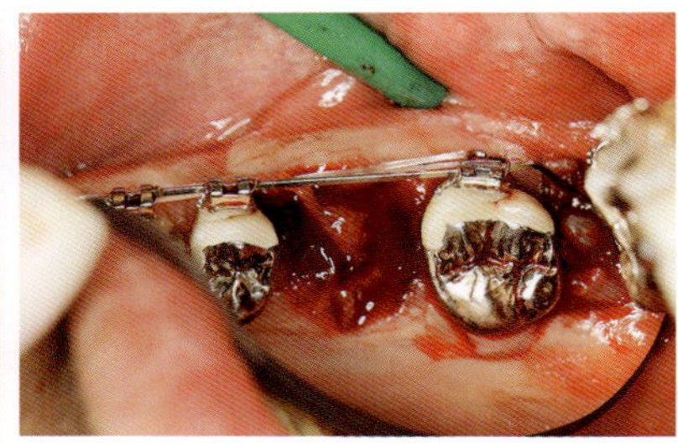

図1-9-10c, d　開窓後、|8にキャプリンフックを装着した。アーチワイヤーを延長して牽引を開始した。

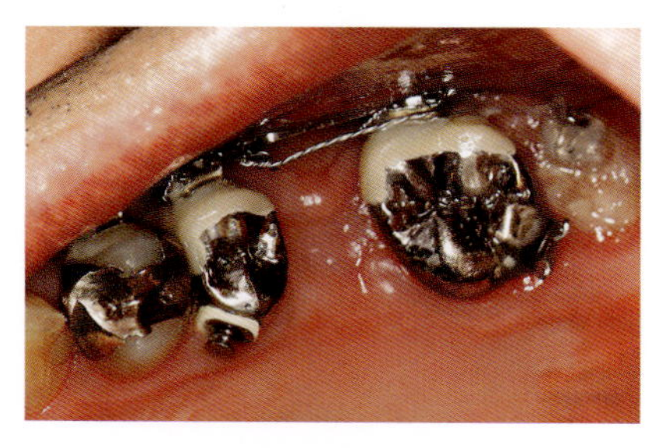

図1-9-10e　２ヶ月後。|8の牽引は順調の行えている。

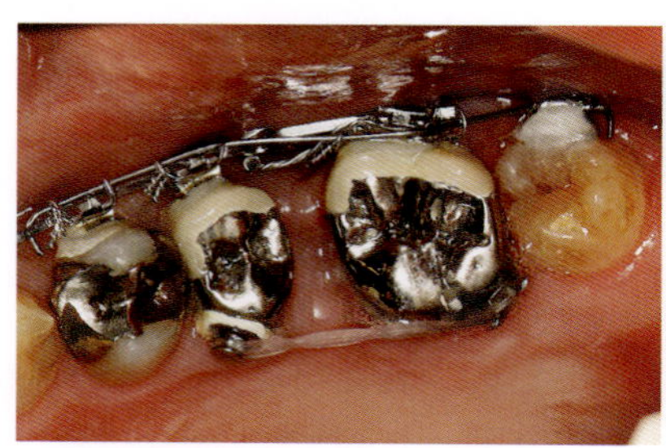
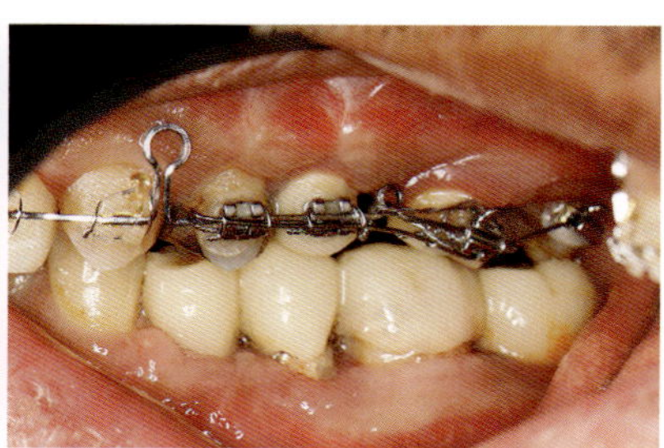

図1-9-10f, g　６ヶ月後。|8にブラケットを装着した。部分的なアーチワイヤーを装着し、整直させた。

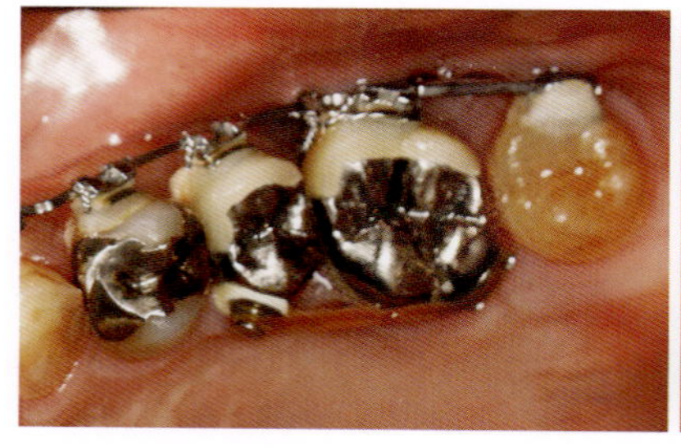
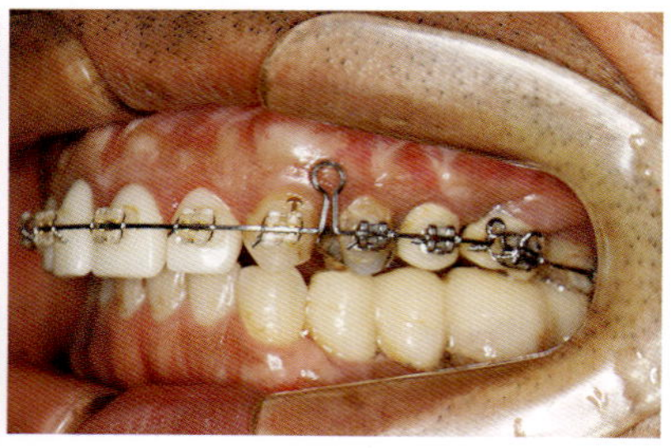

図1-9-10h, i　11ヶ月後、|8は整直し、歯列が整った。

4 安全な下顎埋伏智歯の抜歯法

下顎埋伏智歯抜歯を行う際、下歯槽神経との近接のため、神経障害によるオトガイ部や下唇の麻痺を起こすことがある。歯根と神経の近接や、根による神経の抱え込みなどの症例であれば、骨の削合や歯根の分割など、手際の良い抜歯操作により術後の麻痺を避けることができるかもしれない。しかし、智歯の歯髄と下歯槽管が CT 上で癒合しているような症例ではどのような方法をとってもリスクが高いことは間違いない。

そのような症例では、智歯摘出を２度に分けて行う。まず歯冠の分割のみを行い、いったん創面を封鎖し、その後歯根が下歯槽神経から自然分離することが確認できれば、２度目の手術で残根を安全に摘出する方法が報告されている。しかし、歯根が神経から自然分離するとは限らない。

そこで、ここでは歯冠の摘出を行うと同時に部分矯正の挺出装置を装着し、残根を積極的に摘出する方法を提示する。

4-1 安全な智歯抜歯のための牽引の適正なスピードと抜去のタイミング

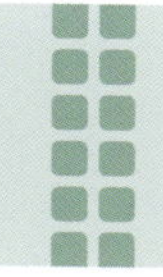

本摘出方法に関する過去の報告はなく、手探りの方法ではある。未解決の疑問点は牽引の適正なスピードと牽引力の大きさ、抜去のタイミングであろう。

筆者は、まず歯冠のみを切断し、治療期間を最短で終わらすため、残根の挺出に障害となる骨壁は除去している。同日、残根を脱臼させせずにパワーチェーンで緩く牽引する。治療期間はおよそ１ヶ月をめどにするが、その間、患者の疼痛はなくならないこともある（鎮痛剤を飲むほどでもないとのこと）。

早いスピードで牽引すると、下歯槽神経が牽引される危険性があるため、できるだけ弱い力で牽引することが望ましいと考えている。また、大きな牽引力をかけると反作用で固定源の歯牙が動揺し移動してしまう可能性があり、注意が必要である。

4-4-1　下顎埋伏智歯の抜歯の注意点

通法では麻痺のリスクが非常に高いと思われる歯根と下歯槽神経が近接している埋伏智歯の摘出には方法がある。粘膜挙上後、埋伏智歯の歯冠を分割摘出する（**図 1-9-11**）。残根にヘーベルをかけ脱臼させる行為は、神経損傷のリスクがあるため行わない。残根の歯質（接着力を確保するため、一部エナメル質を残存させる）にエナメルエッチング処置の後、スーパーボンドを使用しキャプリンフックを接着し、同日カスタムフックを装着後してパワーチェーンにによる緩徐な牽引を行う。

口腔内にはカスタムフックが出現している状態にできればパワーチェーンの交換（週に 1 度程度）は容易である。

術前 CT 画像

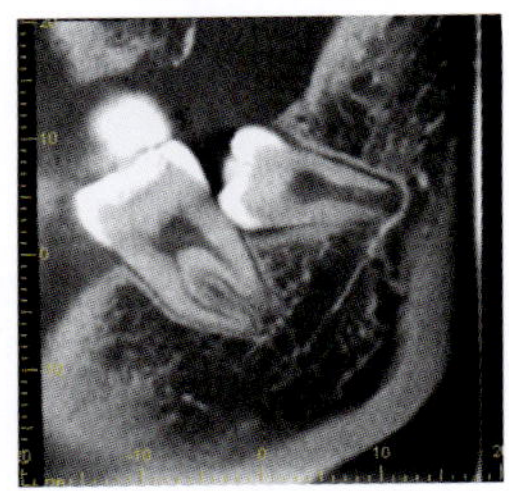

図 1-9-11a　左側下顎智歯は下歯槽神経に近接している。むしろ、下歯槽神経から直接栄養が供給されている。

術中装置装着時

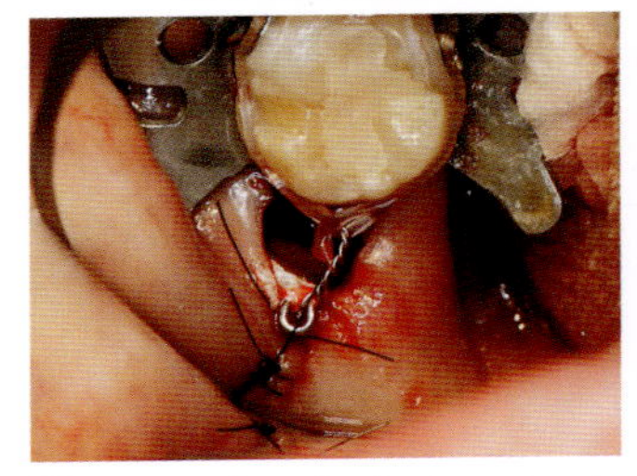

図 1-9-11b　出血をコントロールしながらの接着操作となる。

術後 3 日目 CT 画像

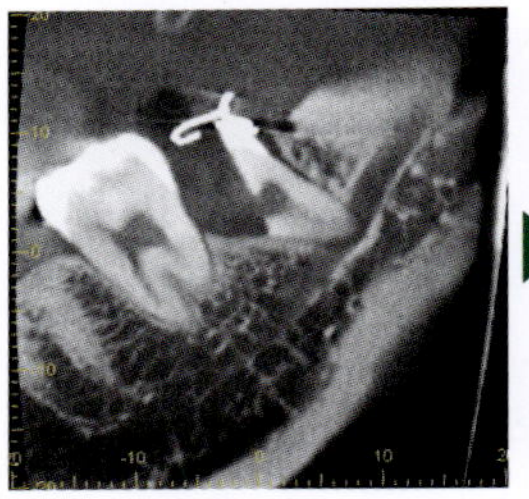

図 1-9-11c

術後 9 日目

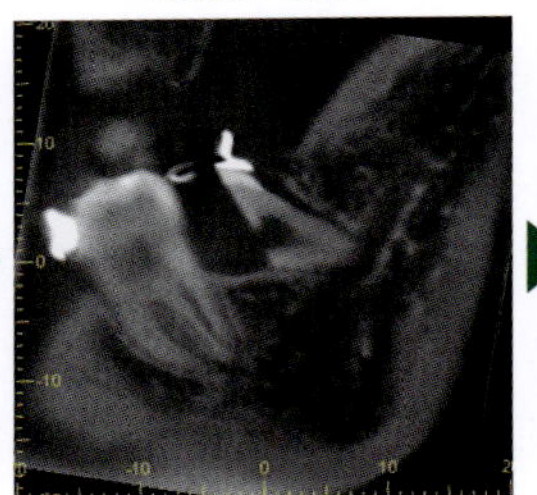

図 1-9-11d

術後 30 日目

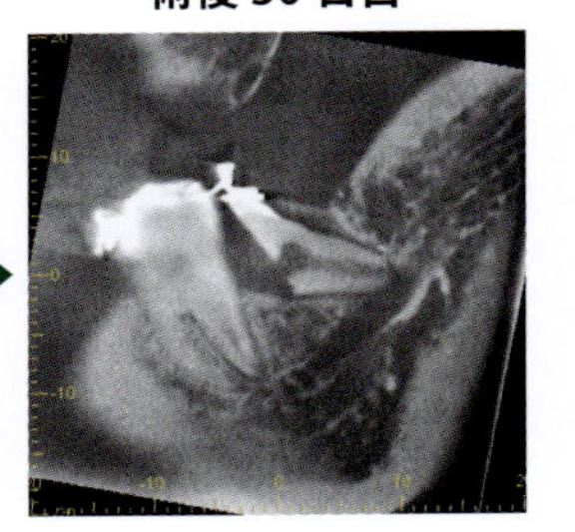

図 1-9-11e

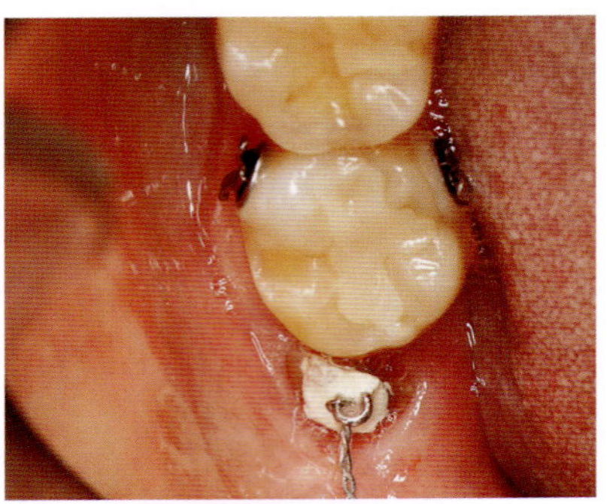

図 1-9-11f　抜歯当日の処置部。炎症もなく、治癒傾向を認める。

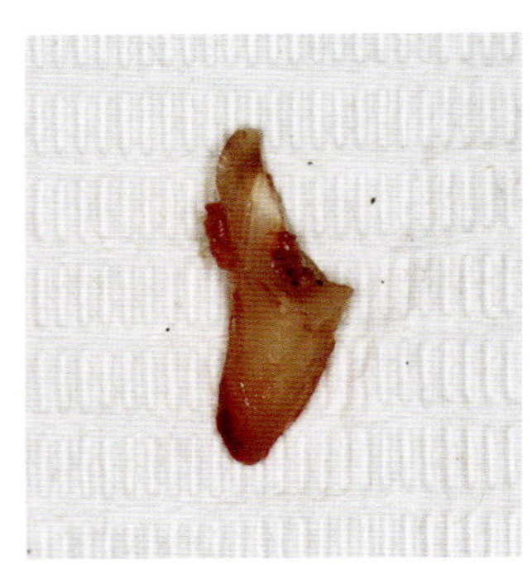

図 1-9-11g　全部抜去。疼痛や神経症状などの訴えはなかった。

埋伏歯、智歯の牽引成功のための テクニカルアドバイス

使用器材

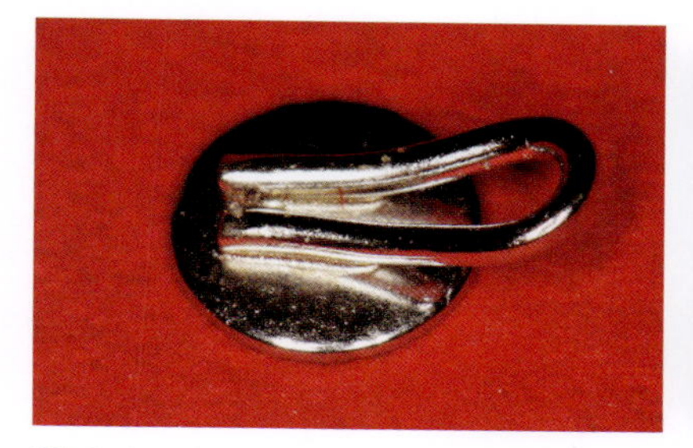

図 1-9-12　キャプリンフック（トミーインターナショナル）。

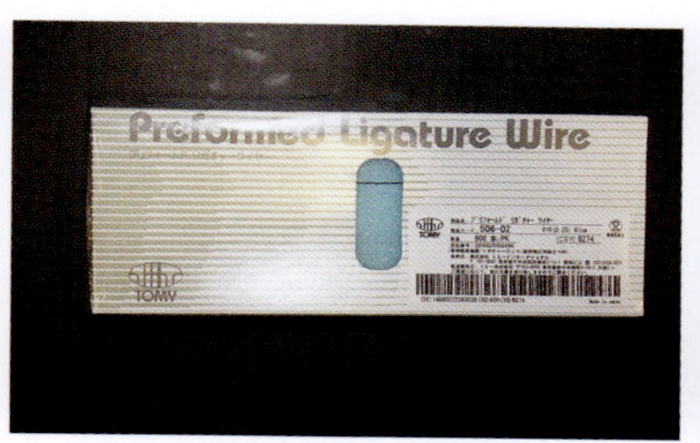

図 1-9-13　リガチャーワイヤー。

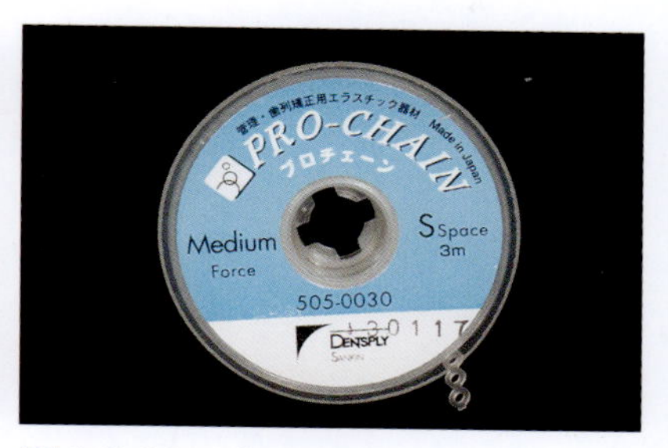

図 1-9-14　パワーチェーン。

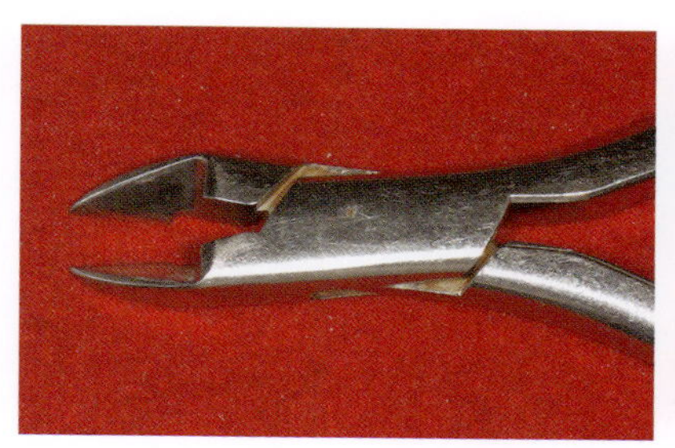

図 1-9-15　ピン＆リガチャーカッター。

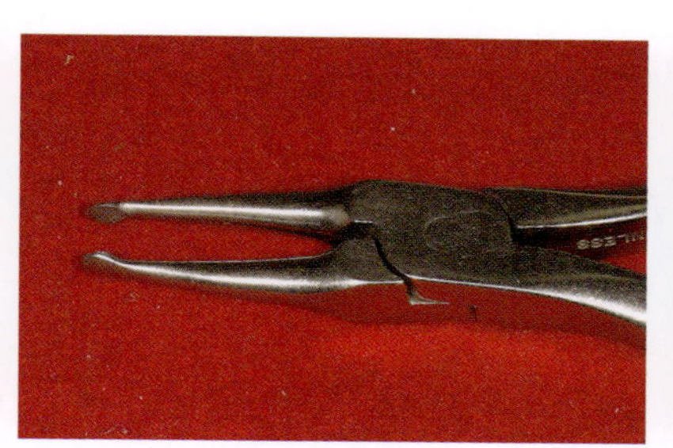

図 1-9-16　ホウプライヤー。

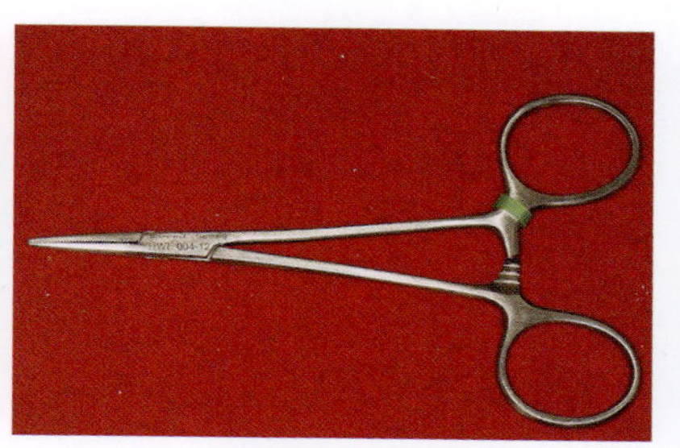

図 1-9-17　モスキートフォーセップス。

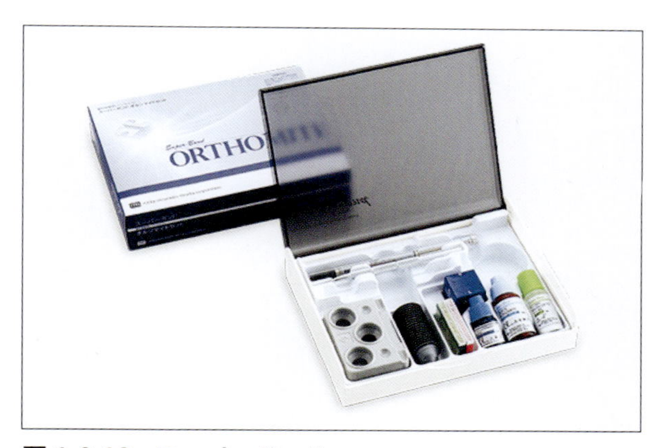

図 1-9-18　スーパーボンド。
スーパーボンドは、数あるブラケット用の接着材の中で筆者が最も信頼して使用している材料の一つである。乾燥状態を得たエナメル質に対して確実に接着できる。また、本材料はフィラーを含まず柔らかいため、ディボンディング（ブラケットを外して、歯面を清掃、調整する）の際にも、歯を傷めず、歯面に残った接着剤を選択的に削り落とすことができる。

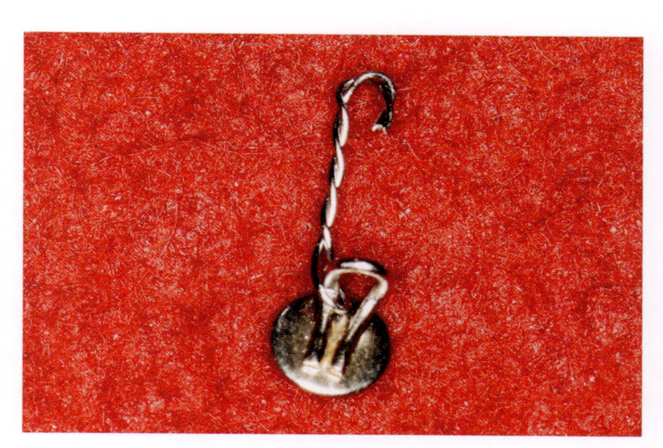

図 1-9-19　カスタムフック。
歯肉と歯冠周囲の皮質骨に開窓を行った後、止血を行い、エナメル質をエッチング処理後、キャプリンフックを歯冠に接着させる。出血のコントロールができていなければ、この処置はできない。牽引治療中にフックが脱離してしまうと、再接着はさらに難易度が上がるため、確実な接着を行いたい。筆者はスーパーボンドを使用している。キャプリンフックにはリガチャーワイヤーを曲げて作るカスタムのフックを装着し、パワーチェーンの交換の度に観血的処置になることを防ぐ。

Advice 1 上顎智歯の歯牙移動

POINT 1 第二大臼歯部への牽引時には固定源を加強する

智歯を第二大臼歯部へ牽引する時、第一大臼歯のみが固定源となると反作用により移動をしてしまう。そのため、固定源を加強する方法として

① TADs を使用する

② 6－6のリンガルアーチ

がある。①、あるいは②を使用して、固定源を確保する（**図 1-9-20**）。

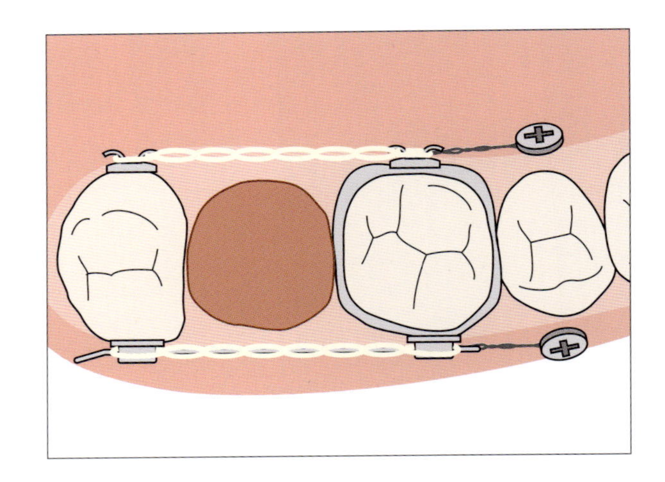

図 1-9-20 TADs を使用して第一大臼歯を固定している。

POINT 2 牽引が進んだ智歯には、サブワイヤーの使用を

牽引が進んだ智歯にブラケット装着可能であれば装着する。これにあわせて細いニッケルチタンワイヤーを装着するのが通法だが、他の歯牙の反作用を避けるため、主線のステンレスワイヤーに追加して細いニッケルチタンワイヤーもサブワイヤーとして結紮している。

ある程度智歯を牽引

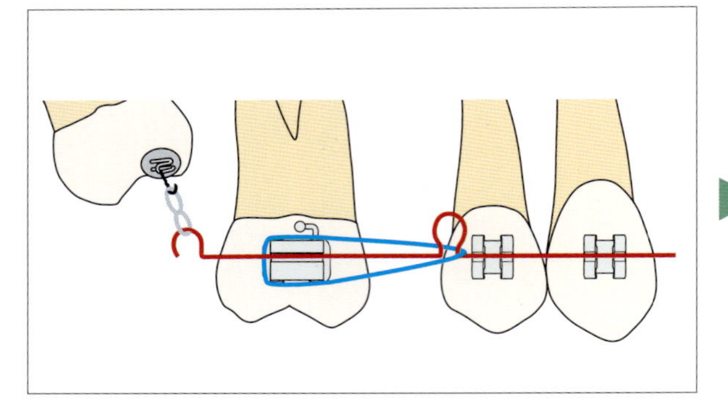

図 1-9-21a まずは智歯をある程度牽引する。赤色のワイヤーは強度のある SS ワイヤー（ex. 0.017×0.025SS）。

サブワイヤーで二重結紮

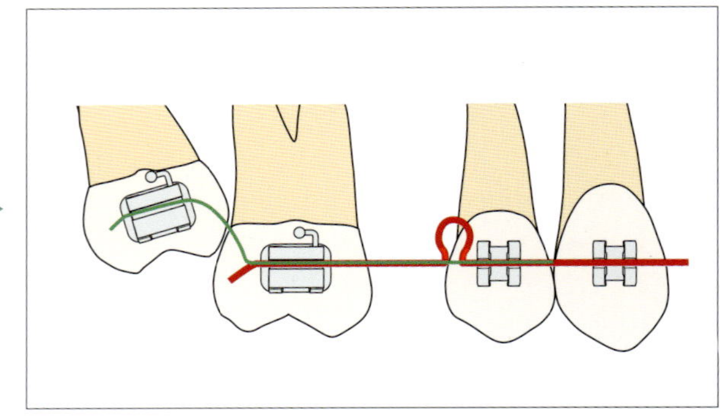

図 1-9-21b 固定源となる主線に追加して、サブワイヤー（0.16 ニッケルチタンワイヤー：緑色のワイヤー）を二重に結紮する。

Advice 2 埋伏歯牽引時の重要ポイント

POINT 1 埋伏歯の周囲骨の取り扱い：RAP の効果を期待して皮質骨を穿孔する

牽引方向の皮質骨には RAP の効果を期待して皮 質骨を穿孔する。また、移動予定箇所の不要な皮 質骨の除去を行うことが望ましい。**図 1-9-22** の青い矢印の方向へ牽引する予定で、ピンクのゾーンの皮質骨を除去することが望ましい。

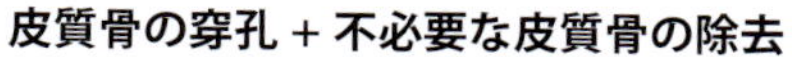

皮質骨の穿孔 + 不必要な皮質骨の除去

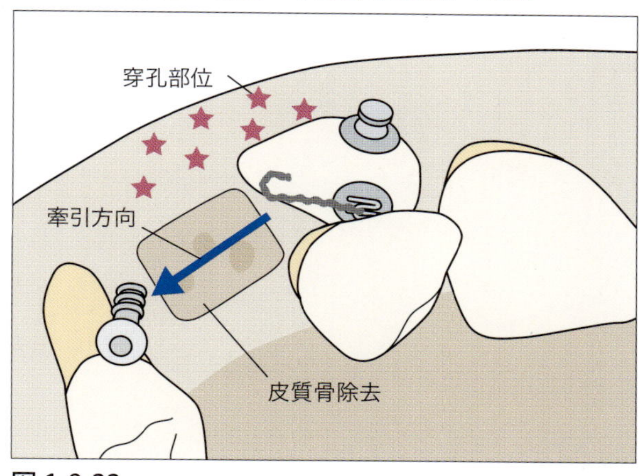

図 1-9-22

牽引しても動きが好ましくない時には骨穿孔を繰り返すか、ヘーベルによる亜脱臼を行う。

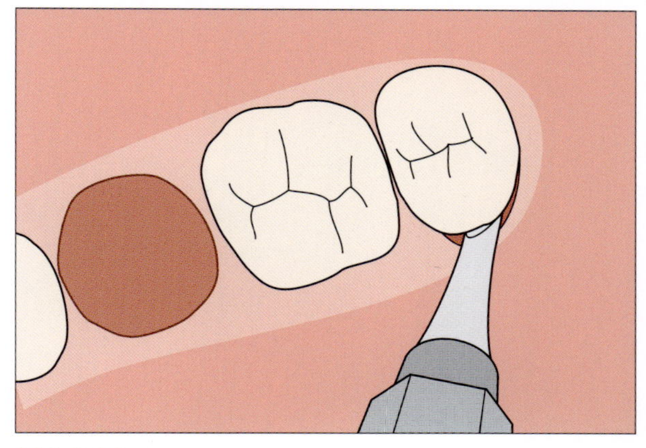

図 1-9-23

牽引方向が適正に行われているにも関わらず、動きが好ましくない場合、僅かでも動いていたり、歯牙の動揺が確認できれば、皮質骨穿孔を繰り返すことを検討する。それでも動きが皆無の場合には、牽引を諦めるか、毎回アポイント時に抜歯を行う要領でヘーベルによる亜脱臼を繰り返し、移動させることも検討する（**図 1-9-23**）。その場合、歯髄は失活すると考えられる。

Advice 3　智歯の移動：固定源の歯牙へのブラケットポジション

■対象歯のみを移動する方法

部分矯正においてはブラケットポジションを適正に装着してしまうとコントロール対象ではない歯牙まで動かしてしまうことになる（**図 1-9-24a**）。そこで、可及的にパッシブな（受動的な）状態でブラケットを装着し、智歯以外の固定源の歯牙は動かさない配慮が必要である（**図 1-9-24b**）。

全顎矯正では適正なブラケットポジション：これでは他の歯牙も動いてしまう

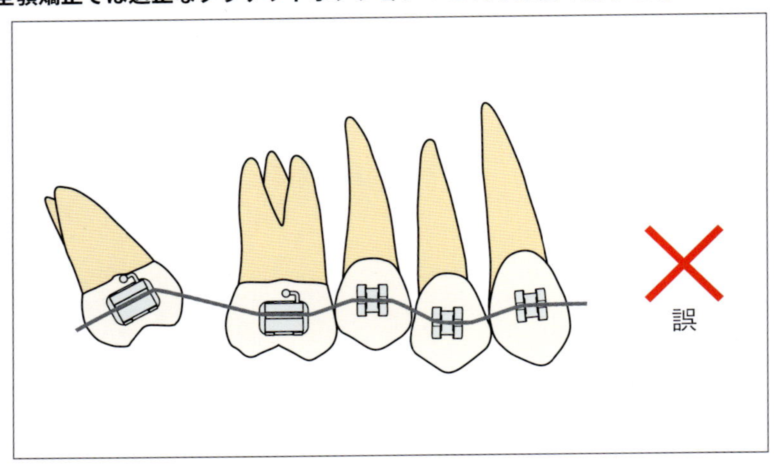

図 1-9-24a

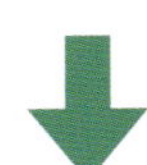

正しいブラケットポジション：対象歯のみを移動できる

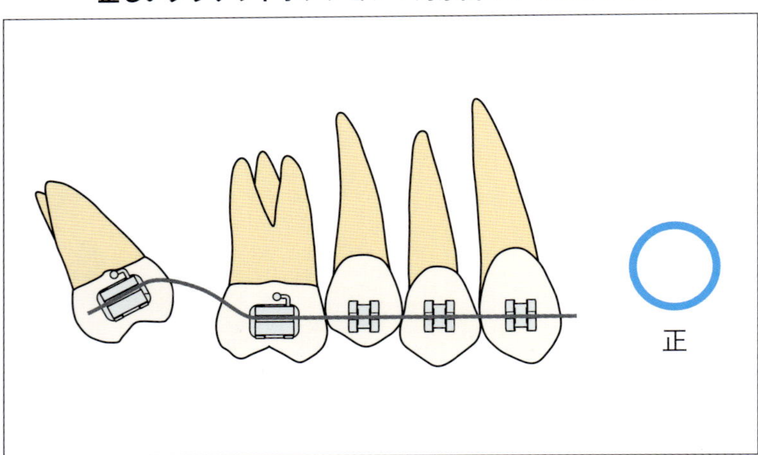

図 1-9-24b

図 1-9-24a, b　図 1-9-24a のようにブラケットポジションをそれぞれの歯牙に適正に装着するとコントロールの対象ではない歯牙まで動かしてしまうことになる。そこで部分矯正では図 1-9-24b のように固定源の歯牙には、可及的にパッシブな状態でブラケットを装着し、智歯以外は動かさない配慮が必要である。

Advice 4 智歯の遠心にワイヤー装着ができる・できない場合の対応法

テクニック

通常、智歯の遠心には通常スペースがなく、ブラケットやワイヤーを装着する口腔前庭の深さがないことが多い。患者の清掃性が環境が悪い時は、可及的に歯冠だけ近心に傾斜移動させる。歯冠は近心傾斜するが、ブラケットやワイヤーを装着するスペースが生まれれば、その時点でブラケットを装着し、ワイヤーによってアップライト（整直）を行なってもよい。

ワイヤー装着が可能な場合

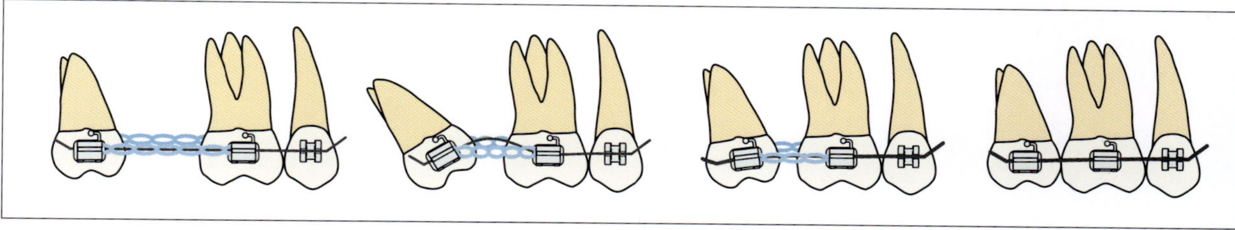

図 1-9-25　0.012NT か 0.016NT ワイヤーの装着が可能であれば装着し、順次（1ヶ月に1度）ワイヤーサイズを太いものに上げる。舌側にもリンガルクリートを装着し、頬舌的にパワーチェーンをかける。智歯は歯冠に近心傾斜しながら移動するがワイヤーサイズを上げていくことで徐々に整直される。

ワイヤー装着が不可能な場合

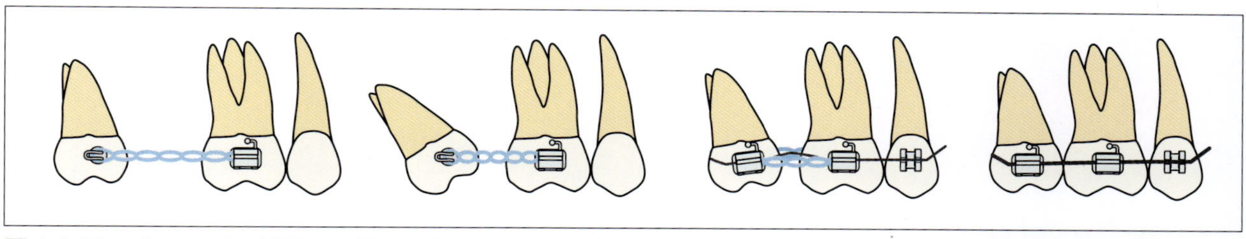

図 1-9-26　ブラケットが装着不可能な場合、リンガルクリートを装着し、パワーチェーンにて可及的に歯冠のみ近心へ移動させる。ブラッケット装着のスペースが生まれれば、その時点でブラケットを装着し、ワイヤーによってアップライトを行う。

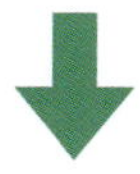

ゲーブルベンドを用いて歯軸のコントロールを行う

歯根を整直させるためにワイヤーにゲーブルベンド（屋根状の曲がり）をレクタンギュラーワイヤーに入れながら牽引するとアップライトが強く起こる（牽引のスピードは落ちる）。

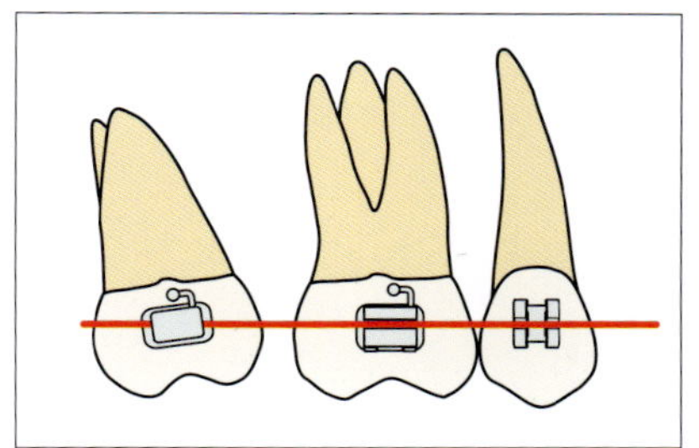

図 1-9-27a　直線のワイヤー。歯冠のみが移動し、近心傾斜が生じる。

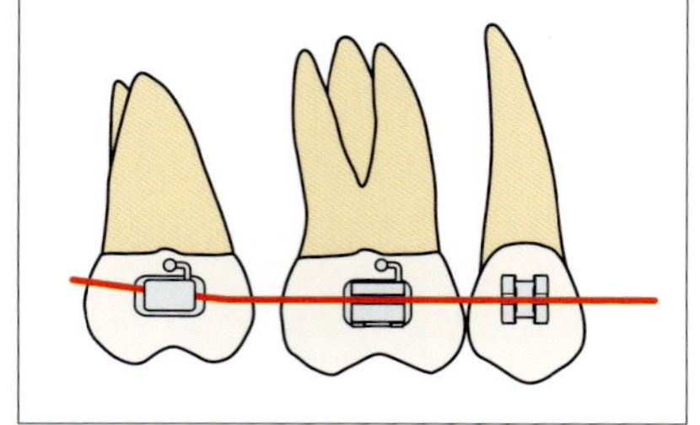

図 1-9-27b　5〜15° 程度ゲーブルベンドを付与したワイヤー（ステンレススティール）。

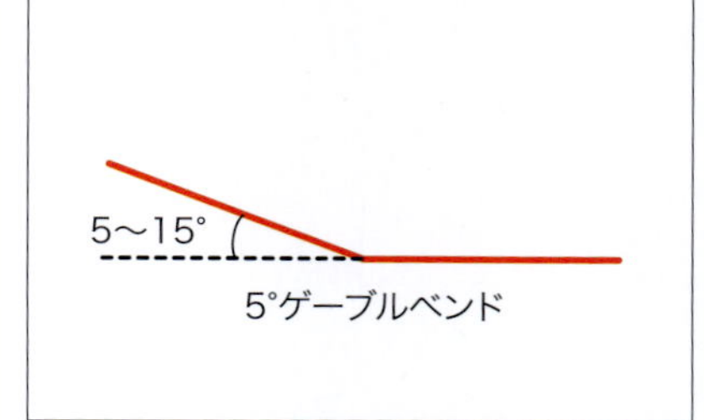

図 1-9-27c　ゲーブルバンドを屈曲したワイヤー。

PART 1

第10章

捻転歯の改善

治療目的

1	**当該歯の力学的改善、清掃性、審美性の改善**
2	**埋伏歯の牽引後のコントロール** （全顎矯正治療との連携治療になることが多い）

歯列内で捻転のある歯牙は、顎運動時に力学的に不利になったり、清掃性や審美性を阻害することがある。また、埋伏歯を牽引した後の歯牙は回転していることが多く、捻転の改善が必要であることが多い。

1 部分矯正による捻転歯の改善

1-1 治療の流れと治療期間

捻転の改善は単根歯であればたやすく、複根歯であれば時間がかかる。装置のデザインが適正であれば一気に回転するが、ブラケットにワイヤーを装着するだけでは効率が悪い。装置のデザインが適正で効率良く動かせれば、通常６ヶ月もあれば十分回転は終了するが、後戻りを考慮してオーバーコレクションを行ったり、長い保定期間（最低６ヶ月以上）を設けたりする。

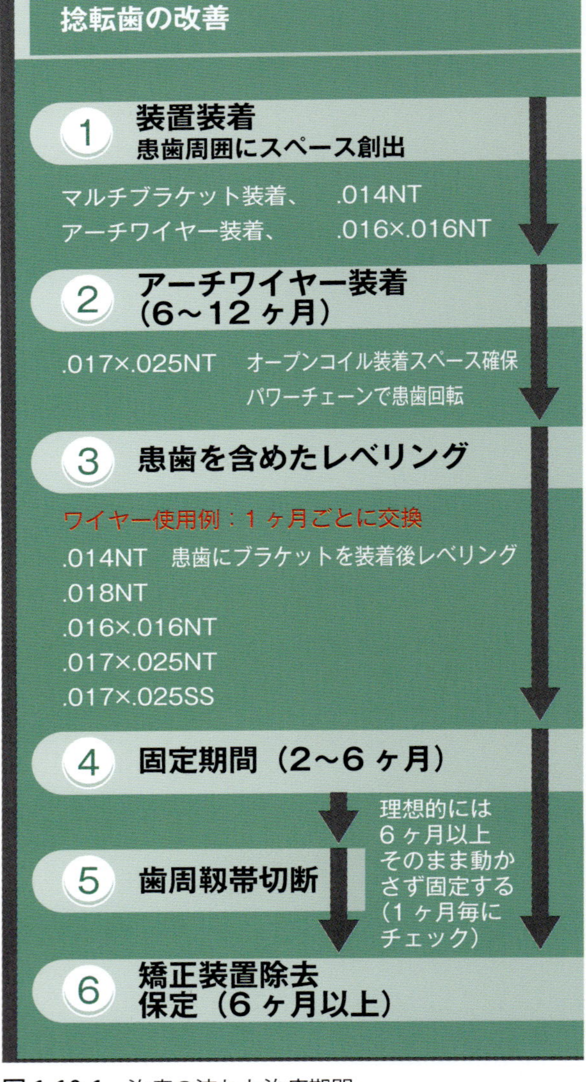

図 1-10-1 治療の流れと治療期間。

1-2 臨床応用における重要事項

1-2-1 捻転改善後の後戻りについて

一般的に捻転歯の改善後は、後戻りが大きい。切歯など単根歯は特に後戻りが多く保定が重要であるが、その対応は困難を極める。動的治療が終了したら、通常 15C のメスを使用して歯周靭帯の全周切断を行い、最低半年間保定する。しかし、それでも保定を外すと元に戻ろうとする力が働く（**図 1-10-2**）。

小臼歯の捻転症例では、回転が終了した後、前後の歯によるプロキシマルコンタクトがあるため、後戻りが起こりにくく、また、全顎矯正を行っている場合には治療期間が長くなるため、保定の観点から有利である。

切歯部の捻転是正後は、プロキシマルコンタクトの面積が狭く、保定効果が見込みにくい。回転を正常よりも余分に行うオーバーコレクションは有効な手段だが、下記症例では行っておらず、術後、⌈2 の保定期間中に後戻りが生じた。リテーナーの使用（本例ではスプリングリテーナーの使用）はあったが、使用していない時間などに、少しずつ装置が浮いてきたことを見逃していた。発見した時には捻転が再発していた。

図 1-10-2a〜c ⌈2 の捻転是正後、保定中の不注意で後戻りを見逃した症例。

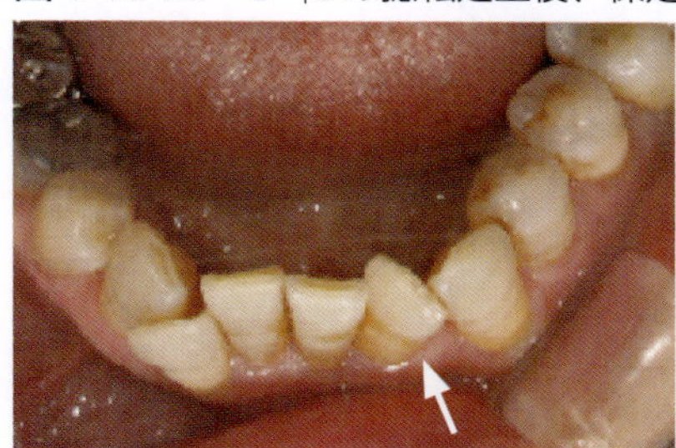

図 1-10-2a 2⌉を便宜抜歯してレベリング開始。

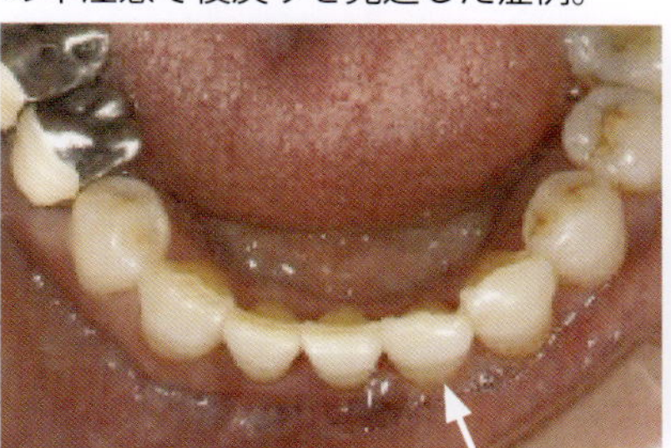

図 1-10-2b 矯正治療終了時。

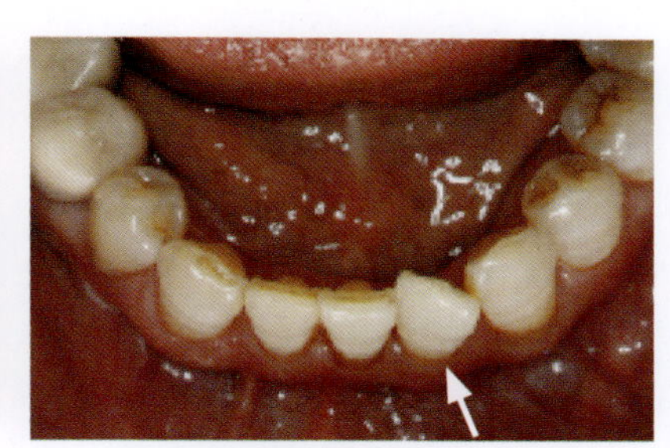

図 1-10-2c 保定期間中、観察ミスで⌈2 に後戻りが発現した。

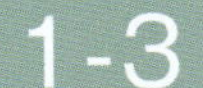

1-3 適応例から：臨床ではこう使う

症例 1-3-1　小臼歯の捻転の改善例から（上顎部分矯正：LOT）

⌊5 が 90 度捻転して萌出している症例。萌出期に発見し、早期治療を行なった。頬側咬頭と舌側咬頭にリンガルクリートを装着し、隣在歯にパワーチェーンをかけて改善した（**図 1-10-3**）。ブラケットを使用するよりも、このような直接的な矯正力を捻転歯にかける方法が効率が良い。

術後は両隣在歯のコンタクトでおさえこまれるため安定しており、後戻りは認められない。

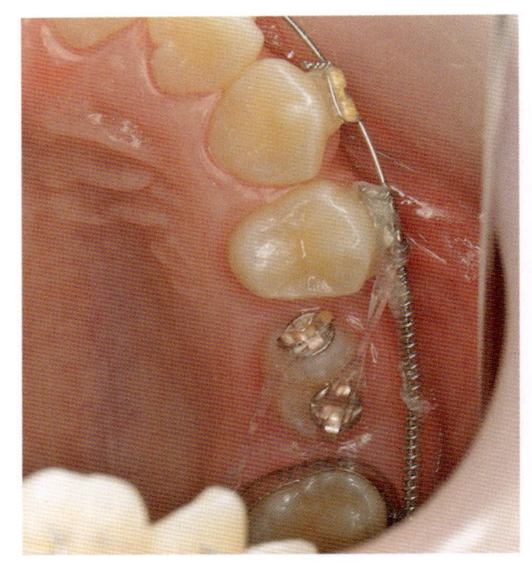

図 1-10-3a　混合歯列期に第二小臼歯が捻転して萌出してきた。回転させるスペースを十分に得るため、オープンコイルを装着し、パワーチェーンで直接捻転を是正する方向に回転させた。

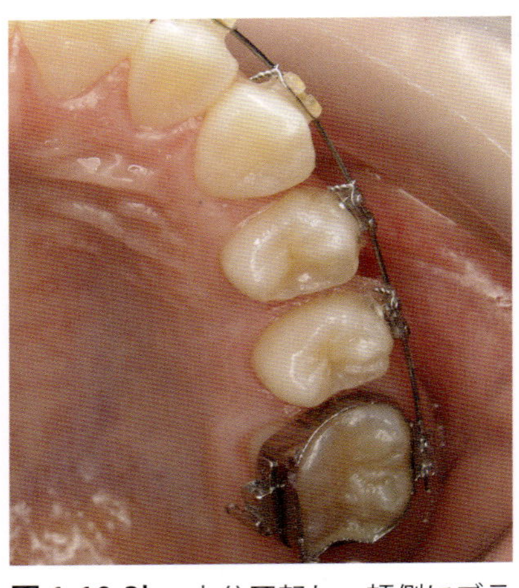

図 1-10-3b　十分回転し、頬側にブラケット装着が可能となったため、装着し、ニッケルチタンワイヤーを装着した。

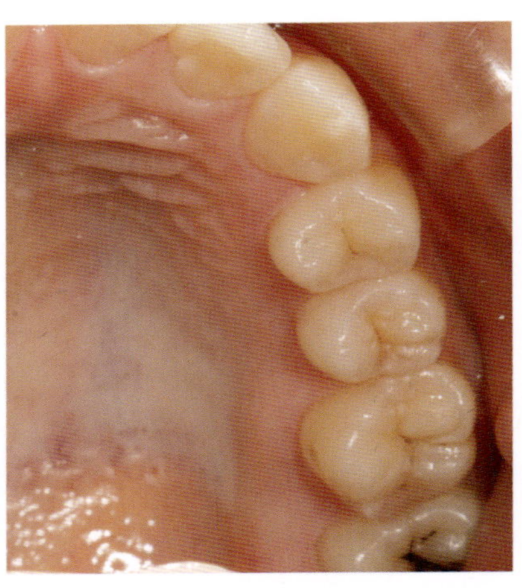

図 1-10-3c　コンタクトによる保定効果のため、後戻りは確認されない。

症例 1-3-2　小臼歯の捻転の改善例から（全顎矯正と部分矯正の組み合わせ）

本症例は、成人矯正患者で全顎的な非抜歯矯正治療を計画した。4|が 90°近く捻転している。頬側と舌側にリンガルクリートを装着し、隣在歯にパワーチェーンをかけて改善した（**図 1-10-4**）。

回転させる方向に直接牽引するため効率は良いが、アンカー（固定源）になった歯牙には反作用がかかるため、その後の調整が必要である。成長期では自然と咬合することもある。

この方法は回転するためのスペースが歯列内にあることが前提である。それがない場合には一度オープンコイルを用いてスペースを作り、回転後、余剰スペースを閉鎖しなければならない。そのため、成人では最低限、歯列全体に矯正装置を装着する部分矯正（LOT）が必要となる。

図 1-10-4　90°回転している4|（複根歯）にリンガルクリートを装着し、パワーチェーンにて直接捻転を是正した。治療終了後、安定しているが、近心側は犬歯でコンタクトで抑え込むことができないため、もう少し多めに是正すべきであった（オーバーコレクション）。

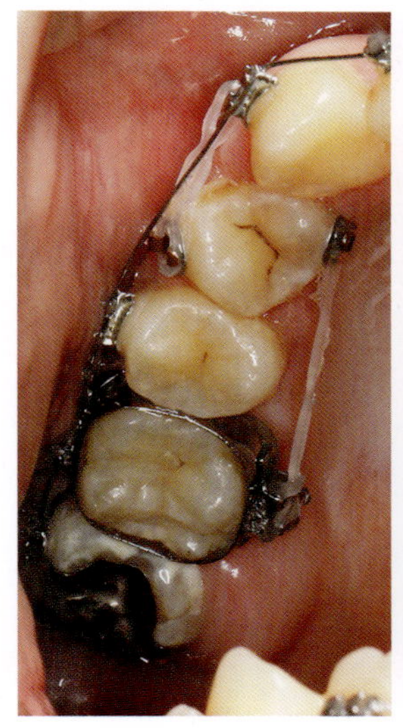

図 1-10-4a　施術開始時。

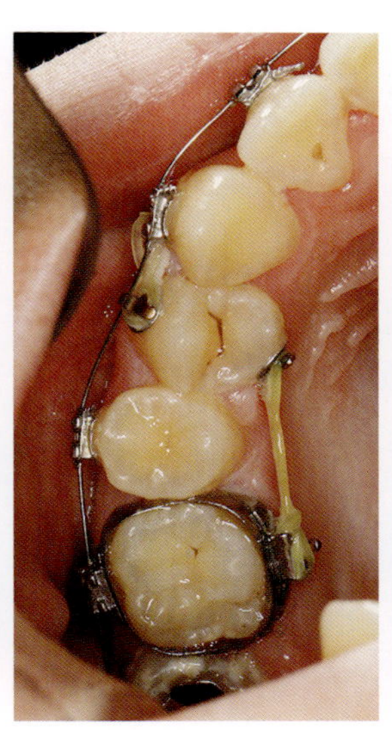

図 1-10-4b　4ヶ月後。

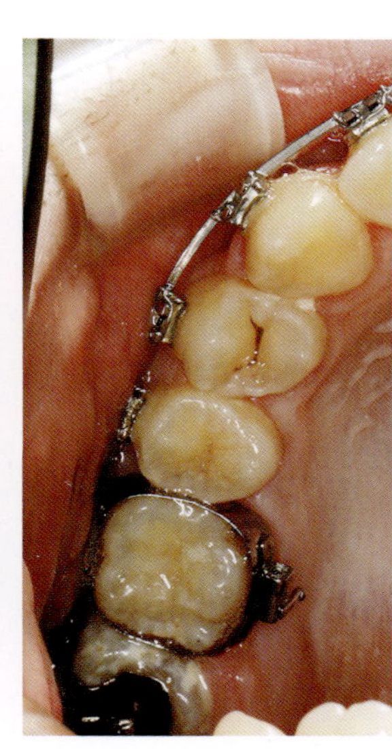

図 1-10-4c　10ヶ月後。

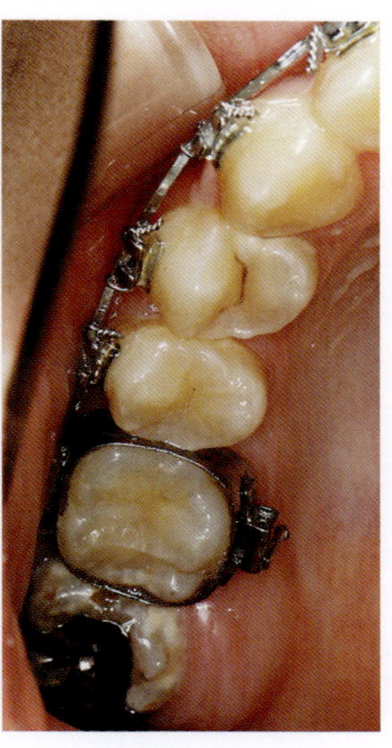

図 1-10-4d　20ヶ月後。若干の後戻りを認める

症例 1-3-3　前歯の捻転の改善例から（下顎部分矯正：LOT）

前歯の捻転の改善は小臼歯に比べ、その形態の違いから保定が難しく、後戻りが多いため、注意が必要である。症例は⌈2が４５度捻転している。捻転のためブラケットを装着できず、オープンコイルでスペースを確保し、パワーチェーンで改善した（**図 1-10-5**）。

術前

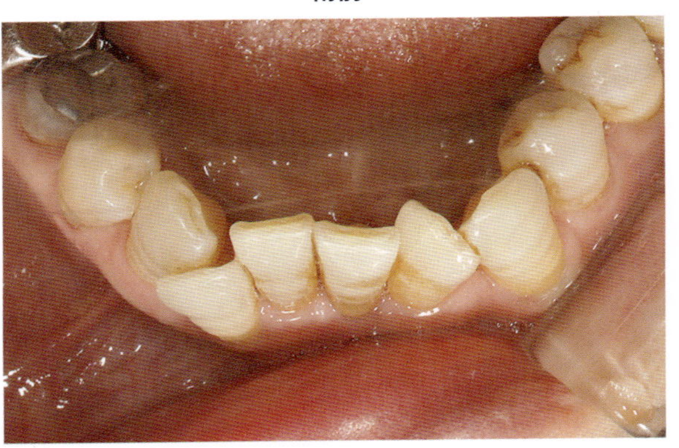

図 1-10-5a　下顎前歯部に叢生を認める症例。⌉2を便宜抜歯し、スペースを確保して捻転の改善を図る。

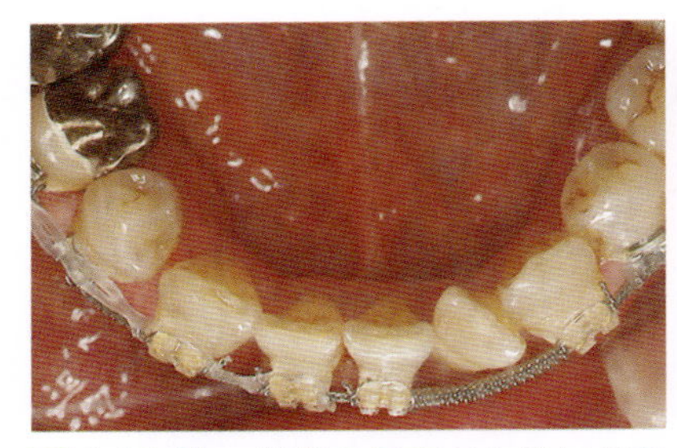

図 1-10-5b　捻転の是正のために必要なスペースをオープンコイルによって確保している。

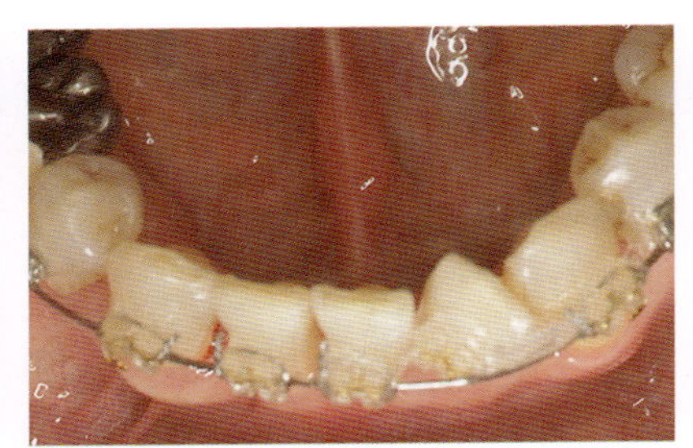

図 1-10-5c　スペースが確保できればパワーチェーンを用いて是正を行う。

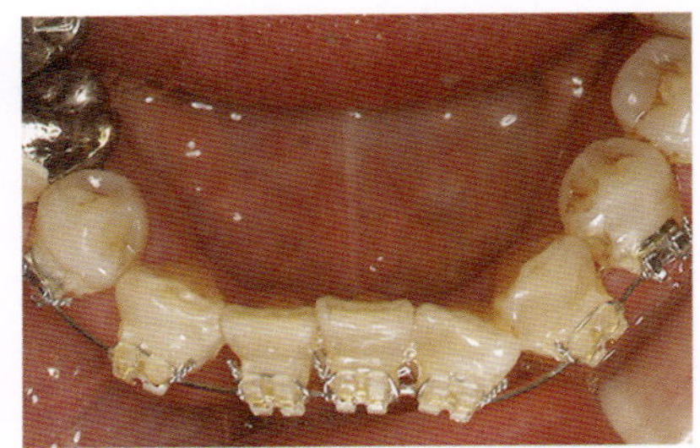

図 1-10-5d　ブラケット装着可能になれば細いニッケルチタンワイヤーを装着して、捻転の是正をさらに行い、レベリングを完成させる。

術後

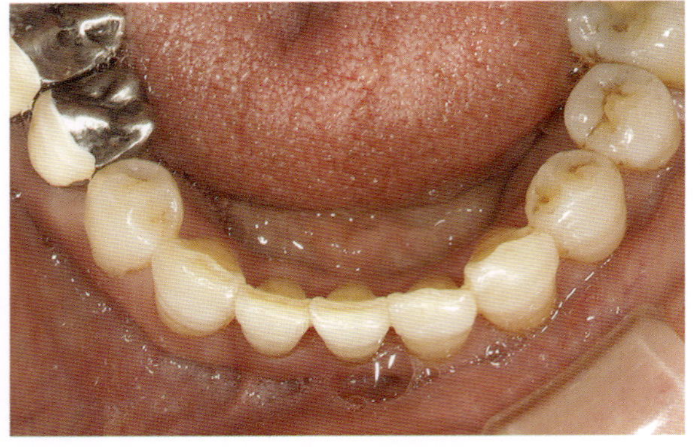

図 1-10-5e　下顎前歯の叢生が改善した。⌈2は後戻りを考慮し、オーバーコレクションすることが望ましかったと考える。

使用器材

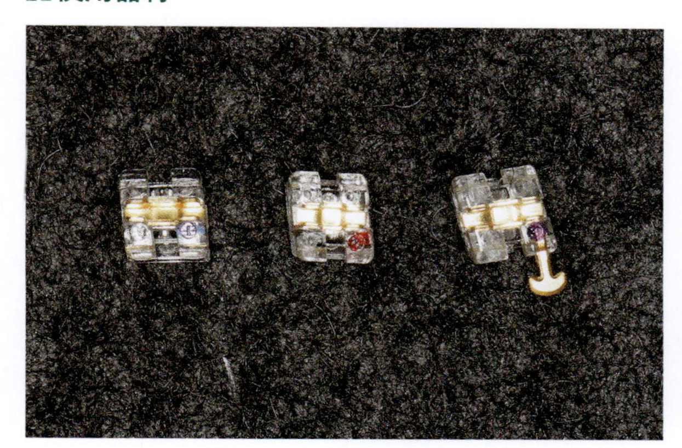

図 1-10-6　クリスタブレース7（デンツプライシロナ）。

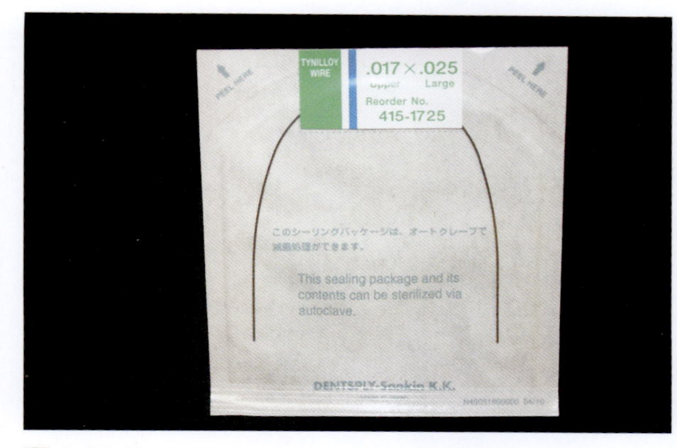

図 1-10-7　アーチワイヤー（デンツプライシロナ）。

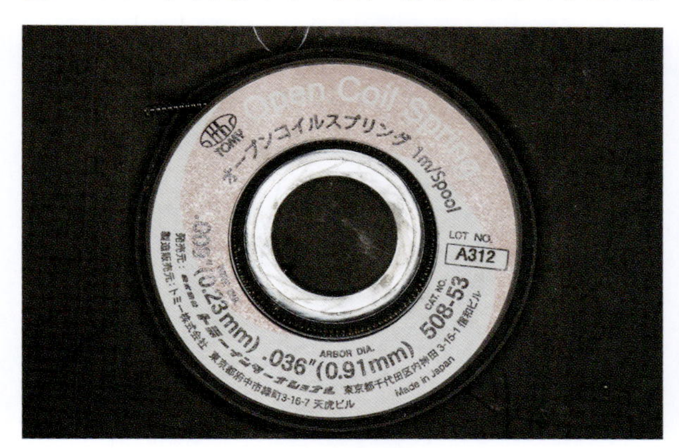

図 1-10-8　オープンコイルスプリング。

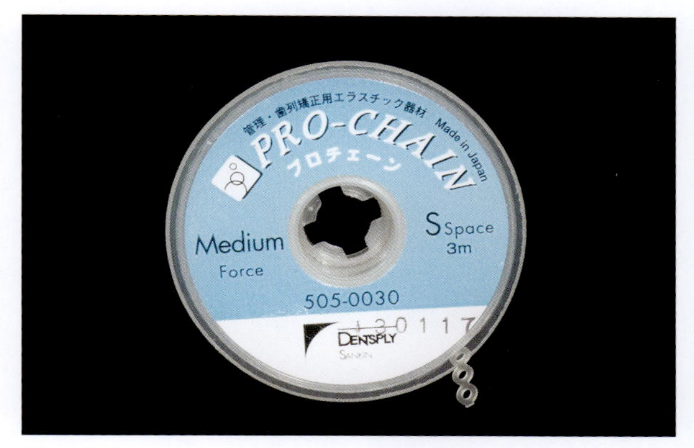

図 1-10-9　パワーチェーン（プロチェーンミディアムフォースＳスペース）（デンツプライシロナ）。

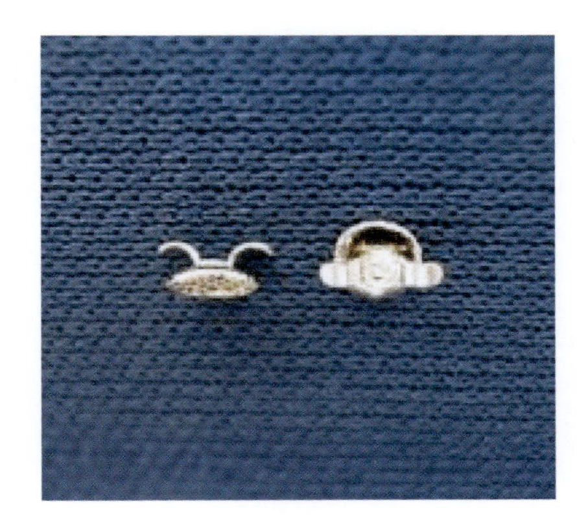

図 1-10-10　リンガルクリート。

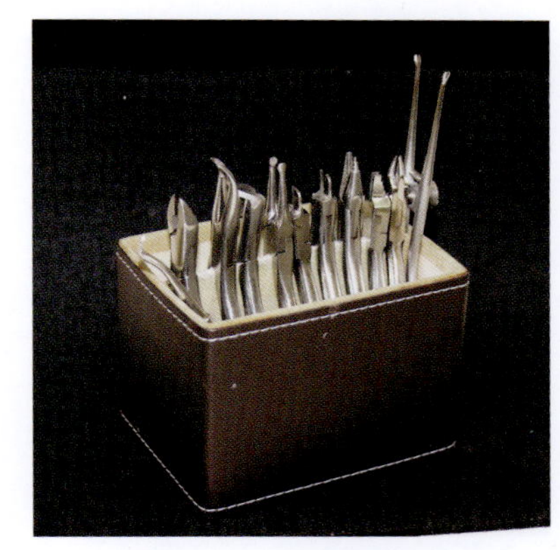

図 1-10-11　全顎矯正に準じたプライヤー類。

Advice 1 オープンコイルとパワーチェーンによる拡大：部位別ポイント

POINT 1　小臼歯の場合：パワーチェーンが効果的に動くようリンガルクリートの位置に注意

捻転歯の捻転方向を把握し、最も効果的にパワーチェーンが働くように固定源、リンガルクリートの位置を決定する（**図 1-10-12**）。全顎矯正と併用の場合は、当該歯の辺縁隆線に２個リンガルクリートを装着し、パワーチェーンを正方向（捻転が改善する方向）に力がかかるよう装着する。頬側咬頭から近心隣在歯のブラケットへ、口蓋咬頭は遠心隣在歯のブラケットもしくはリンガルクリートへパワーチェーンをかけることで、正方向への回転力がかかり、捻転が改善する。

小児矯正の場合は、第一大臼歯と口蓋を固定源とするナンスのホールディングアーチを併用することが多い（**図 1-10-13**）。当該歯のリンガルクリートの位置は、バンドに装着したブラケットとホールディングアーチにろう着した弾線にパワーチェーンをかけることで捻転を改善する。全顎矯正の場合は、オープンコイルを用いて捻転改善に必要なスペースを確保することが可能だが、部分矯正ではその拡大量が多い場合は改善が難しい。

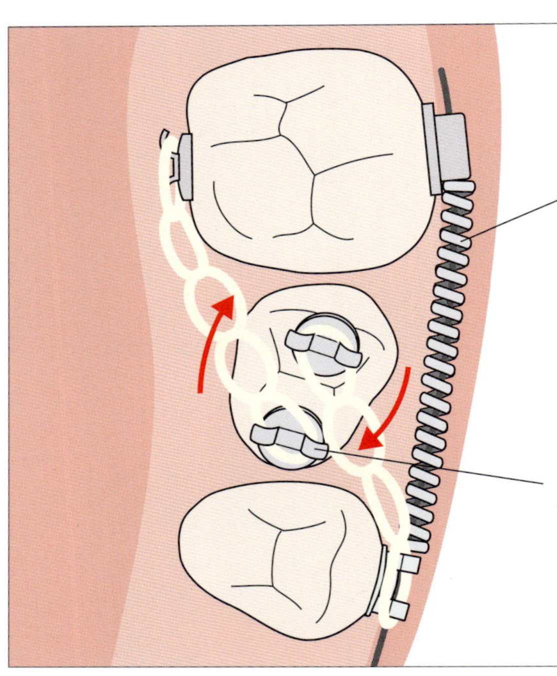

図 1-10-12

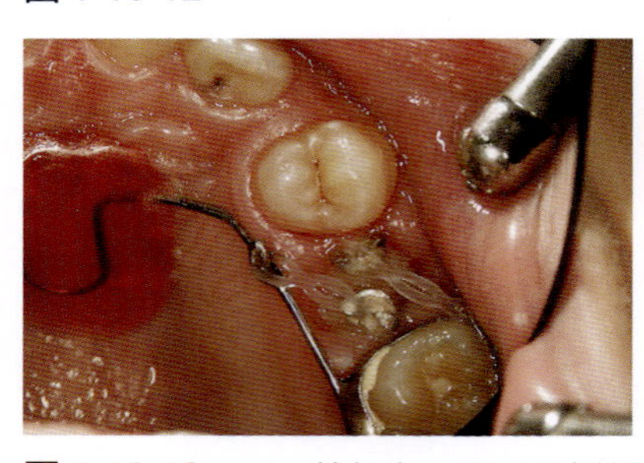
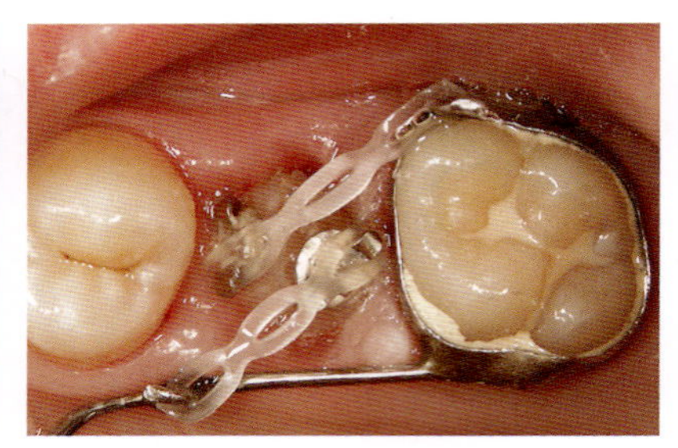
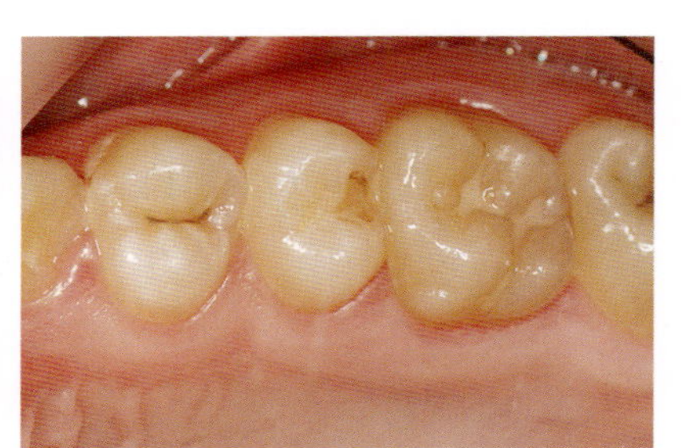

図 1-10-13a〜c　捻転歯の是正は直接回転力がかかるように装置を工夫する。

POINT 2　前歯の場合：はじめにオープンコイルで十分なスペース確保を

前歯の捻転歯を改善する場合には、少なからずスペースが不足している状況にある。そのため、まず当該歯の移動に必要なスペースをオープンコイルで確保する。スペースが確保できた後、可能であればブラケットを装着、難しければリンガルクリートを装着し、正方向に回転するようにパワーチェーンを装着する。当該歯の近心から遠心歯牙へ頬側から、遠心から舌側を通って近心歯牙へパワーチェーンをかけることで効果的に捻転歯を改善できる（**図 1-10-14**）。

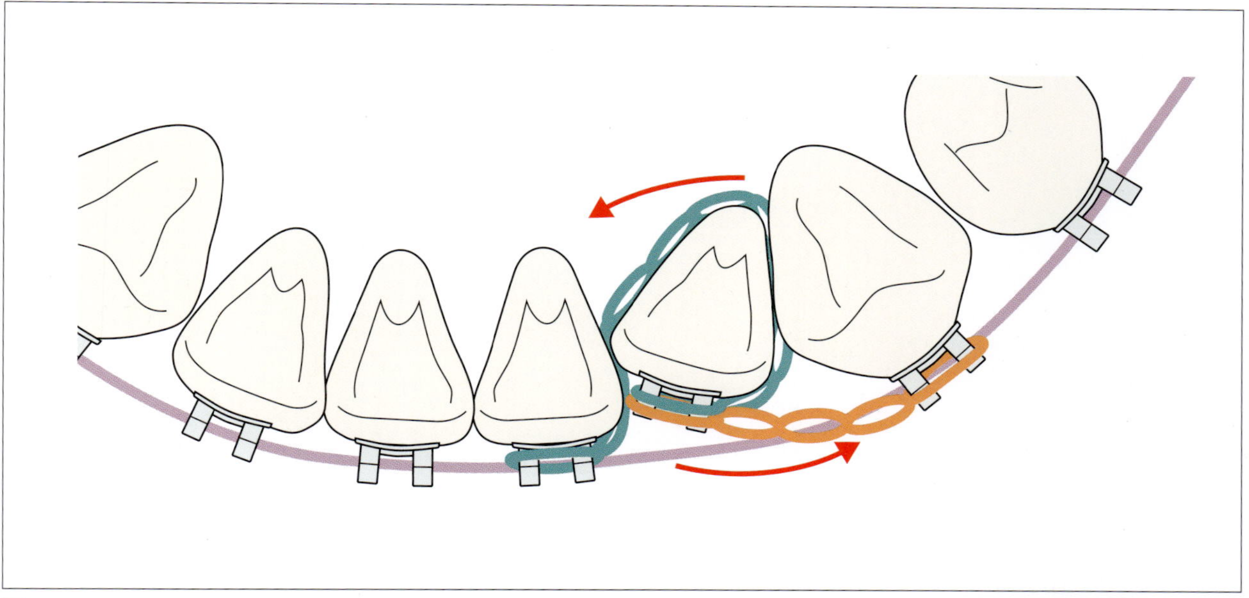

図 1-10-14　ブラケットを装着できる状況であれば、ブラケットを装着する。パワーチェーンは、歯牙を直接回転させるよう装着するのが効率が良い。図ではパワーチェーンが歯牙を一周して回転させる設計になっている。

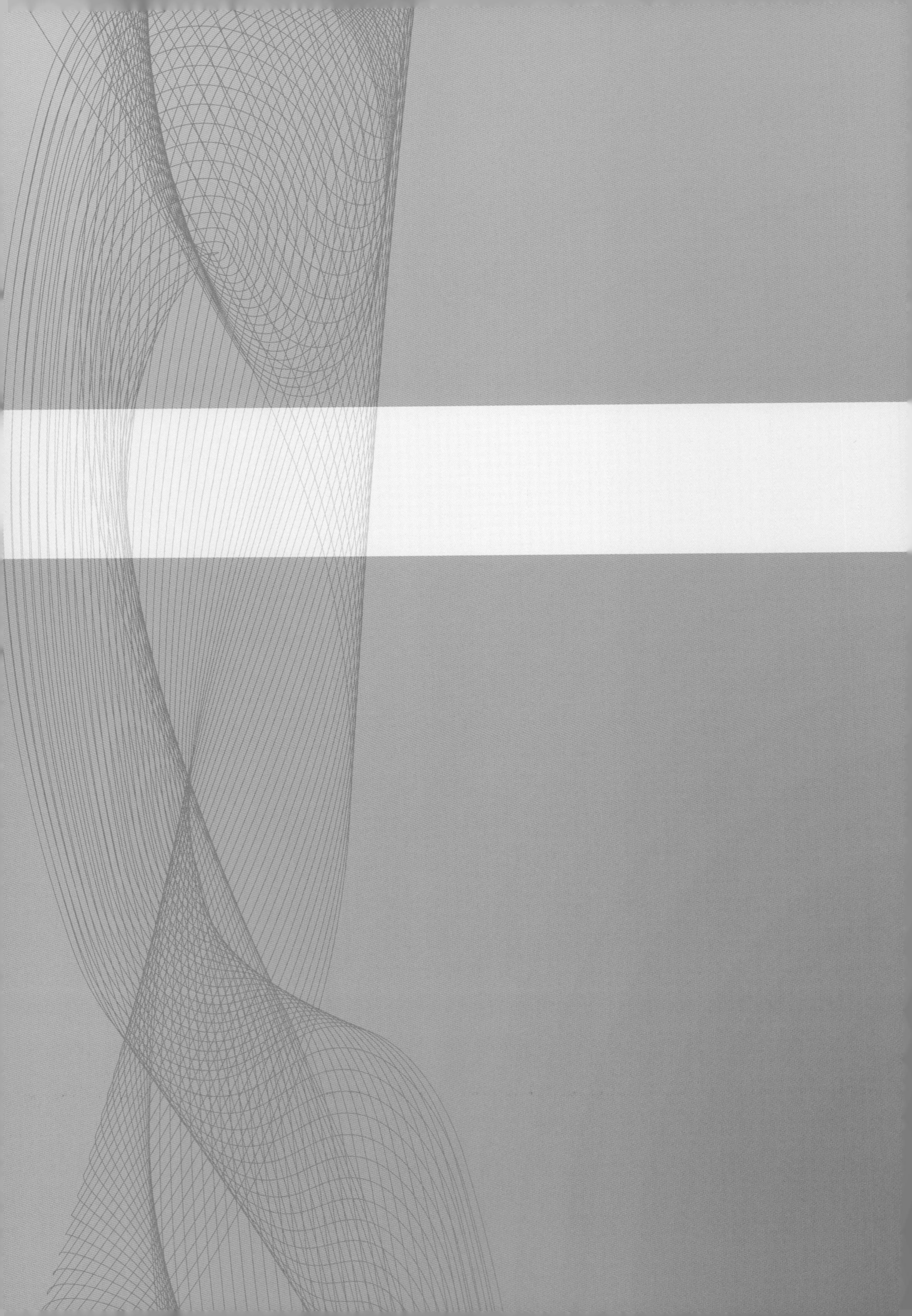

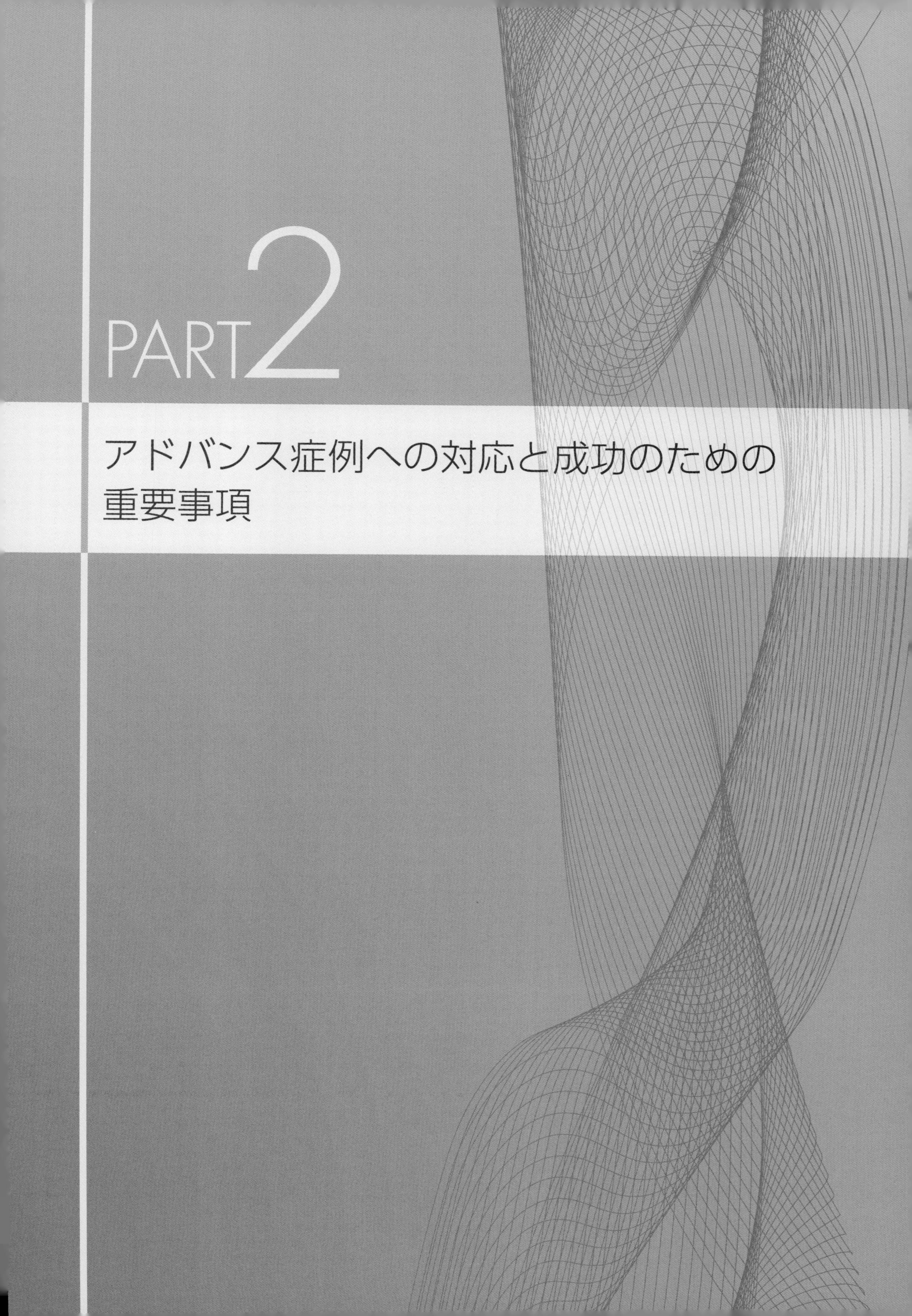

PART 2

アドバンス症例への対応と成功のための重要事項

PART 2

第1章

病的歯牙移動（PTM）の改善

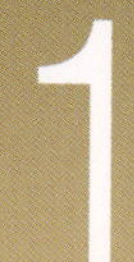

1 病的歯牙移動 (PTM) とは

1-1 病的歯牙の定義と特徴

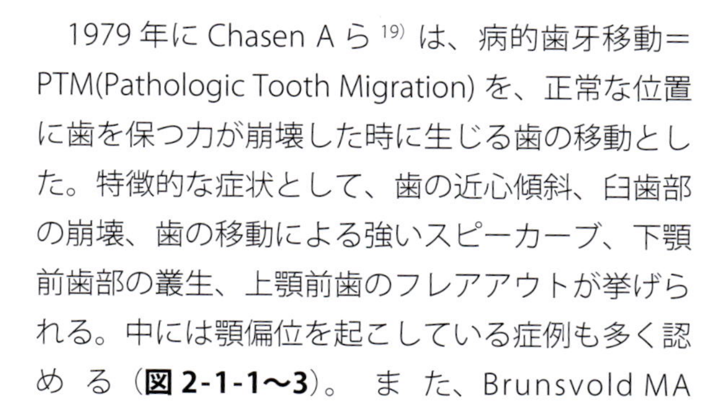

1979年にChasen Aら[19]は、病的歯牙移動＝PTM(Pathologic Tooth Migration)を、正常な位置に歯を保つ力が崩壊した時に生じる歯の移動とした。特徴的な症状として、歯の近心傾斜、臼歯部の崩壊、歯の移動による強いスピーカーブ、下顎前歯部の叢生、上顎前歯のフレアアウトが挙げられる。中には顎偏位を起こしている症例も多く認める（**図2-1-1〜3**）。また、Brunsvold MA (2005)[20]は、歯周病患者のうち、約30から56%にPTMが生じていると報告している。

PTMの病因としては、歯周組織の破壊、咬合因子、舌・頬・口唇などの軟組織からの圧力、歯周組織の炎症、歯の萌出力、習癖がある。このようにPTMは多面的な要因で成り立っているため、歯周治療、矯正治療、補綴治療が必要となるケースが多い。

歯の近心傾斜
臼歯部崩壊
強いスピーカーブ
下顎前歯の叢生
上顎前歯のフレアアウト
顎偏位

図2-1-1 PTM患者の代表的な特徴。

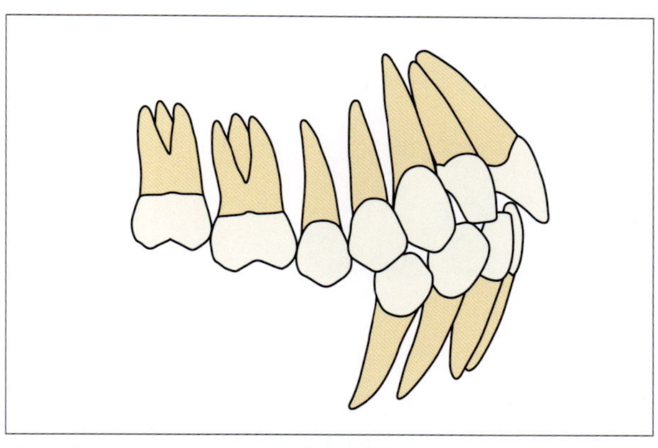

図2-1-2 PTM患者の口腔内の特徴。

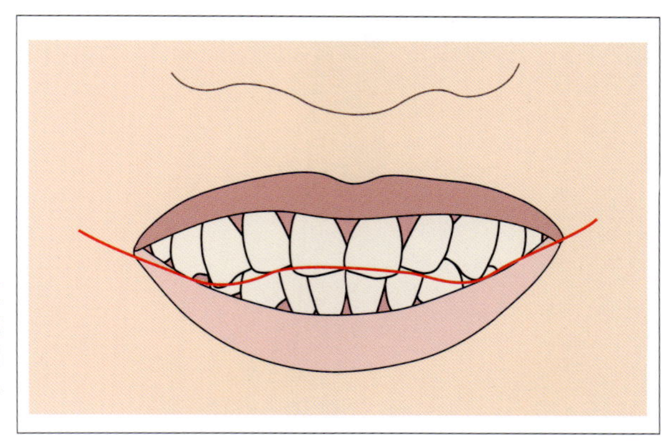

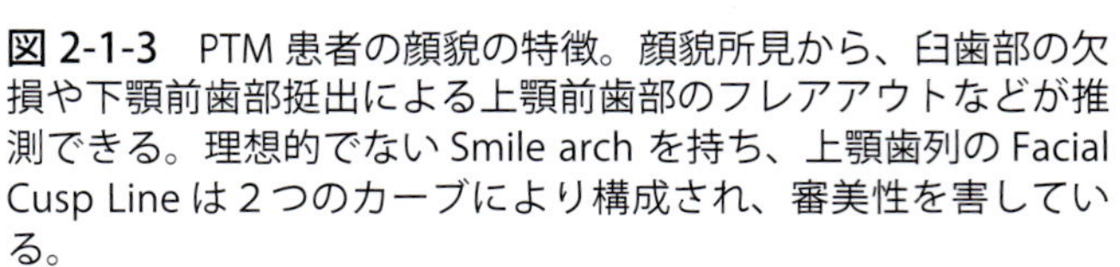

図2-1-3 PTM患者の顔貌の特徴。顔貌所見から、臼歯部の欠損や下顎前歯部挺出による上顎前歯部のフレアアウトなどが推測できる。理想的でないSmile archを持ち、上顎歯列のFacial Cusp Lineは2つのカーブにより構成され、審美性を害している。

1-1-1　参考症例から

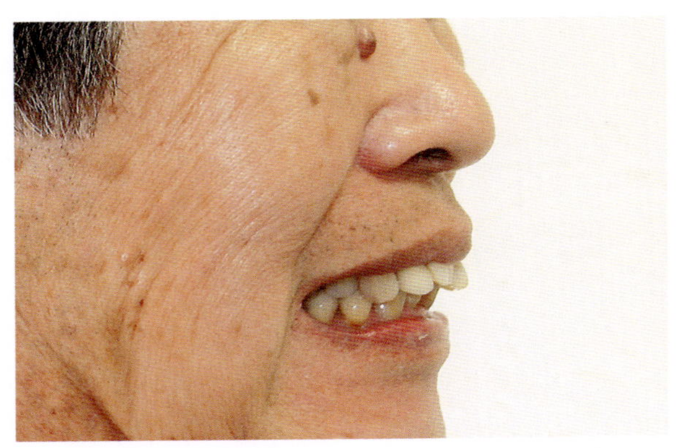

図 2-1-4a　上顎前歯はフレアアウトし、Facial Cusp Line は、２つのカーブを描いている。

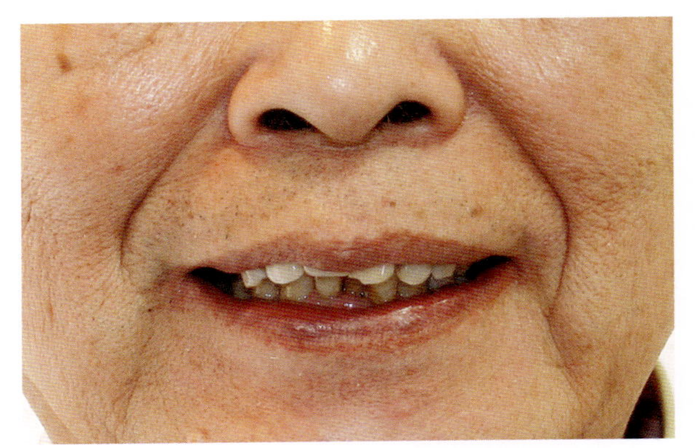

図 2-1-4b　病的歯牙移動により上顎前歯部が突出している。

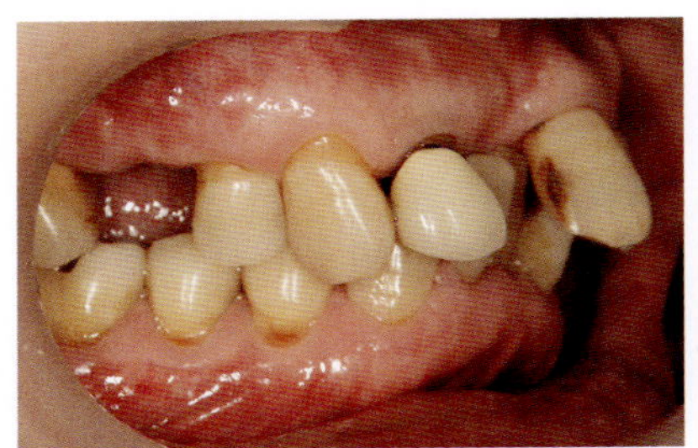

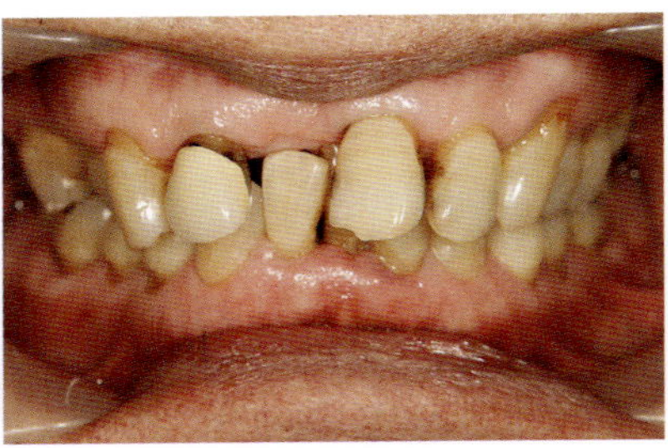

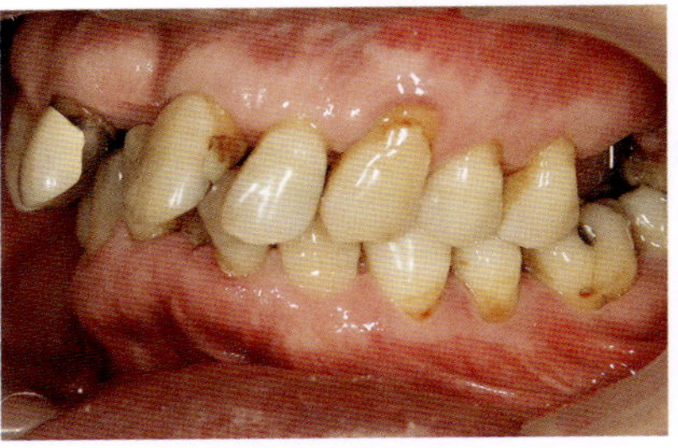

図 2-1-4c〜e　歯牙の近心傾斜と下顎前歯部の叢生により、上顎前歯部を突き上げ前歯移動することでコンタクト間にスペースが生じている。

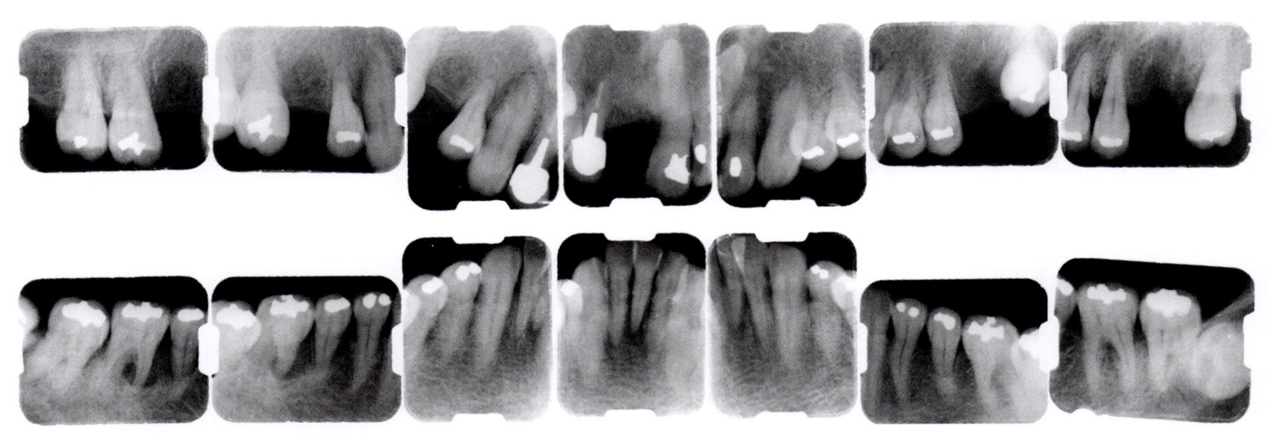

図 2-1-5　デンタルエックス線 14 枚法。垂直性骨欠損を伴う中等度慢性歯周炎を呈している。

1-2 PTMの原因と進行パターン

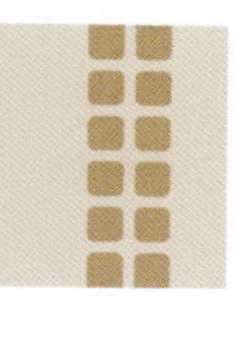

複合的な因子が存在するPTMは、歯周病による歯周組織の崩壊を伴う歯の移動である。上顎前歯のフレアアウトは、その典型的な症例で、以下の2パターンに分けることができる。
①臼歯部欠損により下顎前歯が上顎前歯を突き上げて起こるパターン（**図2-1-6**）。
②歯列全体が近心傾斜を起こし、下顎前歯が挺出して、スピーカーブが強くなるパターン（**図2-1-7**）。

①臼歯部欠損により起こるパターン

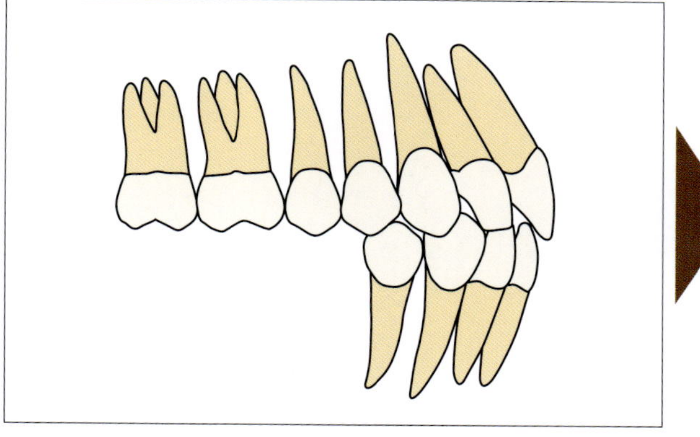

図2-1-6a 臼歯部欠損による病的歯牙移動。

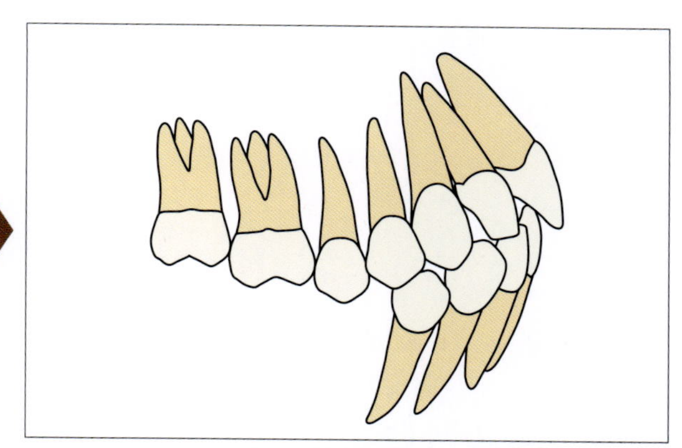

図2-1-6b 臼歯部咬合崩壊により、上顎臼歯が挺出し、下顎が前方位となり、上顎前歯がフレアアウトする。

②歯列の前方傾斜によって起こるパターン

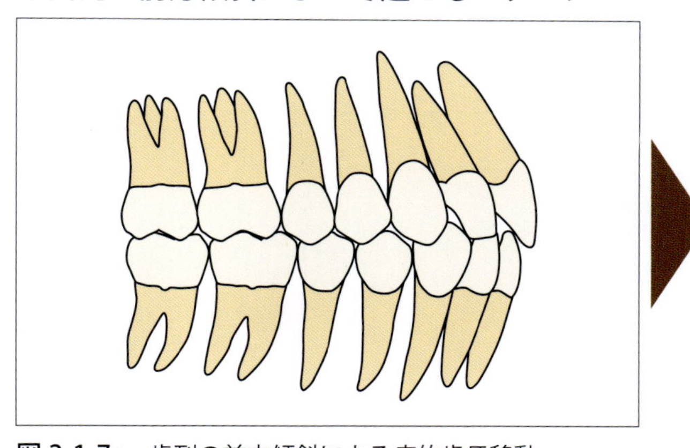

図2-1-7a 歯列の前方傾斜による病的歯牙移動。

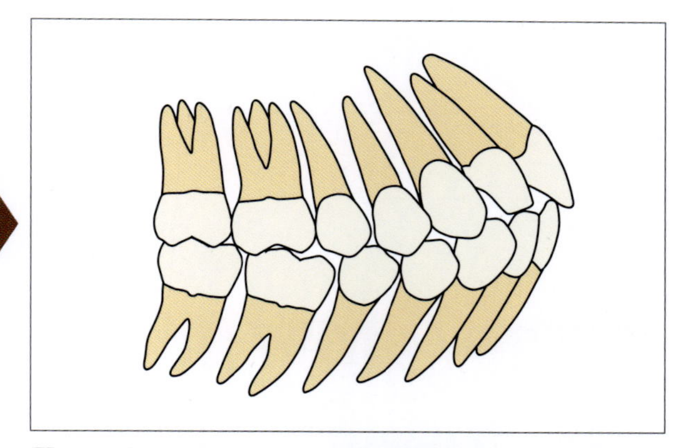

図2-1-7b 症例によっては臼歯欠損がなくても近心傾斜し、下顎前歯の叢生が大きくなり、かつスピーカーブが強くなって上顎前歯がフレアアウトする。

1-3 治療計画時の注意点

1-3-1 術後の対合関係を考慮した治療計画の必要性

歯牙の近心傾斜に対する改善には、全顎矯正治療のブラケットポジションを基本にて全顎矯正治療のレベリングステップで治療を行う。ブラケットを歯列全体に装着し、レベリングを行うことで、同時に顎偏位や咬合関係の改善、清掃性の向上が達成される。

この治療を片顎のみに行うと、矯正後に歯列が対合歯と適正に咬合しなくなる問題が生じるため、全顎的矯正治療を行う必要がある。片顎の部分矯正（LOT）であれば、対合歯列を総義歯か、ボーンアンカードブリッジ、もしくはほぼ全歯の補綴治療が前提となる（**図 2-1-8**）。

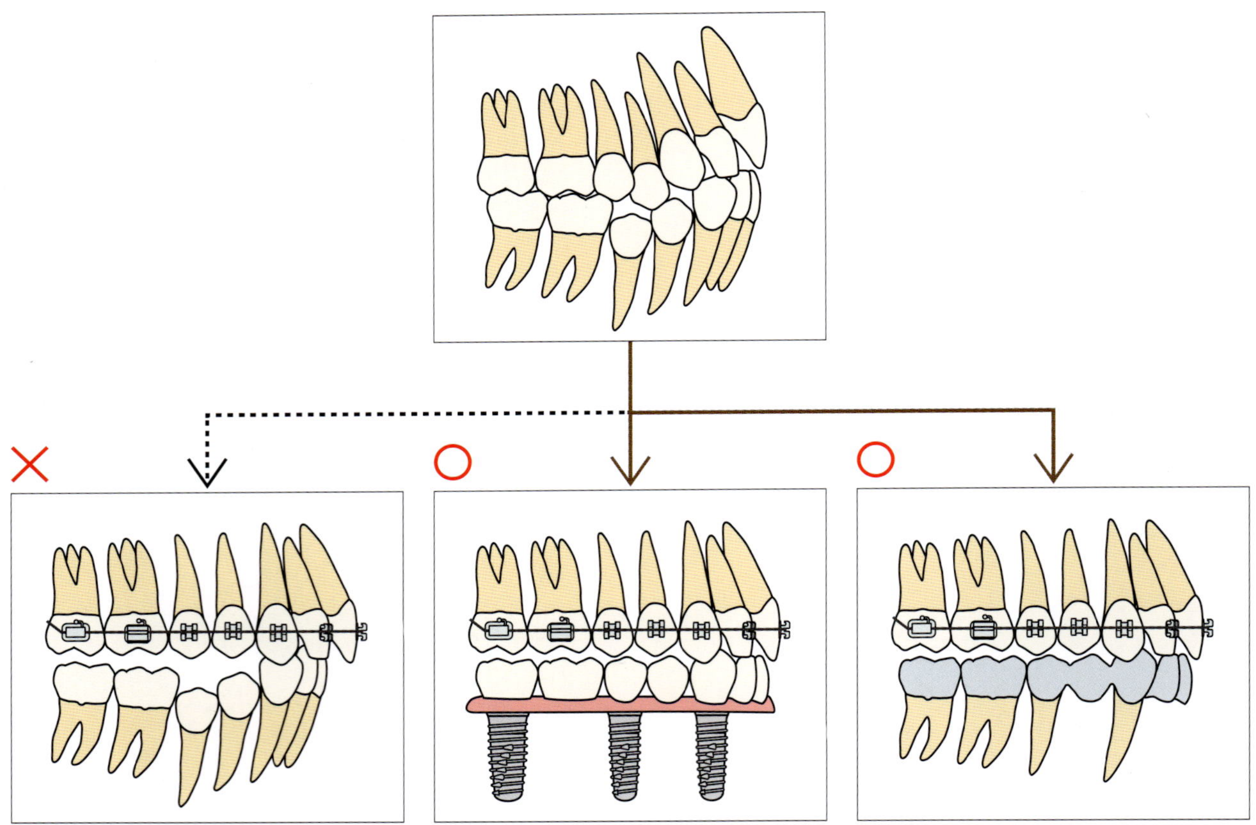

図 2-1-8a 上顎のみに部分矯正治療を行っても適正に咬合しない。

図 2-1-8b 下顎がすべて抜去され、総義歯やボーンア ンカードブリッジなどが予定される場合、上顎の みの部分矯正 (LOT) で咬合させることができる。

図 2-1-8c 下顎がすべて補綴予定であれば上顎のみに部分矯正（LOT）を行い、下顎歯列と咬合させることができる。

1-3-2 PTM の治療にスピーカーブの完全除去は必要か？

スピーカーブは通常の小臼歯抜歯の矯正治療では、完全に除去していることが望ましい。また、天然歯列ではスピーカーブがあっても僅かであることが理想とされている。だが、経年的に生じた天然歯列のスピーカーブは本当に有害だろうか。中－高年齢者に行う PTM 治療では、非抜歯の場合、スピーカーブを完全に除去する必要はないと著者は考えている。完全に除去することは、必要以上に上下前歯を前方に突出させることを意味する。また、後戻りの観点や歯周組織への影響を考慮すると望ましくなく、治療期間も延長してしまう。本来、適度なスピーカーブは生理的なものであり、PTM 治療におけるスピーカーブの除去は、側方運動時や咀嚼時の干渉がなくなる程度でよいと筆者は考える。

1-3-3 近心移動のなぜ？

咀嚼時に咬合面は咬耗し、咬耗量にあわせて挺出する。それによってコンタクトが開くわけではなく、隣接面が接触点で擦りあい、摩耗することにより、点で接していたものが面で接するようになる。そして、摩耗した歯質は、歯の生理的近心移動によって代償される（**図 2-1-9**）。

また、全般的に近心の方が遠心よりも摩耗度が大きいと言われている。食生活の変化により現代人ではそのような咬耗や磨耗は少ないが、近心移動する代償機能だけが残存していると考えられる。

図 2-1-9 隣接面の摩耗による近心移動のメカニズム。

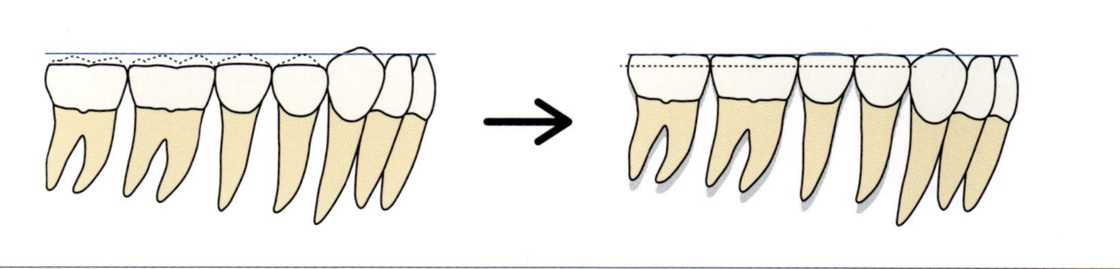

図 2-1-9a 咬合面の咬耗により歯牙が挺出する。

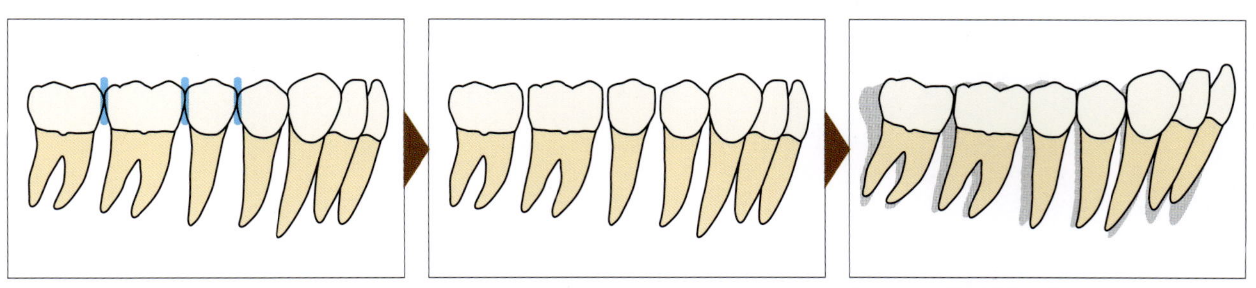

図 2-1-9b 隣接面が擦れ合い摩耗する。

図 2-1-9c 隣接面が点接触から面接触となる。

図 2-1-9d 摩耗の代償として歯の近心移動が起こる。

1-4　PTM 特有の治療法

1-4-1　PTM 患者の便宜抜歯の考え方

①通常の便宜抜歯（下顎小臼歯抜歯）（図 2-1-10）

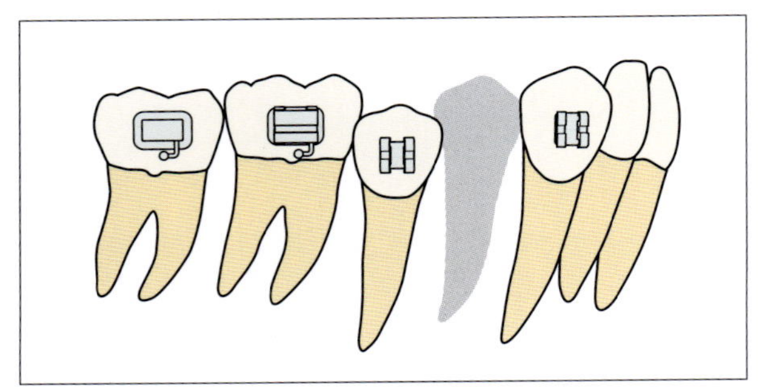

①便宜抜歯となる $\overline{4|4}$ と $\overline{2|2}$ 以外の側方歯群にブラケットを装着。

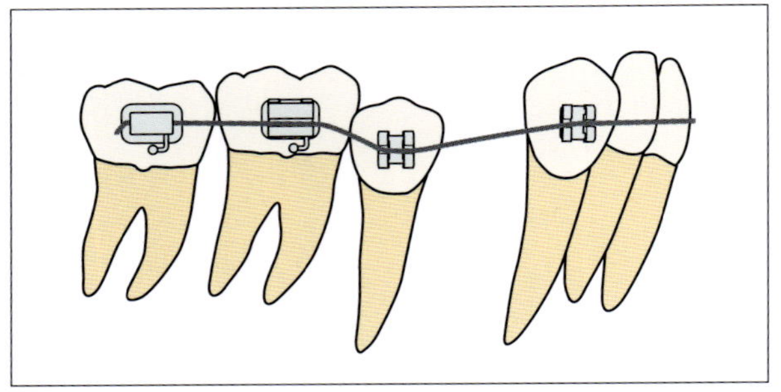

②側方歯群（犬歯より遠心）のレベリング行う。

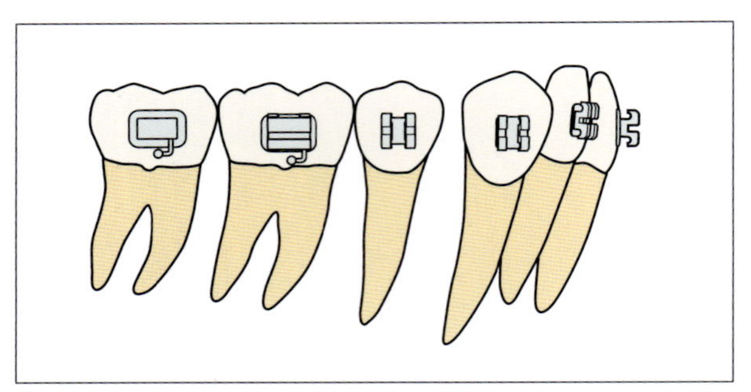

③側方歯群のレベリング完成後、$\overline{2|2}$ にブラケット装着。

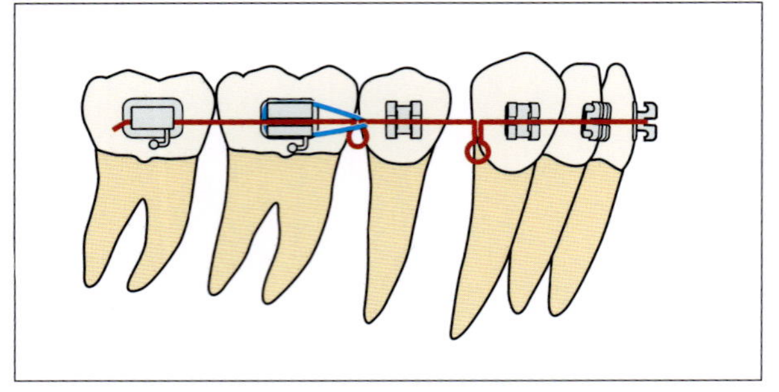

④ $\overline{2|2}$ を含めたレベリングの完成後、前方歯群をリトラクション。

下顎の４前歯に強い叢生がある際には、通常の全顎矯正の場合であれば、小臼歯の便宜抜歯によってスペースを確保する。小臼歯抜歯は与える咬合にとっては、理想的な抜歯部位である。その場合、筆者らは、まず側方歯群（犬歯から後方歯）がアップライトされ、レベリングが終了するまでは $\overline{2|2}$ の４前歯部にはブラケットは装着しない。最初から下顎前歯部にブラケットを装着すると、レベリング時に下顎前歯にフレアアウトが起き、歯肉退縮を招く危険性があるからである。また、挺出している前歯につられて、側方歯のアップライトが得にくく、スピーカーブが除去しにくい。

図 2-1-10　通常の全顎矯正治療。便宜抜歯を行い、治療期間開始時には下顎前歯にはブラケットを装着せず、側方歯群のレベリングを先行する。

②治療期間の短縮を優先する場合の便宜抜歯（下顎前歯抜歯）（図 2-1-11）

部分矯正 (LOT) による PTM の治療では治療期間の短縮を優先し、小臼歯を便宜抜歯するよりも、叢生が集中している前歯部の便宜抜歯を行う方が効率的である。咬合治療としては下顎前歯が前方に移動するので考慮が必要である。

このように当該部の歯牙移動や予後不良歯などの便宜抜歯を優先するため、全顎矯正とは異なる抜歯部位を選択することがある (1-5 参照)。

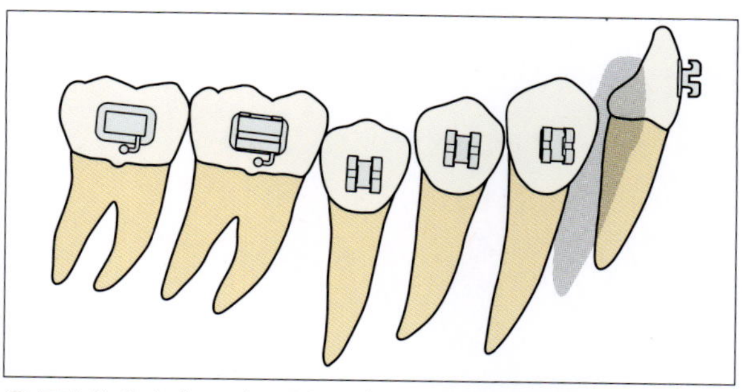

①便宜抜歯となる歯以外にブラケットを装着。

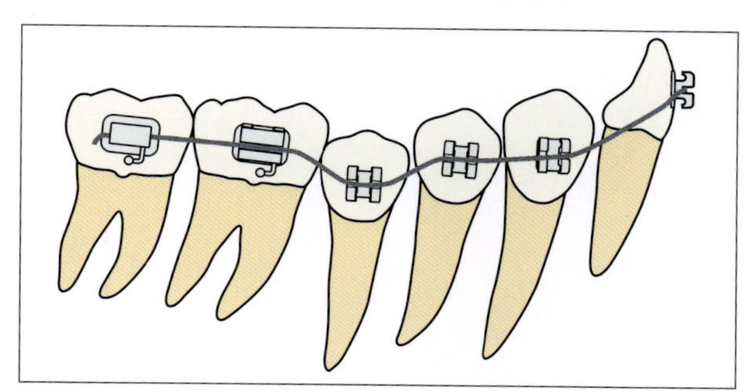

②下顎前歯が一本便宜抜歯されている。

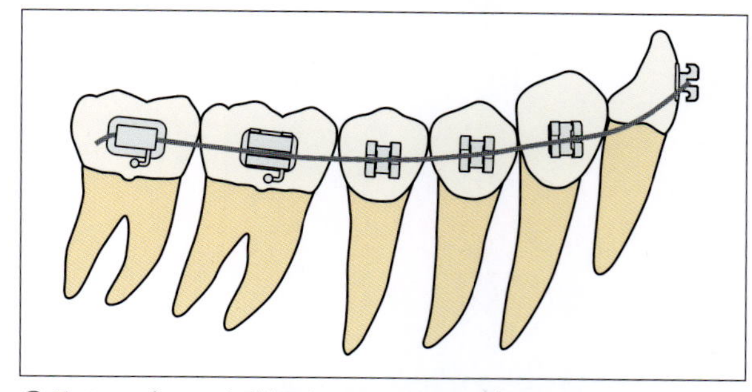

③そのスペースを利用してレベリングを行う。

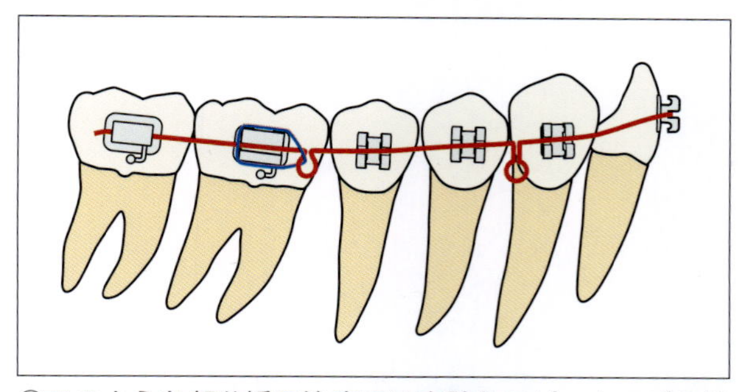

④このような部分矯正治療では完璧なスピーカーブの除去は意図しない

図 2-1-11 小臼歯よりも、叢生の集中している前歯部などから便宜抜歯を行う。

1-4-2　PTM患者特有の近心斜傾の改善法

①歯列のアップライト

下顎の近心傾斜症例のアップライト治療方法を例に示す。レベリングによって下顎前歯が突出してしまったり、レベリング後の上顎との咬合状態が良くない場合、bのTADsを選択することがある。

a. レベリングのみが目的の場合（図2-1-12）

下顎歯列全体にブラケット装着後、細いニッケルチタンワイヤー（以下、NTワイヤー）から始め、サイズアップを行い、IPR（歯間部歯質のエナメル質に限局した削除）によりスペースを創出しながらレベリングを行うことで近心傾斜は自ずと解消する。

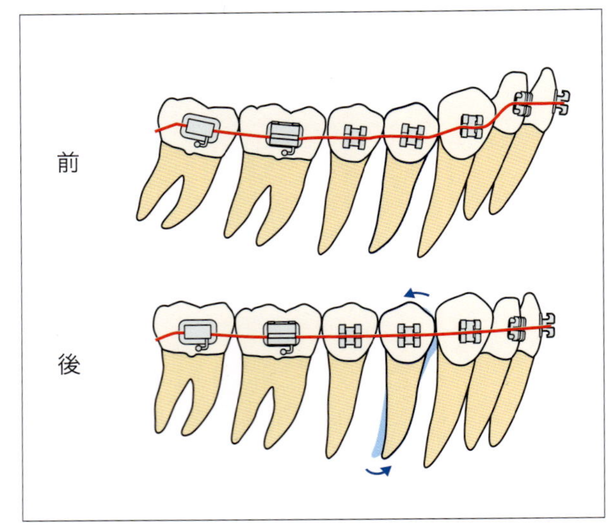

図2-1-12　IPRによりスペースを創出しながら、レベリングを行うことで近心傾斜は自ずと解消する。

b. アップライトと同時に歯を遠心方向に牽引する場合（図2-1-13）

アップライト時に歯の遠心方向への牽引を予定する場合は、TADsを7の遠心部に埋入し、第一大臼歯、第二小臼歯部をパワーチェーンにて牽引しながらレベリングする。歯冠が遠心に整直することで近心傾斜が改善する。

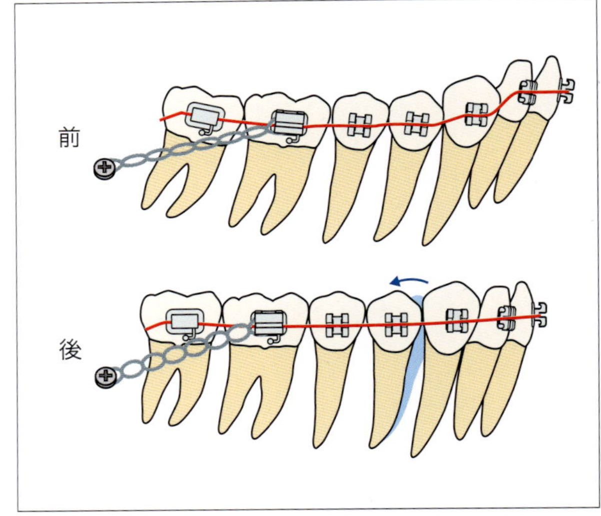

図2-1-13　アップライト時に歯牙を遠心方向へ牽引したい場合は、TADsを7の遠心部に埋入して、歯列をパワーチェーンにて後方牽引しながらレベリングする。

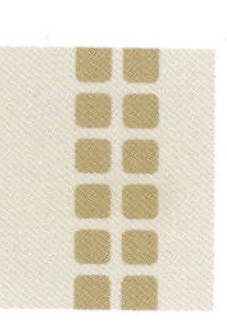

1-5 治療例から：臨床ではこう治す

症例 1-5-1　下顎側切歯の便宜抜歯により下顎前歯部の叢生を改善した例から

本例では治療期間を考慮し、アタッチメントロスの大きい2|を1本抜去した。それによりできたスペースを利用して叢生を改善した（**図 2-1-14**）。遠心に TADs を埋入し、歯を遠心方向に牽引しなかった理由は、前歯部にできたスペースで歯が近心移動しながらアップライトしていくことを予測したためである。

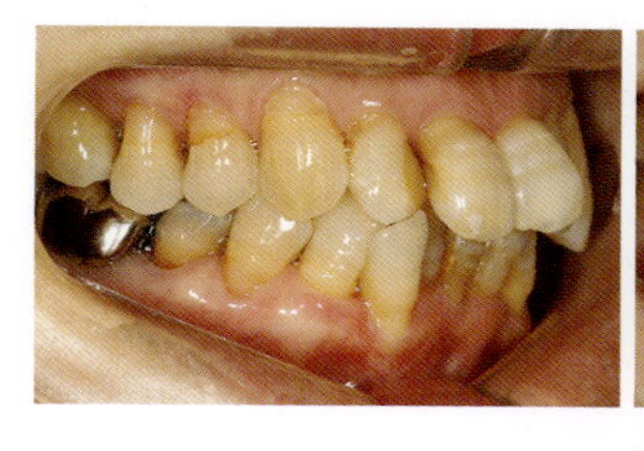
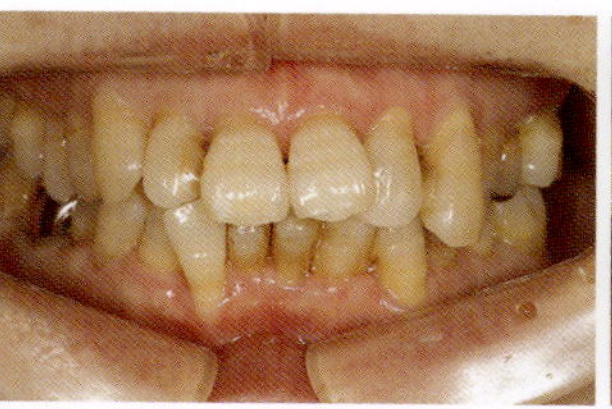
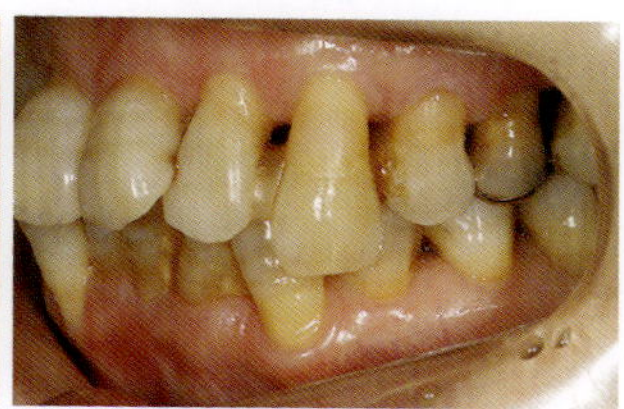
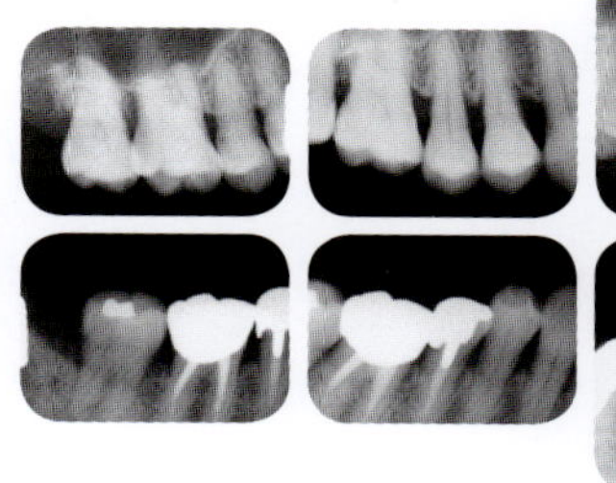
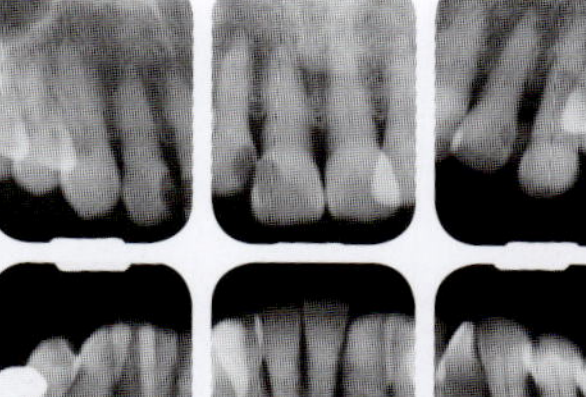
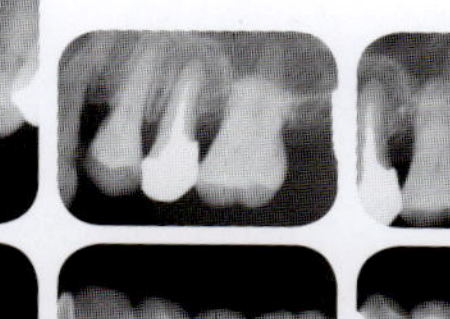
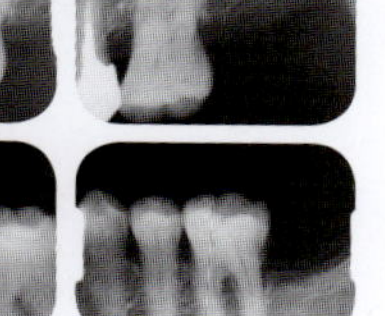
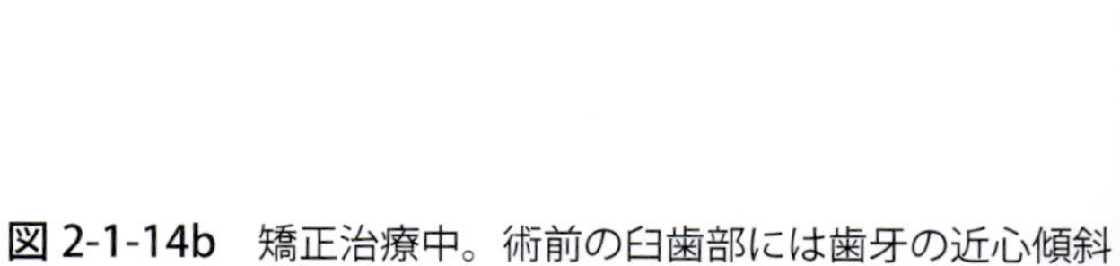
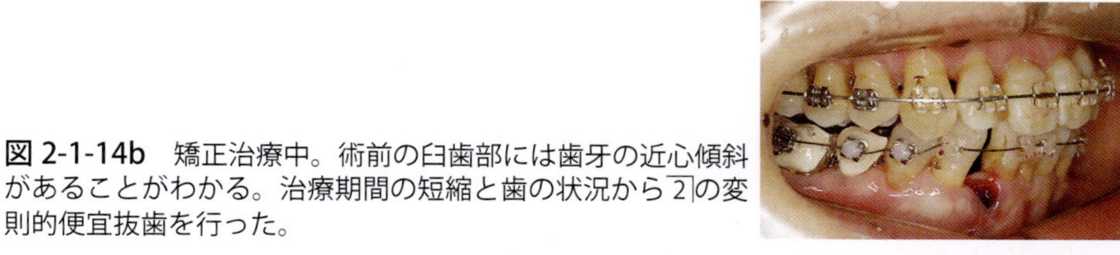
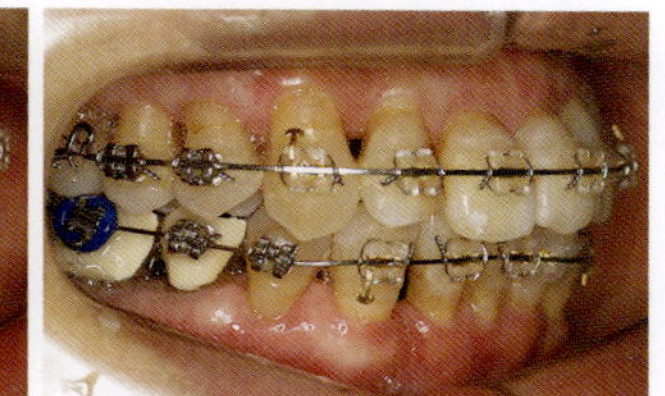

図 2-1-14a　術前。病的歯牙移動により下顎が近心傾斜している。それに伴い下顎前歯部の叢生が増悪することで上顎前歯がフレアアウトしている。全顎矯正を行っている。

図 2-1-14b　矯正治療中。術前の臼歯部には歯牙の近心傾斜があることがわかる。治療期間の短縮と歯の状況から2|の変則的便宜抜歯を行った。

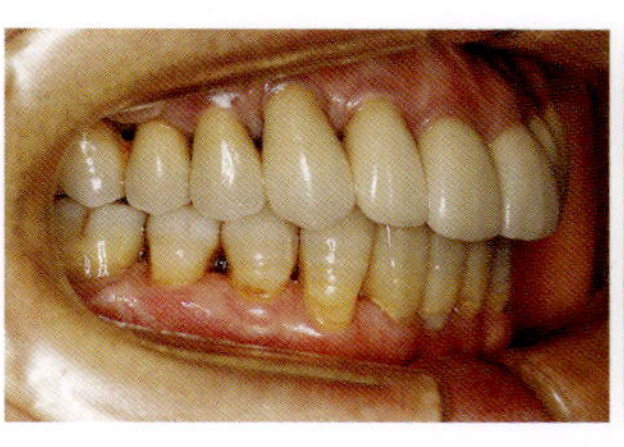
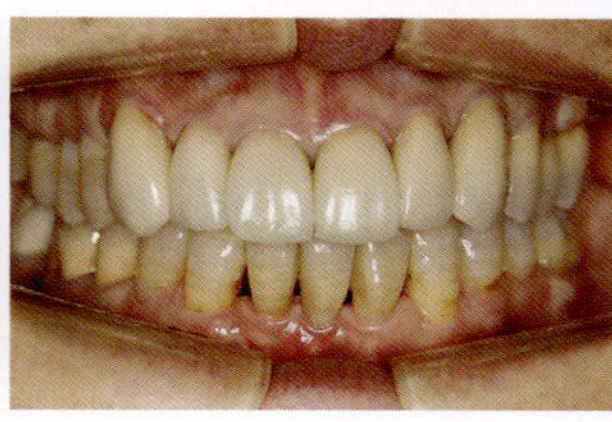
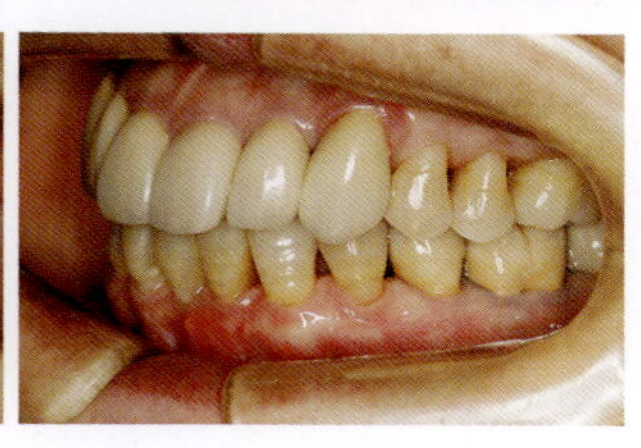

図 2-1-14c　術後。下顎前歯1本を抜歯したことにより、右側犬歯ガイド、左側アンテリアグループファクションとなっている。

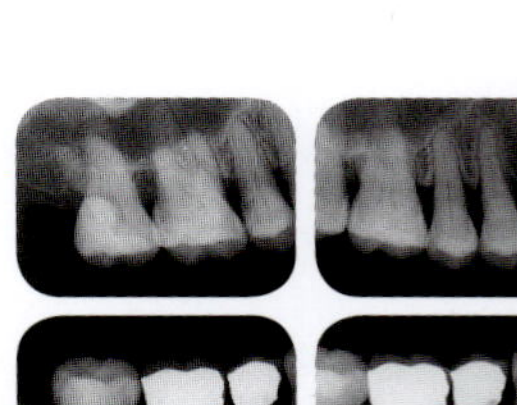
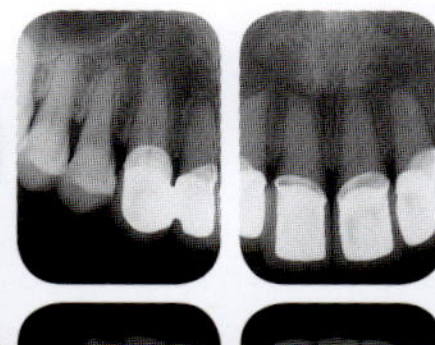
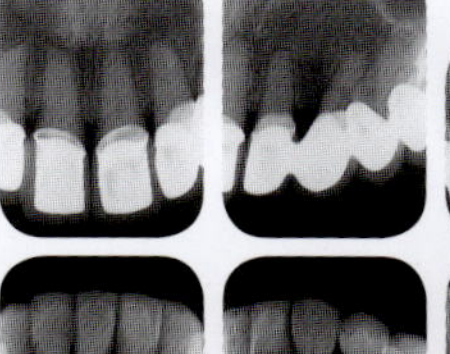
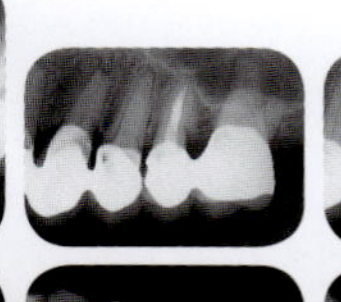
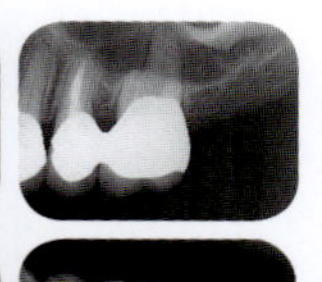
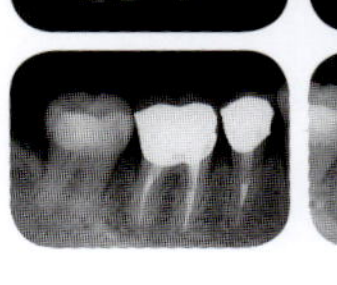
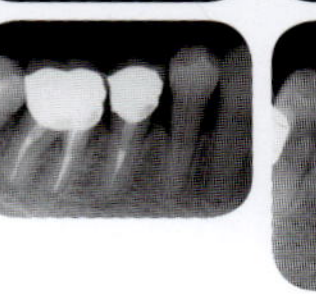
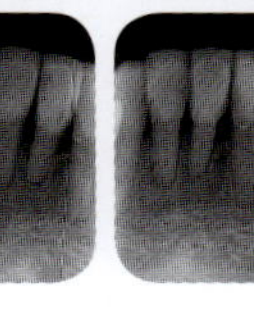
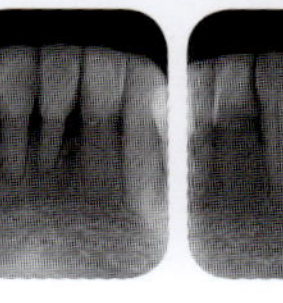
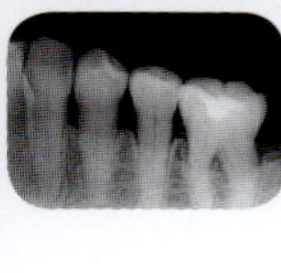
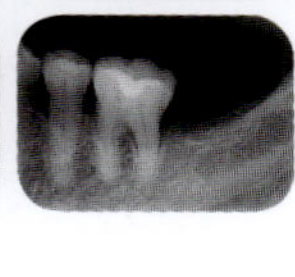

症例 1-5-2　下顎切歯の便宜抜歯と TADs を用いた下顎前歯部圧下を行った例から

この症例では叢生の強かった1|を抜歯している。本症例では臼歯部に再生療法を行っているため、清掃性の低下を懸念しワイヤーを装着しなかった。そこで、抜歯後4|4まで部分的にブラケットを装着し、TADs を用いて圧下しながら抜歯スペースを閉鎖した（**図 2-1-15**）。

それにより上下前歯群にスペースが生じて、上顎前歯のリトラクションが可能となった。

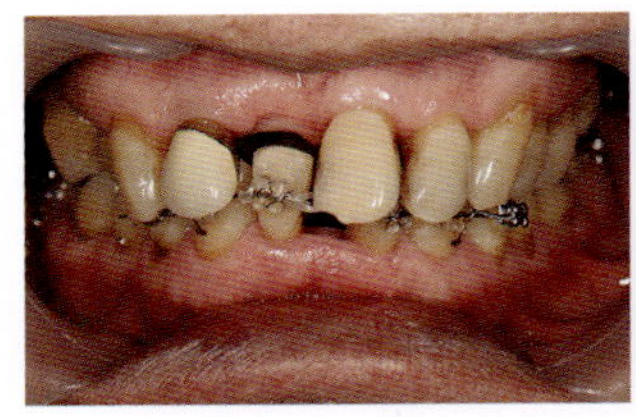
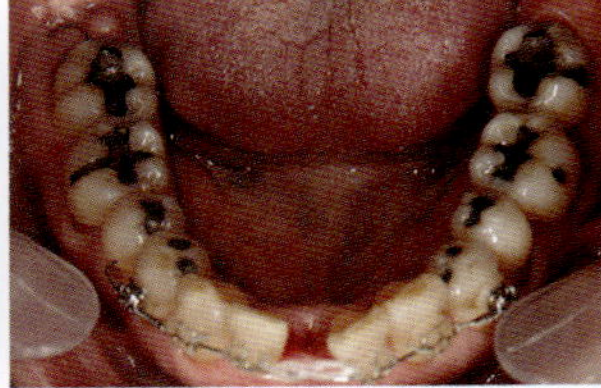
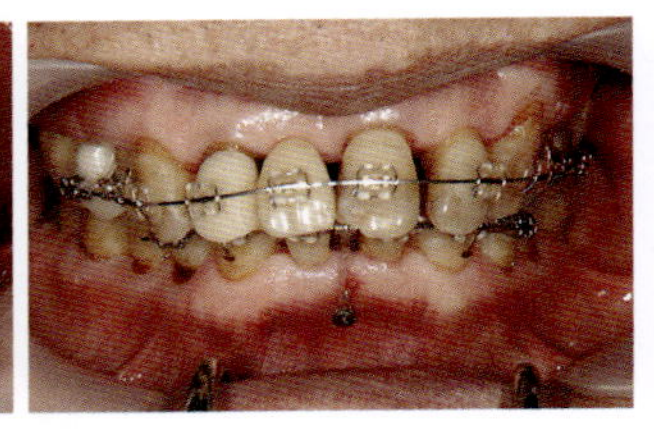

図 2-1-15a～c　1|を便宜抜歯し、4|4までのブラケットを装着した。下顎前歯部に埋入したTADsからパワーチェーンの力で圧下を行っていく。

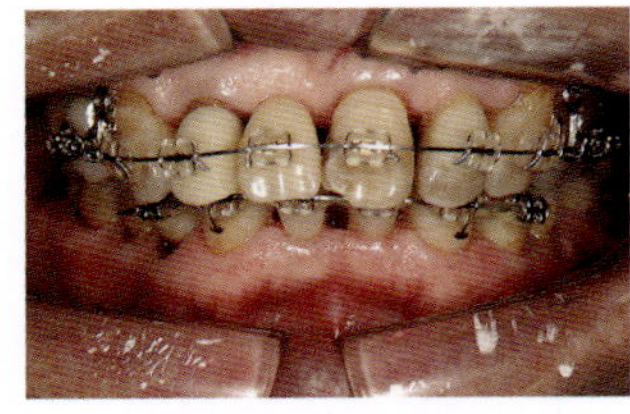
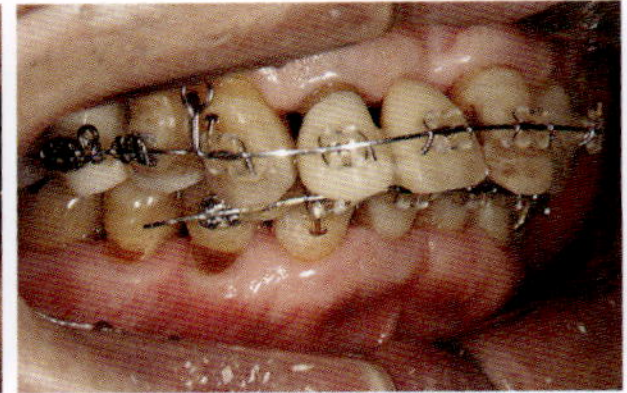
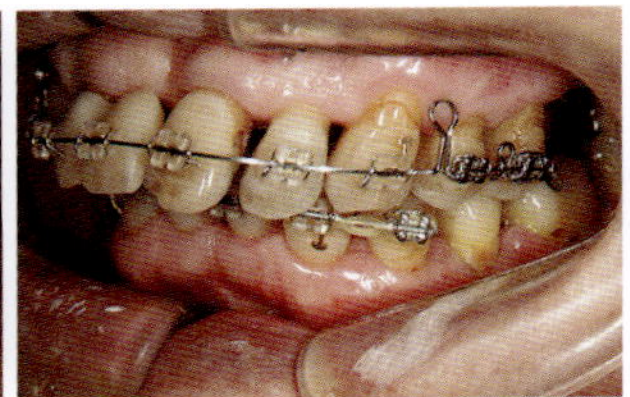

図 2-1-15d～e　下顎の抜歯スペースを閉鎖し、上顎前歯をキーホール&オメガのシステムによって牽引していく。

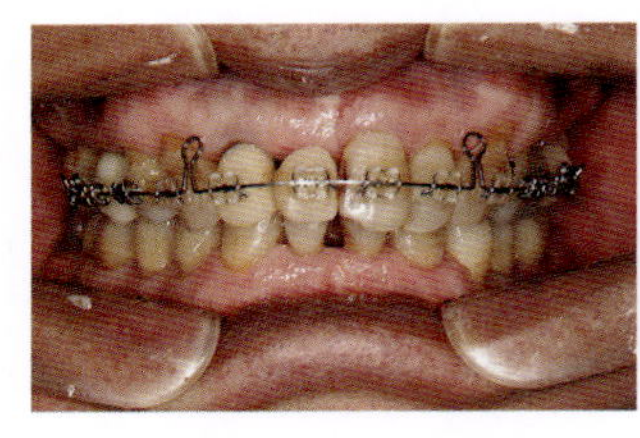
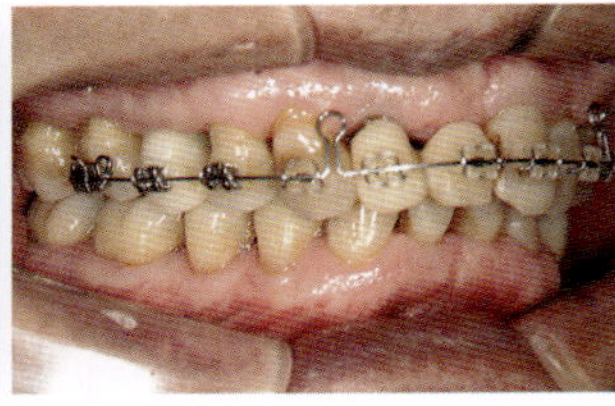
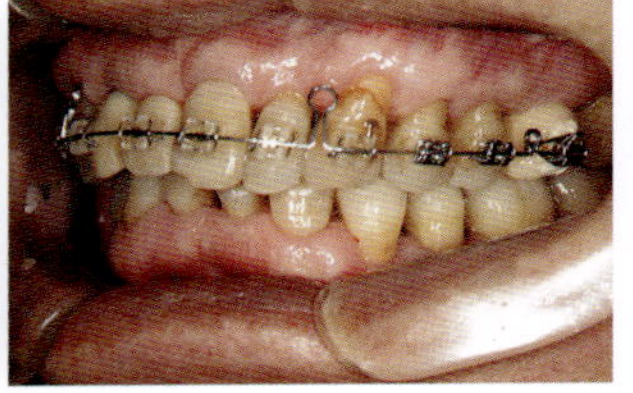

図 2-1-15f～h　患者の清掃性を考慮し、移動の終了した下顎の装置を上顎に先行して除去した。上顎は引き続き牽引を行う。

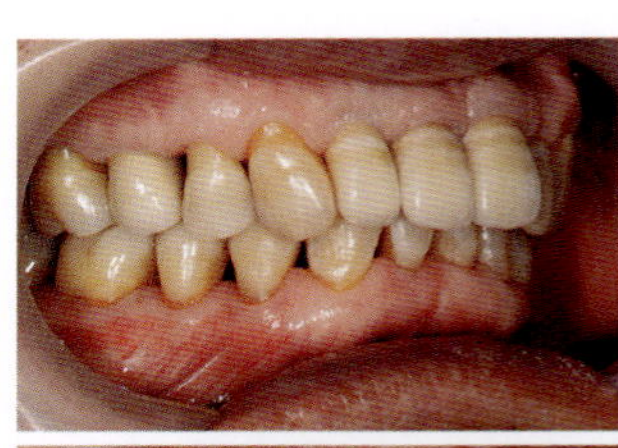
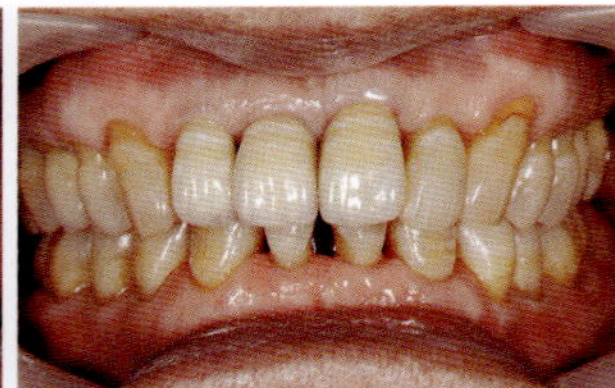
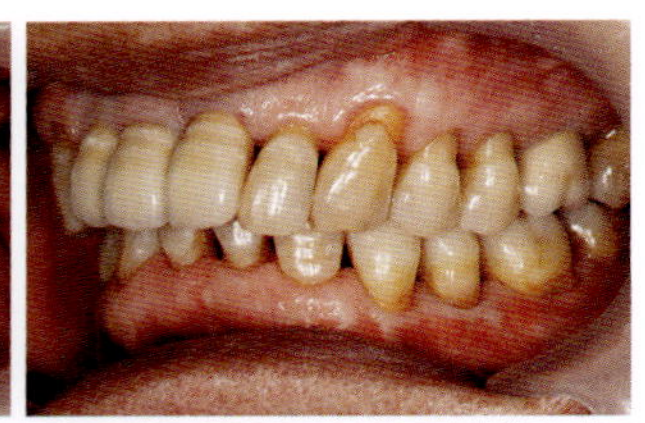
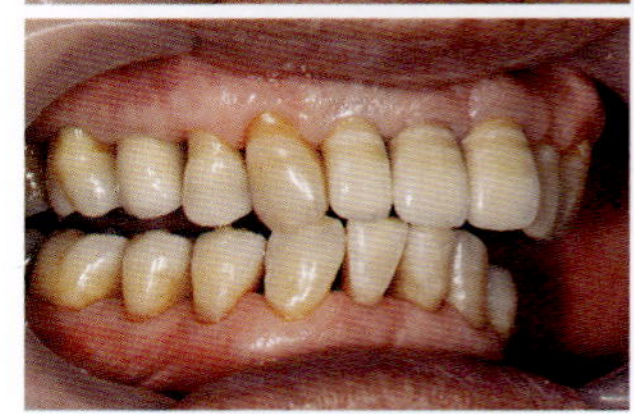
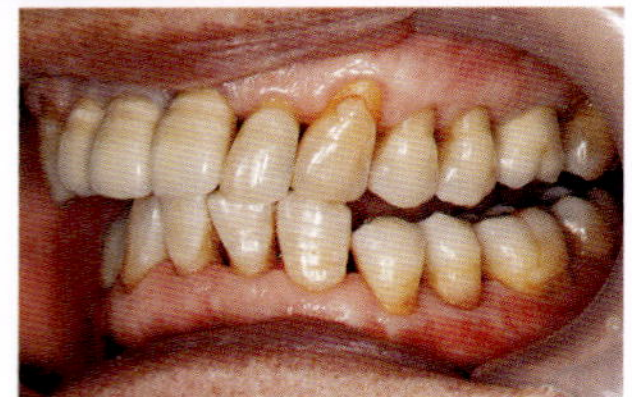

図 2-1-15i～k　上顎前歯のフレアアウトを主としたPTMが改善されている。スピーカーブは残されているものの、側方運動においても干渉がない。

症例 1-5-3　下顎４前歯の便宜抜歯により、スピーカーブの改善を下顎の矯正治療なしで行った例から

垂直性骨吸収が見られ、予後不良の$\overline{2|2}$の４本を便宜抜歯し、$\overline{3|3}$でブリッジによる補綴を計画した。PTMにより叢生が悪化した下顎歯列を矯正治療を行うことなく改善し、上顎前歯を部分矯正によって牽引するスペースを獲得している（**図2-1-16**）。この方法を選択することによって、治療期間が大幅に短縮された。

中－高齢者における矯正治療は、治療期間中の清掃不良による歯周組織への影響から、なるべく早く終わることも重要だと筆者は考えている。

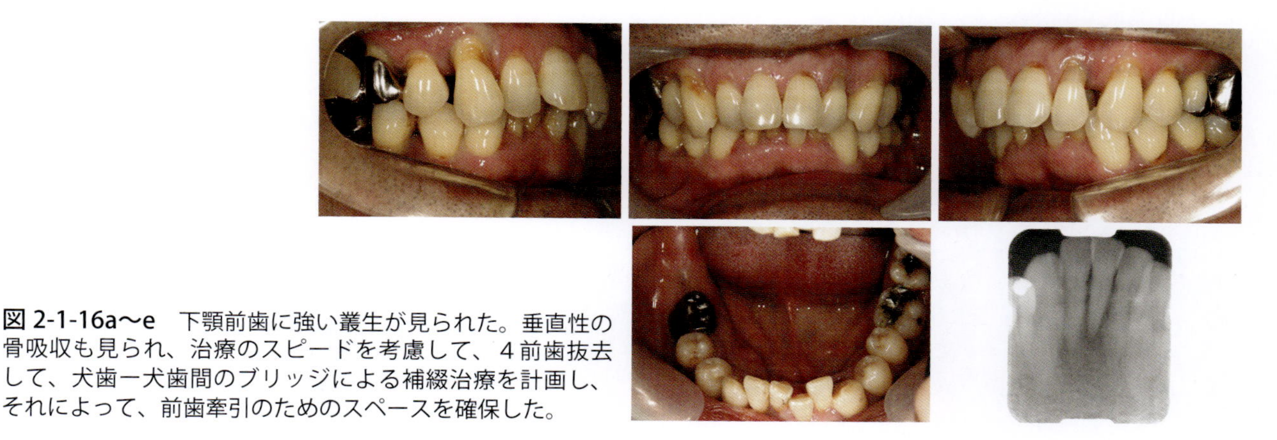

図 2-1-16a〜e　下顎前歯に強い叢生が見られた。垂直性の骨吸収も見られ、治療のスピードを考慮して、４前歯抜去して、犬歯ー犬歯間のブリッジによる補綴治療を計画し、それによって、前歯牽引のためのスペースを確保した。

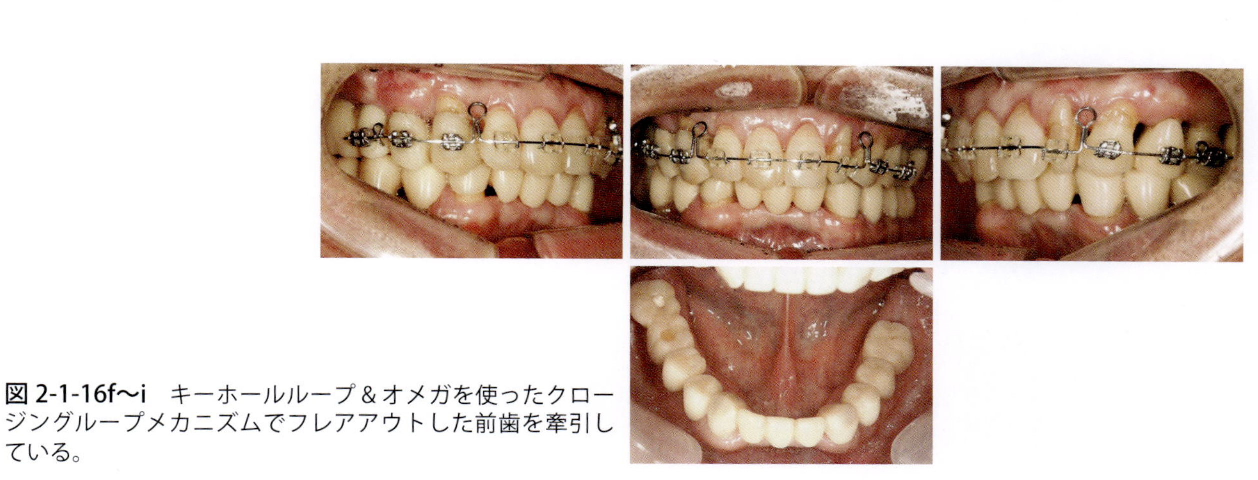

図 2-1-16f〜i　キーホールループ＆オメガを使ったクロージングループメカニズムでフレアアウトした前歯を牽引している。

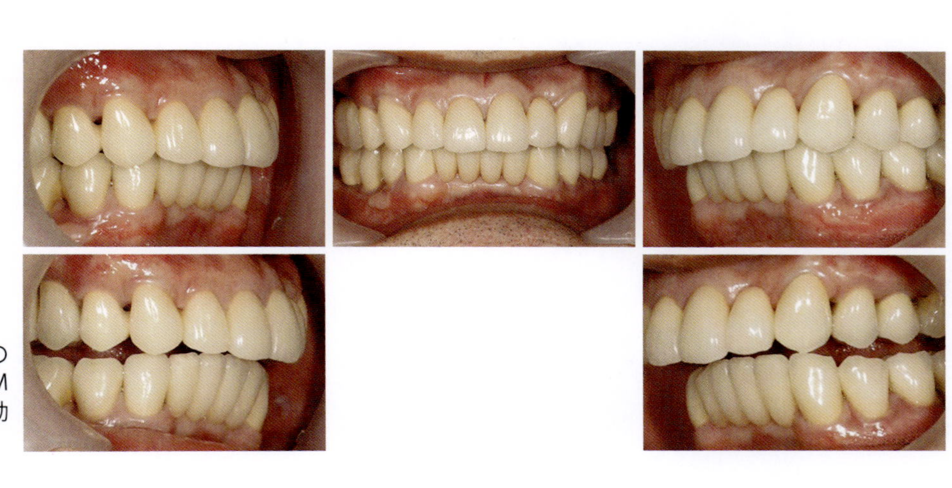

図 2-1-16j〜n　上顎前歯のフレアアウトを主としたPTMが改善されている。側方運動においても干渉がない。

1-6 PTMへのワイヤーシークエンス（手順）

1-6-1 フレアアウトした上顎のワイヤーシークエンス

フレアーアウトした上顎歯列を修正するためには、①レベリング②リトラクション（牽引）というステップを踏むと効率が良い（**図 2-1-18**）。部分矯正でよく行われるすべての歯牙にパワーチェーンを装着するだけの方法では、離開した歯牙が集まるだけで、フレアアウトした歯軸のコントロールは難しく、効率が悪いため推奨しない。

リトラクション（前歯の牽引）を行うワイヤーが装着可能なように歯牙をまっすぐな状態に整えておく。

①レベリングステップ

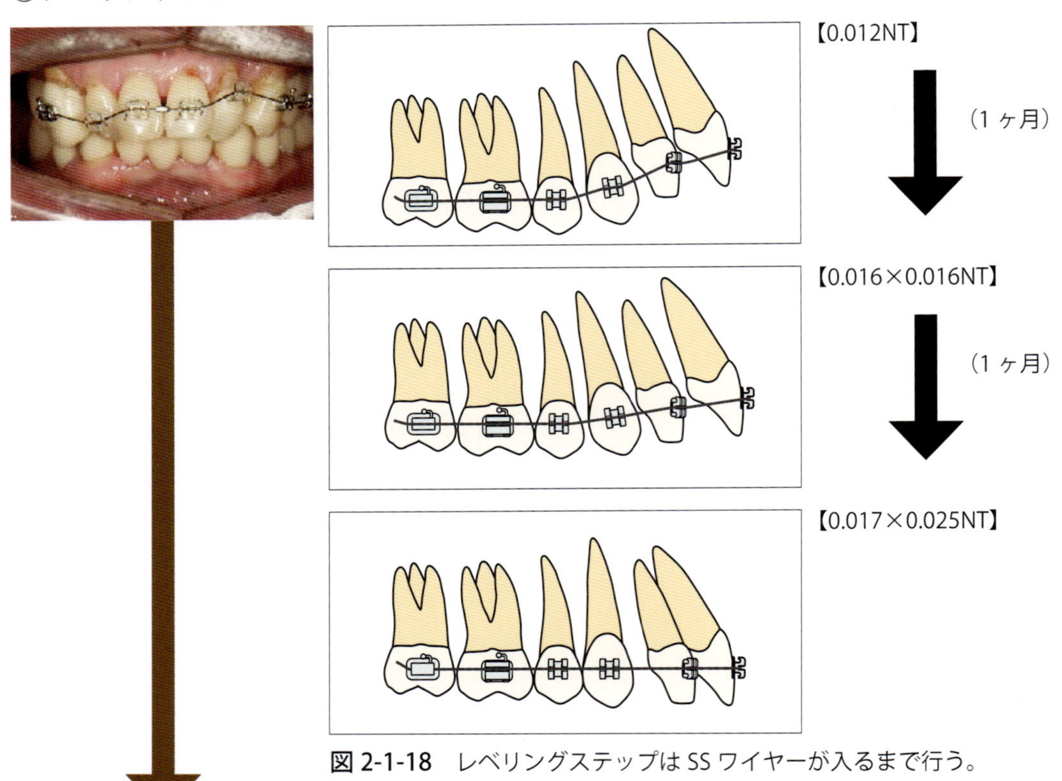

図 2-1-18 レベリングステップは SS ワイヤーが入るまで行う。

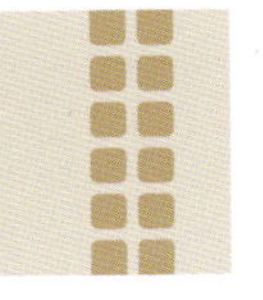

上顎前歯牽引（リトラクション）のステップ

部分矯正（MTM）では、抜歯スペースを閉鎖するような歯体移動は含まれない。だが、片顎全体で行う部分矯正（LOT）では、欠損部を閉鎖させるための歯体移動を計画することができる。その際には、キーホールループとオメガループを使用した方が、パワーチェーンでスペースを閉鎖するよりも効率がよい（**図 2-1-19**）。パワーチェーンのみでの閉鎖は、トルクのコントロールがしにくいため通常は行わないが、僅かなフレアの是正には応用することができる。

②リトラクション

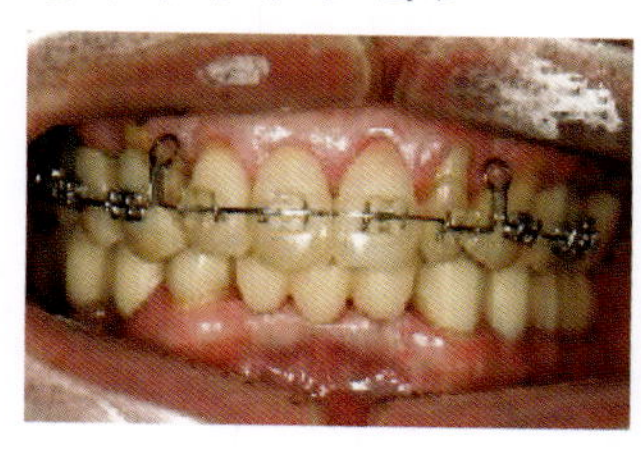

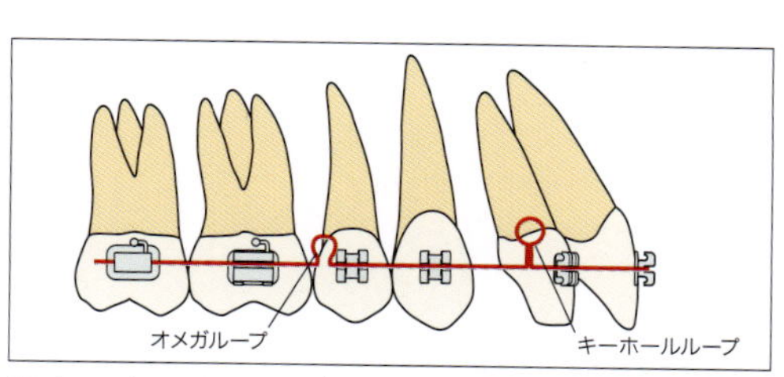

【.017×.025ss or .016×.022ss
キーホールとオメガループ１回/
１ヶ月の調整】

①キーホールループとオメガループを曲げたワイヤーを装着する。

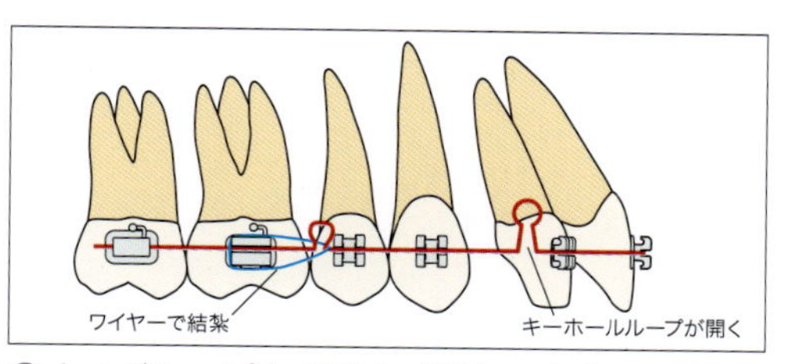

②オメガループと６番のブラケットをワイヤーで結んで、キーホールループを開く。

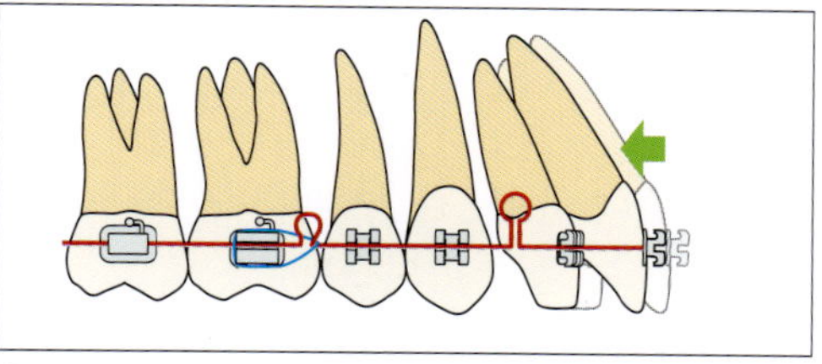

③キーホールループが閉じようとする力で前歯を遠心に牽引する。

図 2-1-19　オメガ、キーホールループによるスペース閉鎖の仕組み。

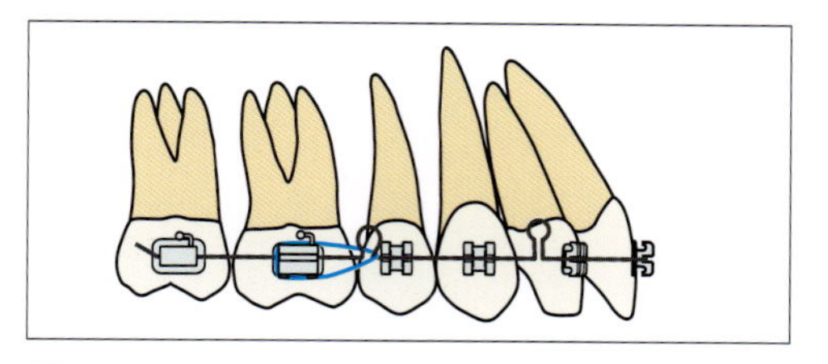

図 2-1-20　閉鎖に通常 4-6 ヶ月、合計１年程度。

1-6-2 スピーカーブを除去する下顎のワイヤーシークエンス（手順）

下顎歯列全体にブラケットを装着後、細いニッケルチタンワイヤー（以下、NT ワイヤー）から開始し、基本的に 1 ヶ月に 1 度ワイヤーを交換してサイズアップさせ、ステンレスワイヤー（以下、SS ワイヤー）に変えていく（**図 2-1-17**）。レベリングが目的の場合には、NT ワイヤーで終了することもある。個々の歯列不正の改善には NT ワイヤーが有用だが、SS ワイヤーの方が歯列全体のスピーの彎曲を除去する能力が高い。ワイヤーシークエンスにより歯列の近心傾斜は自動的に解消する。

●下顎のワイヤーシークエンスの一例

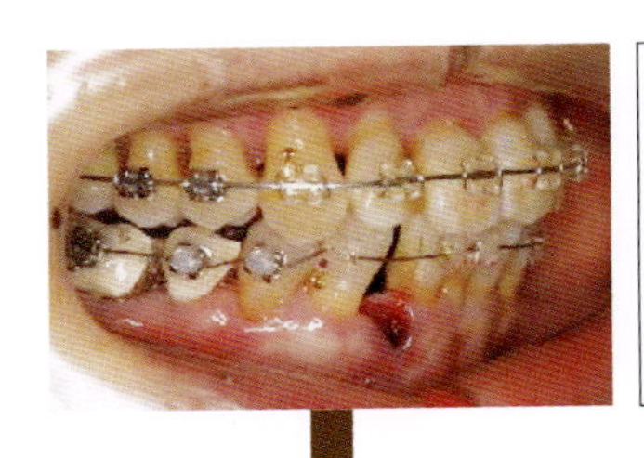
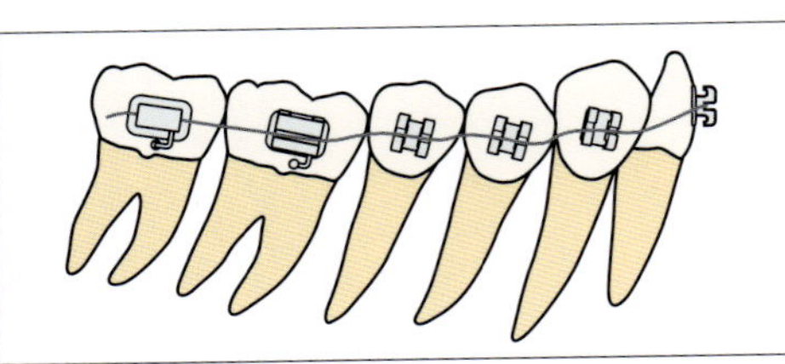

【.012NT】
図 2-1-17a　本例は下顎前歯を 1 本除去しているため、近心への歯牙移動を可能にするスペースができている。

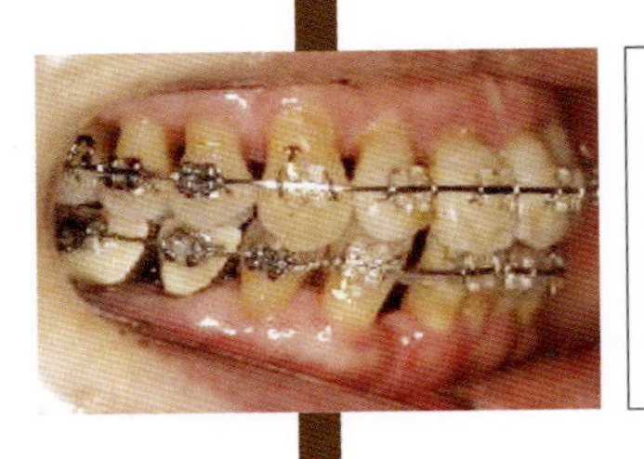
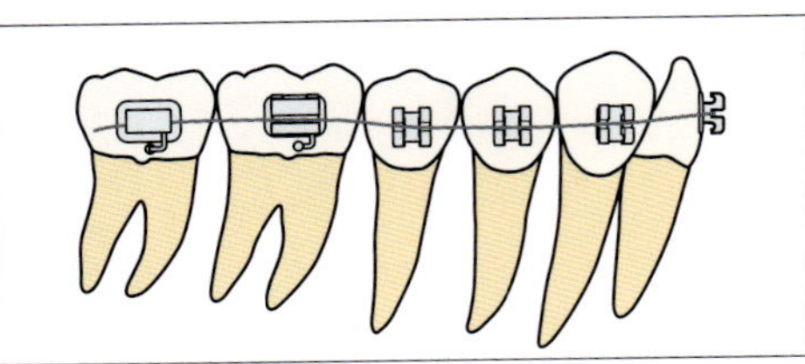

【.017×025Force9】
図 2-1-17b　本例では細い NT ワイヤーで頻繁に破折したため、極細ワイヤーを編みこんだ破折に強いアーチワイヤーを使用した。

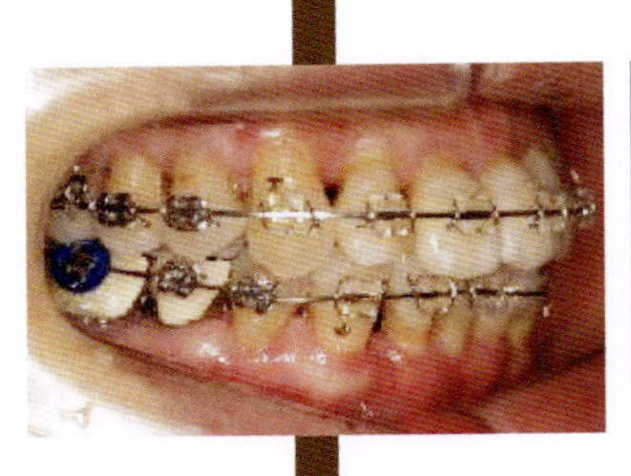
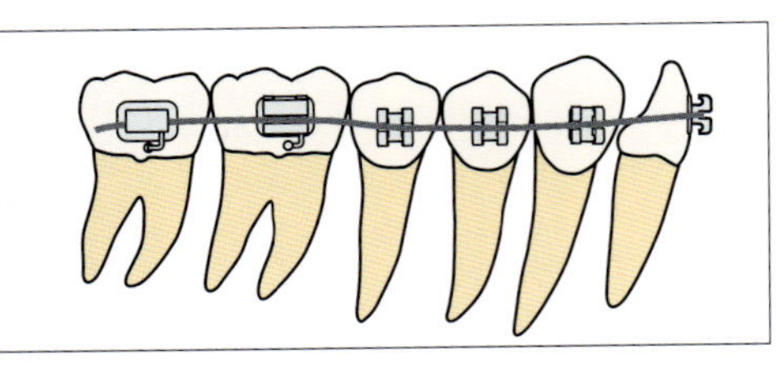

【.018×018NT Or .017×.025NT】
図 2-1-17c　装着可能な太いワイヤーを装着し、SS ワイヤーが入るまで、レベリングを行う。

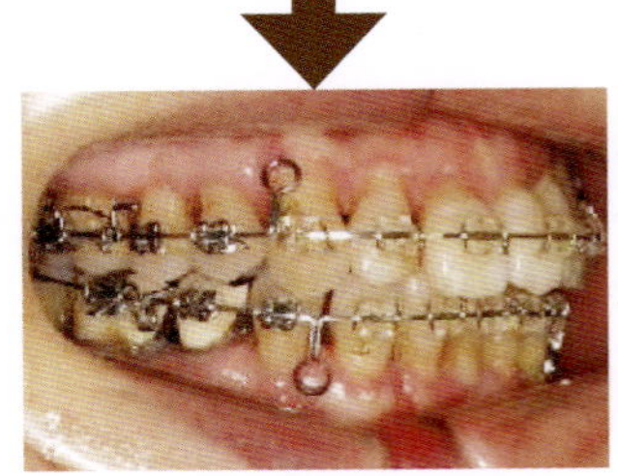
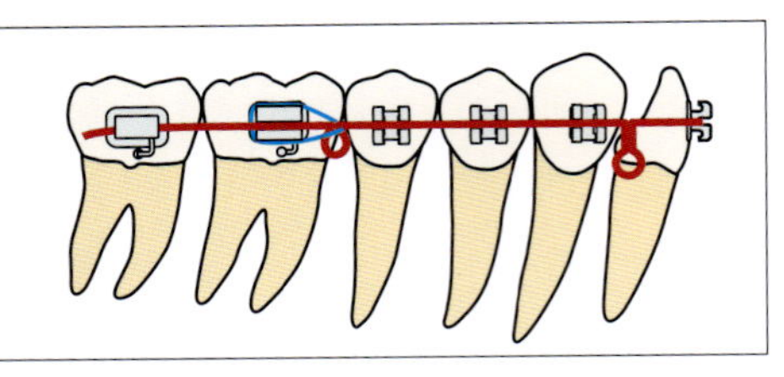

【.017×.025SS】
図 2-1-17d　キーホールループ＆オメガのメカニズムで閉鎖する（p.191 参照）。

キーホールループの曲げ方

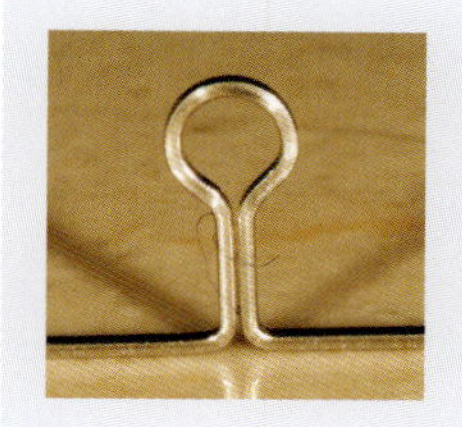

【使用するプライヤー】
- ナンスクロージングループプライヤー
- オメガループフォーミングプライヤー
- ライトワイヤープライヤー（調整に使用）

1 ナンスクロージングループプライヤーに対し、直交するようにワイヤーを持ち、直角に曲げる。

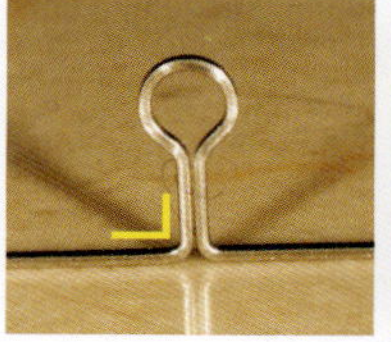
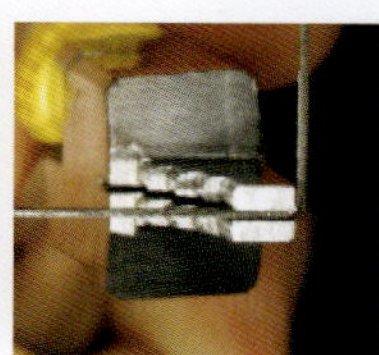
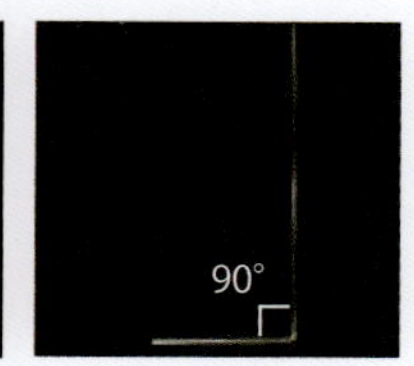

2 ナンスクロージングループプライヤーの一段目でワイヤーを持ち、45°に曲げる。

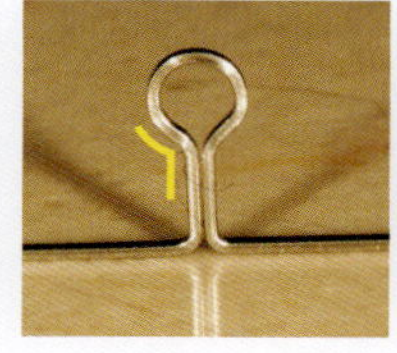
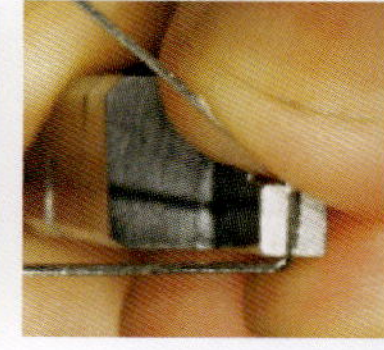
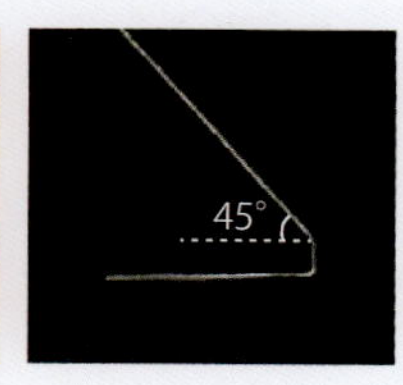

3 ループフォーミングプライヤーの二段目でループを曲げる。

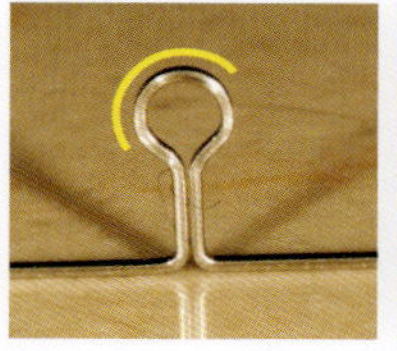
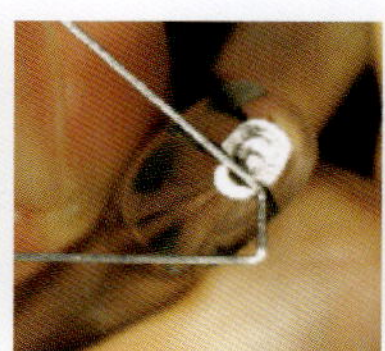
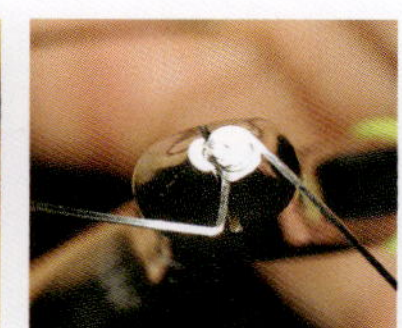

4 ループフォーミングプライヤーで挟んでいる場所をずらし、さらに曲げる。

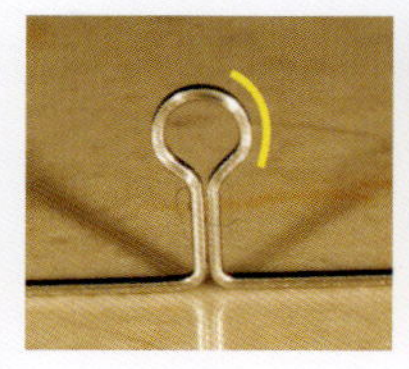
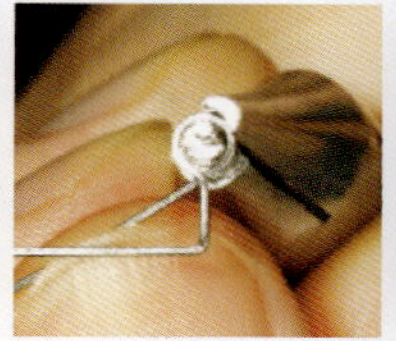
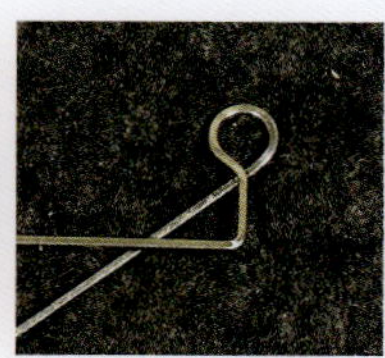

5 ループの脚を曲げる。

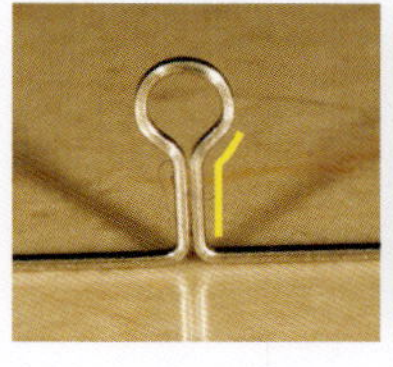
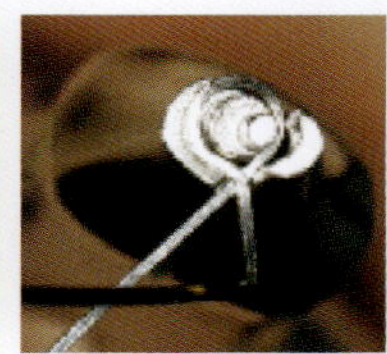
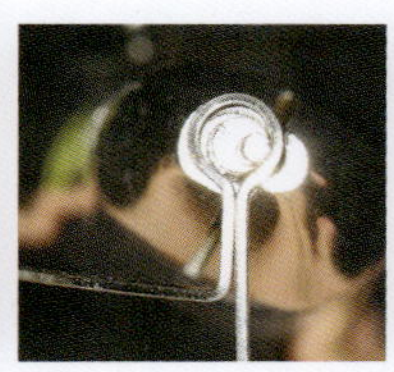
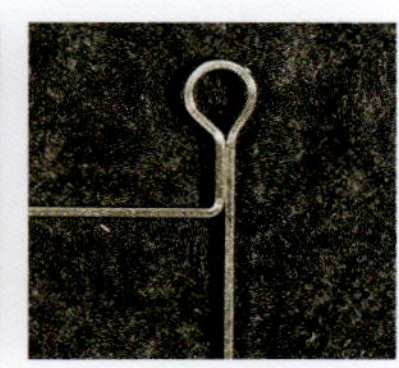

6 ナンスクロージングプライヤーで脚部を掴み、底部を直角に曲げる。

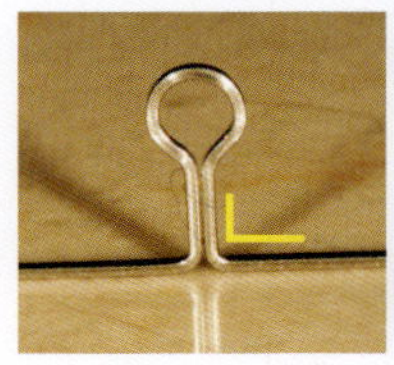
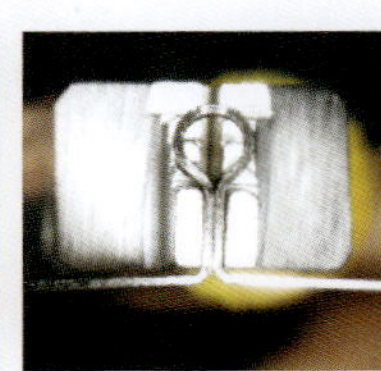
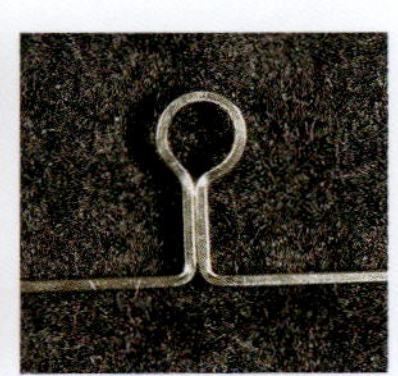

7 完成。

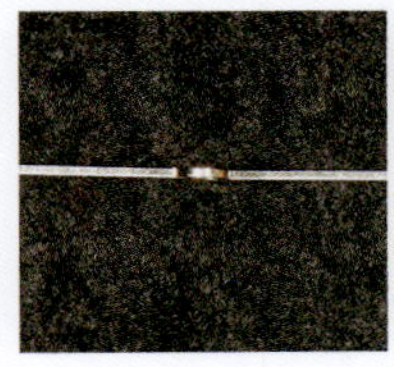
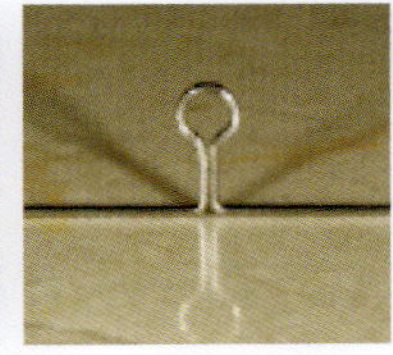
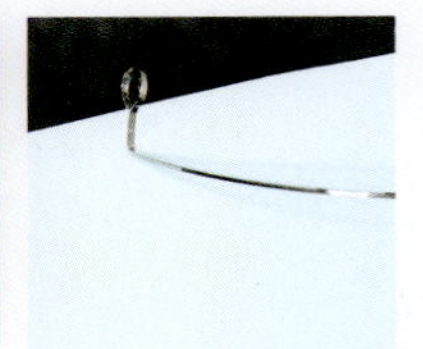

- 脚の長さが揃っている。
- 上から見て直線上にループがある。
- 脚の間に紙をはさんで紙が落ちない。

オメガループの曲げ方

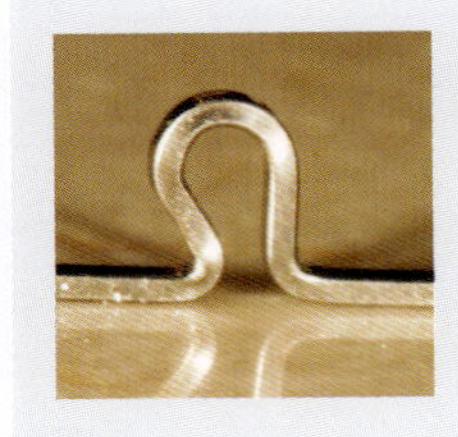

【使用するプライヤー】

• オメガループフォーミングプライヤー

1 ループフォーミングプライヤーの一段目の部分で直交するようにワイヤーを持つ。

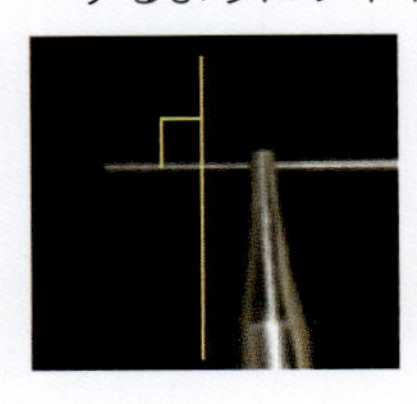

2 近心に指を添えてプライヤーを近心側に倒す。

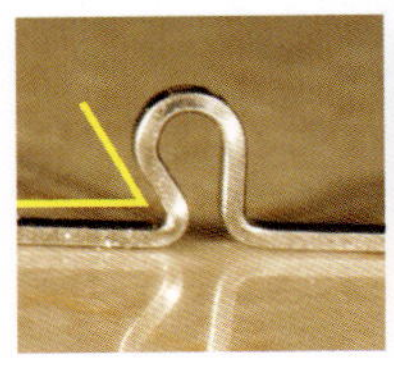
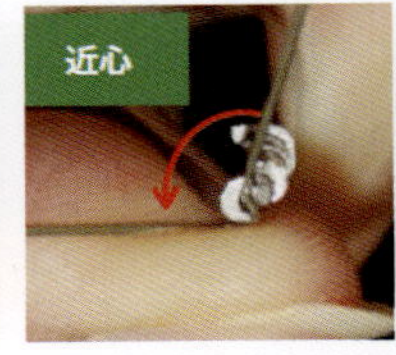

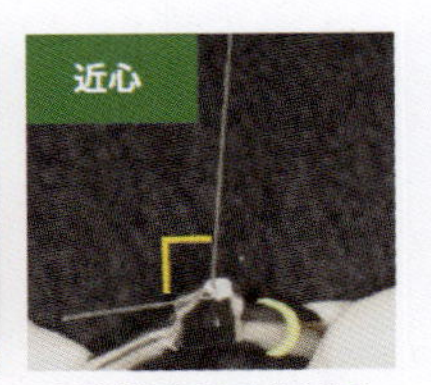

90°程度まで曲げる

3 ループベンディングプライヤーをギュッと握る。

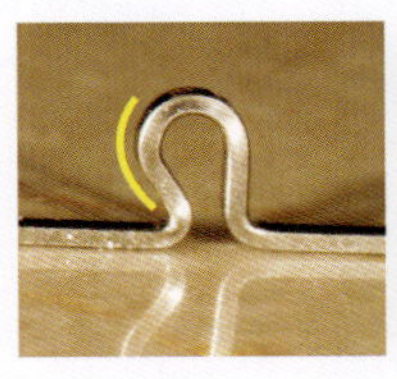
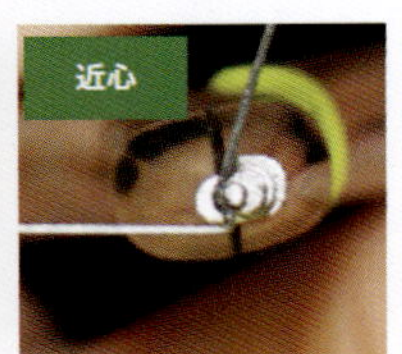

4 ループを曲げる。

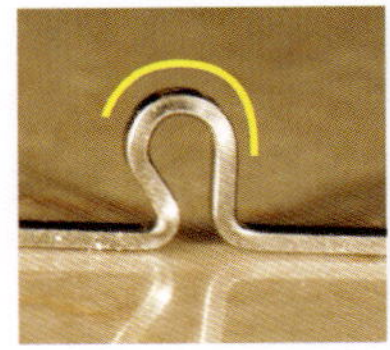
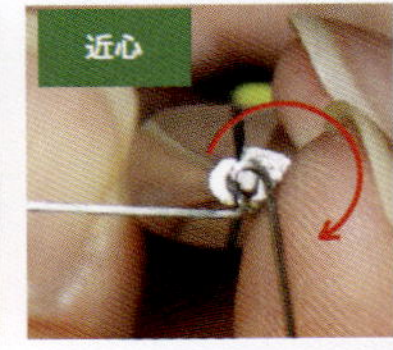

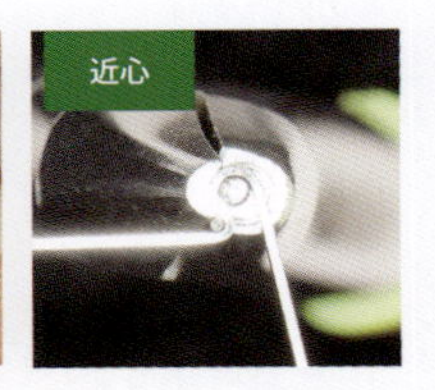

5 プライヤーを挟んでいる部分を少し横にずらして鋭角を作る。

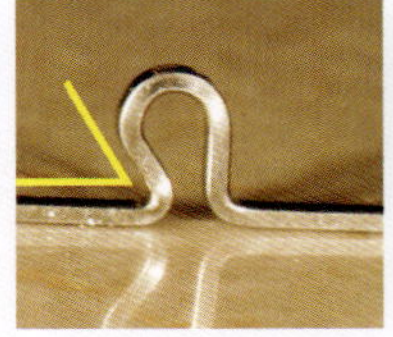
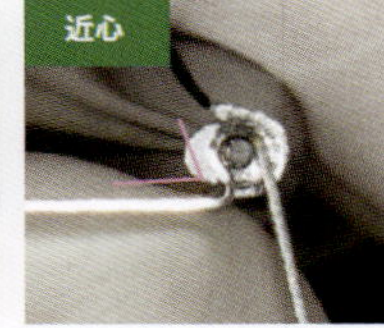

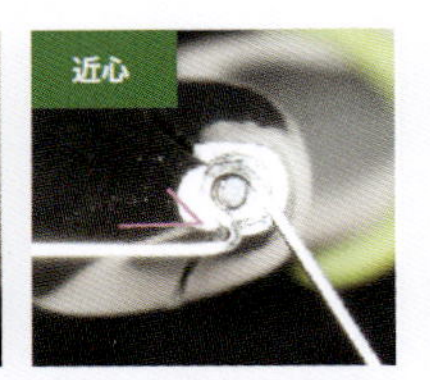

鋭角になるまで曲げる

6 プライヤーの位置をずらしてループを曲げる。

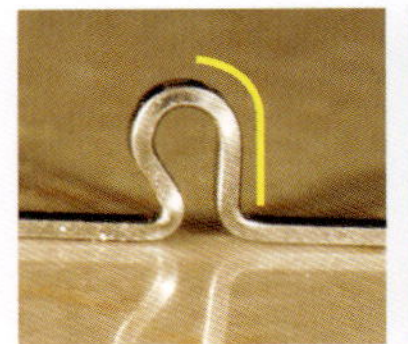
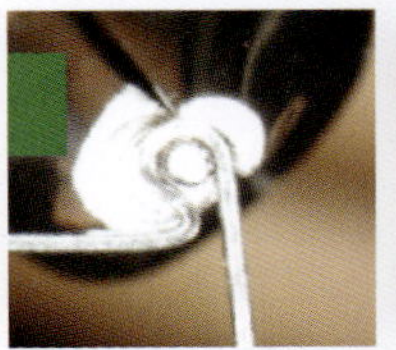
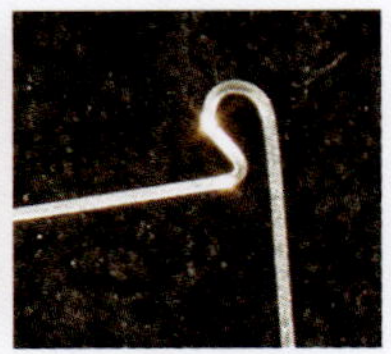

幅は小さい方がよい

7 プライヤーの位置を調整し、底面を曲げる。

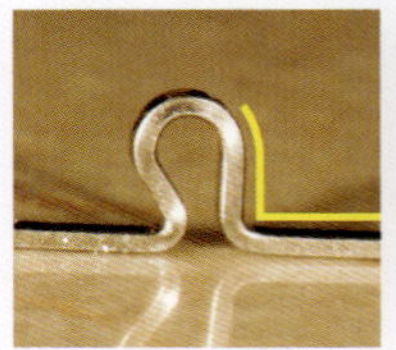
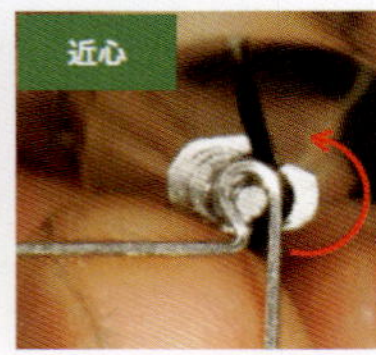

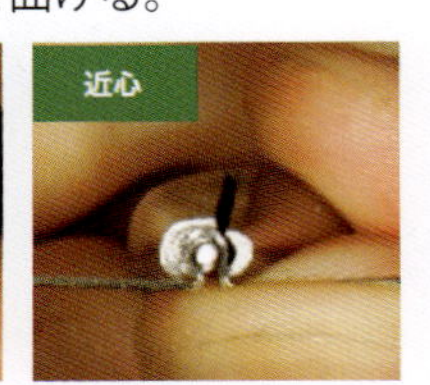

8 完成。

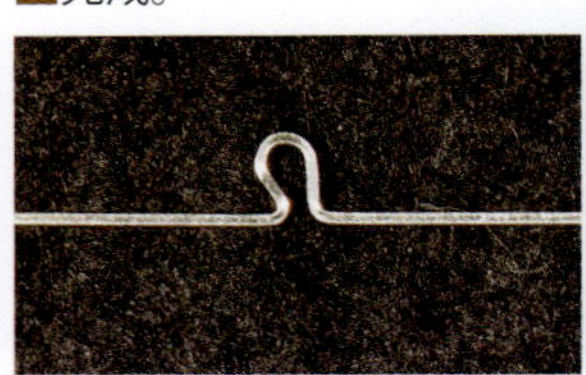
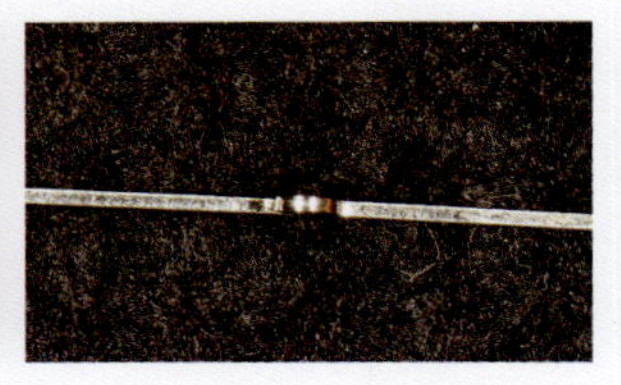

• 近心が鋭角
• 脚の長さが揃っている。
• 上からみて直線上にループがある
• 水平な場所で立つ。

PART 2

第2章

難易度が高く、予後が期待できない部分矯正

1 下顎智歯の部分矯正による近心移動

1-1 なぜ、困難か？

下顎智歯の部分矯正（LOT）による移動（第２大臼歯の抜歯窩への移動）は、部分矯正単独ではほぼ不可能と考えてよいほどコントロールが難しい。上顎では歯が遠心傾斜しているため、牽引するだけで適正な方向を向き、骨質も柔らかいため、移動はたやすい。

それに比べ下顎の智歯は、埋伏方向が逆で近心傾斜しており、これを逆向きに起こす作業（アップライト）が難しく、骨質が硬く皮質骨も厚いため、移動が容易ではない。

例えば、**図 2-2-1** は予後不良の7|を抜去し、生活歯で健全な8|を近心に移動させて利用した症例だが、全顎矯正との併用で成功したと言える。もしくは片顎すべてをコントロールする部分矯正（LOT）なら下顎智歯の移動は可能であろう。つまり、固定源を自由にとれること、その固定源が矯正力を受けて移動してもよいこと、長い期間をかけて近心移動させることなどが可能であれば実現する。

智歯を牽引すると近心に倒れこむため、徐々に歯の歯軸を起こしながらアップライトし、コントロールすることになる。しかし、実際には始めに傾斜してでも牽引しないと、口腔前庭がなく智歯にブラケットをつける、もしくは清掃性を確保するスペースがない。

アップライトさせて咬合させる方法は、難易度も高く時間がかかる。抜歯で生じた欠損を閉鎖するための下顎大臼歯の歯体移動は、全顎矯正治療で行うことであり、基本的に部分矯正では行わない。局所のみで行う小規模な局所矯正治療（MTM）では計画しない方がよい。

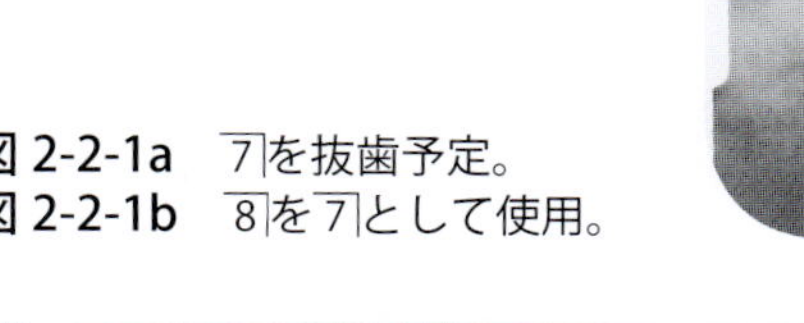
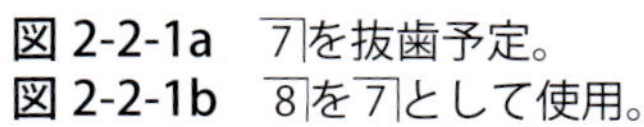

図 2-2-1a　7|を抜歯予定。
図 2-2-1b　8|を7|として使用。

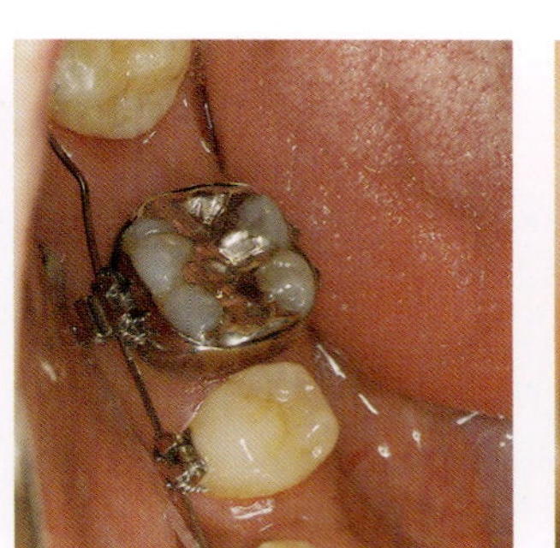
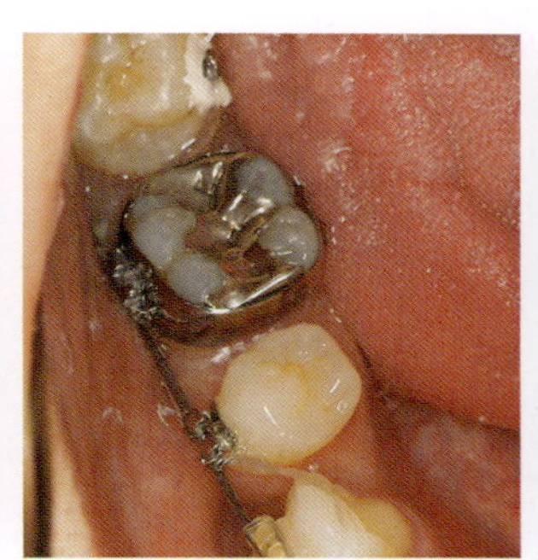
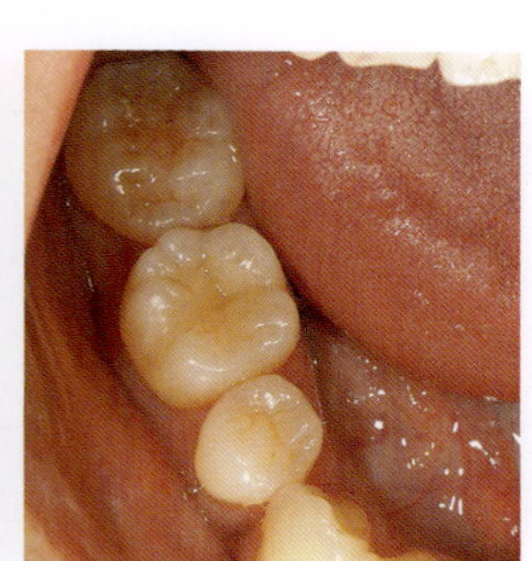

図 2-2-1c〜f　7|を抜歯し、8|を利用しているが、全顎矯正との併用だからこそ可能であり、難易度は高い。

1-2 あえて行うなら・・・

智歯を抜歯された第二大臼歯部に移動する計画をあえて行うなら、片顎全体に装置を装着する大規模な部分矯正（LOT）が最低限必要である。

第二大臼歯の抜歯直後はRAP効果で歯の移動が容易なため、その時期に可及的に近心に牽引する。通常、矯正医はこのような動きを嫌うが（アップライトをして歯体移動をさせることが基本であるため）、前述の如くまず始めに傾斜を許してでも牽引しないと、口腔前庭がなく、智歯にブラケットをつける、もしくは清掃性を確保するスペースがない。

1-2-1 対合歯とのクリアランスと装置装着のスペースが十分にある場合（萌出している智歯の移動例から）

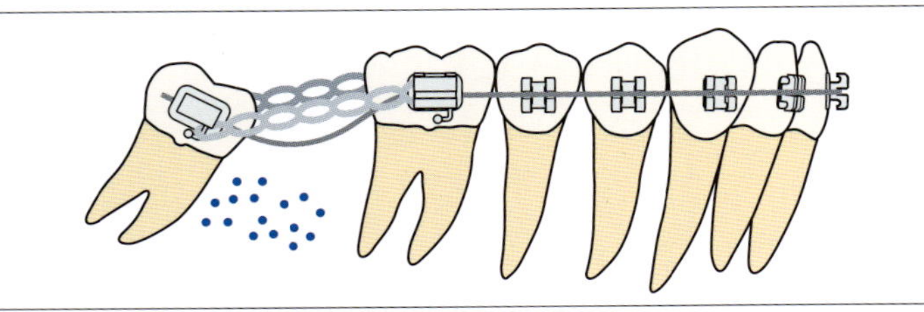

抜歯 DBS NTワイヤー装着 パワーチェーン装着 ・印はディコルチケーションを表す。

図 2-2-2a ブラケットとワイヤーが装着可能なら可及的に装着し、抜歯と同時にパワーチェーンで牽引する。舌側もリンガルクリートを装着してパワーチェーンで牽引する。抜歯時に歯槽骨に大理石様の骨硬化像などが認められる場合は、十分なディコルチケーションなどを行い、移動を容易にすることもポイントである。

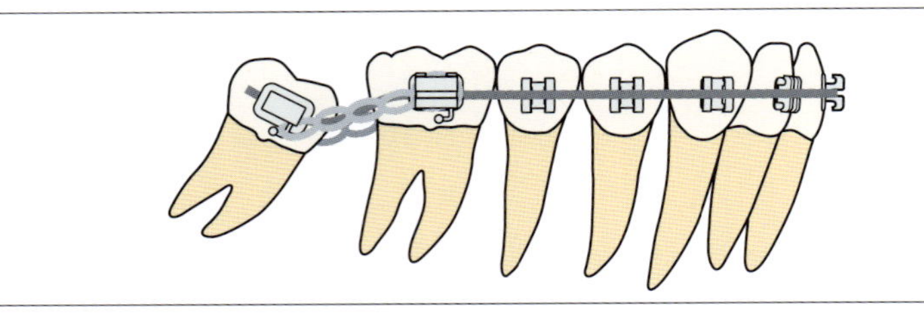

パワーチェーン交換（2週に1度）ワイヤー交換（1ヶ月に1度）

図 2-2-2b 下顎智歯が6の遠心に近づいてくる頃に歯軸の補正を行いながらアップライトさせる。ワイヤーサイズを太いもの、硬いものにサイズアップすることによって傾いていた智歯を整直させていく。

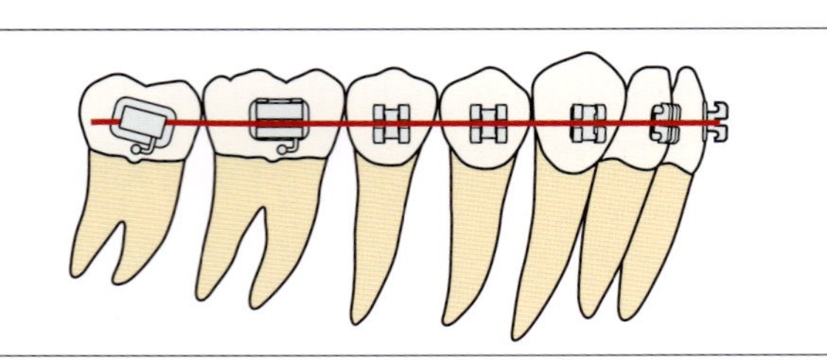

図 2-2-2c 図のように8|のブラケットは、結果的に歯冠が遠心に向くことを想定して近心斜傾させて装着する。ブラケットには、ワイヤーとのサイズの差（あそび）があり、また、後戻りも考慮して予定量以上の動きをさせること（オーバーコレクション）がポイントである。この状態になったら、対合歯と咬合させて干渉のないように調整を行なっていく。

1-2-2 対合歯とのクリアランスと装置装着のスペースが十分でない場合（半埋伏・智歯の移動例から）

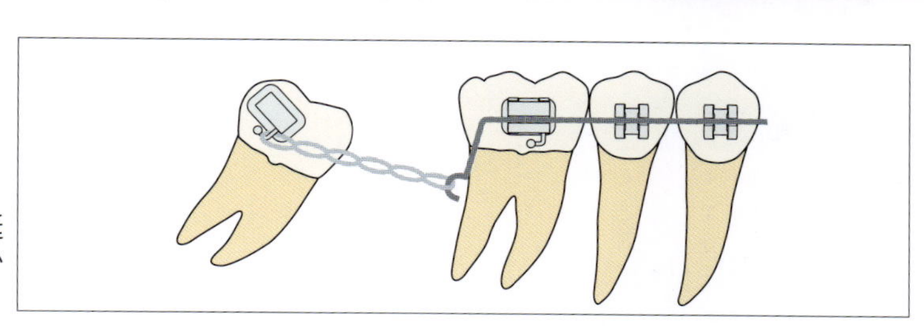

図 2-2-3a パワーチェーン装着。近心移動時に挺出して対合歯と干渉しないように、圧下力がかかる方向にパワーチェーンで牽引している。

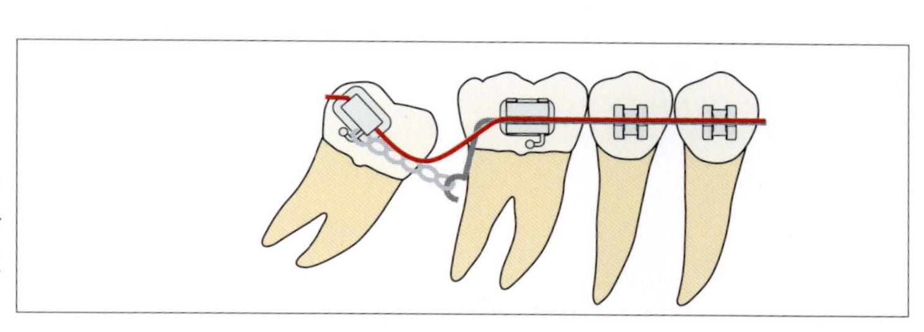

図 2-2-3b ある程度近接したら、主線の SS ワイヤーに平行して細い NT ワイヤーを重ねて結紮する。ブラケットには圧下力が働き、歯根が近心に向くことを意図した位置に装着する。

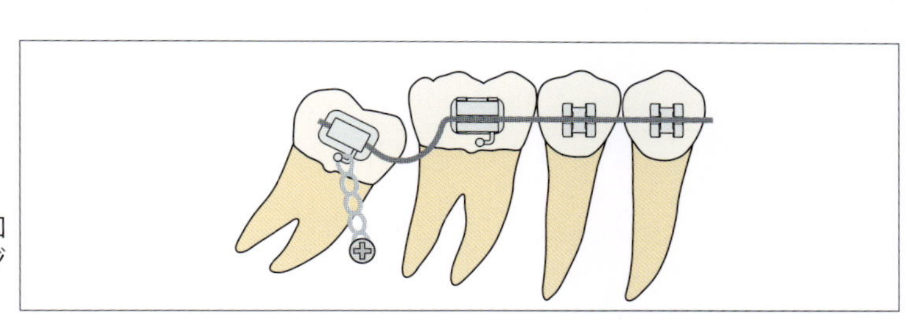

図 2-2-3c 挺出が見られる場合は、TADs を追加し、パワーチェーンを装着する。ブラケットポジションは適正な方向に変更。

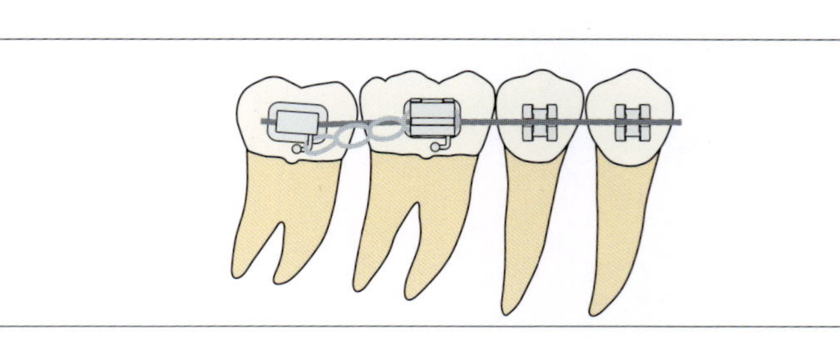

図 2-2-3d 全体的なレベリングをして歯列を完成させる。

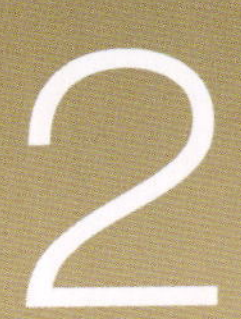

2 下顎大臼歯の歯根の移動

2-1 なぜ、困難か？

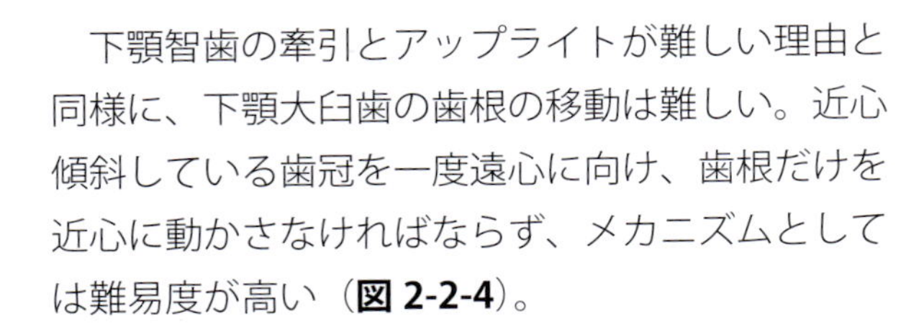

下顎智歯の牽引とアップライトが難しい理由と同様に、下顎大臼歯の歯根の移動は難しい。近心傾斜している歯冠を一度遠心に向け、歯根だけを近心に動かさなければならず、メカニズムとしては難易度が高い（**図 2-2-4**）。

下顎大臼歯において歯冠のみを動かす移動であれば比較的容易であるが、トルクをかけて歯根の位置を動かす歯体移動は難易度が高く、部分矯正（LOT）もしくは全顎矯正治療で改善することが望ましい。

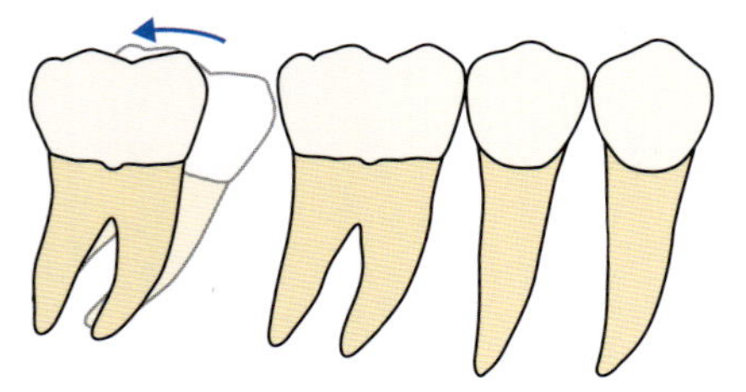

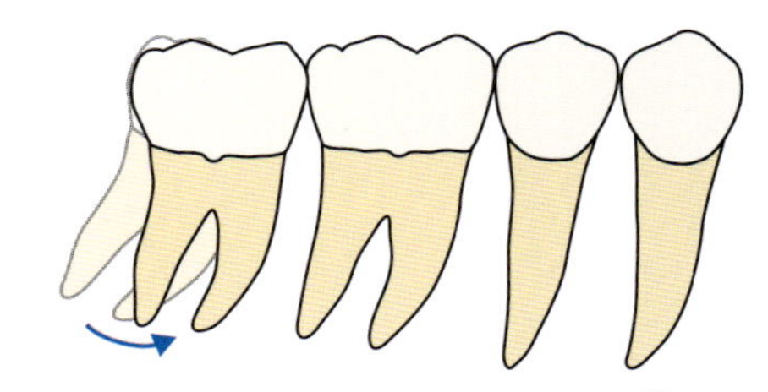

図 2-2-4　歯冠のアップライトは比較的容易だが、歯根を近心に移動させることは難易度が高い。

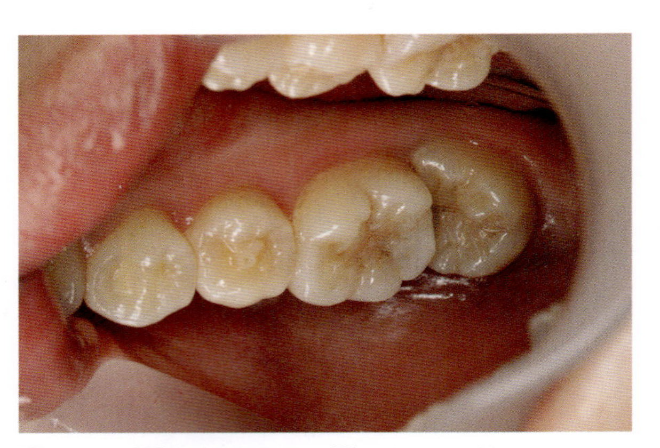

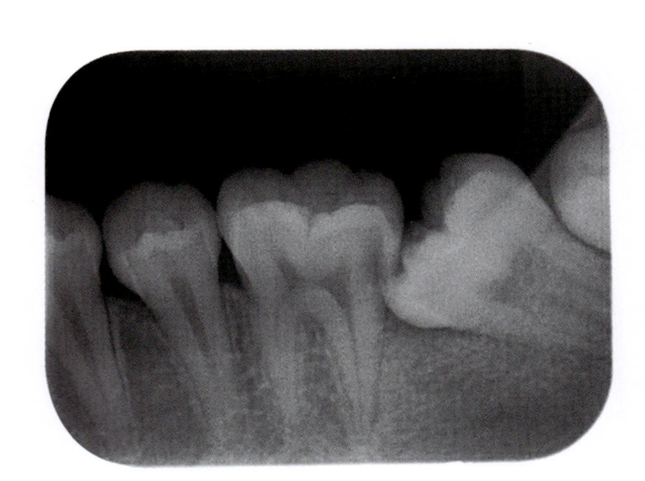

図 2-2-5　|7 が近心傾斜し、|6 の遠心はう蝕となっている。

2-2　あえて行うなら・・・（成長期）

成長期の患者であれば、軽度の近心傾斜は小規模な部分矯正（MTM）装置でも改善可能である（**図 2-2-6a〜c**）。近心歯牙の CEJ 付近に干渉して萌出できない歯でも、一度遠心に牽引するだけで自然に萌出し、咬合することがある。

一方、成人は、遠心へのアップライトに加え歯根のトルクコントロールが必要となる。症例は、右側埋伏智歯を抜歯後、7|の歯根をアップライトさせる計画を立てた（**図 2-2-7**）。一度オープンコイルで遠心にアップライトした後、近心に歯体移動している。

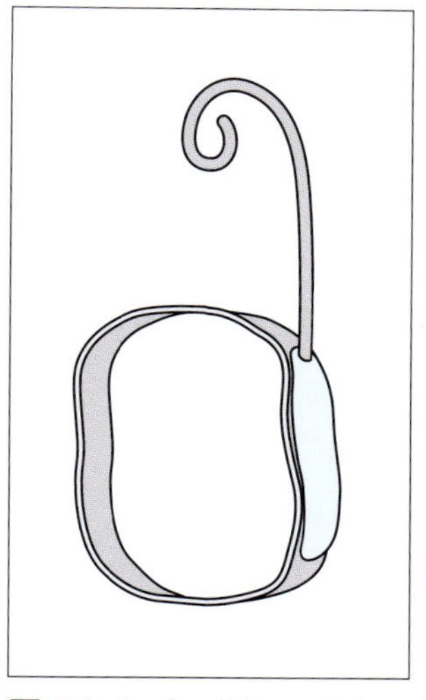
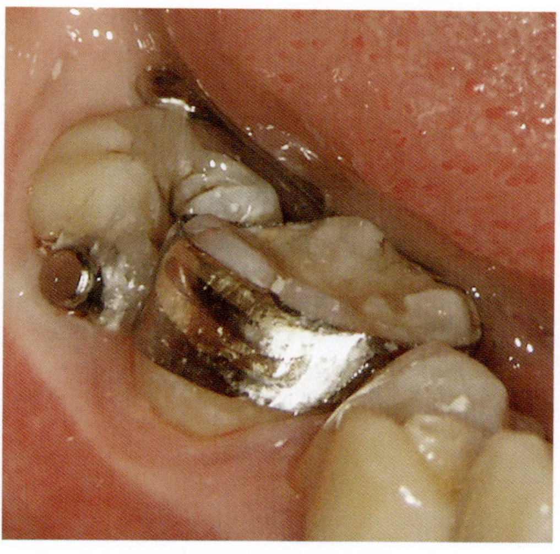

図 2-2-6a, b　図に示すクラウンループにて近心傾斜している歯牙を遠心方向にアップライトすることができる。

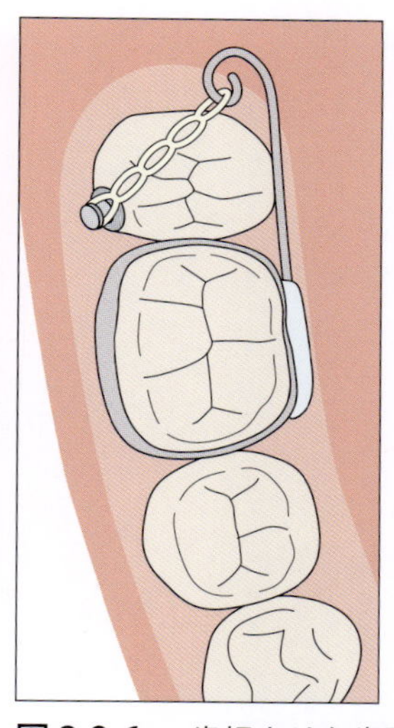

図 2-2-6c　歯根よりも歯冠の移動が容易である。装置を工夫すれば軽度の近心傾斜を改善できることもある。

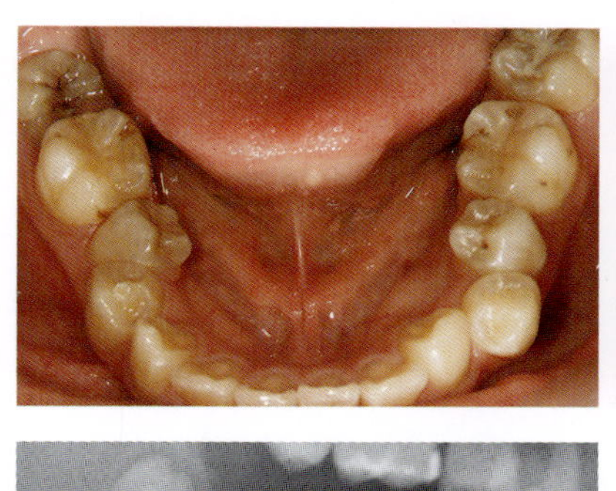
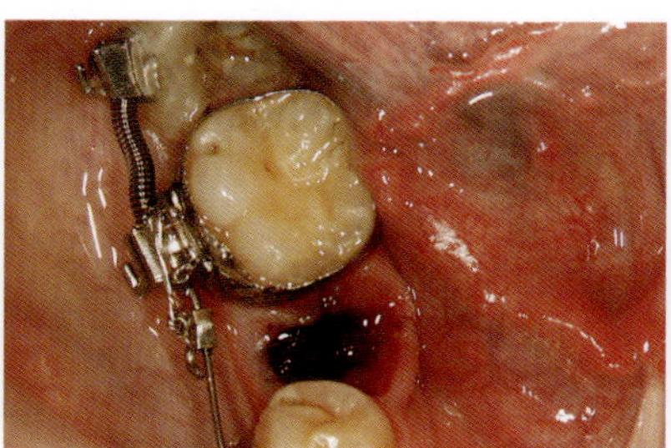
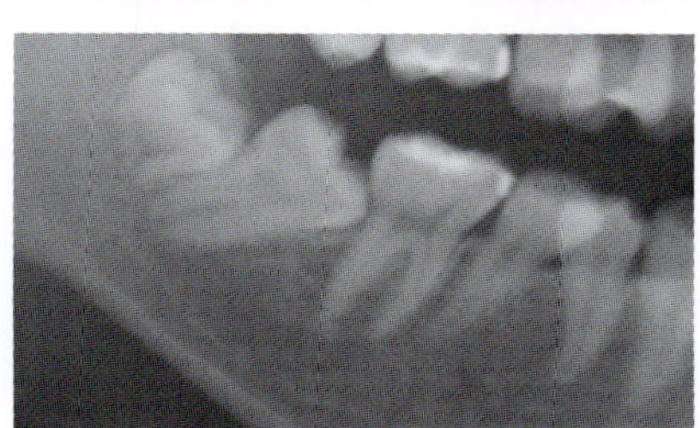
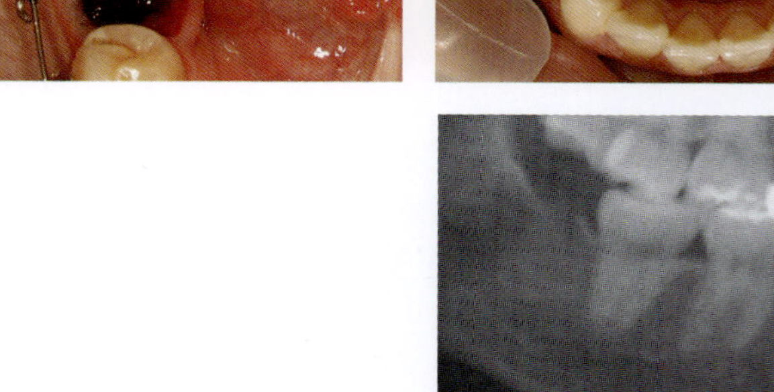

図 2-2-7　近心傾斜している7|の歯根をアップライトさせている。全顎矯正治療では自由にトルクコントロールを行うことが可能だが、部分矯正（MTM）ではコントロールが困難を極めるため推奨できない。

3 上顎の歯根間に上顎洞が介在する歯の歯体移動

3-1 なぜ、困難か？

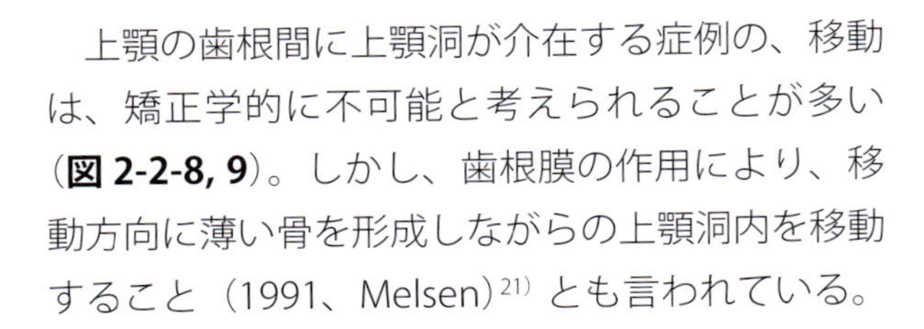

上顎の歯根間に上顎洞が介在する症例の、移動は、矯正学的に不可能と考えられることが多い（**図 2-2-8, 9**）。しかし、歯根膜の作用により、移動方向に薄い骨を形成しながらの上顎洞内を移動すること（1991、Melsen）[21] とも言われている。その際には、移動方向の骨に硝子様変性を起こさせないよう、弱い力での移動が重要と言われている。臨床的には弱い力で牽引して移動しないようであれば、強くしていく方法が現実的である。

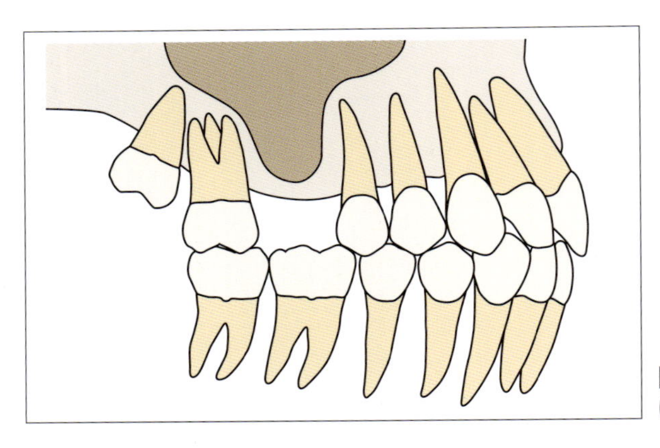

図 2-2-8　上顎の移動方向に上顎洞が入り込んで存在する場合は、移動は不可能と考えられることが多い。

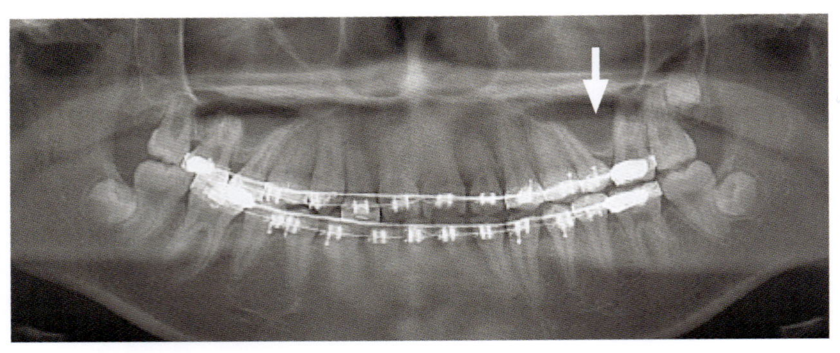

図 2-2-9　症例は他院にて幼少期から長期にわたり拡大矯正を続けてきた患者である。長い治療期間をかけてきたにも関わらず、⌊5と⌊6の歯根が上顎洞によって離開してしまっている。矯正学的診断では⌊5の抜歯の可能性があったが、このスペース閉鎖の難易度がさらに上がることを予測し、⌊4の抜歯を選択した。

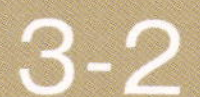

3-2　治療例から：臨床ではこう治す

症例 3-2-1　上顎洞が介在する小臼歯の歯体移動例から

全顎的矯正治療で時間をかけて移動を行い、上顎洞が介在する小臼歯の歯体移動に成功している（**図 2-2-10**）。歯根の圧迫側には歯根膜の作用により僅かな骨を誘導する能力があると考えられるため、本来上顎洞内で骨がなかった場所に歯根が移動している。

本例は全顎矯正で治療期間を長く（閉鎖に 11ヶ月）とれたため、欠損の閉鎖が可能であったが、難症例であることに相違ない。また、皮質骨に根尖が接触し歯根吸収を起こしているが、この程度では動揺の増加などの問題は生じない。

このような難症例の歯の移動後は、通常以上に後戻りに対する十分な対応も必要と考えられる。

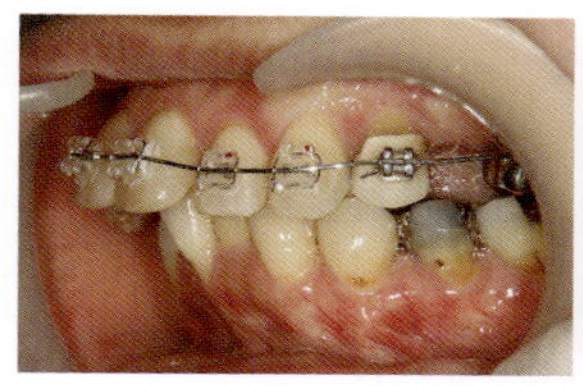
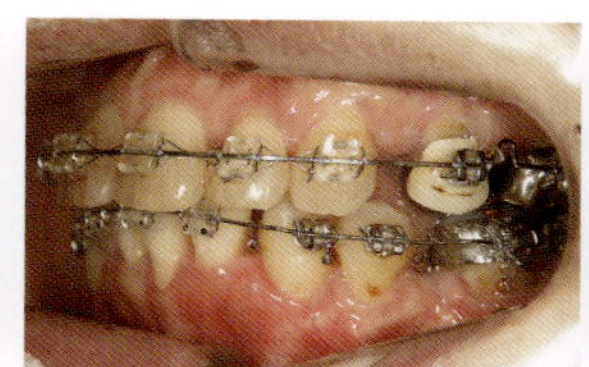
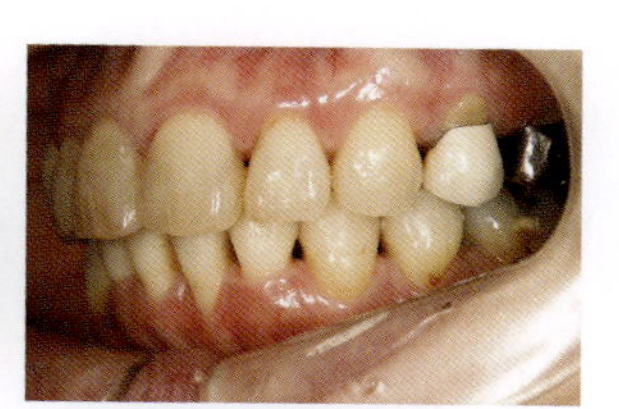
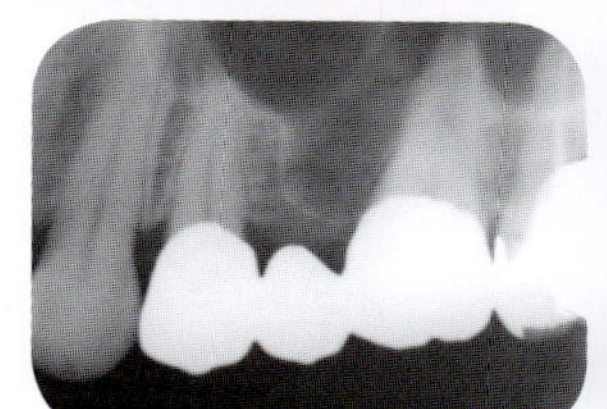
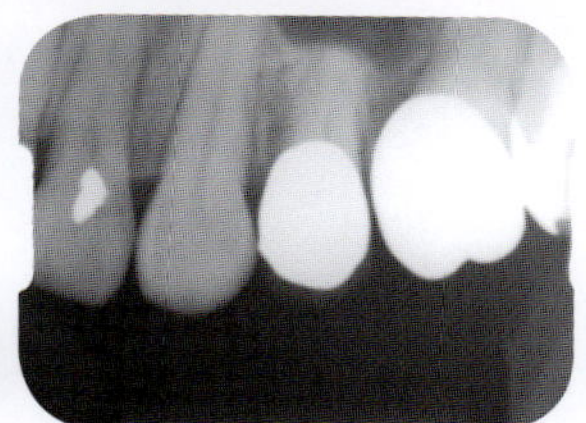

図 2-2-10a〜e　40 歳、女性。全顎的矯正治療では、時間をかけて移動を行い、上顎洞を挟む小臼歯の歯体移動に成功している。

3-3　あえて行うなら・・・

歯根を上顎洞側の皮質骨を通過させて行う欠損スペースの閉鎖は、パワーチェーンによる力では矯正力が小さく達成できないことが多い。その際には、キーホールループのデザインを工夫し、クロージングメカニズムによる、より強い矯正力での閉鎖を試みる（**図 2-2-11**）。

ワイヤーデザインへの工夫が必要

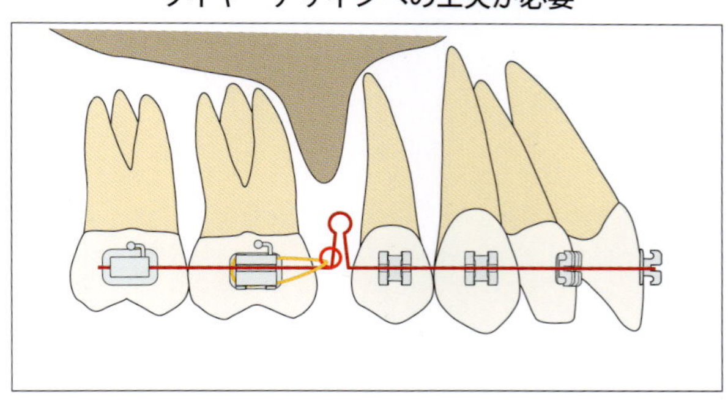

図 2-2-11　力の強弱をコントロールしながら、欠損を閉鎖する際のワイヤーデザイン。

4 骨がない部位への歯牙の移動

4-1 なぜ、困難か？

骨がない部位への歯の移動は、部分矯正ではもちろん、全顎治療でも不可能と言われている。移動する場所には歯槽骨があることが前提となる。例えば、下顎第一大臼歯喪失後に多少の歯槽骨の高径が減少している欠損部に第二大臼歯を移動させることは可能だが、その際には移動させた第二大臼歯の歯槽骨の高径も失われることが予想される（アタッチメントロスが起こる）。その量はHom と Turley ら[22] は 1.3mm 程度と報告しているが、歯槽骨の吸収度、歯肉のバイオタイプなどに左右されるため、臨床的な判断が必要であろう（**図 2-2-12**）。

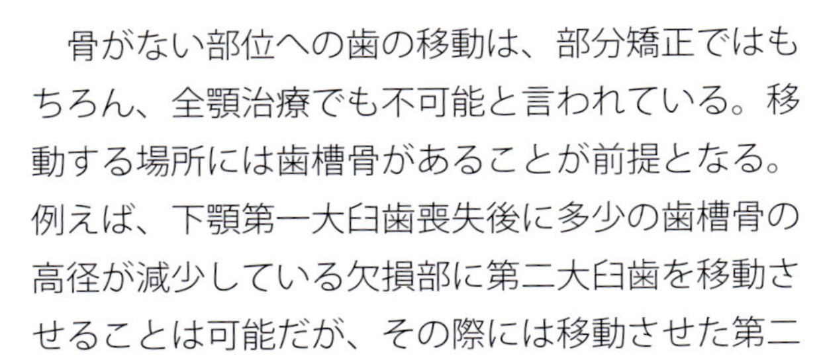

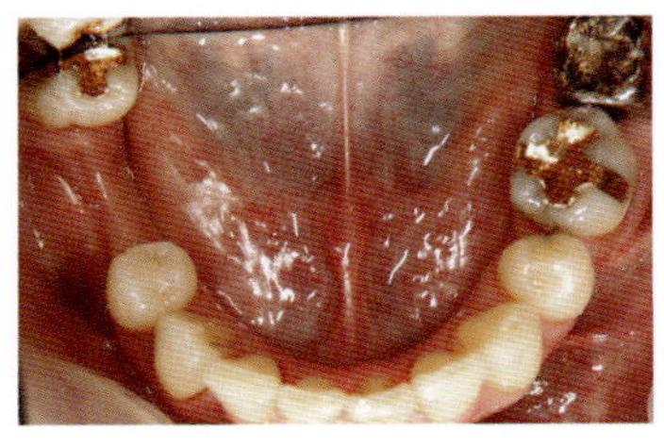

図 2-2-12　図のような狭窄が強い欠損部を歯牙移動によって閉鎖することは難しい。歯肉裂開、歯根露出が予想される。

4-2 あえて行うなら・・

一方で、牽引側では骨の添加があり、移動後に骨が造成されているという報告もある。部分矯正を駆使してインプラント埋入環境を改善したケースレポートで、Spear ら（1997）[23] は抜歯後時間が経過し、骨が吸収した小臼歯部の顎堤に対し、隣接する小臼歯を移動した結果、移動前に小臼歯が存在した部位にインプラント埋入のための骨量を得ることができたと報告している。牽引側に形成される頬舌的な新生骨量は、圧迫側で吸収された骨量よりも多くなったと考えられる。頬舌的な骨量がインプラントを埋入するにあたり十分でない場合に部分矯正を利用できる可能性はある。しかしながら、図のような狭窄部分を歯牙が移動することによって、歯肉裂開、歯根露出が起こることが予想される。実際は、欠損部閉鎖にあたり、矯正治療で欠損スペースを適正な長さに縮小後、残りのスペースに、GBR を行い、インプラントを行うコンビネーションの治療方法が現実的である（**図 2-2-13**）。

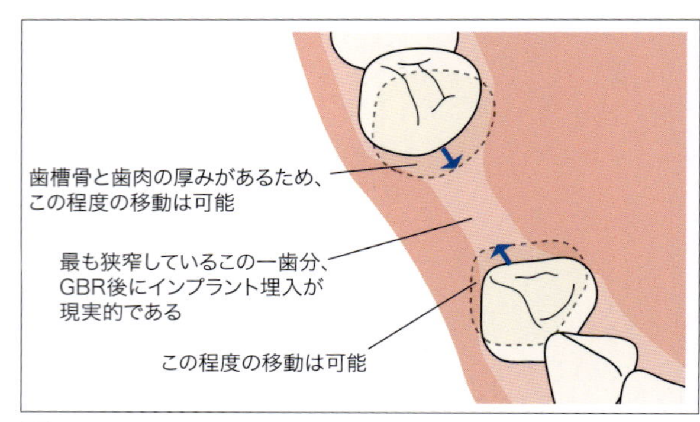

図 2-2-13

5 歯周病罹患歯の移動

5-1 なぜ、困難か？

歯周治療が不十分な歯牙の移動は禁忌で、無理に行うとアタッチメントロスを惹起する。Kessler ら[24]は、歯周組織に炎症のある部位に過度な力が加わると、歯周組織の破壊が急速に進む可能性があると報告している。矯正治療を行う条件には、深い歯周ポケットがない、BOP がマイナスである、プラークコントロールが良好で PLI（プラークインデックス）が低い、十分に炎症がコントロールされていることが挙げられる。

矯正治療可能な状態

- **前歯 6mm 臼歯 4mm の PPD**
- **BOP マイナス**
- **良好なプラークコントロール（PLI20%以下）**

図 2-2-14

5-2 あえて行うなら

Nelson ら[25]は歯周疾患の既往がある場合でも、矯正治療は禁忌ではなく、保存修復治療の前処置としての選択肢となるとしている。筆者らはプロービングデプスが、前歯で 6mm、大臼歯部で 4mm を超えると歯石の取り残しの疑いが生じるため、矯正治療前にアクセスフラップを行っている（**図 2-2-15**）。矯正治療期間中の清掃不良により歯周組織に炎症が生じるリスクを回避するためにも、来院ごとの SPT（サポーティブペリオドンタルセラピー）が必須となる。

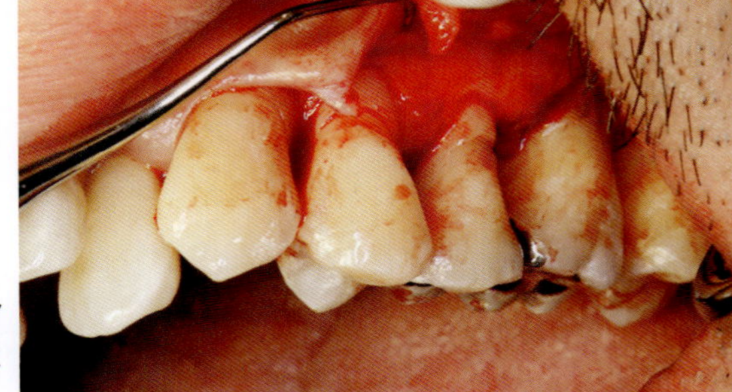

図 2-2-15　矯正治療前に左上にアクセスフラップを行なった。6 番頬側に残石が認められる。このまま矯正治療をするとアタッチメントロスを生じる可能性がある。アクセスフラップと同日にブラケットを装着し、矯正治療開始することもできる。

PART 2

第3章

部分矯正の包括的治療への応用

1 全顎矯正か、部分矯正か？

1-1 臨床判断時の診断項目

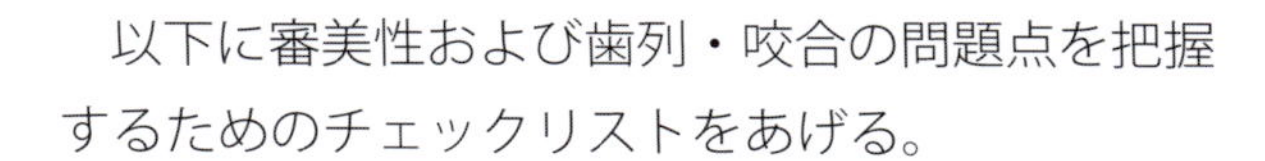

以下に審美性および歯列・咬合の問題点を把握するためのチェックリストをあげる。

●審美性の診断項目

1	口元の突出などの審美的問題があるか
2	上下顎骨の不調和（骨格性２級、骨格性３級）の問題があるか
3	歯列不正によるスマイルラインの不調和などがあるか

●歯列・咬合の診断項目

1	顎関節や周囲組織に症状があるか
2	下顎の垂直的偏位、水平的偏位があるか
3	臼歯部欠損により咬合支持を喪失しているか
4	犬歯の位置形態およびアンテリアカップリングに問題があるか

1-2 判断基準

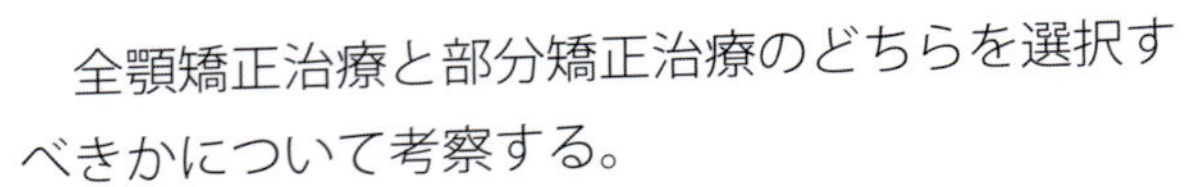

全顎矯正治療と部分矯正治療のどちらを選択すべきかについて考察する。

矯正治療によって改善する項目は、

①歯周環境の改善（清掃性の確保）

②審美性の改善

③咬合の改善

である。歯周環境の改善は部分矯正で達成されることが多い（叢生量が多すぎる時には全顎矯正となることもある）。審美性の診断項目と歯列・咬合の診断項目を以下に示す。

1-2-1 審美性の診断項目

審美性の改善（顔貌の改善）が必要かどうかは、歯並びが与える顔貌の印象を改善すべきかで決まる。以下の 3 項目で主に診断される。

診断項目 1：口元の突出感（図 2-3-1）

もともと口元に突出のある患者では改善したいという希望があるかどうかによる。前歯部の叢生量が多い場合には、術後、（部分）矯正治療により今よりも歯列が前方へ突出し、審美性を損ねる可能性がある。一方、全顎矯正治療では便宜抜歯を行うことができ、審美性改善が見込める。

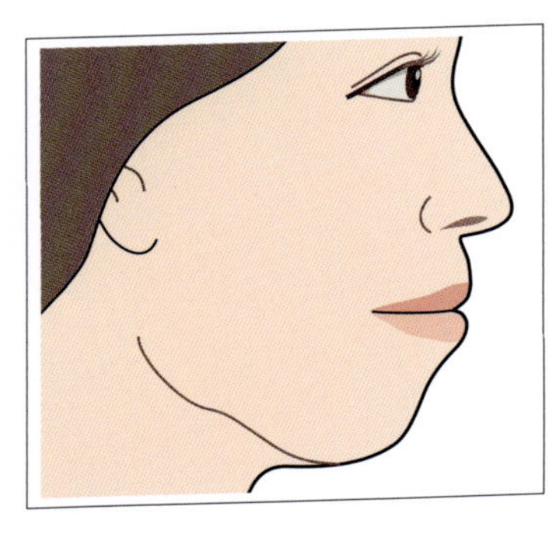

図 2-3-1 口元の突出感。上下口元の突出が見られる。軟組織診断法を用いて下顔面の審美的診断を客観的に行うが、審美的な感覚は患者の主観が重要で、患者の希望をとり入れることが多い。

診断項目 2：上下顎骨の不調和（図 2-3-2）

先天的な上下顎骨の不調和に対する対応は外科矯正で根本的に改善するか、全顎矯正治療によって、代償性の治療（顎骨の関係によって、上下前歯の理想的なあり方を補正する考え）を検討する。部分矯正では、上下顎骨の不調和を解決することはできない。

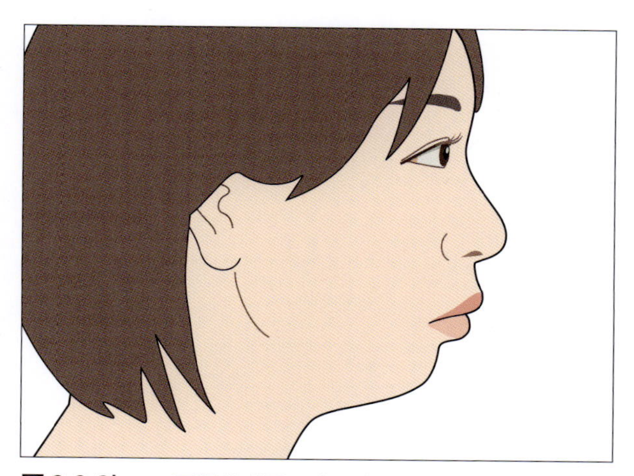

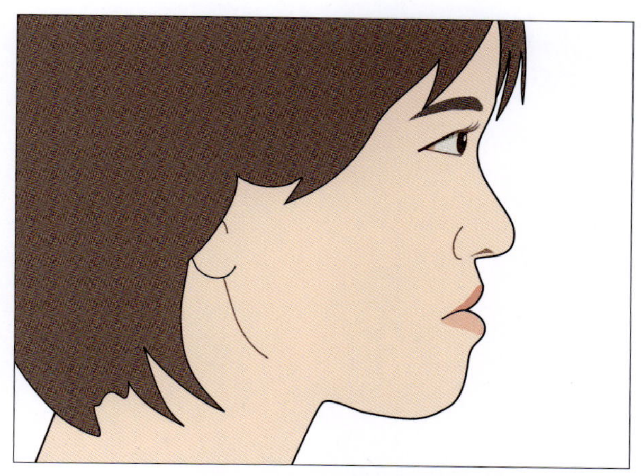

図 2-3-2b, c　下顎劣成長による上下顎骨の不調和（左）、下顎過成長による上下顎骨の不調和（右）の側貌面観。

診断項目 3：歯列不正によるスマイルラインの不調和（図 2-3-3）

歯列不正（歯のガタガタ）による審美障害、歯周病による歯の近心傾斜、臼歯部の欠損による下顎前歯の突き上げによる上顎前歯のフレアアウトなど審美的障害を起こすことがある。下唇の湾曲に対する上顎中切歯と犬歯切縁の湾曲の関係[26]が適正（平行）でなく、不調和をきたしている状態である。移動量と現在の咬合状態、便宜抜歯が必要かを考慮し、全顎矯正治療で改善するか、大規模な部分矯正（LOT）で改善するかの診断が必要である。

図 2-3-3　上顎前歯のフレアアウトによる審美障害。歯周病による歯の近心傾斜や臼歯部の欠損による下顎前歯の突き上げにより、上顎前歯がフレアアウトし、審美的障害を起こしている。全顎矯正治療か、大規模な部分矯正（LOT）で治療する必要がある。

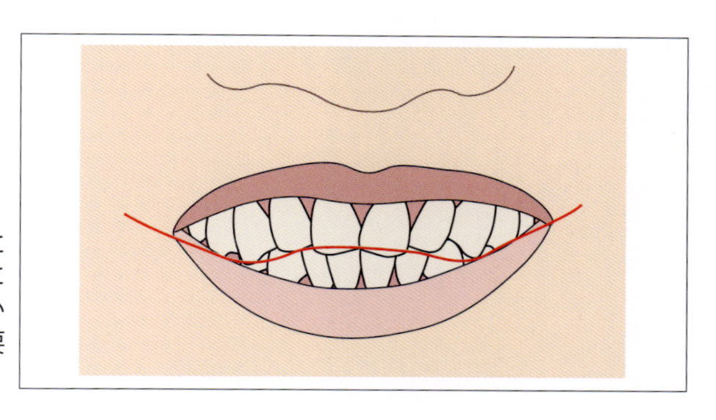

1-2-2 歯列・咬合の診断項目

咬合の改善のために全顎矯正が必要か、部分矯正で対応が可能かは、現在の咬合状態が生理的か、病的かの臨床的判断による。

「生理的咬合」と「病的咬合」という概念はM.AmsterdamやN.Guichetの概念から生み出された言葉である。主観的な概念であり、その定義も概念的で、診断には時折悩まされる。しかし、主治医がこれを判断しない限り治療計画は立たず、病因を考慮した適正な治療計画を立案することができない。このような診断基準がなければ患者の主訴や希望ばかりを優先し、計画性なく治療を繰り返し、永続性、予知性の見込めない治療に陥りやすい。

咬合を構造として捉えると、左右の顎関節と歯、歯列からなる。それらは咬頭嵌合位を決定し、グラインディング、クレンチング、タッピングなどを決定する(エキセントリッククレンチングは除く)。また、同時に歯根膜感覚などを通じて生理的運動をも決定する。前者を解剖学的制御機構と言い、後者を生理学的制御機構と言う。

「生理的咬合」とは、顎口腔系において、下顎運動の解剖学的制御機構と生理学的制御機構とが十分に調和・機能し、咬合異常に起因する病的変化や症状がまったく見られない咬合状態である。

一方、「病的咬合」とは下顎運動の解剖学的制御機構と生理学的制御機構とが十分に調和せず、咬合異常に起因する病的変化や症状が存在する咬合状態である。

その見極めは時に曖昧で、極めて難しいこともあるが、軽視できない重要な臨床判断である。病的咬合の改善を意図する矯正治療は基本的には全顎矯正となるが、生理的咬合の患者では、部分矯正の適用が可能となる。

歯列・咬合の診断項目

以下の項目に該当する場合、「病的咬合」と診断されると、咬合再構成の対象となり、全顎矯正治療＋補綴治療となるか、部分矯正治療＋全顎的補綴治療となる。

1. 顎関節や周囲組織に症状があるか
2. 下顎の垂直的偏位、水平的偏位があるか
3. 臼歯部欠損により咬合支持を喪失しているか
4. 犬歯の位置形態およびアンテリアカップリングに問題があるか

1-3 臨床判断の実際

症例 2-3-1 IPR 併用による部分矯正（MTM）を選択した例から

症例は、口元の突出など審美的問題はなく、歯列・咬合の診断項目１～４から診断しても該当部分がなく、生理的咬合と考えられた。IPR 併用による部分矯正（MTM）により下顎前歯の清掃性を改善する計画を立て、現在の咬頭嵌合位をそのまま利用し、部分的に補綴を行い、術前の咬合を維持する治療計画を立てた（**図 2-3-4**）。

術前と術後の咬合状態を比べると顎位、咬合高径、側方運動時のガイドに変化はない。犬歯の位置は変わっていないため、理想咬合に比べて下顎側切歯の位置が高いため、側方運動時に干渉にならないよう注意が必要である。必要であれば干渉部位の調整を行う。

初診時

●審美性の診断項目

1	口元の突出などの審美的問題があるか	▶認められない
2	上下顎骨の不調和（骨格性２級、骨格性３級）の問題があるか	▶認められない
3	歯列不正によるスマイルラインの不調和などがあるか	▶認められない

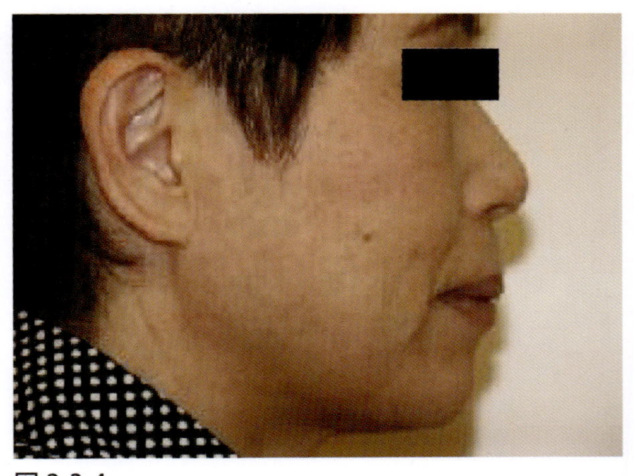

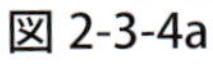
図 2-3-4a

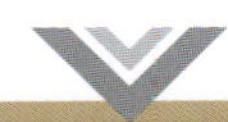

審美性改善：不要

●歯列・咬合の診断項目

1	顎関節や周囲組織に症状があるか	▶認められない
2	下顎の垂直的偏位、水平的偏位があるか	▶認められない
3	臼歯部欠損により咬合支持を喪失しているか	▶欠損は少なく咬合支持は確保されている
4	犬歯の位置形態およびアンテリアカップリングに問題があるか	▶アンテリアカップリングとアンテリアガイダンスは確保できている。

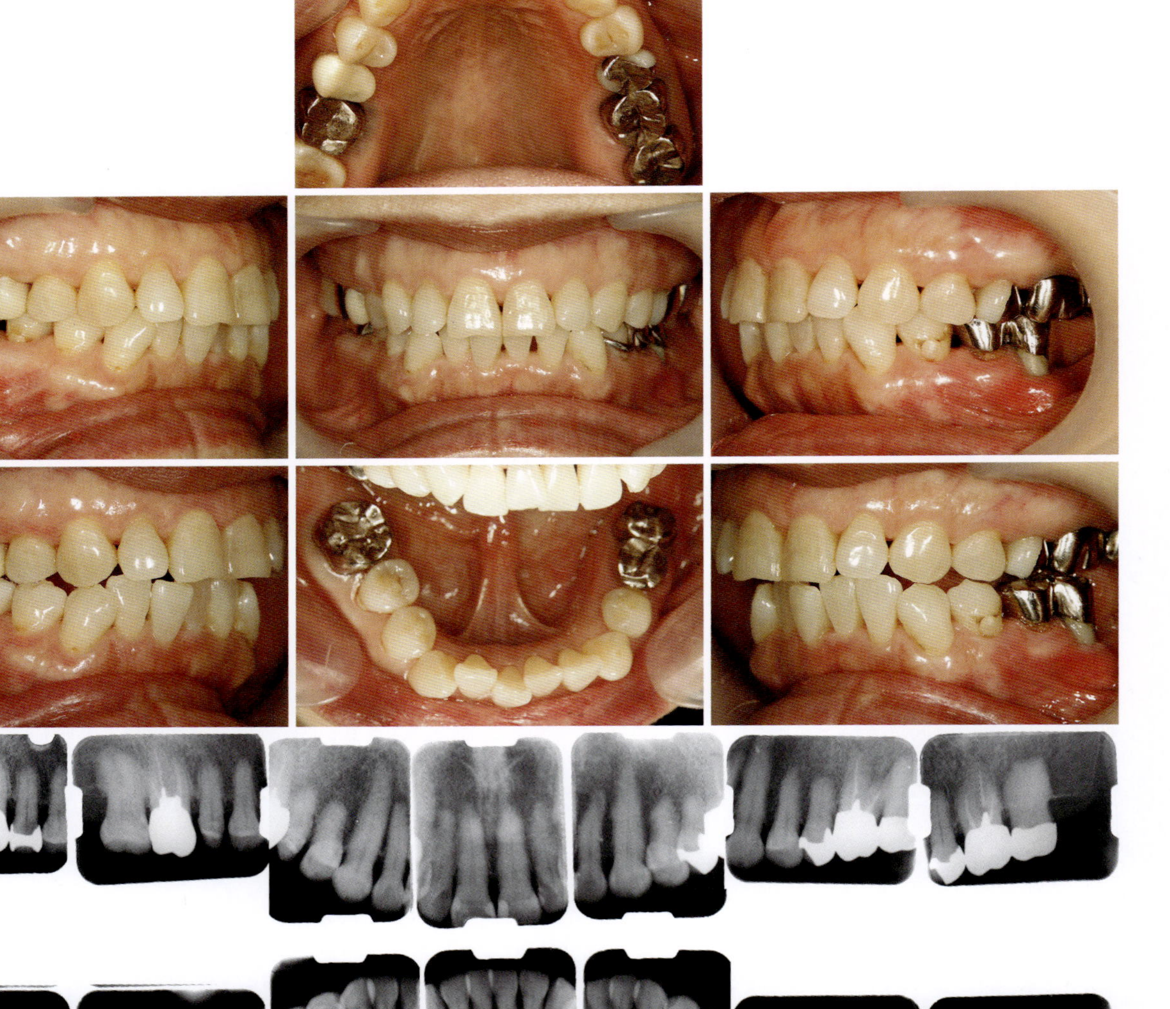

図 2-3-4b　初診時の状態。

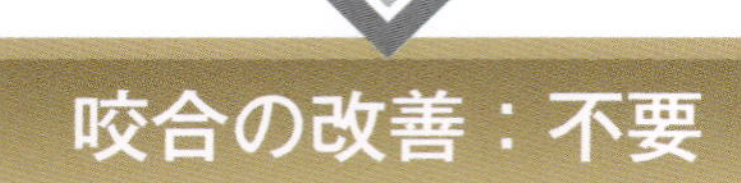

治療： 審美性改善：不要 ＋ 咬合の改善：不要 ＝ **部分矯正（MTM）で対応可能**

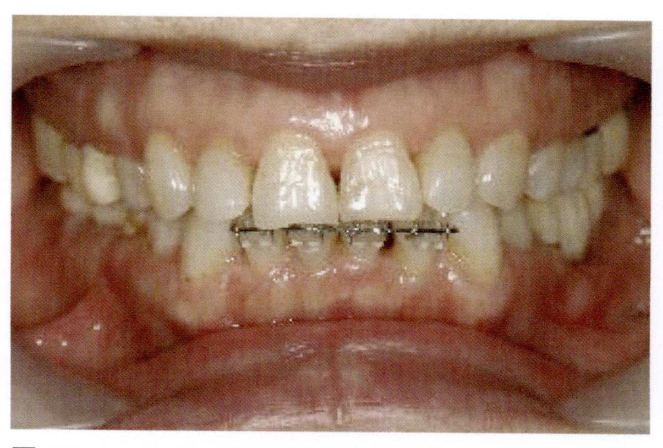

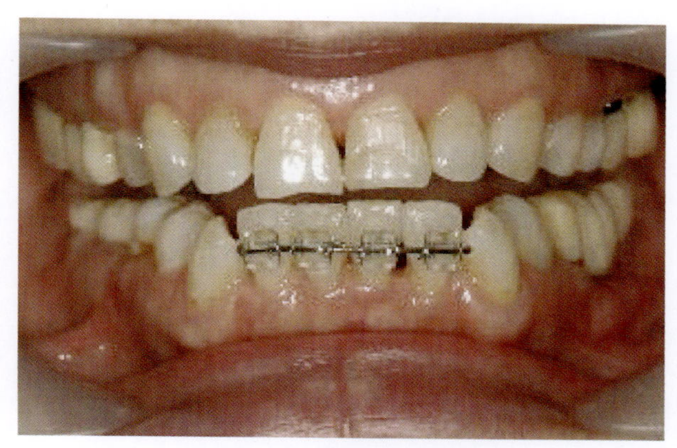

図 2-3-4c, d 咬合関係を変える意図はないため、犬歯へのブラケット装着はしていない。そのため、叢生改善後もスピーカーブは改善していないので、側切歯と犬歯の段差は審美的とは言えない。部分矯正の限界であろう。この改善には全顎矯正が必要となる。

術後

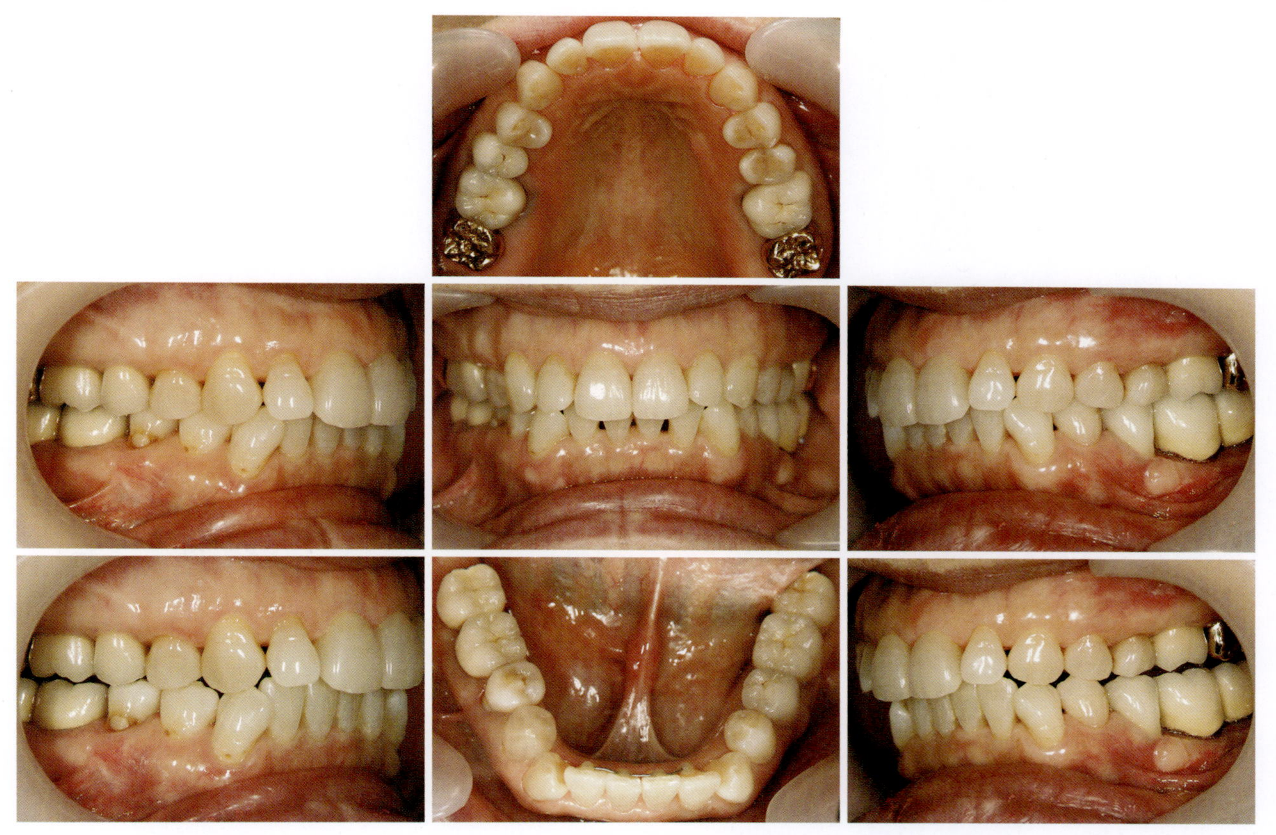

図 2-3-4e 術後。咬頭嵌合位やアンテリアガイダンスなど、基本的な機能の変化はない。部分矯正（MTM）による叢生の改善により、清掃性が向上した。

症例 2-3-2　部分矯正（MTM）と部分補綴で対応した例から

$\overline{21|}$のアタッチメントロスが大きい。海外で前医が装着した下部鼓形空隙を封鎖する補綴物により、歯周環境の悪化が助長されている（**図 2-3-5**）。水平性の骨欠損があり、骨壁もなく歯周再生療法による再生の見込みもないため、このままでの補綴再治療は不可能である。挺出によってアタッチメントレベルを引き上げると共に下顎前歯部叢生の改善や清掃性、舌感の改善のためにも矯正治療が必要と考えた。

本症例では全顎矯正治療の適応が考えられるが、顔貌所見から改善すべき審美的問題はなく、歯列・咬合の診断項目からも該当すべき問題はない。すなわち、生理的咬合と診断され、上下顎の部分矯正と部分的補綴により、元の咬合状態を維持する治療計画を立てた。術前と術後の咬合状態で顎位、咬合高径、側方運動時のガイド状態に変化はない。

初診時

●審美性の診断項目

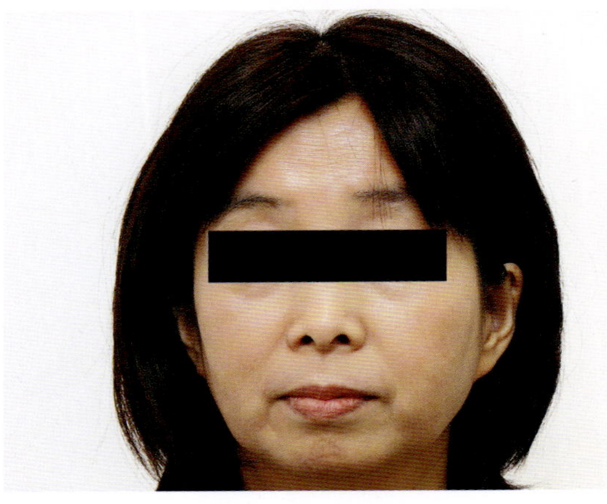

図 2-3-5a

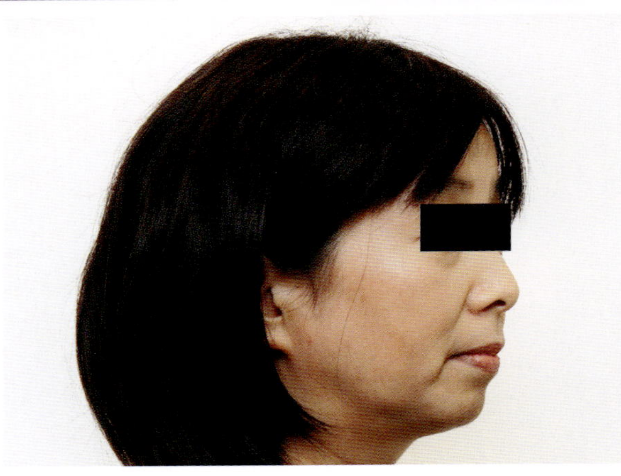

図 2-3-5b

1	口元の突出などの審美的問題があるか	▶認められない
2	上下顎骨の不調和（骨格２級、骨格３級）の問題があるか	▶認められない
3	歯列不正によるスマイルラインの不調和などがあるか	▶認められない

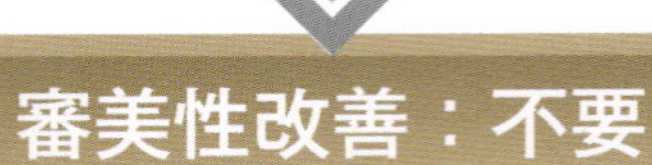

審美性改善：不要

●歯列・咬合の診断項目

1	顎関節や周囲組織に症状があるか	▶認められない
2	下顎の垂直的偏位、水平的偏位があるか	▶認められない
3	臼歯部欠損により咬合支持を喪失しているか	▶欠損は少なく咬合支持は確保されている
4	犬歯の位置形態およびアンテリアカップリングに問題があるか	▶アンテリアカップリングとアンテリアガイダンスは確保できている

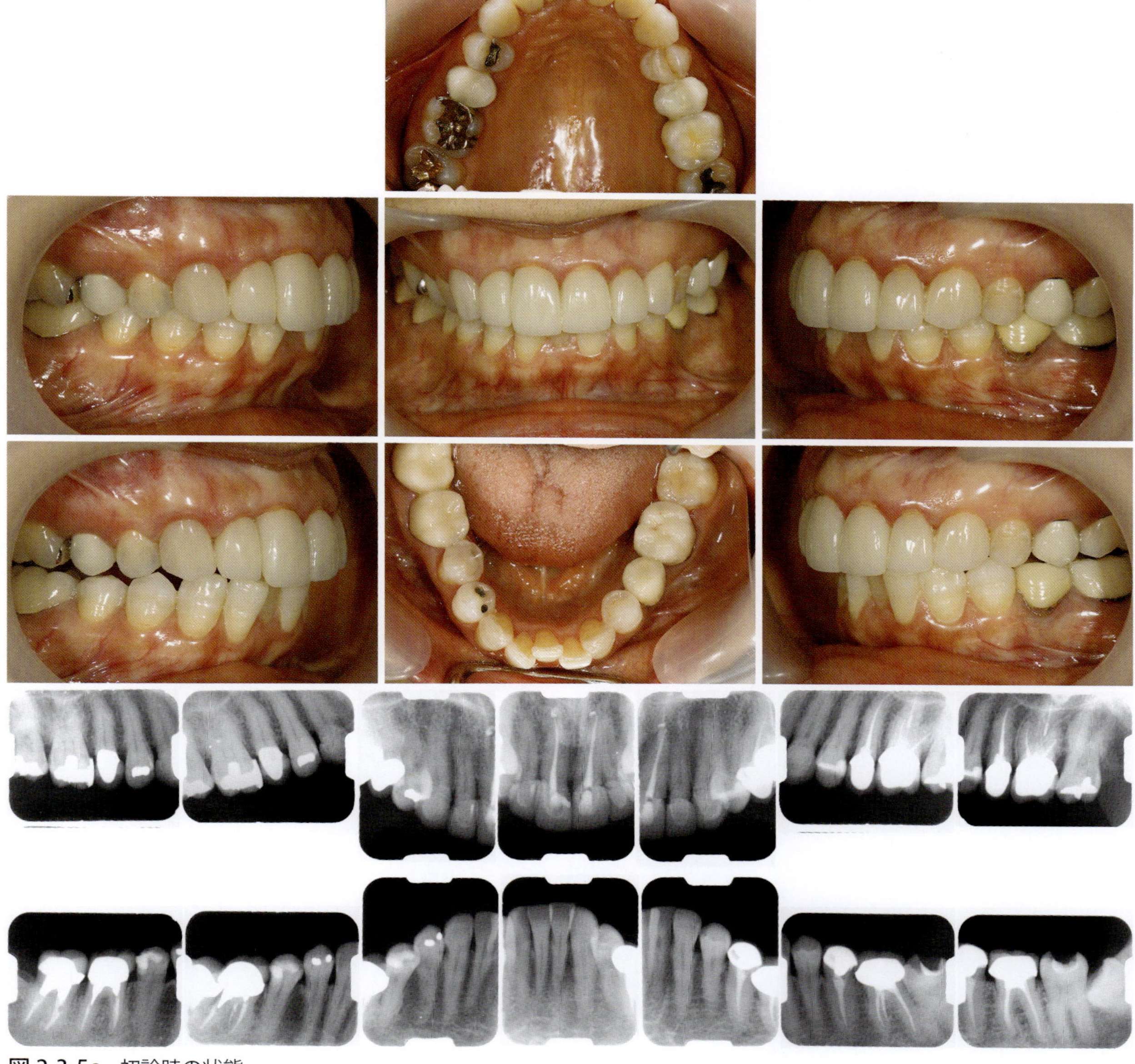

図 2-3-5c　初診時の状態。

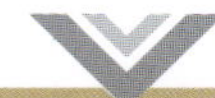

咬合の改善：不要

治療：　審美性改善：不要　＋　咬合の改善：不要　＝　部分矯正（MTM）で対応可能

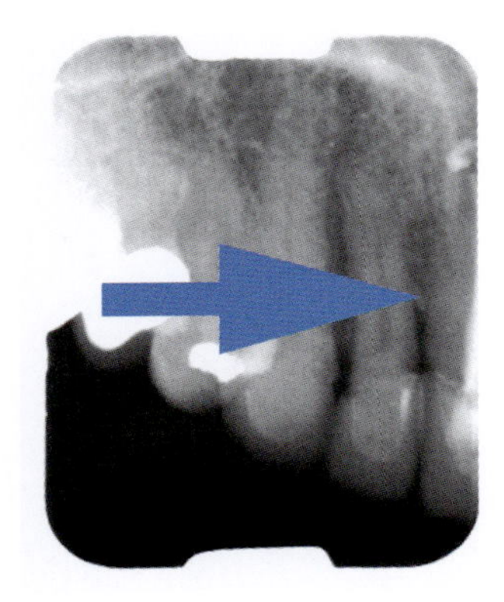

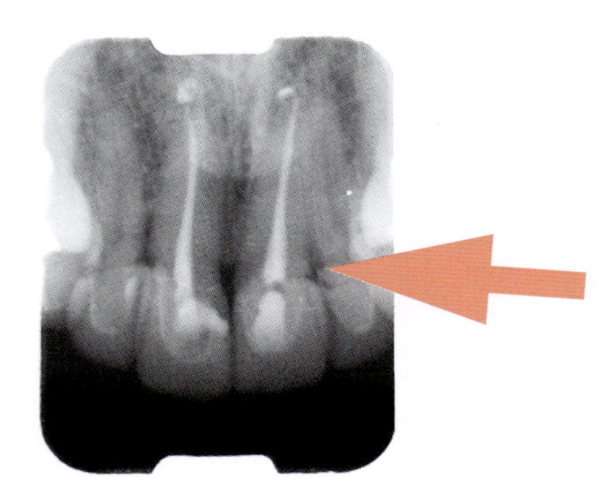

図 2-3-5d, e　失われたアタッチメントレベルを改善するため部分矯正（MTM）を行った。相当量の挺出が必要となり、青の骨レベルを赤の骨レベルまで引き上げない限り審美的な問題は解決しない。

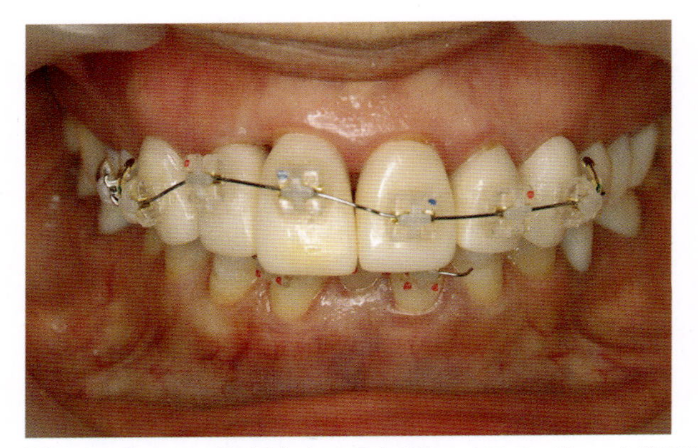

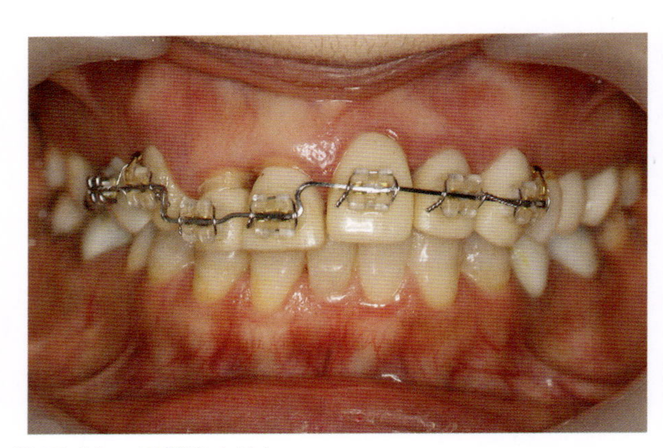

図 2-3-5f, g　21|を挺出させるために、NT ワイヤーを使用後、SS ワイヤーで挺出させた。

術後

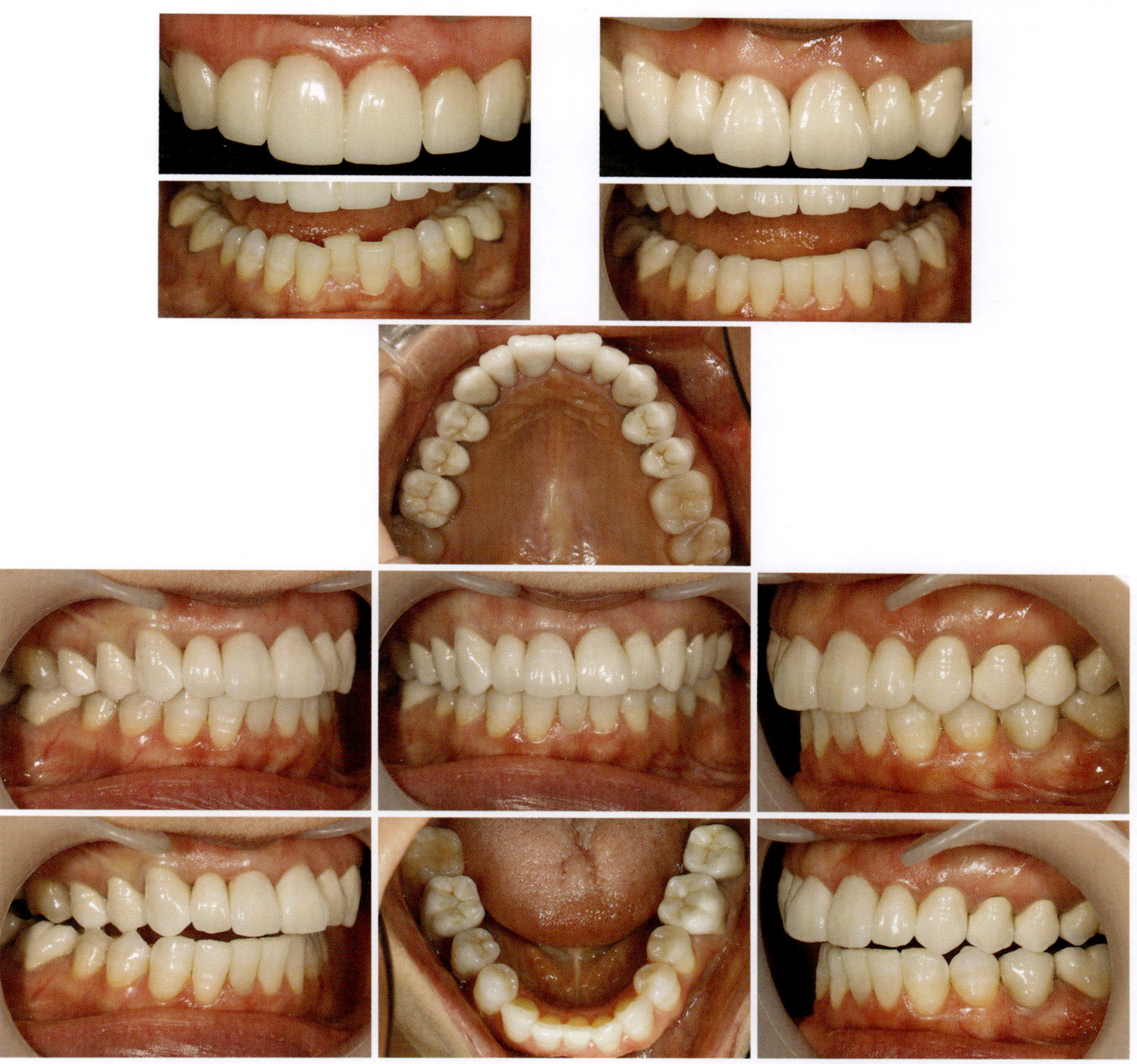

図 2-3-5h　咬頭嵌合位やアンテリアガイダンスなど基本的な機能の変化はない。部分矯正によって、21|のアタッチメントレベルは改善した。

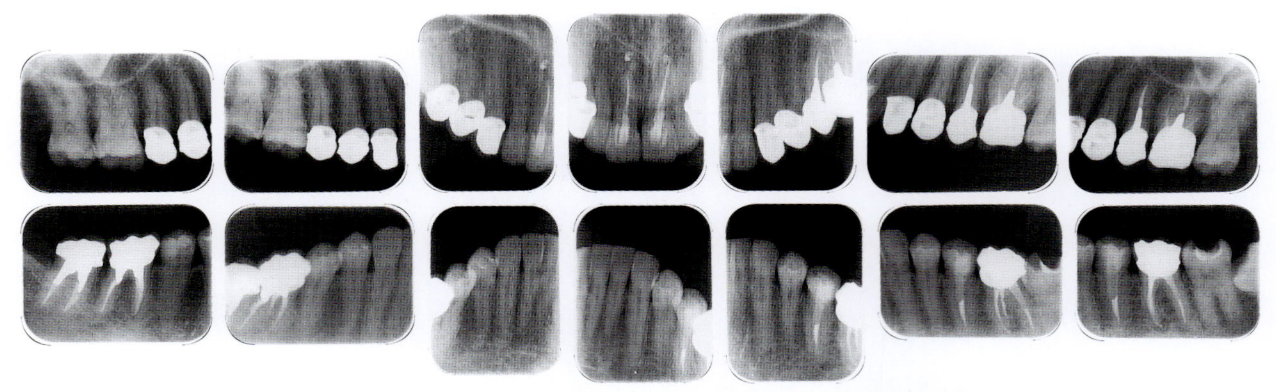

図 2-3-5i　21|の挺出量が大きいだけに円錐形の細い歯根から歯冠形態を付与しなければならなくなる。しかし、強すぎるエマージェンスプロファイルを与えると、再び術前のような清掃性の低下を招く。審美性と清掃性を考慮した結果、妥協的ではあるが、ジンジバルレベルは左右非対称とならざるを得なかった。

症例 2-3-3　部分矯正（MTM）とインプラント治療で対応した例から

主訴は前歯部の審美障害で、1|1は垂直性骨吸収が大きく抜歯となった。軟組織形態が左右不均一で、軟組織移植を伴う歯槽堤増大術を行うか、部分矯正で緩徐挺出後、抜歯即時インプラント埋入を行うかを検討し、後者を選択した。抜歯前に1|1の緩徐挺出を行い、軟組織レベルの改善後、抜歯即時インプラント埋入を行った（**図 2-3-6**）。また、下顎前歯の審美不良（歯頚部ラインの不揃い）は叢生に起因しているため、2|2のみの部分矯正（MTM）で対応した。

歯列・咬合の診断項目については高齢であるが天然歯が多く、生理的咬合と診断した。よって最低限の範囲の部分矯正で、咬合を変化させないよう治療計画を立てている。

ブリッジによる補綴では、犬歯を含む広範囲となり、現在の咬合を変化させてしまうため1|1の欠損に対しインプラントを計画した。術前と術後で顎位、咬合高径、側方運動時のガイドに変化は認められない。

初診時

●審美性の診断項目

1	口元の突出などの審美的問題があるか	▶認められない
2	上下顎骨の不調和（骨格性２級、骨格性３級）の問題があるか	▶認められない
3	歯列不正によるスマイルラインの不調和などがあるか	▶認められない

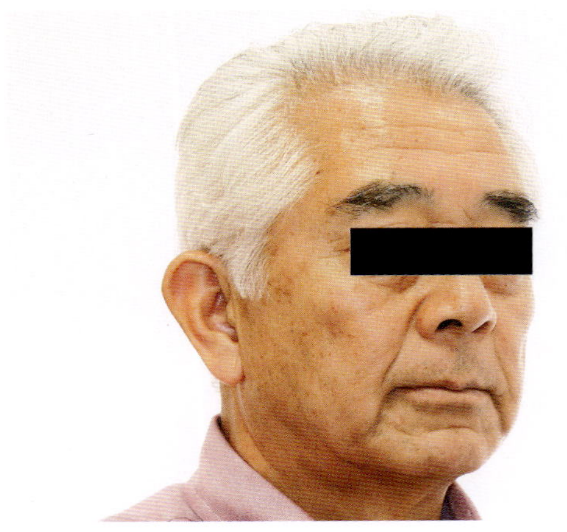
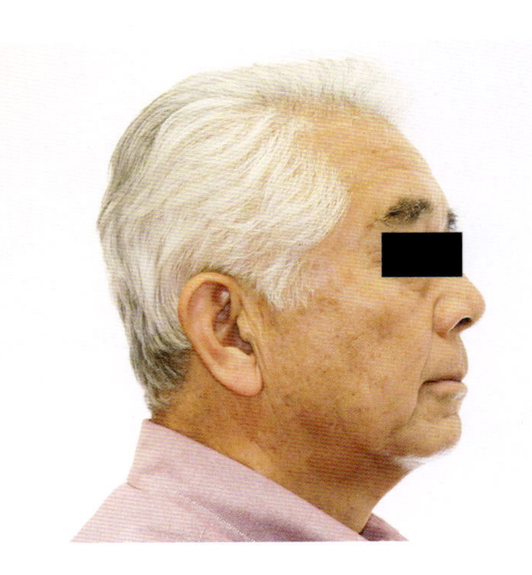

図 2-3-6a, b

審美性改善：不要

●歯列・咬合の診断項目

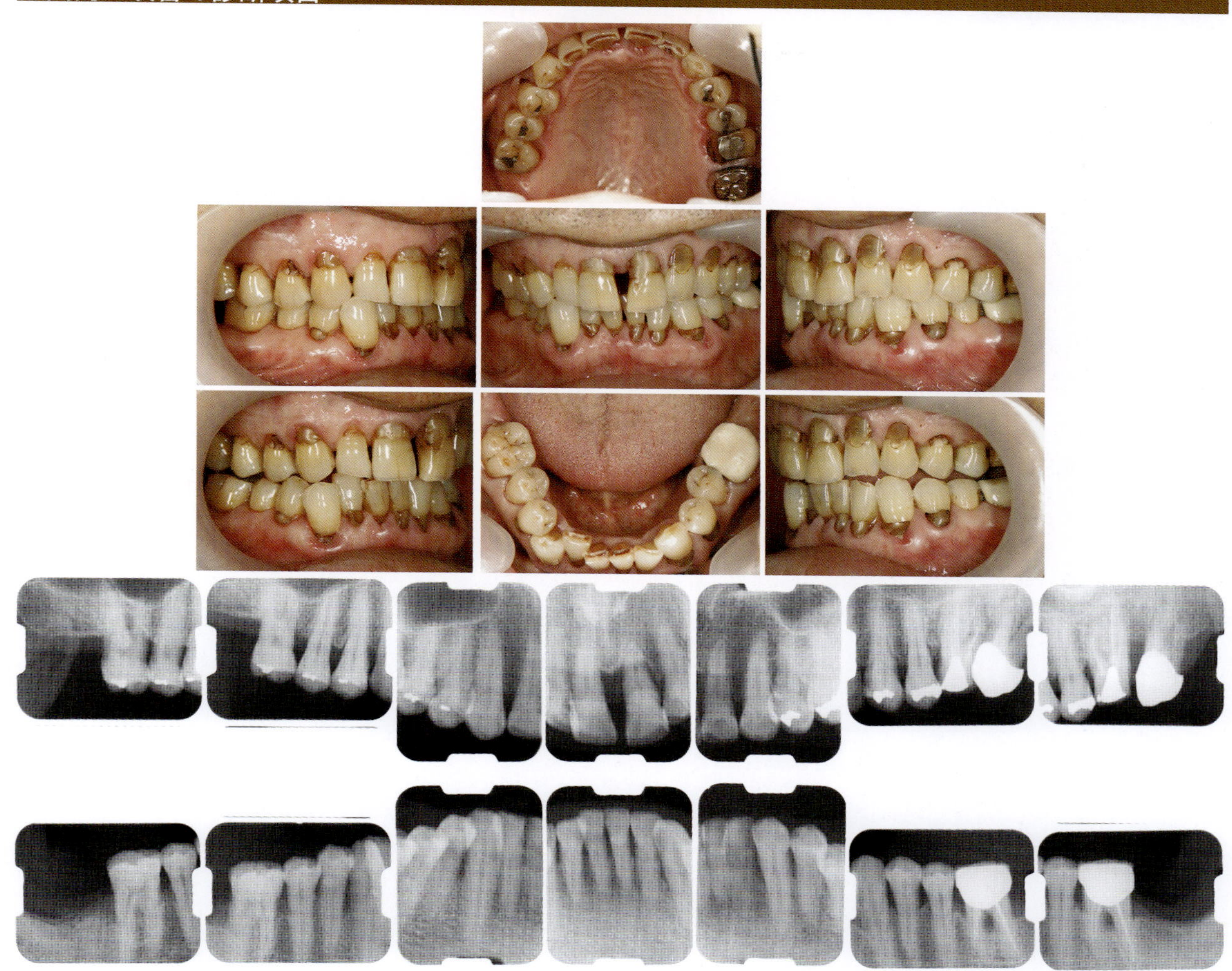

図 2-3-6c　初診時の状態。

1	顎関節や周囲組織に症状があるか ▶**認められない**
2	下顎の垂直的偏位、水平的偏位があるか ▶**認められない**
3	臼歯部欠損により咬合支持を喪失しているか ▶**欠損があり、経年的な咬耗も認められるが咬合支持は確保されている**
4	犬歯の位置形態およびアンテリアカップリングに問題があるか ▶**犬歯の位置異常はあるが、側切歯、犬歯によりアンテリアガイダンスの機能は確保できている**

咬合の改善：不要

治療： 審美性改善：不要 ＋ 咬合の改善：不要 ＝ 上下顎部分矯正（MTM）で対応可能

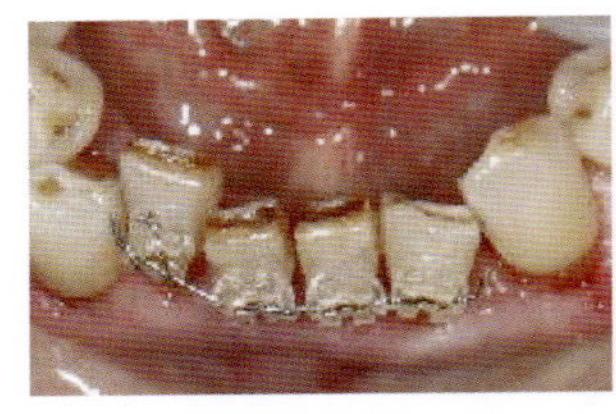
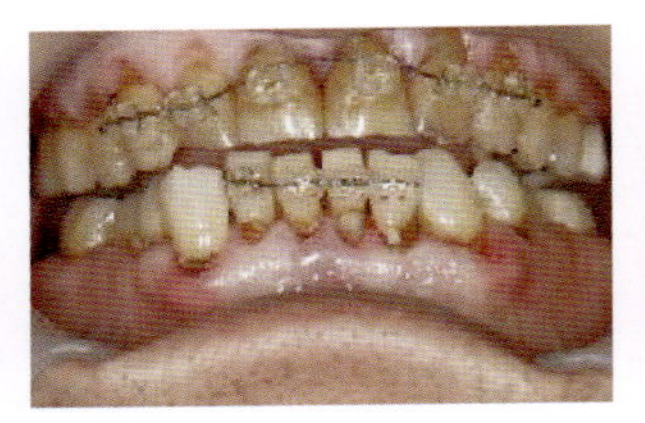
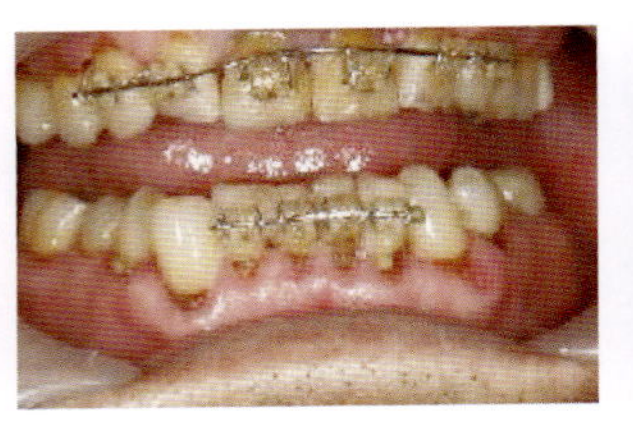
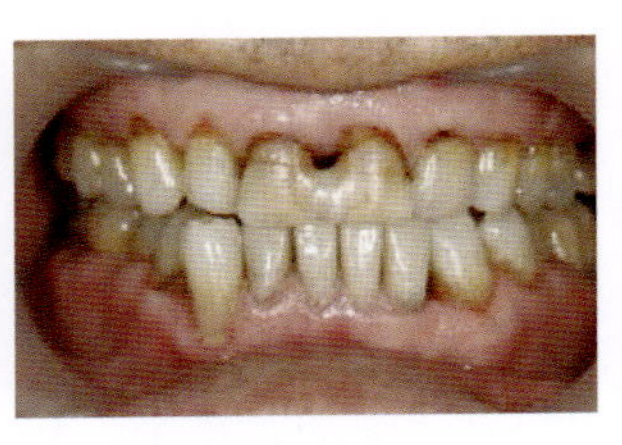

図 2-3-6d 上顎は1|1挺出のための部分矯正を行なっている。下顎は2┼2に叢生改善のための部分矯正を行なっている。位置不良が見られる転移歯の3|については、機能的には3 2|と対合し、アンテリアガイダンスが確保されているため、この歯の位置を変更する計画は立てなかった。

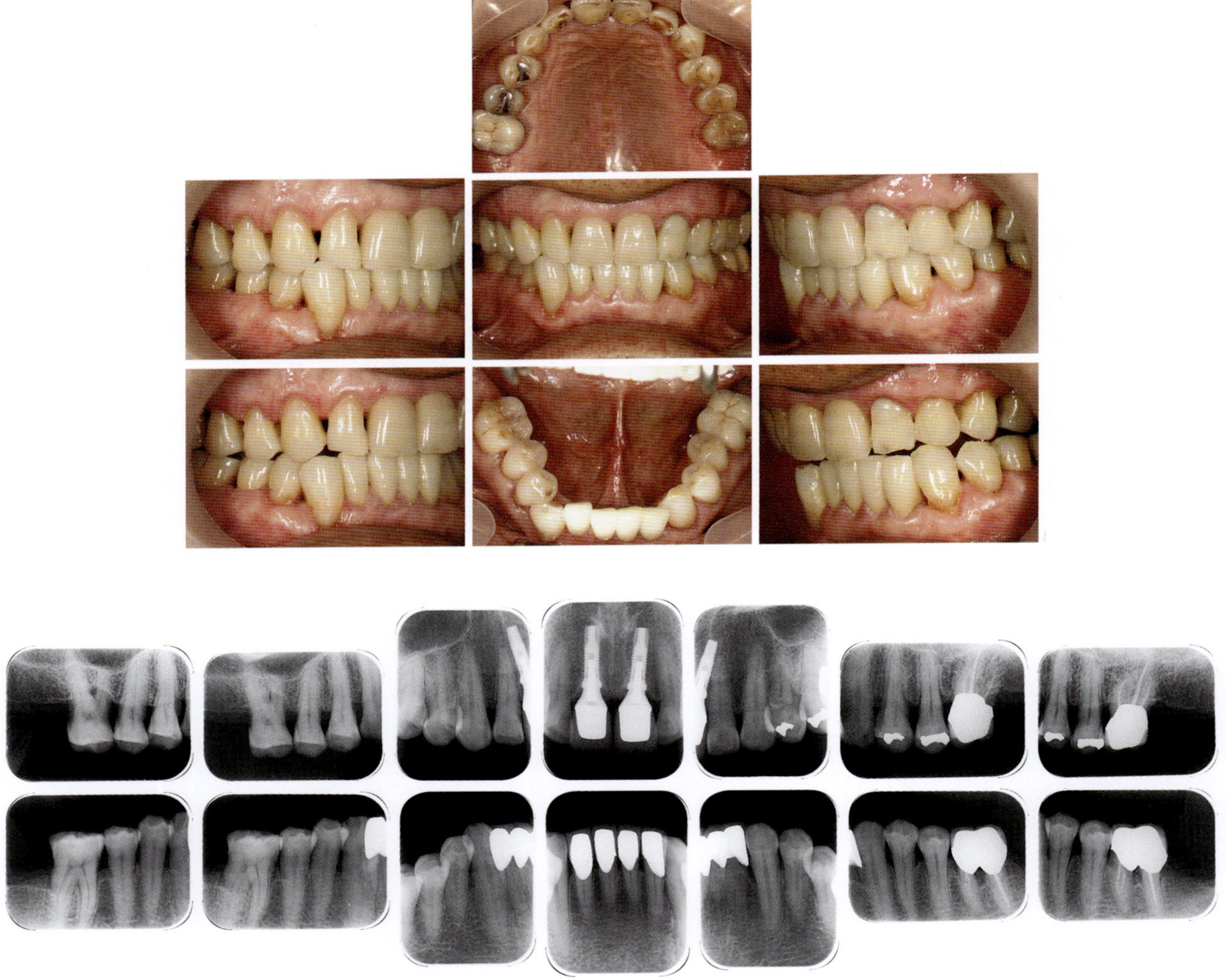

図 2-3-6e 術後。主訴の前歯の審美性改善には上顎だけでなく、この年齢、性別では下顎の審美性の改善も重要となる。下顎前歯のジンジバルラインの乱れは、叢生のある歯根の頬舌的位置関係の不揃いのためである。叢生改善と共にジンジバルレベルの改善を目的として2┼2に部分矯正を行った。咬合様式を改変しない治療方針のため、治療中の咬合接触の変化に細心の注意を払う。3|の歯根の位置移動は行わないため、ジンジバルレベルの改善を行うとすれば、根面被覆を選択することになるが、本例では行わなかった。咬頭嵌合位やアンテリアガイダンスなど基本的な機能の変化はない。上顎の部分矯正によって、抜歯即時インプラントが容易になり、下顎の部分矯正によって、審美性と清掃性が改善した。

症例 2-3-4　病的歯牙移動症例に対し、部分矯正（LOT）と補綴で対応した例から

病的咬合（PTM）の状態を呈している。垂直性骨欠損を含む広範型中等度慢性歯周炎によって、歯冠歯根比が悪くなり、歯牙の持つ近心傾斜移動の傾向が増長されている。また、下顎前歯突き上げが上顎前歯をフレアアウトし、スマイルラインの調和を崩している。

この改善には全顎矯正が必要であることが多いが、片顎部分矯正（LOT）で代用できるのであれば、治療としてはMIとなる。本症例では、上顎前歯は部分矯正(LOT)でフレアアウトを改善した、$\overline{2|2}$の叢生は垂直性骨欠損のため４本とも抜歯し、ブリッジにすることで、強すぎるスピーカーブを補綴的に改善した（**図 2-3-6**）。

初診時

●審美性の診断項目

	診断項目	
1	口元の突出などの審美的問題があるか	▶上顎前歯の突出が認められる
2	上下顎骨の不調和（骨格性２級、骨格性３級）の問題があるか	▶認められない
3	歯列不正によるスマイルラインの不調和などがあるか	▶病的歯牙移動　（PTM）により上顎前歯が逆のアーチを形成している

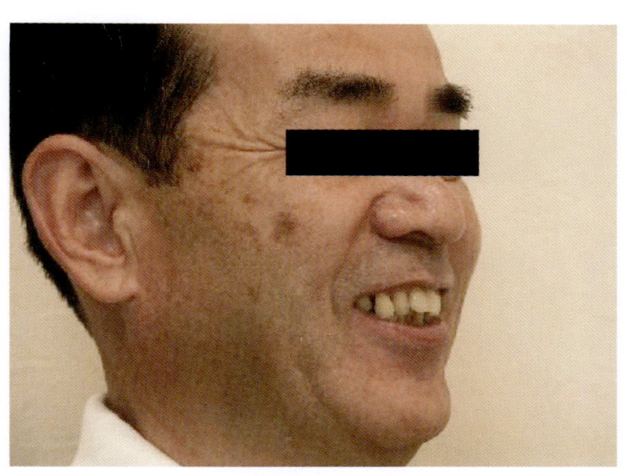

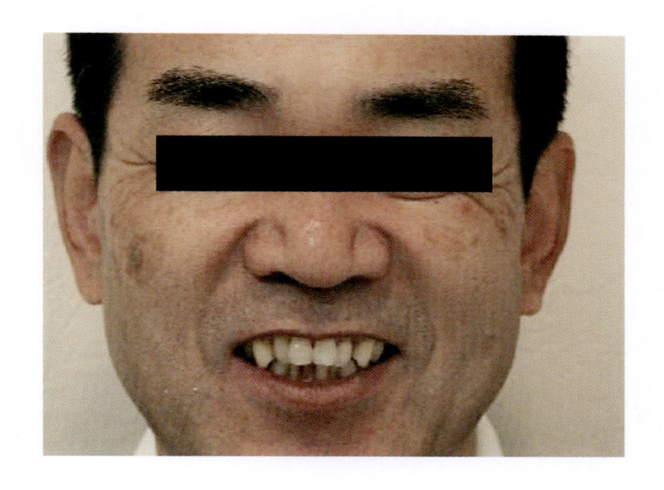

図 2-3-7a, b

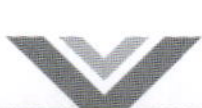

審美性改善：要

●歯列・咬合の診断項目

1	顎関節や周囲組織に症状があるか ▶**認められない**
2	下顎の垂直的偏位、水平的偏位があるか ▶**前方への偏位が疑われる**
3	臼歯部欠損により咬合支持を喪失しているか ▶**欠損はあるが咬合支持は確保されている。歯列全体に近心傾斜が認められ、後天的な歯間空隙も認められ病的歯牙移動（PTM）と診断した。**
4	犬歯の位置形態およびアンテリアカップリングに問題があるか ▶**元の位置は良好であったと推測されるが、歯牙移動によって変化してしまっている。アンテリアガイダンスの機能はない。**

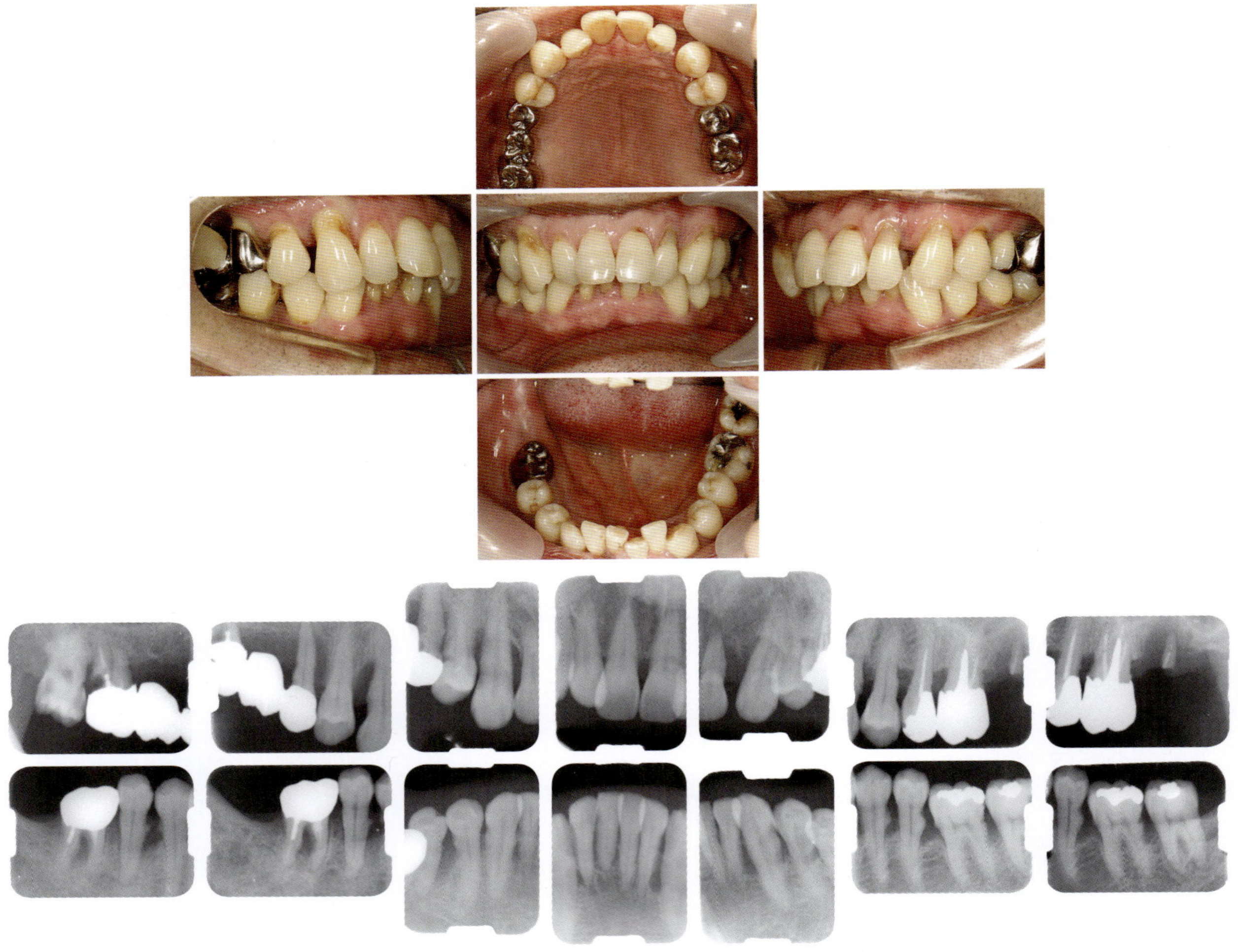

図 2-3-7c　初診時。アンテリアガイダンスの機能はなく、側方ガイドでポジションがとれない。

咬合の改善：要

治療： 審美性改善：要 ＋ 咬合の改善：要 ＝ 上顎部分矯正（LOT）で対応可能

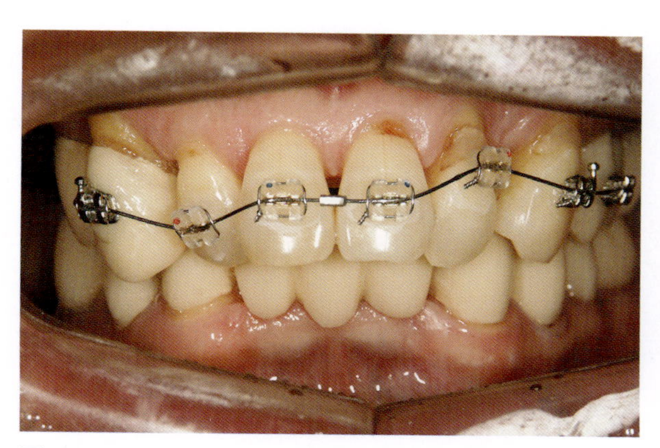

図 2-3-7d 上顎前歯のフレアアウトと空隙閉鎖、アタッチメントレベルの改善などのため、上顎のみ部分矯正（LOT）を行った。

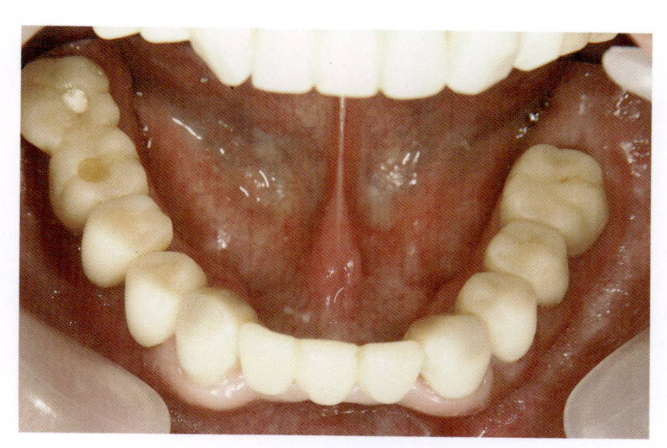

図 2-3-7e 下顎前歯の強い叢生とスピーカーブおよび歯周病の問題に対し、下顎前歯 4 本の抜歯で補綴的に対応した。

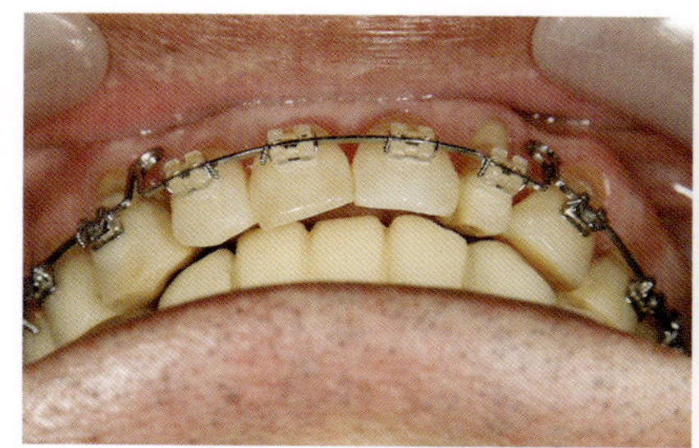

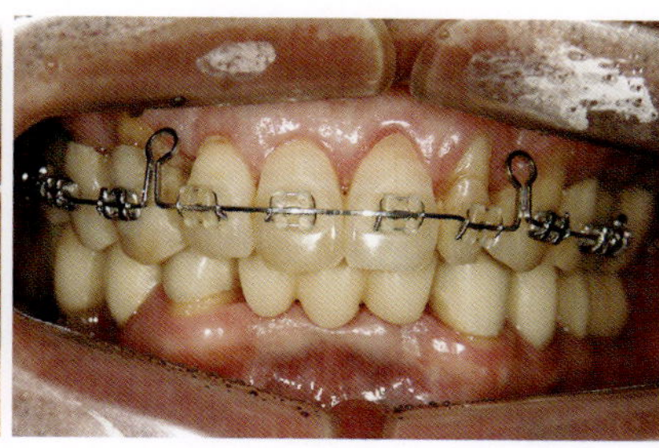

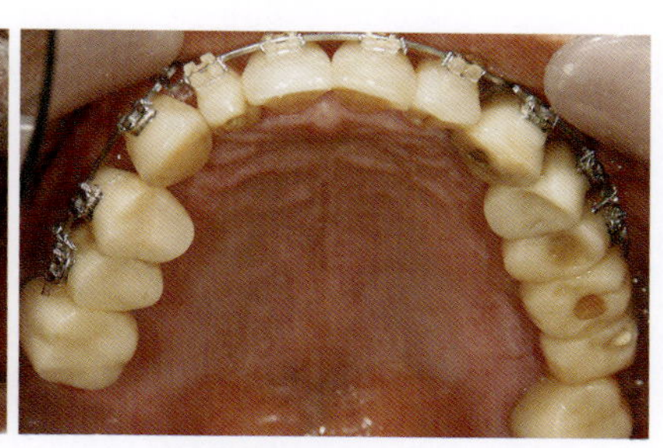

図 2-3-7f 適切なアンテリアカップリングは矯正治療だけでなく、補綴治療によって達成できる。上顎のフレアアウトは、クロージングループにて閉鎖した。下顎はすべて補綴のため、上顎のみの部分矯正（LOT）でも下顎と咬合させることができる。

術後

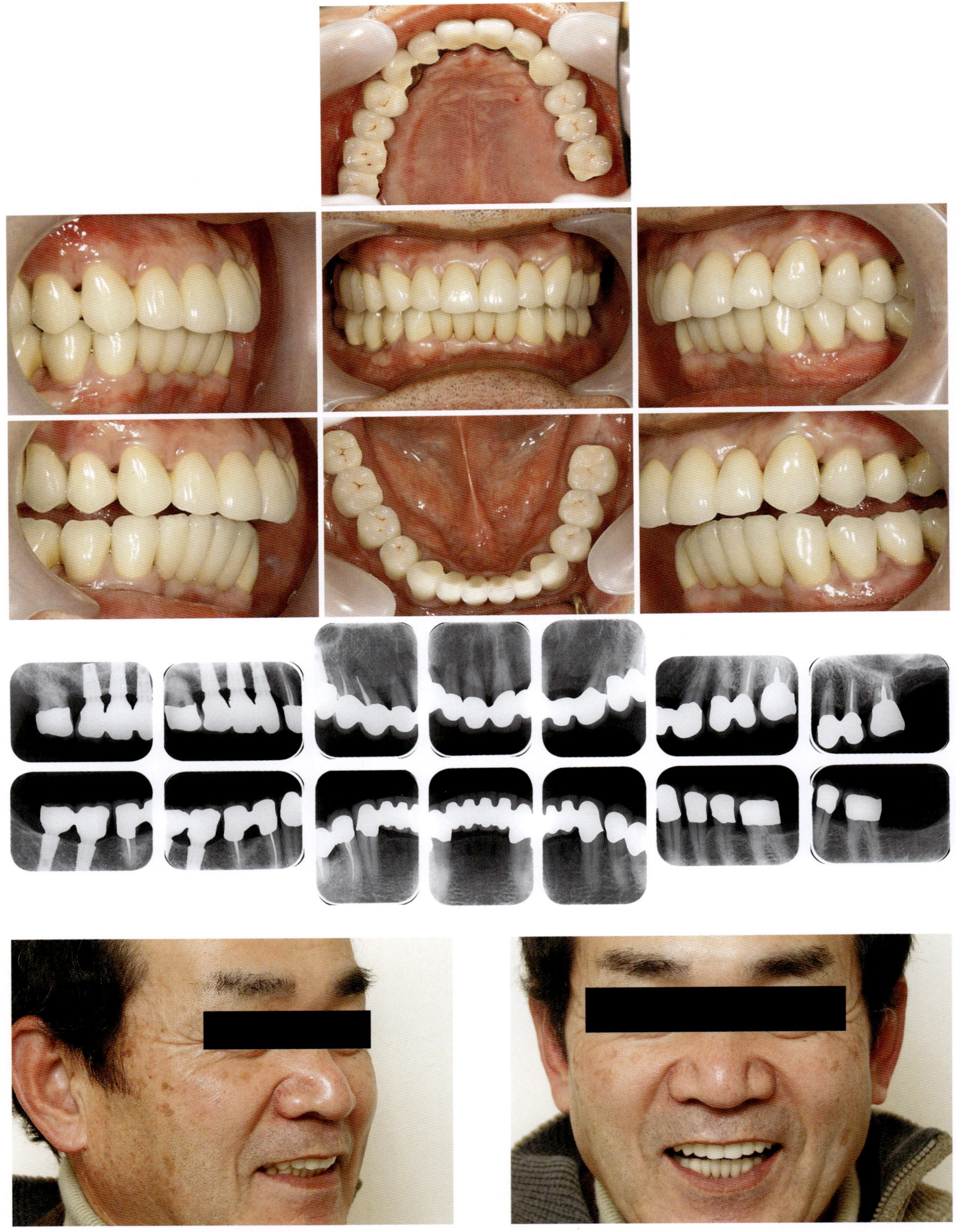

図 2-3-7g　術後。修復予定歯数が多く咬合再構成となるため、新しい適正な顎位で咬頭嵌合位を与えた。病的歯牙移動によりガイド不可能となっていた犬歯に顎運動に調和したガイドを与え、アンテリアガイダンスを機能させている。上顎前歯はファイナルプロビジョナルレストレーションまで検討を重ねたが、矯正治療の後戻りのリスクもあり、連結固定している。術後のスマイルは下口唇に調和したスマイルアークが見られる。

症例 2-3-5　対合歯が天然歯の場合：全顎矯正による対応例から

審美的な問題はなく、主訴の下顎前歯の叢生改善と2|にある歯肉縁下カリエスも部分矯正（MTM）によって解決できる。しかし、グラインディングによる重度の咬耗が認められ、かつ骨格性１級であったが口唇圧が強いため、Angle II 級２類の様子を呈している。また、|5に先天性欠損があり、咬合関係の不調和 (左側 Angle III 級) と左側の犬歯関係が（2 級 D 型）を改善するため、|5を便宜抜歯し、全体的に咬合を改善する全顎矯正治療を計画した（**図 2-3-8**）。

初診時

●審美性の診断項目

1	口元の突出などの審美的問題があるか	▶認められない
2	上下顎骨の不調和（骨格性２級、骨格性３級）の問題があるか	▶認められない
3	歯列不正によるスマイルラインの不調和などがあるか	▶過蓋咬合により、下顎前歯が見えない状態

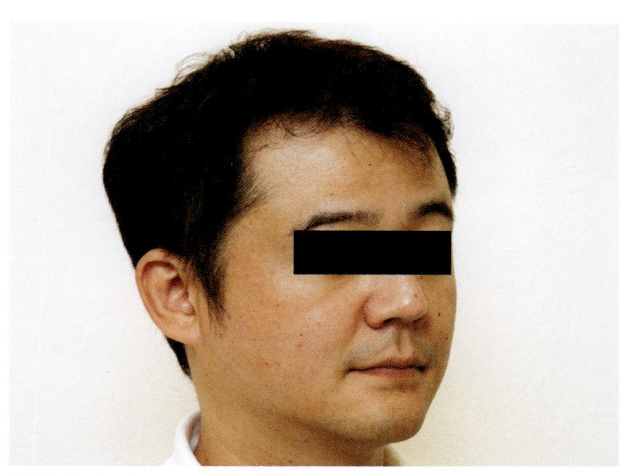

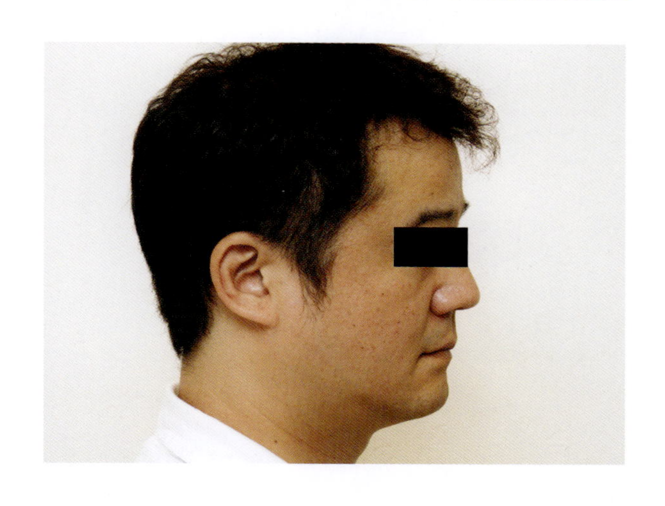

図 2-3-8a, b

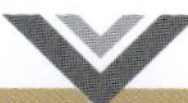

審美性改善：不要

●歯列・咬合の診断項目

1	顎関節や周囲組織に症状があるか	▶認められない
2	下顎の垂直的偏位、水平的偏位があるか	▶認められない
3	臼歯部欠損により咬合支持を喪失しているか ▶咬合支持は確保されているが、先天性欠損のため、臼歯関係は適切でない。	
4	犬歯の位置形態およびアンテリアカップリングに問題があるか ▶犬歯の位置は右側Ⅰ級、左側Ⅱ級関係であったが、側方滑走運動時の咬耗と強いオーバージェットで下顎切歯の咬耗が激しい。	

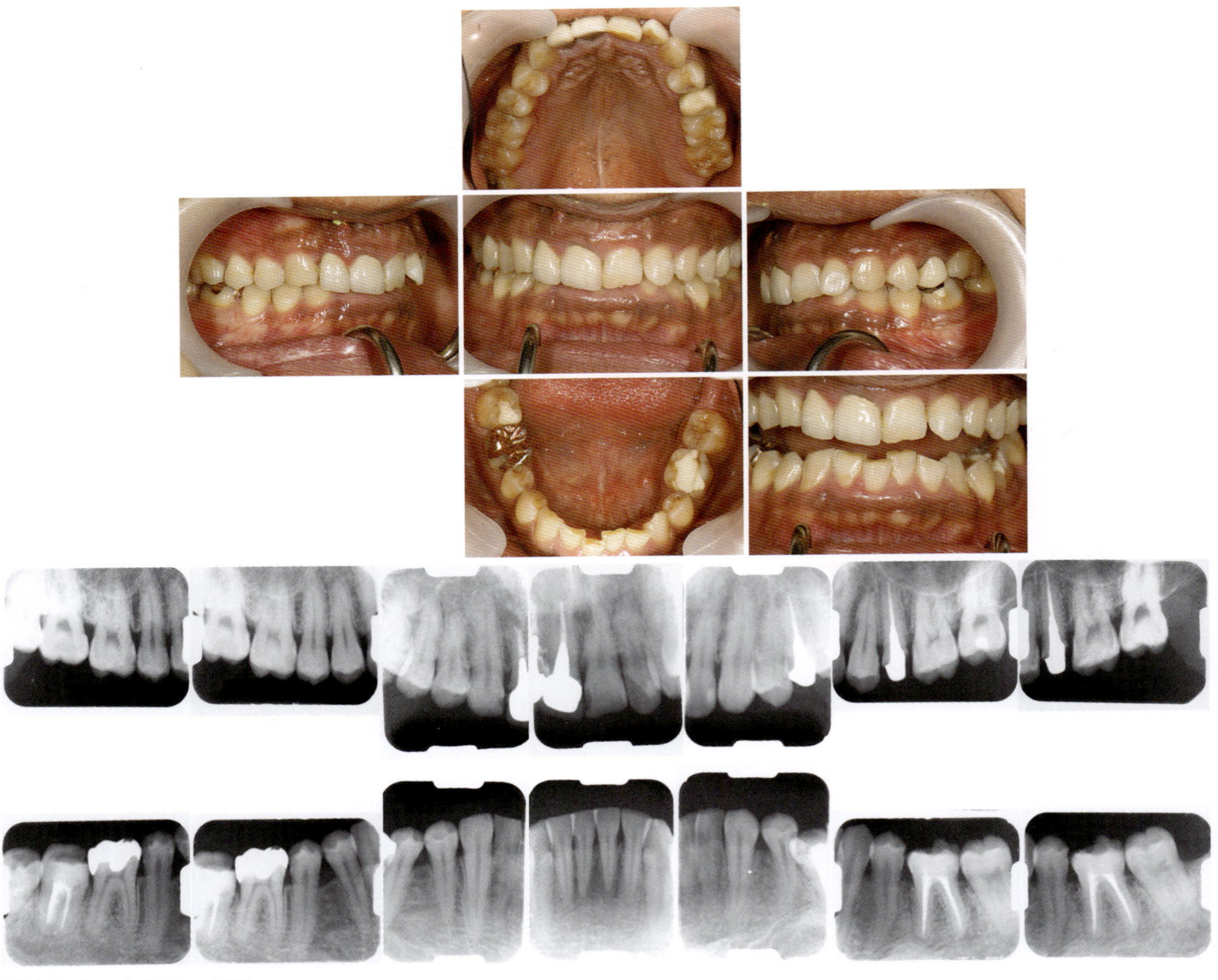

図 2-3-8c　初診時の状態。

咬合の改善：要

治療：審美性改善：不要 ＋ 咬合の改善：要 ＝ **便宜抜歯（⌊5）を伴う全顎矯正治療**

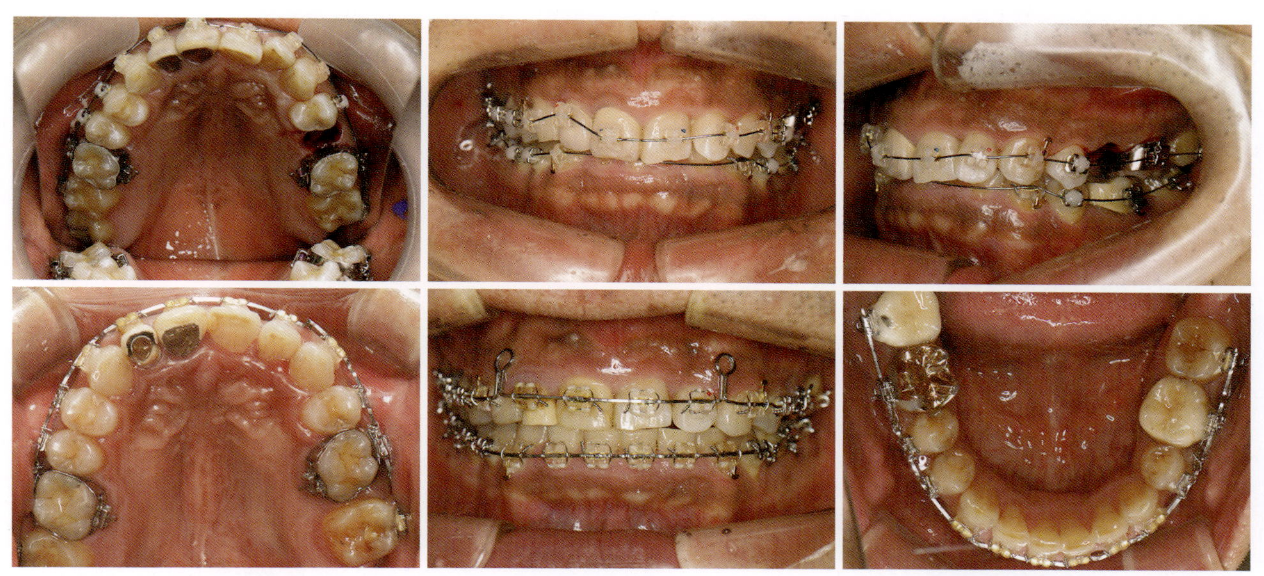

図 2-3-8d 2⌋を矯正治療中に挺出させ、予後不良であれば抜歯即時インプラントを予定したが、保存に成功した。⌈5は先天性欠損のため咬合状態が悪い。⌊5の便宜抜歯を行うことで１級咬合関係構築を計画した。

術後

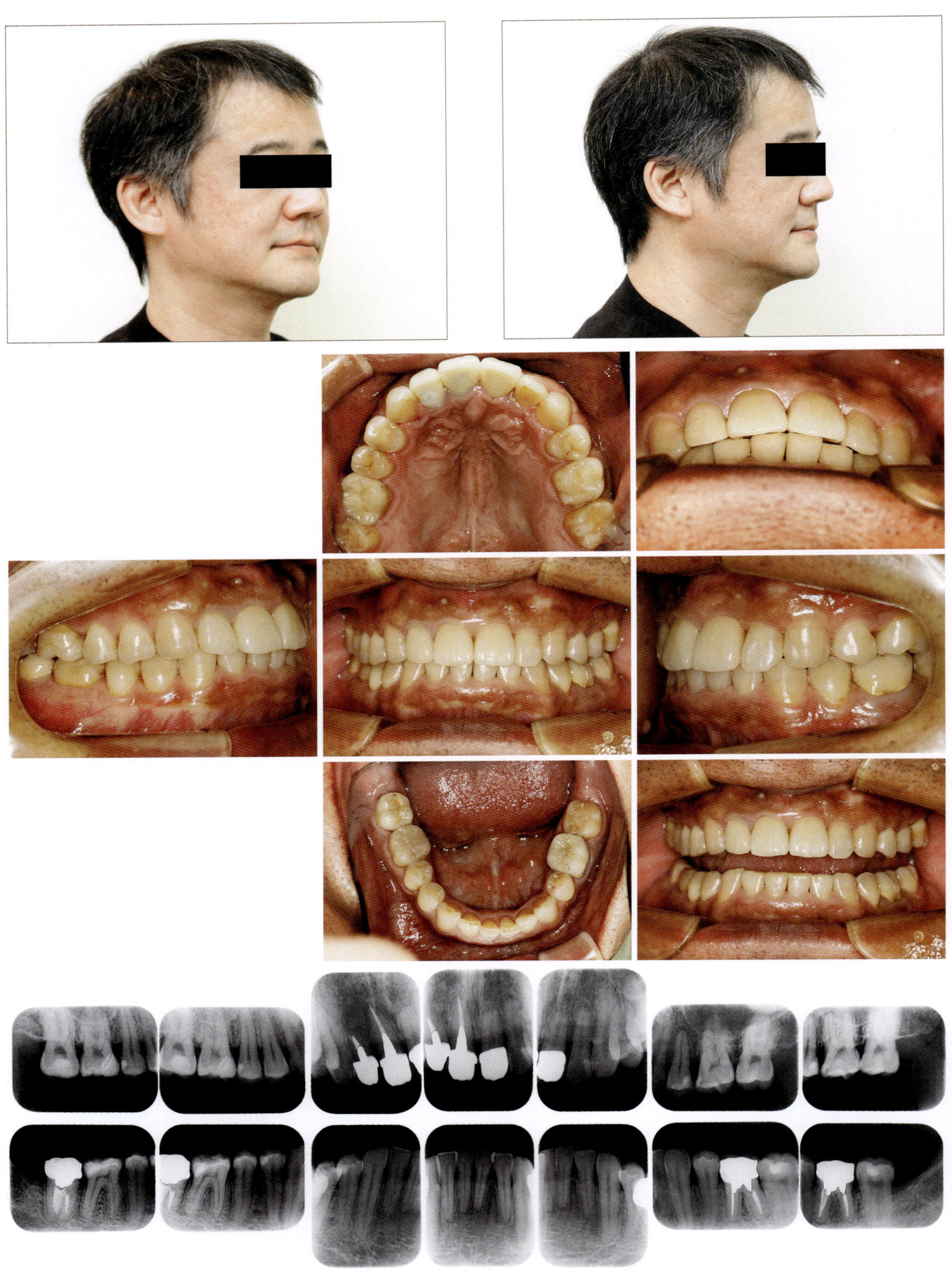

図 2-3-8e 術後。左右 Angle 1 級の適正な咬頭嵌合位やアンテリアガイダンスを与えることができた。2⏌の保存にも成功し、下顎前歯の叢生は改善され、審美性も改善された。これらの改善は部分矯正によっては改善されない。

症例 2-3-6　全顎矯正が適応の症例に部分矯正を行い、問題が生じた例から

もともと口元の突出があった患者で、小臼歯の便宜抜歯を伴う全顎矯正治療が適応となる症例でだが、患者の強い希望によりIPRを伴う上下部分矯正（MTM）の治療計画を立てた。IPR併用の計画により、口元の突出度は少なくとも現状維持を目標とした（**図 2-3-9**）。

術前の咬合状態は、2|が舌側転位しており、下顎歯列とロックしている。そのため下顎が前方位をとる顎位となっていた。しかし、部分矯正でこれを解除したために、中心位をとるべく、下顎が後方にずれてしまったことは明らかである。術後のセファロ分析による評価から下顎の後退が見られる。

IPR併用の叢生改善は予定通り口元を突出させることなく現状維持されている。しかし、顎位の後退により患者の口唇閉鎖が難しくなり、術後の口元の審美性が低下している（閉鎖に伴うオトガイ部の緊張が見られる）。咬合の改善、審美性の改善の観点から全顎矯正治療を行うべき症例であった。

初診時

●審美性の診断項目

1	口元の突出などの審美的問題があるか	▶ある
2	上下顎骨の不調和（骨格性２級、骨格性３級）の問題があるか	▶骨格性２級
3	歯列不正によるスマイルラインの不調和などがあるか	▶認められない

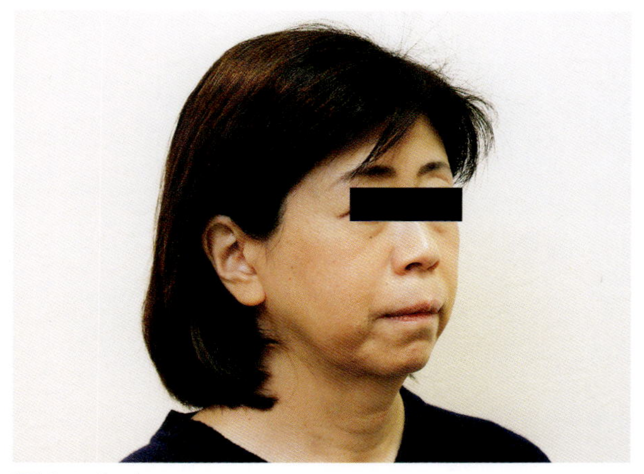
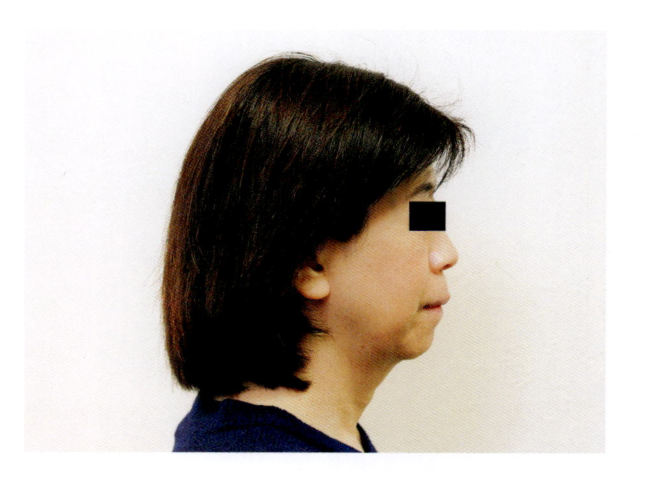

図 2-3-9a, b

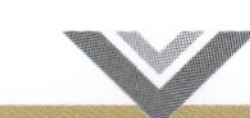

審美性改善：要

●歯列・咬合の診断項目

1	顎関節や周囲組織に症状があるか	▶認められない
2	下顎の垂直的偏位、水平的偏位があるか	▶ ICP と CR のズレは大きい
3	臼歯部欠損により咬合支持を喪失しているか	▶欠損はなく咬合支持は確保されている
4	犬歯の位置形態およびアンテリアカップリングに問題があるか	▶ 2|が舌側転位しており、下顎歯列とロックしている。

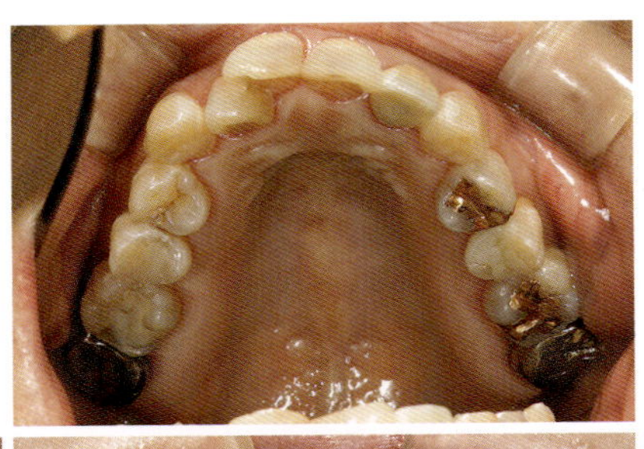
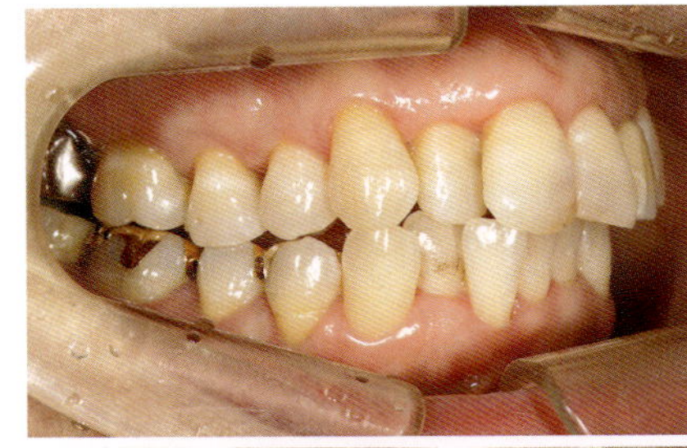
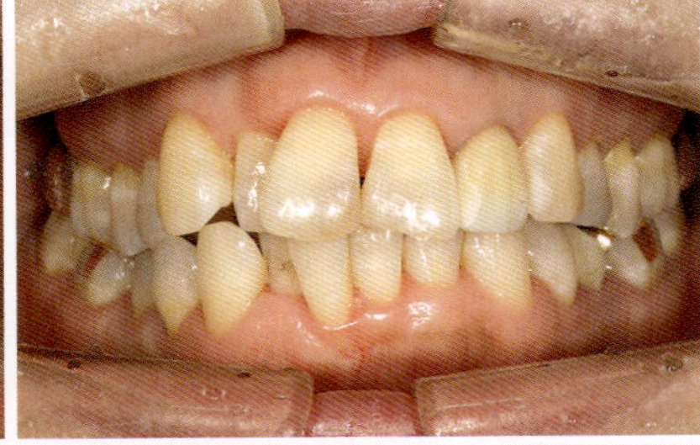
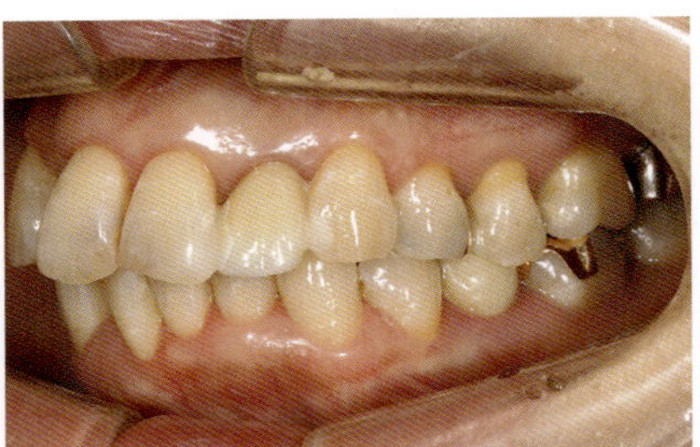
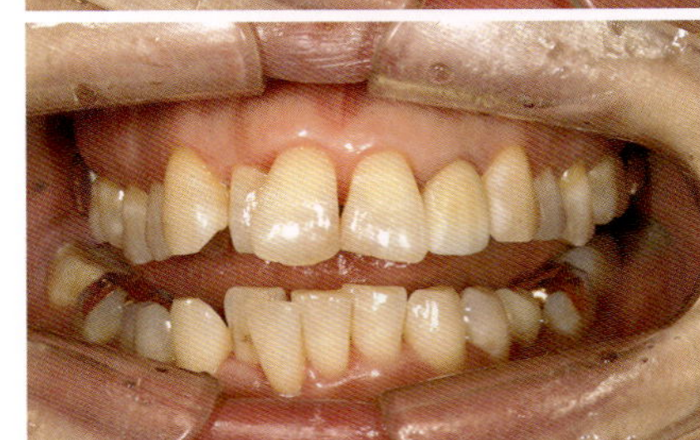
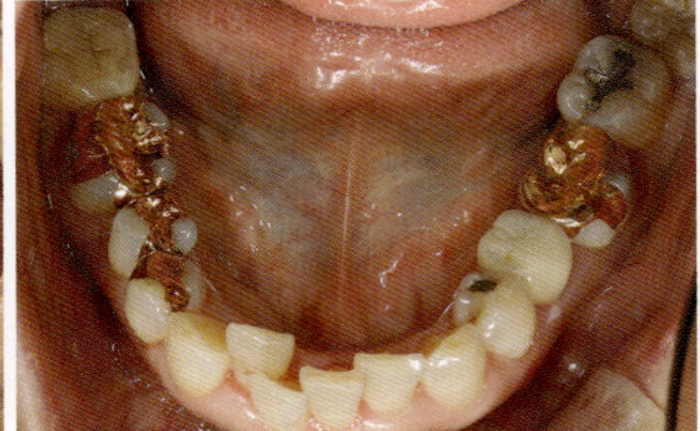
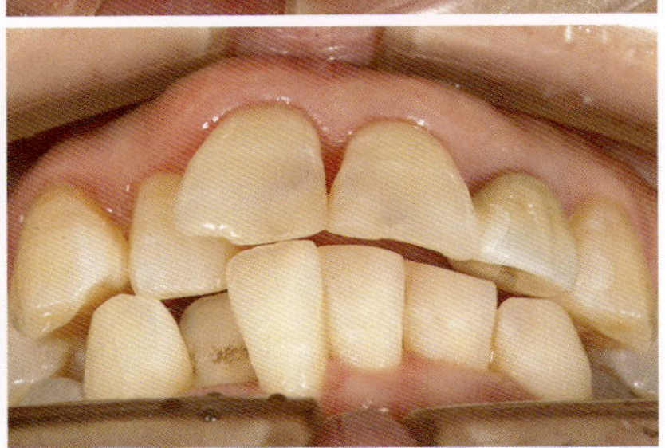

図 2-3-9c　術前。

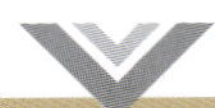

咬合の改善：要

治療： 審美性改善：要 ＋ 咬合の改善：要 ＝ 下顎部分矯正（LOT）

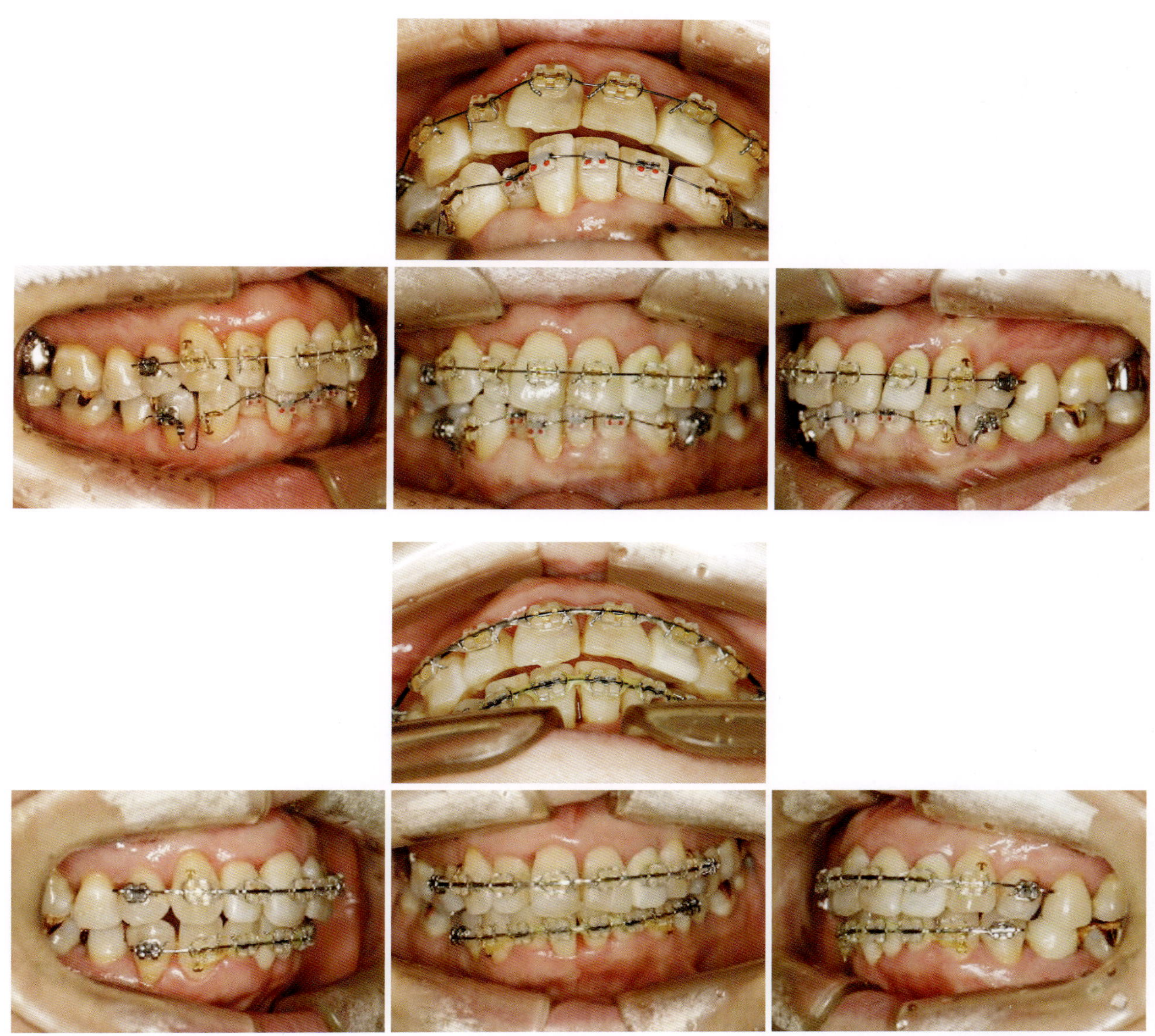

図 2-3-9d 術中。

術後

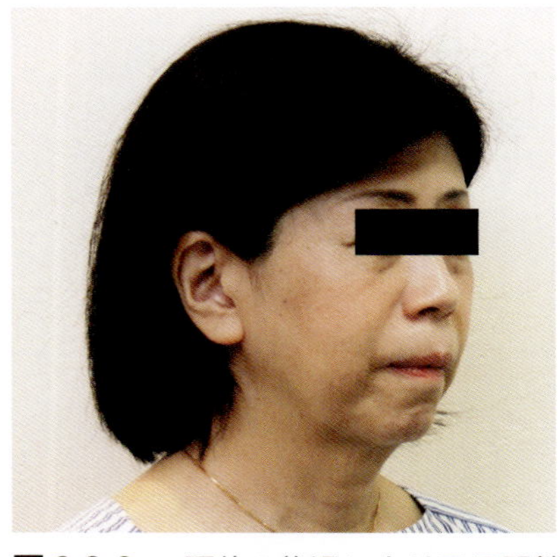

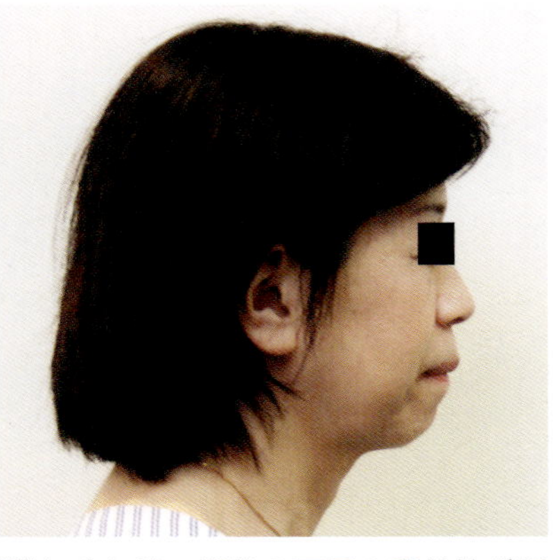

図 2-3-9e　顎位の後退により口唇閉鎖が難しくなり、術後の口元の審美性が低下している（閉鎖に伴うオトガイ部の緊張が見られる）。

図 2-3-9f　術後のセファロ分析による評価。部分矯正で2|の舌側転位によるロックを解除したために、中心位をとるべく、下顎の後退が確認された（黒線：術前、赤線：術後）。

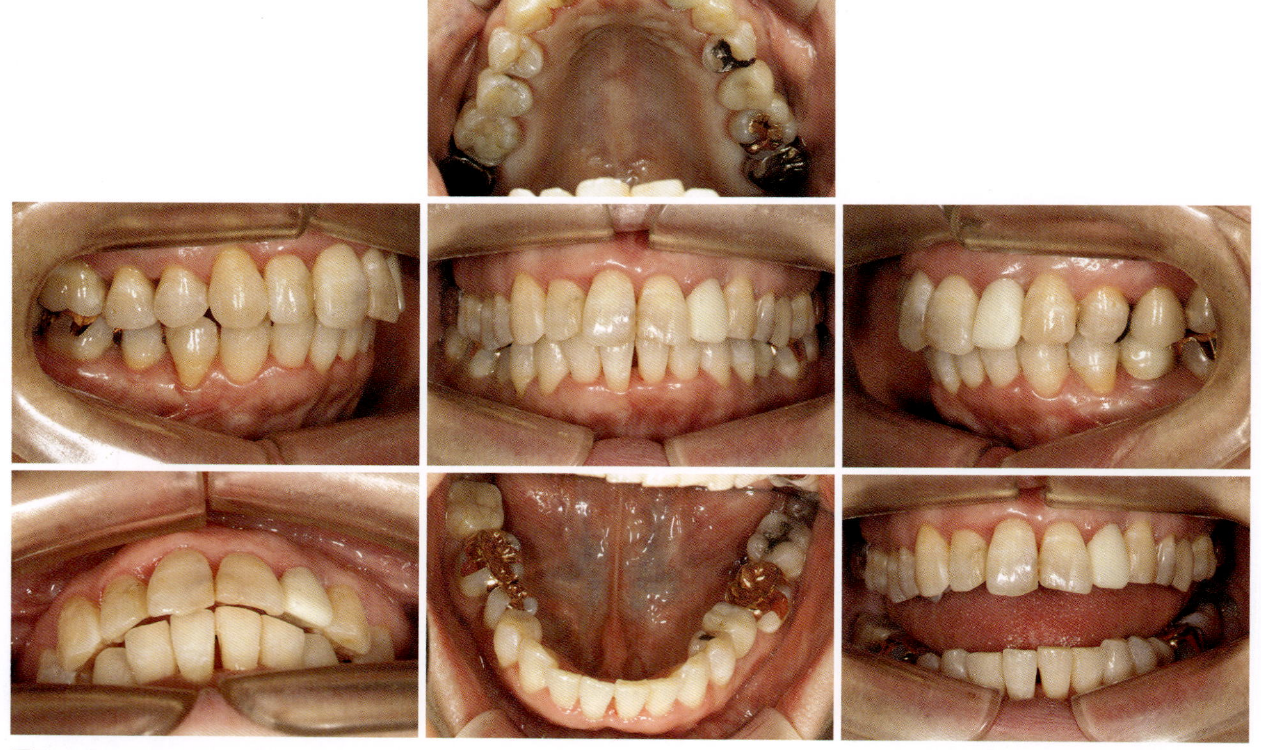

図 2-3-9g　IPR 併用の叢生改善は、予定通り上顎前歯を突出させることはなく、側貌は維持することができたが、下顎位が後退した。

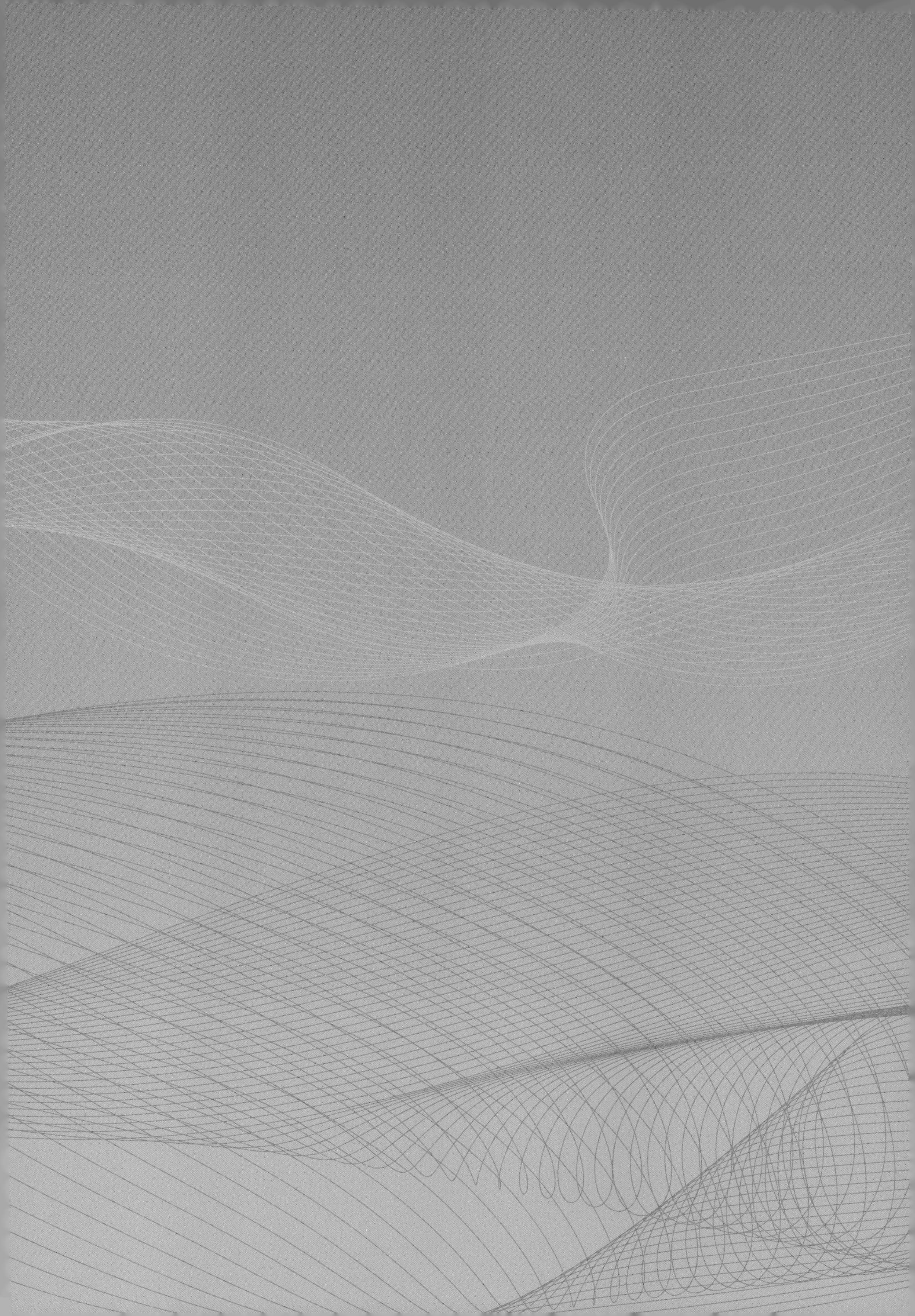

PART 2

第4章

保定と咬合

1 治療後の後戻り

1-1 その原因

矯正治療は、全顎的、部分的治療のいずれにおいても、「後戻り」を考慮せねばならない。たとえ歯牙を理想的な位置へコントロールしても、その状態が安定し長期的に維持できなければ意味がない。Angle は「保定は非常に重要な問題であり、有能な矯正医の最高の技術を持ってしても困難である。それは、動的治療中のどのような問題よりも難しい」と述べている。

「後戻り」の原因には、以下の３つが挙げられる。

①歯周組織が安定するための時間不足
②軟組織からの歯への圧力
③成長（全顎矯正の場合）

これらが複合的に作用することにより、「後戻り」は引き起こされる。

1-1-1 原因①：歯周組織が安定するための時間不足

歯牙が移動した後、歯周組織が再組織化し安定するためには時間を要する。歯根膜は移動後比較的早期に回復するが、歯肉線維はコラーゲン線維が 4~6 ヶ月、弾性歯槽頂線維では１年以上をかけて再組織化が行われる。歯周組織が安定するまでの間は、歯牙は移動しやすい状態にある。そのため、矯正治療終了後、最低 12 ヶ月は保定が必要である（一般的に矯正専門医院では２年間、患者にリテーナーを使用させることが多い）。特に組織が不安定な最初の３～４ヶ月は、終日にわたる強固な保定が必要と考えられる。

また、動的期間が短い部分矯正は長い期間を経て終了する全顎矯正治療に比べ術後の安定性は低いと考えられる。部分矯正終了後すぐに補綴治療に移行してしまうと、術後の咬合の安定が損なわれる危険性が高い。部分矯正が難しい所以の一つかもしれない。

●保定期間の原則

- 矯正治療終了後、最低 12 ヶ月は保定が必要。特に最初の 3~4 ヶ月は終日にわたる強固な保定が必要（矯正治療後の動揺が残ることが多いため）。
- 部分矯正は、全顎矯正よりも後戻りが多い。

1-1-2　原因②：軟組織からの歯への圧力

歯列弓は、常に口唇、頬、舌などの軟組織から圧力を受けており、これらの圧力が絶えず「後戻り」をもたらす要因となる（**図 2-4-1**）。特に、歯列弓の大きさを変えた症例においては、術後安定が難しいと言われており、永久保定が望ましい。症例は空隙歯列の閉鎖症例で強固な固定式の保定装置を一生使用することが望ましいが、清掃性の確保のため可撤式の保定装置に交換すると、後戻りが生じてしまった（**図 2-4-2**）。

また、舌癖などの習癖を有する患者は、歯列弓形態に影響を及ぼす場合が多く、術後の安定性に欠ける。術前および術中の MFT（口腔筋機能訓練）が有効と言われているが、その効果については賛否が分かれる。

矯正術後に補綴予定の患者では、ある程度後戻りさせ、軟組織と調和させ最終補綴に移行する方法が合理的である。

また、歯根膜や歯肉線維の再組織化を促すためには、咀嚼時の強い咬合力に反応し歯槽骨がたわむことができるように、個々の歯が自由に動揺できる状態になければならないと言われている。そのため、保定装置はあまり歯を固定しすぎることのない固定式保定装置か、可撤式装置を終日用いるべきである。

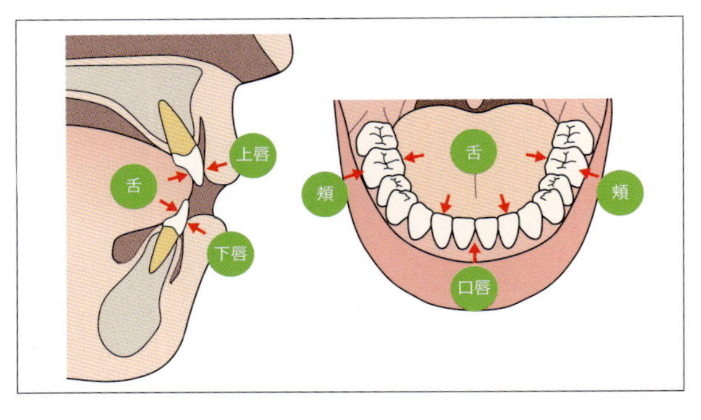

図 2-4-1　歯列弓は常に口唇、頬、舌などの軟組織から圧力を受けている。

術前　矯正終了時　術後 4 年 4 ヶ月　術後8年6ヶ月後

図 2-4-2a～d　空隙のある歯列に対し、歯列を小さくすることで空隙閉鎖し、矯正治療を終了した。固定式の保定装置で強固に保定を行っていたが、清掃性を考慮し、歯列の安定を確認の上、術後 4 年 4 ヶ月に可撤式の保定装置に交換した。だが、術後 8 年 6 ヶ月には、舌圧による後戻りが認められる。

1-1-3　原因③：成長

全顎矯正では、顎骨の成長量、治療開始のタイミングを見極めることが非常に重要である。例えば、成長期における上顎前突の治療の場合には、下顎の成長を利用し、改善を図る。逆に下顎前突の治療の場合には、早期治療を行うと、治療後、下顎の成長によって、下顎前突の後戻りが見られる可能性があるため早期の治療を行わず、下顎の成長が終了してから治療をスタートする必要がある。骨格的な不正がある症例においては、成長によって術後に術前と同様の骨格的不正を示す傾向があるため注意が必要である。しかし、部分矯正においては、骨格的な不正の改善を行うようなダイナミックな治療は行わないため、成長による後戻りの影響は少ないと言える。

1-2　保定期間の目安

「後戻り」は、前述のように様々な要素が複合的に作用して引き起こされるため、予測が非常に難しい。だが、多くの矯正医は臨床上の保定期間の目安として１年半～２年間は終日、それ以降は夜間のみ保定を行うこととしている。

当院では天然歯列の全顎矯正治療では、保定期間を通常２年としている。部分矯正では、基本的に全顎矯正に準じて保定期間を設定する。しかし、前述の如く、より術後の安定性が低いことを考慮するとより長い保定期間を設けることが望ましいと考える。

●全顎矯正治療の保定期間の目安

- １年半～２年間は終日、それ以降は夜間のみ

●部分矯正の保定期間の目安

- 全顎矯正治療の保定期間に準じるか、それ以上の期間

1-3　補綴前処置としての矯正の保定方法と期間

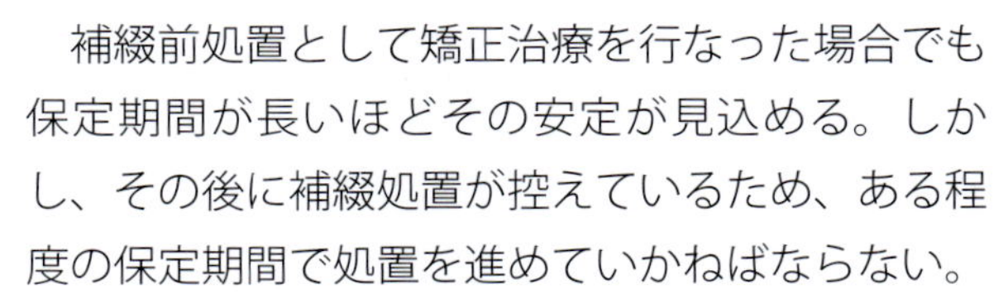

補綴前処置として矯正治療を行なった場合でも保定期間が長いほどその安定が見込める。しかし、その後に補綴処置が控えているため、ある程度の保定期間で処置を進めていかねばならない。

そこで、筆者は「後戻り」の原因を考慮し、**表 2-4-1** のような流れで保定から補綴までを行なっている。

矯正終了後３ヶ月は、歯周組織の再組織化が行われる期間であるため非常に歯牙が動きやすい。そのためプロビジョナルレストレーションを連結し、強固に保定を行う。その後、プロビジョナルレストレーションの連結を分割し、軟組織の圧力や成長による変化を受け入れ、３ヶ月以上（保定期間合計 6~12 ヶ月程度）歯列の安定を診る。多くの場合、通常６ヶ月経過後にファイナルプロビジョナルレストレーションの作製に入る。歯牙の安定を診査し、その後最終補綴物作製に移行し、必要に応じて永久固定を行う。

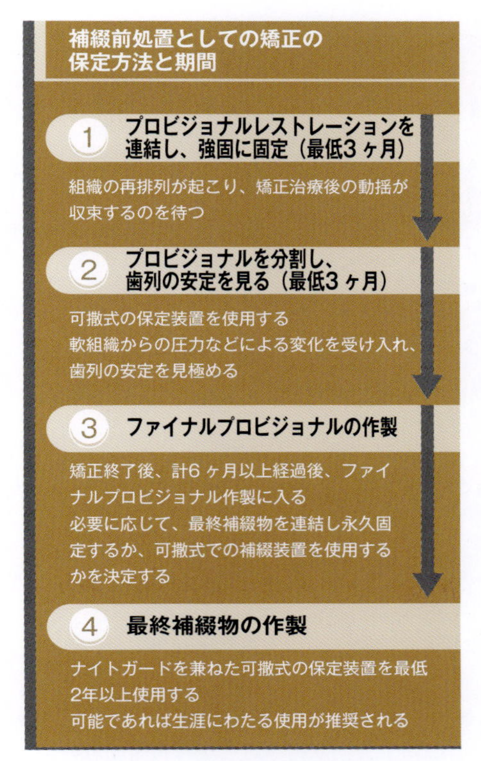

表 2-4-1　補綴前処置としての矯正治療保定の流れ

症例 1-3-1　部分矯正（LOT）を含む全顎再構成治療での保定期間例から

術前

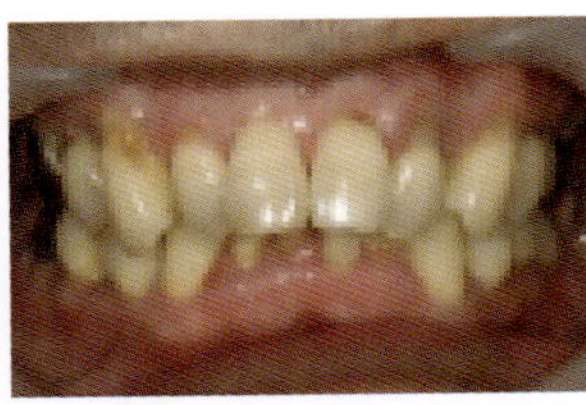
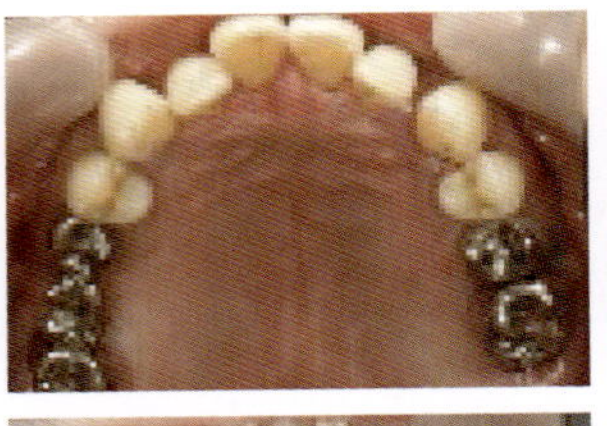
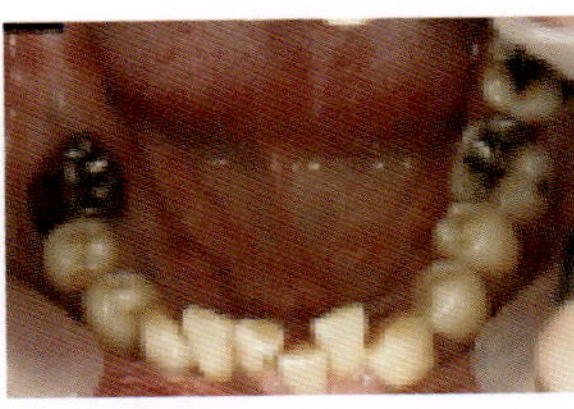

2nd プロビジョナルレストレーション（矯正用）にて上顎部分矯正（LOT）

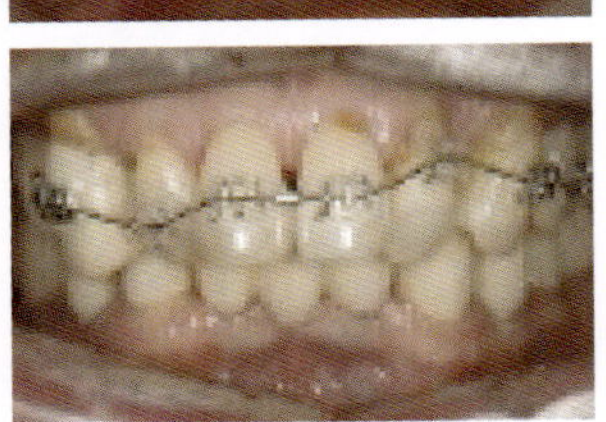
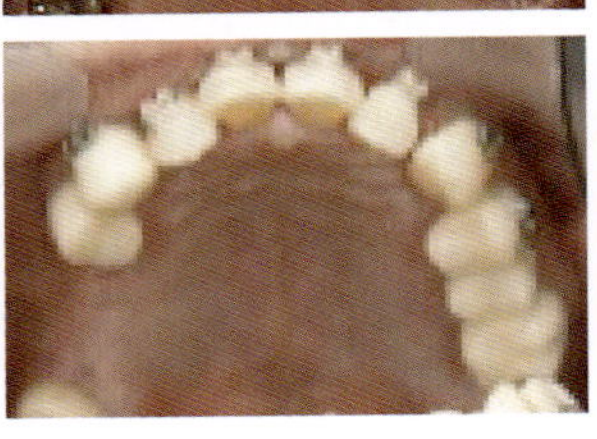
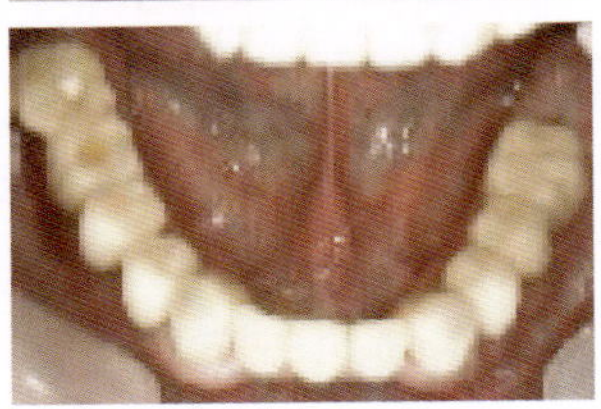

図 2-4-3a　歯周炎の進行した患者の咬合再構成症例である。歯周基本治療後、再生療法を含む歯周外科を行い、補綴前処置として部分矯正（上顎 LOT）治療を行なった。

上顎部分矯正（LOT）終了
プロビジョナルレストレーションによる強固な連結
再組織化するための期間

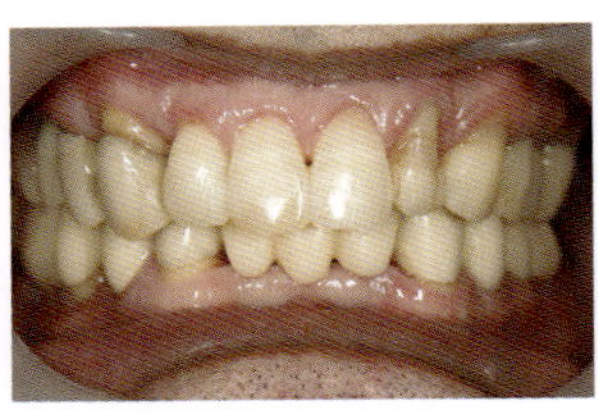
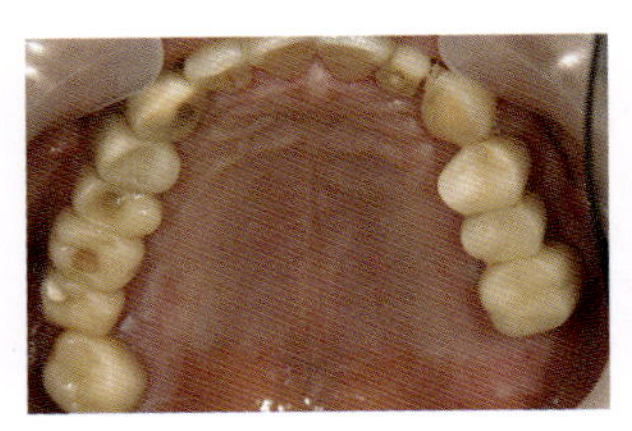
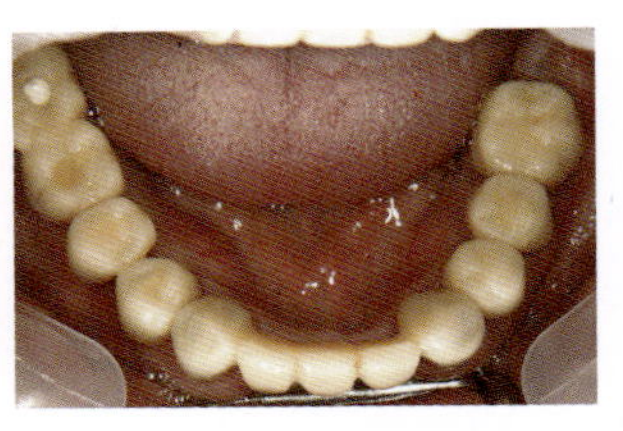

図 2-4-3b　矯正終了後 4 ヶ月間、プロビジョナルレストレーションを連結し、歯周組織の再組織化が行われる間、強固に保定を行なった。歯周治療後の動揺収束を待つことになるが、矯正治療前に動揺が認められる歯は、治療後にも動揺が残る可能性が高い。稀ではあるが矯正治療後に新たな動揺が発生する歯牙もある。

保定後 4 ヶ月
3rd プロビジョナルレストレーション
連結部セパレート
軟組織の圧力を受け入れる期間

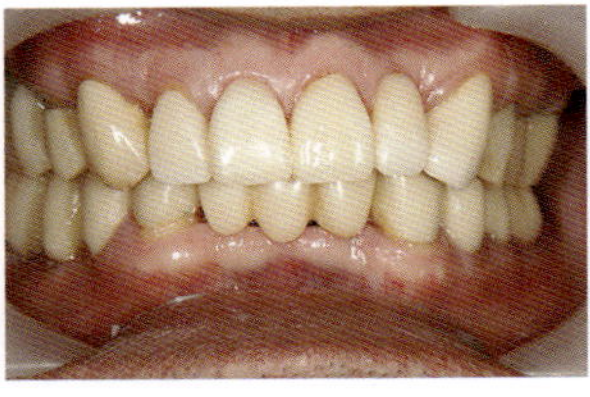
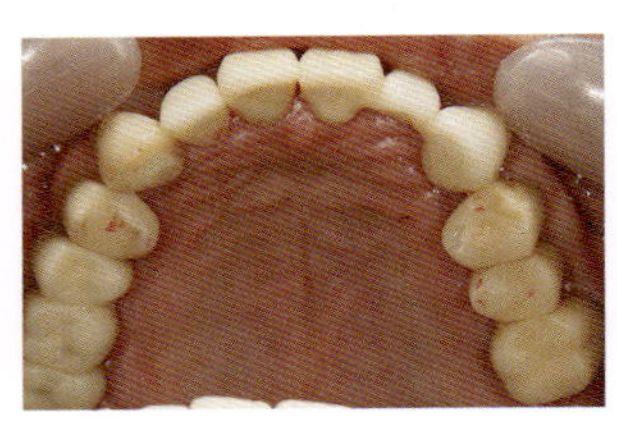
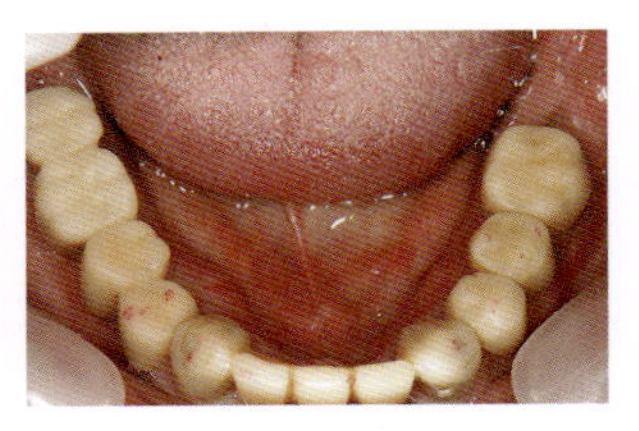

図 2-4-3c　矯正治療後の 4 ヶ月の強力な連結固定期間を経て、プロビジョナルレストレーションをセパレートする。

保定後 12 ヶ月
ファイナルプロビジョナルレストレーション装着
連結部位（動揺残るところ）決定

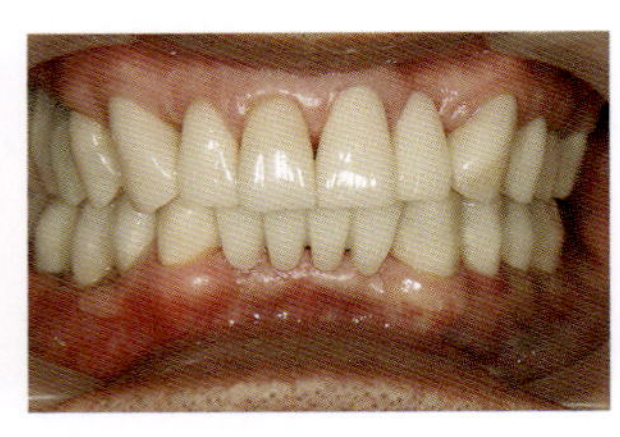
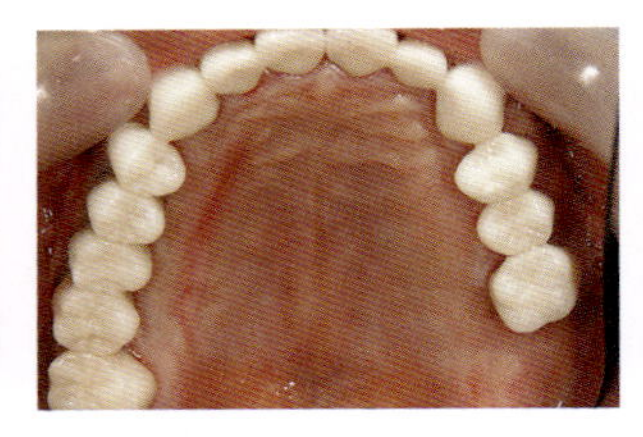
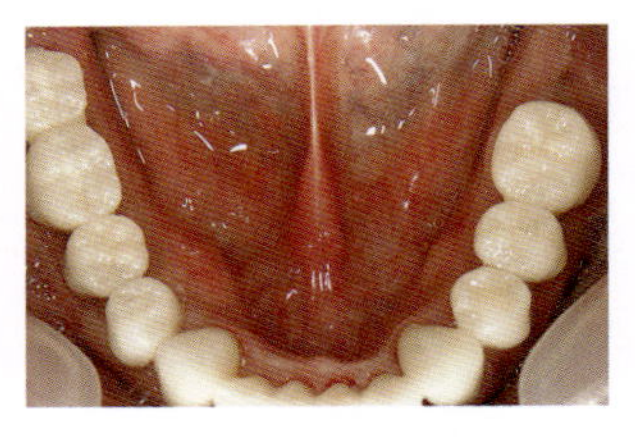

図 2-4-3d　軟組織による圧力などによる変化を経過観察し、個々の歯の状態を診査し、ファイナルプロビジョナルレストレーションにて動揺の残る部分を精査し、最終補綴における連結部位の最終確認を行なった。

最終補綴物装着

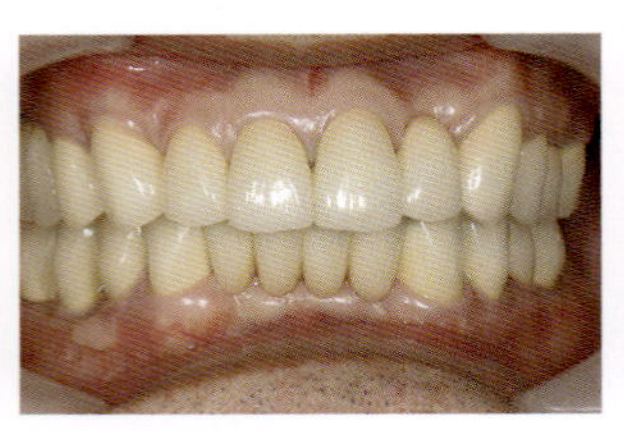
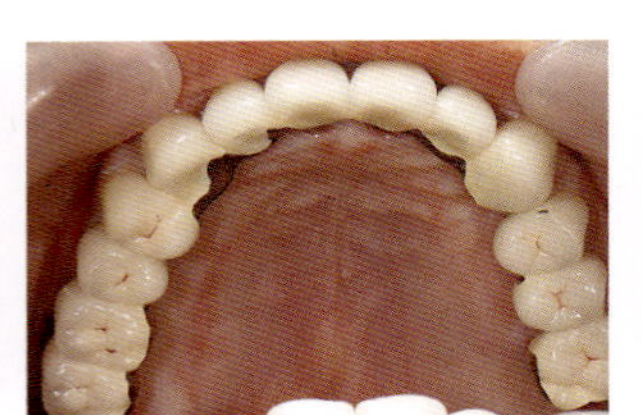
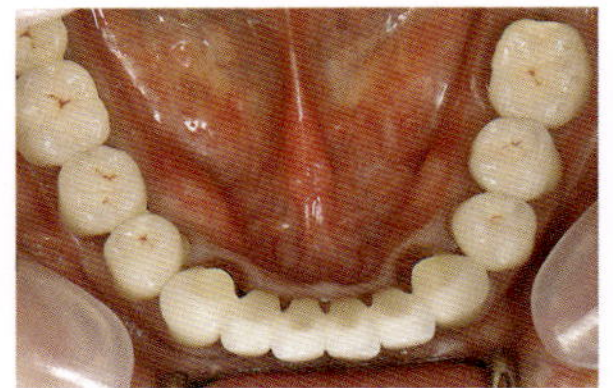

図 2-4-3e　最終補綴では緊密な臼歯部の咬合接触とアンテリアアップリングを付与し、安定した咬合状態が保定に貢献するよう設計した。

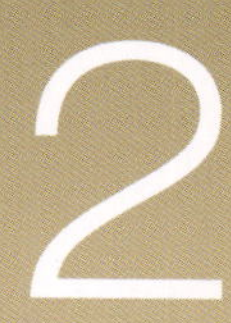

2 保定装置の種類と選択

2-1 保定装置の選択にあたっての考慮事項

保定装置には、様々な種類があるが、症例にあった保定装置を考慮、選択する必要がある（**図 2-4-4**）。

①可撤式 / 固定式
②歯牙の調節性
③クラスプの位置
④固定の範囲
⑤審美性

図 2-4-4　保定装置選択時の考慮事項

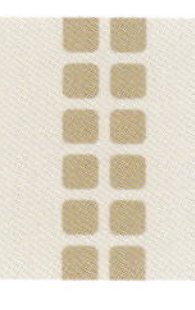

2-2 保定装置の種類

①ホーレータイプリテーナー（Hawley Type Retainer）

主に上顎に用いる。犬歯から犬歯にまたがる調節用ループで、歯をある程度動かすことができる。オーバーバイトをコントロールするバイトプレーンとしての効果も持つ。プロビジョナルレストレーションの調整に対応しやすい。

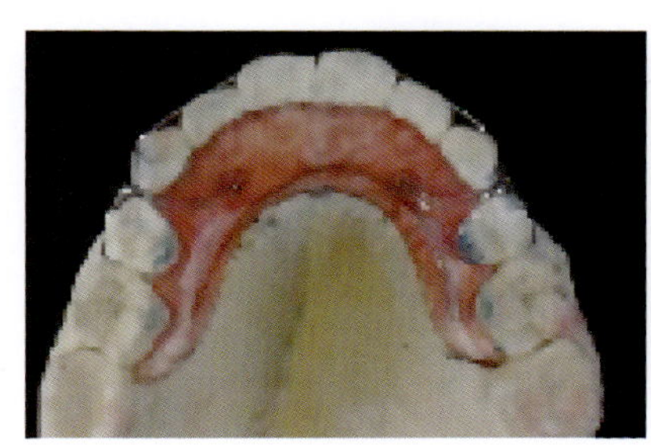
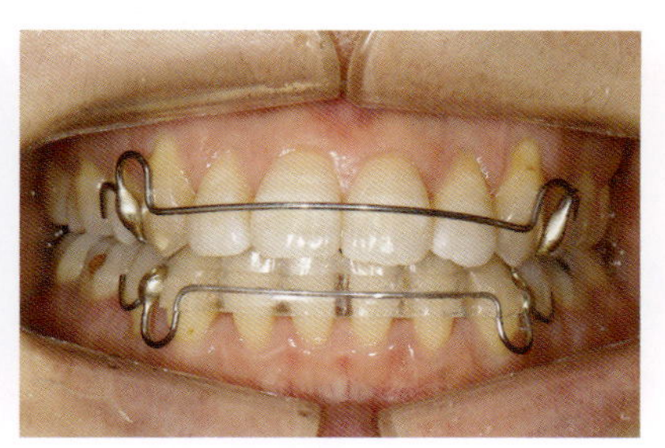
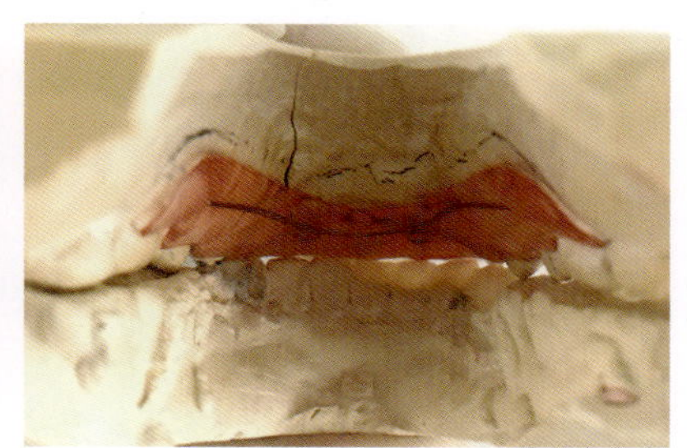

図 2-4-5a〜c　ホーレータイプリテーナー（Hawley Type Retainer）。

②ラップアラウンドリテーナー（Wraparound Retainer）

上下顎共に用いる。歯列を頬舌側から固定するため、歯列弓幅径を変化させたような症例に適している。プロビジョナルレストレーションの調整に対応しやすい。

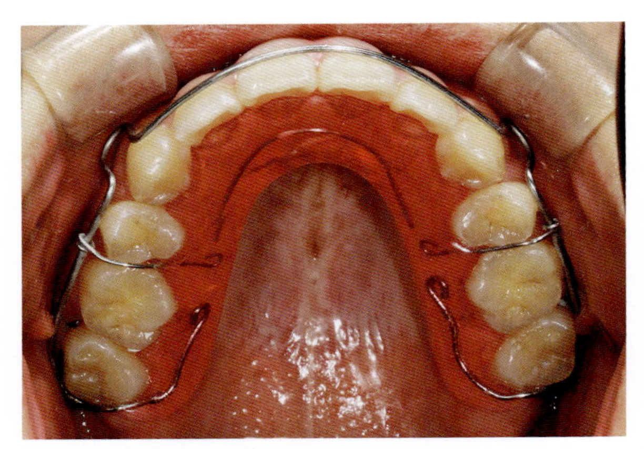
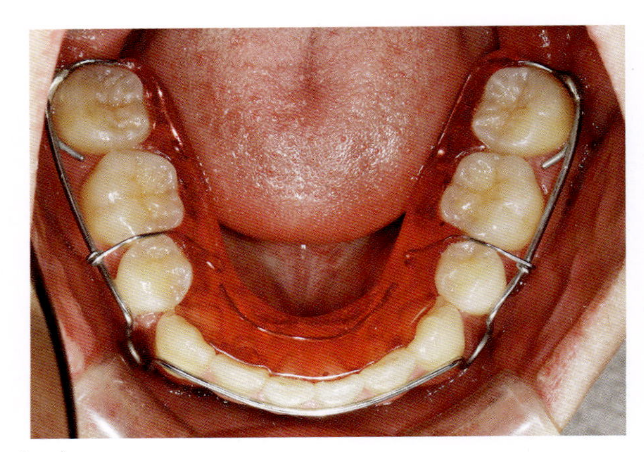

図 2-4-5d, e　ラップアラウンドリテーナー（Wraparound Retainer）。

③スプリングリテーナー（Spring Retainer）

下顎に用いる。下顎の犬歯から犬歯にかけるタイプで、治療後に軽度の叢生が発生した場合にIPR（ストリッピング）を行い、切歯の再排列を行うことができる。

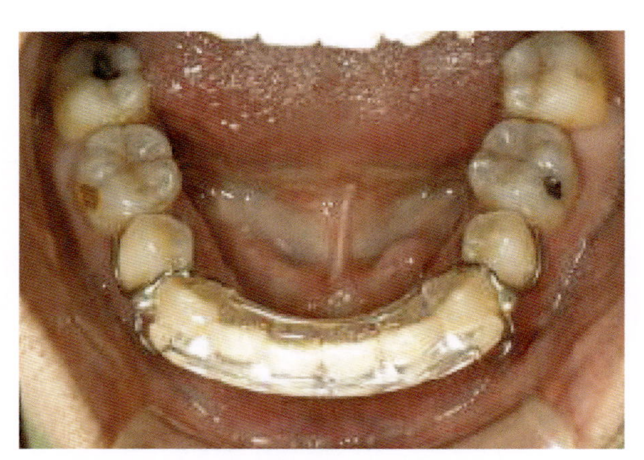
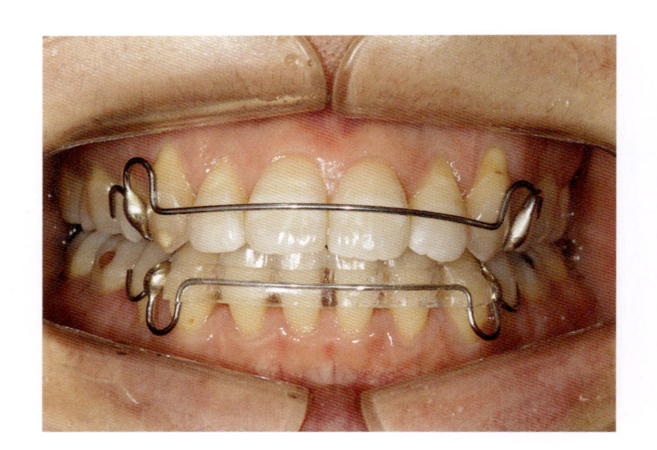

図 2-4-5f, g　スプリングリテーナー（Spring Retainer）。

④ボンディングリテーナー（Bonding Retainer）

上下顎に用いる。通常よりも長い保定期間が計画される際に適している。晩期成長中の下顎切歯の保定や正中離開の保定で用いる。清掃性が低下するため、注意が必要である。

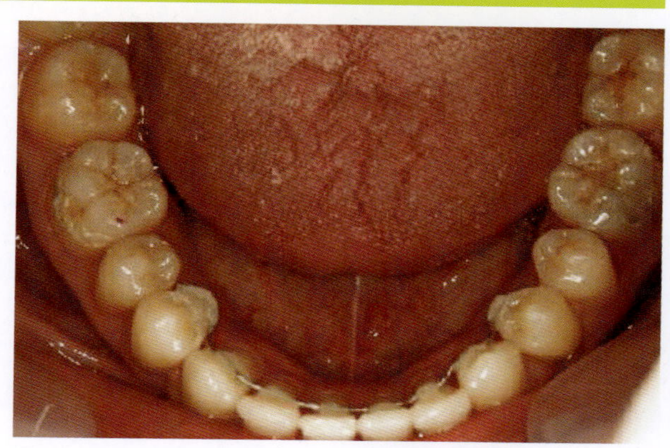

図 2-4-5h ボンディングリテーナー（Bonding Retainer）。

⑤インビジブルリテーナー（Invisible Retainer）

上下顎共に用いる。目立ちにくいため成人で好まれる。ある程度安定した後の夜間のみの使用に適している。

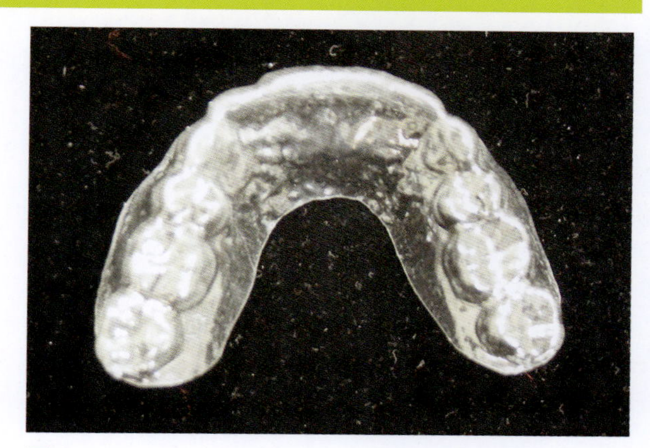

図 2-4-5i インビジブルリテーナー（Invisible Retainer）。

PART 2

第5章

矯正治療の問題点：「安易さ」への警鐘

1 安易な治療の弊害

1-1 補綴矯正

Web 上で「補綴矯正」という造語が見受けられる。学術的にこのような用語は存在しない。少ないアポイントで抜髄や便宜抜歯による歯軸補正を伴う補綴治療であり、美容治療である。時には便宜抜歯も伴う。筆者も患者の要望と補綴的診断と技術的な判断の上、あえて行うことはある（抜歯と抜髄を計画したことは現在のところない）。患者がこの治療法における、不可逆的侵襲の大きさを本当に理解し、納得した上であるなら問題はない。インフォームドコンセントを行ったと言っても術者による誘導が多いと思われる。これは矯正治療の問題点とは異なるが、医療人としての慎みをもってほしい（**図 2-5-1**）。

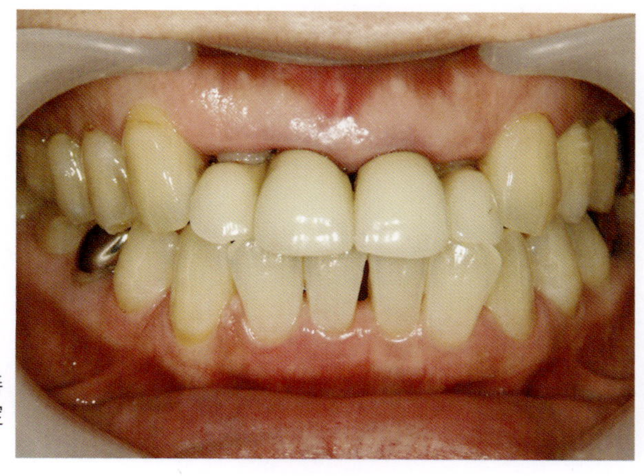

図 2-5-1 10 年ほど前に前歯の反対被蓋を抜髄し、補綴で改善したという。反対被蓋は改善しているものの、数年後には破綻している。

亡父から歯並びを心配されていたことを気にかけ、”補綴矯正”のコンサルテーションを受けていた 25 歳の女性（**図 2-5-2a〜c**）。友人の紹介で当院にセカンドオピニオンで来院された。2|は抜髄後歯軸を変更して補綴し、3|13は抜髄、さらに中間歯の抜歯と抜髄を追加することでブリッジ予定だという。患者は矯正治療を受けていると思っていた。第一選択肢として天然歯とエナメル質を最大限保存できる全顎矯正を提案したが、費用と期間の問題から、第二選択肢として IPR を行う部分矯正を提案すべく全顎セットアップモデルにてシュミレーションしたが、患者は当院にて治療を受けることはなかった（**図 2-5-2d〜f**）。女性の心を掴むのは難しい。

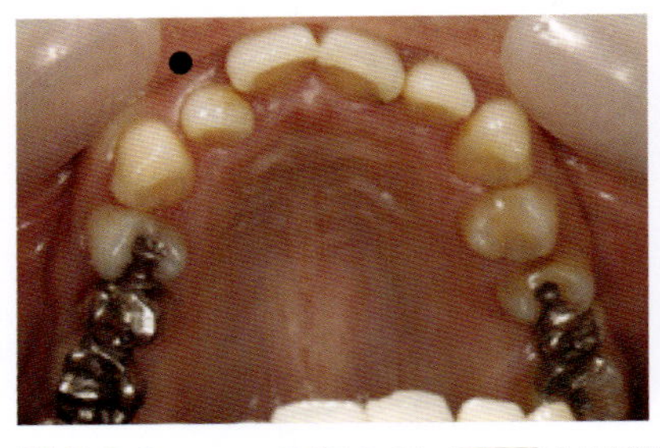
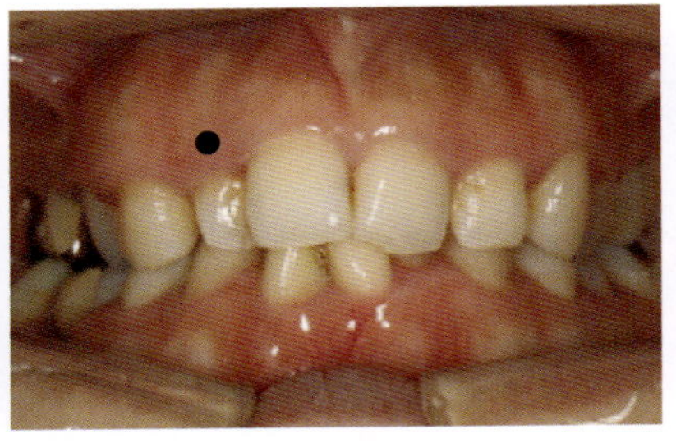
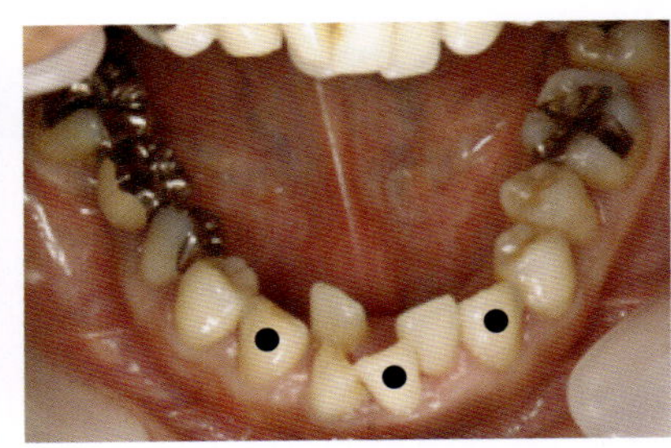

図 2-5-2a〜c　●印の2|、3|13は“補綴矯正”のためのにすでに抜髄されていた。

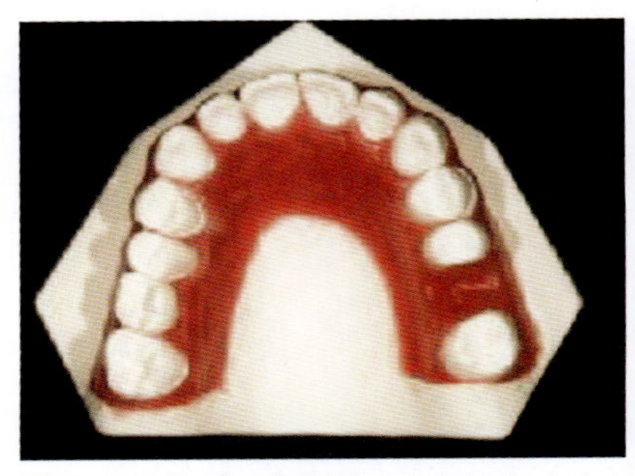
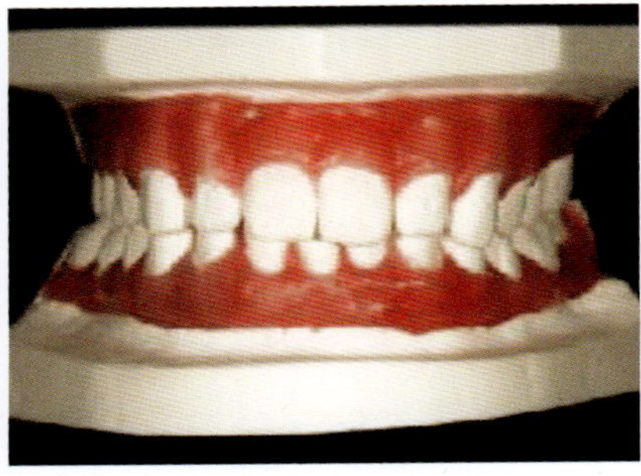
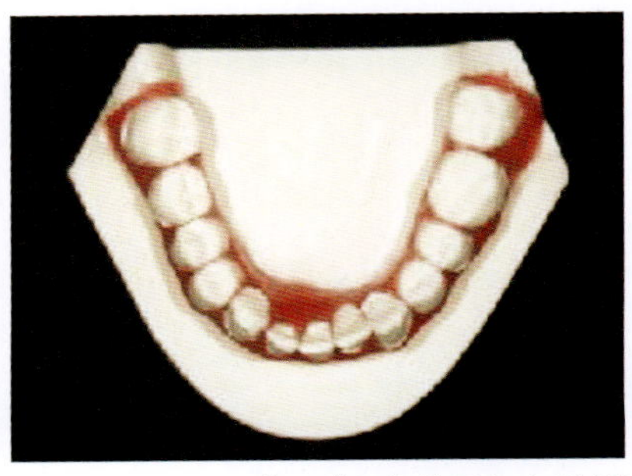

図 2-5-2d〜f　全顎矯正を拒否したため、部分矯正で対応できないかを検討するためセットアップモデルを使用した診断を行った。理想的ではないが、機能的になんとか治療することができそうであった。

1-2　プチ矯正

「プチ矯正」とは、おそらく部分矯正のことであろう。客寄せ効果を期待した耳あたりの良い造語である。審美のみに（顎顔面の審美ではなく、歯並び）焦点をあてた術後の安定、咬合学、清掃性のための歯周環境などの歯周病学に配慮していない、診断の甘い部分矯正であると言えるかもしれない。「Minimal Intervention」という概念は、治療結果が同じであれば、侵襲の小さい治療の方がよいという考え方である。全顎矯正治療が適応であるのに、部分矯正を勧めることはMIに値しない。

我々一般開業医は全顎矯正が必要と診断すれば、技術と知識の高い矯正専門医を探すか、自ら全顎矯正治療を行えるだけの技術、知識を学ぶ努力をするか、いずれかが必要と考える。

1-3 アライナー矯正

昨今、アライナー矯正と言われる矯正治療が世界中で脚光を浴びている。米国ではアライナー専門のオフィスも増加している。従来法と異なり、その簡便さが魅力となっているようだが、決して万能ではない、現在は検証の時期に入ったと思われる。治療経験とノウハウで適応症を見極め、良好な結果をだしている歯科医師は確かに存在し、さらに企業が新しい産業に注目して技術を発展させることには何の異議もない。しかし、適応症を熟知し、矯正専門医に相談とサポートを受けることができる体制の上で慎重に進めるべきだと考えている。筆者は症例を慎重に（臆病に？）選択して行うことにしている。今後、学ぶべきことが多く、自己の経験と照らしあわせた検証が必要である。学会等で、著名な歯科医師による優れた症例に出会う頻度は今後増えていくと期待したい。

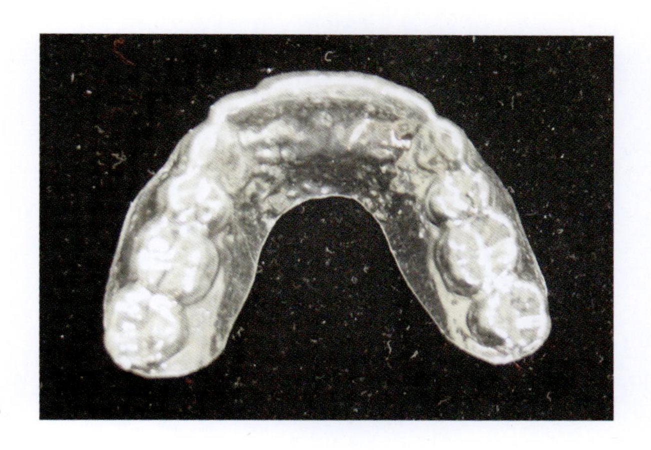

図 2-5-3

1-4 矯正治療への誤った誘導

全顎的な矯正治療の診断は、必ずしも顎機能の機能的診断に基づいて行われているものではない。機能を損なっていなくても歯列不正や、審美障害、平均的な側貌のバランスからの逸脱など顔面頭蓋（Craniofacial）診断も含め、患者の希望を交え総合的に診断している。したがって、歯列不正があるからといって、病的咬合であるわけではなく、歯列不正があっても生体のバランス機構によって、解剖学的な形態と生理学的な機能が調和している患者も多く存在する。

歯列不正や審美障害などのある患者が希望すれば、部分矯正や全顎矯正で改善する治療計画を立てる。しかし、エビデンスを紐解くと、叢生が原因でう蝕や歯周病になりやすいことが証明されているわけではなく、矯正治療はそのリスクを減弱しない。筆者はこのエビデンスに全面的に賛同してはいないが、患者説明時に「矯正をしないとう蝕や歯周病になる」という表現は適切ではないと考えている。

プライヤーリスト 1〜10

1 ピン&リガチャーカッター

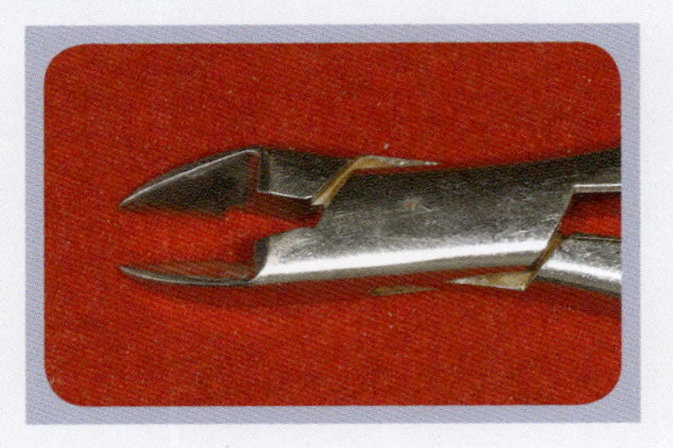

結紮線やパワーチェーンを切断するカッター

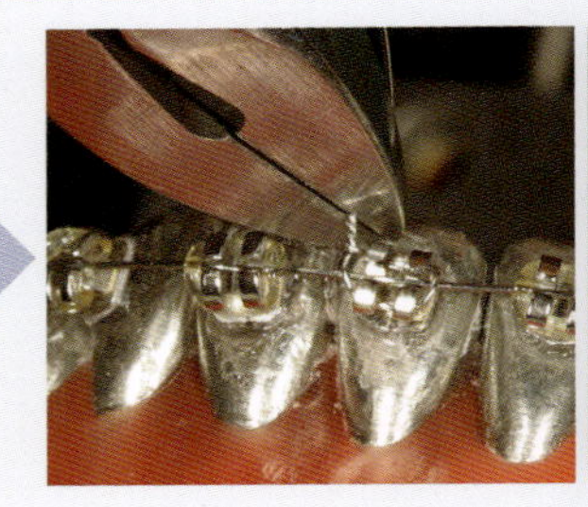

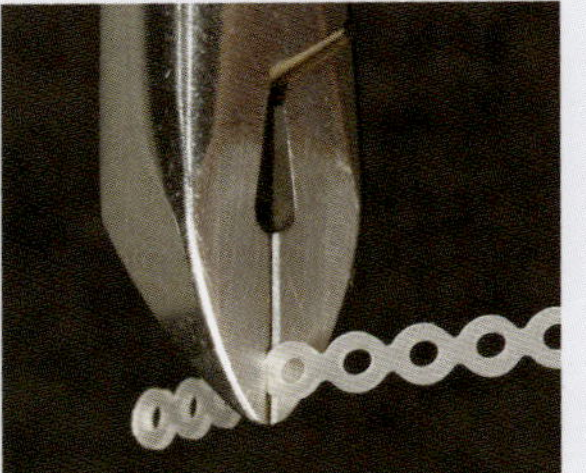

2 セフティーホールドディスタルエンドカッター

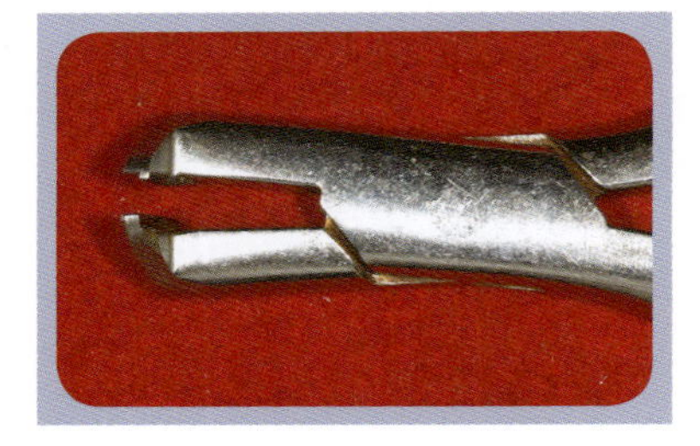

アーチワイヤーの遠心の末端を口腔内で切断する

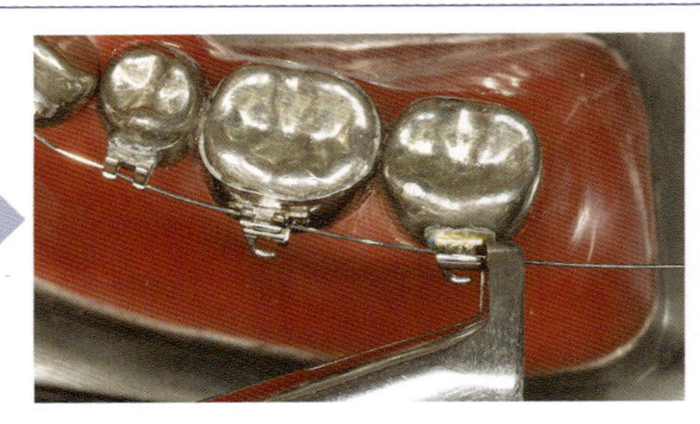

3 ホープライヤー

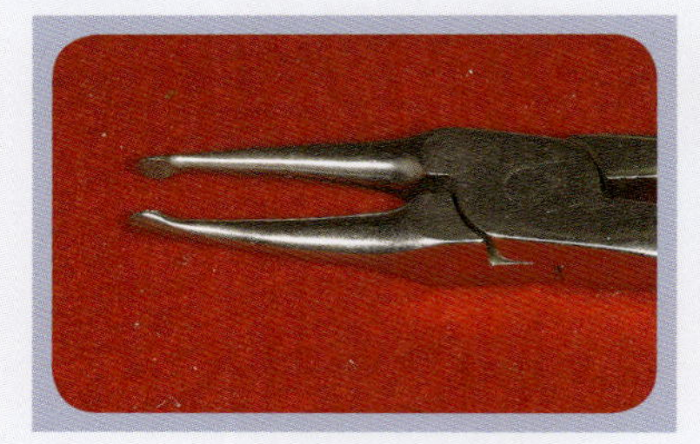

結紮とアーチワイヤーの着脱

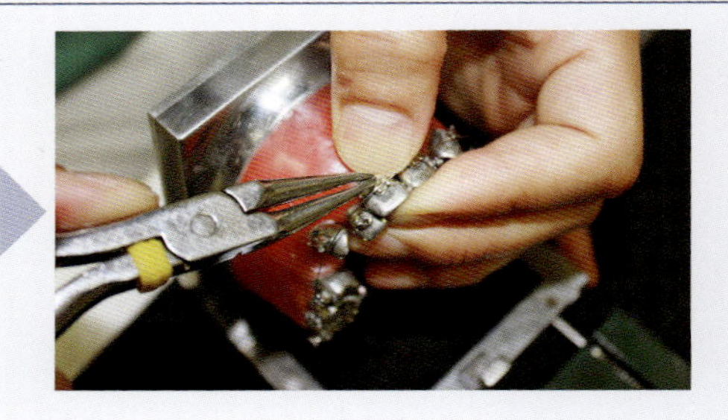

4 ユーティリティープライヤー

P.113

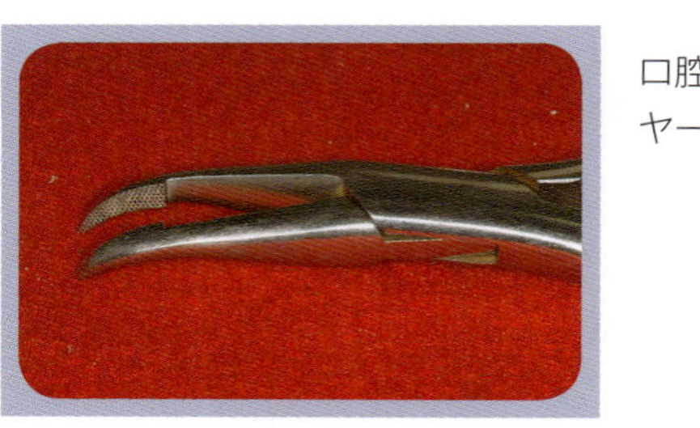

口腔内でのアーチワイヤーの着脱

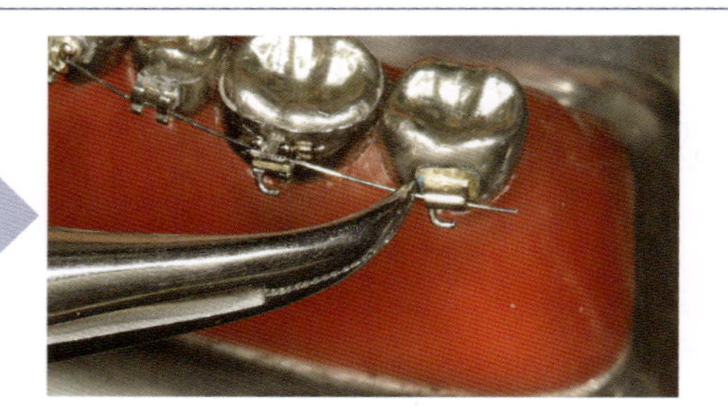

5 リガチャータイニングプライヤー

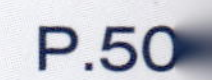

P.50

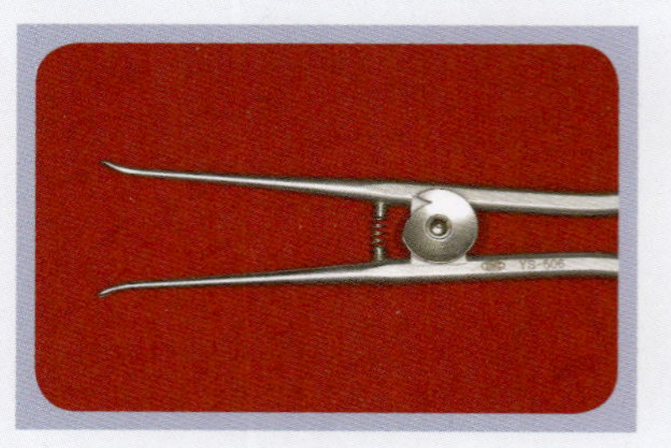

リガチャーワイヤーを結紮する際に使用

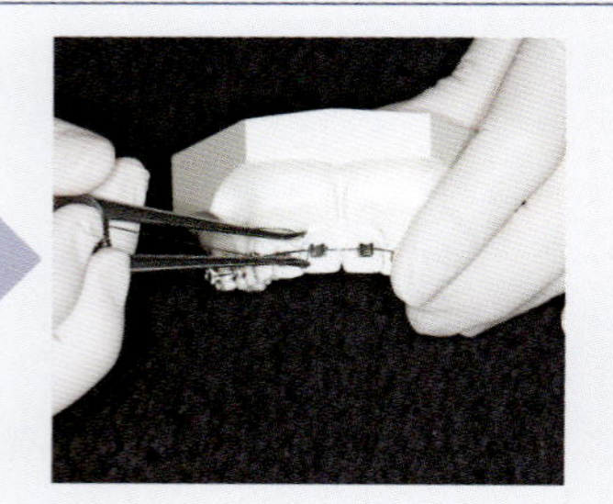

6 ツィードアーチベンディングプライヤー

P.87、P.193、P.194

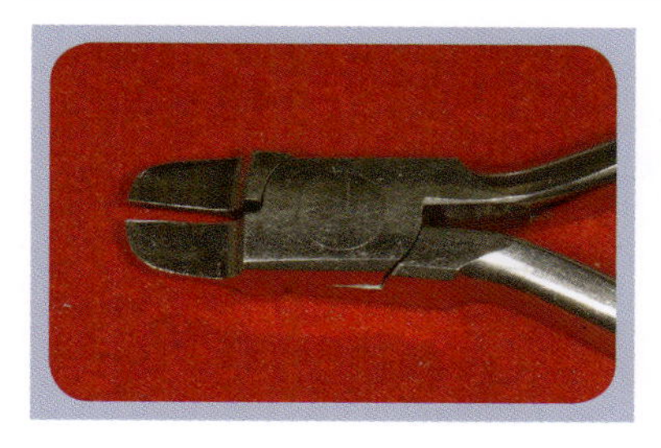

レクタンギュラー・スクエアワイヤーの屈曲やトルクをつける

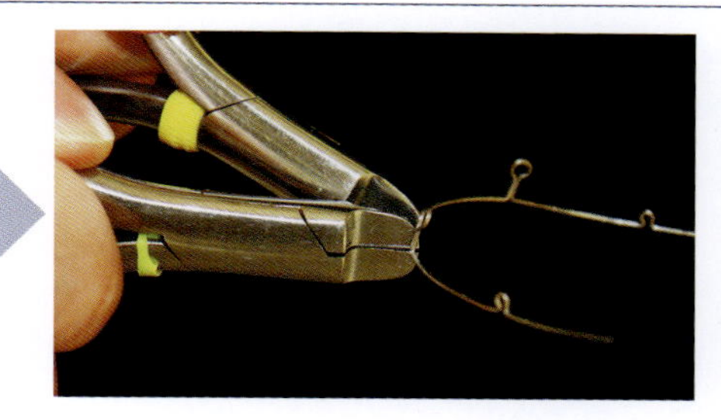

7 ライトワイヤー

P.193

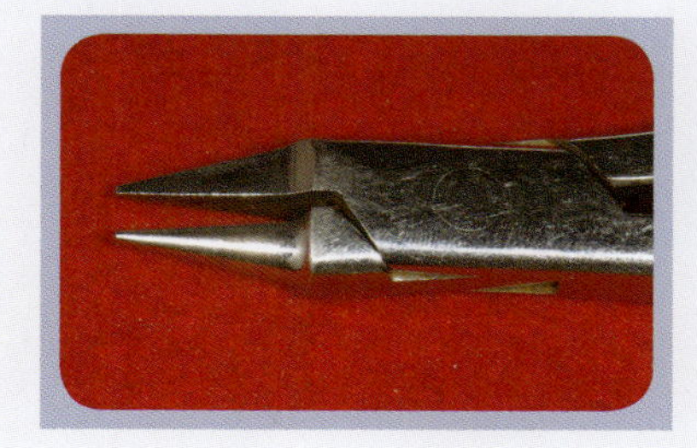

ラウンドワイヤーやレクタンギュラーワイヤー等にループをいれる

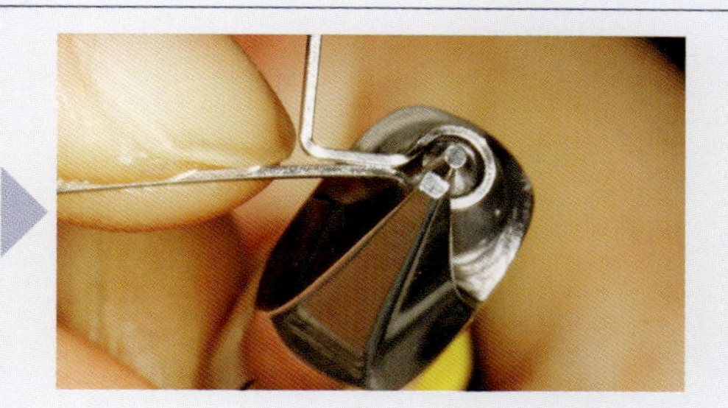

8 ナンスクロージングループプライヤー

P.193

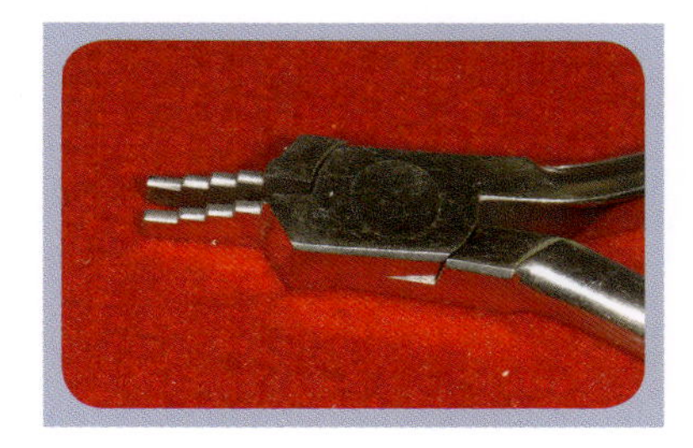

クロージングループを一定した大きさに形成

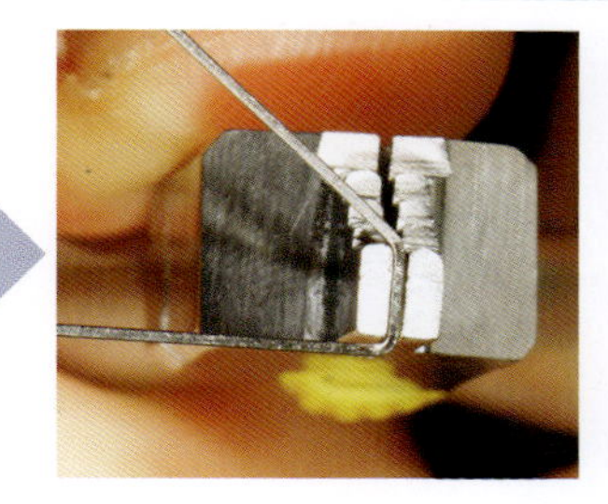

9 オメガループフォーミングプライヤー

P.194

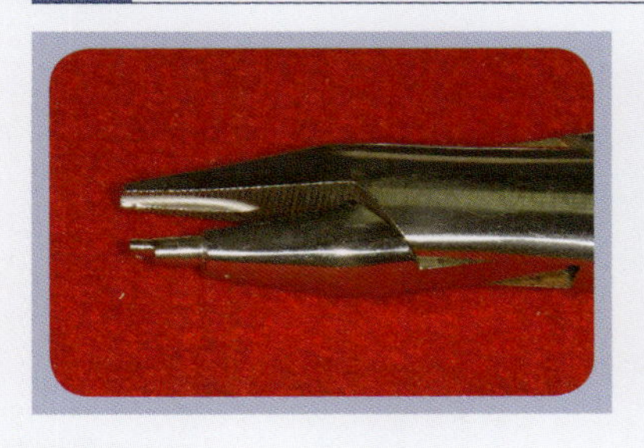

オメガループ、キーホールループ等を作る

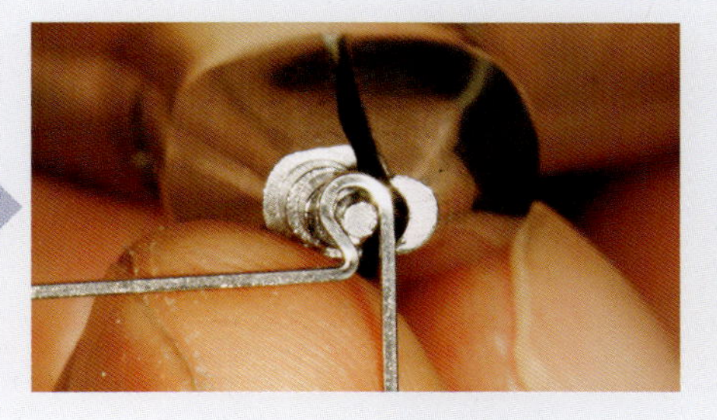

10 ブーンゲージ

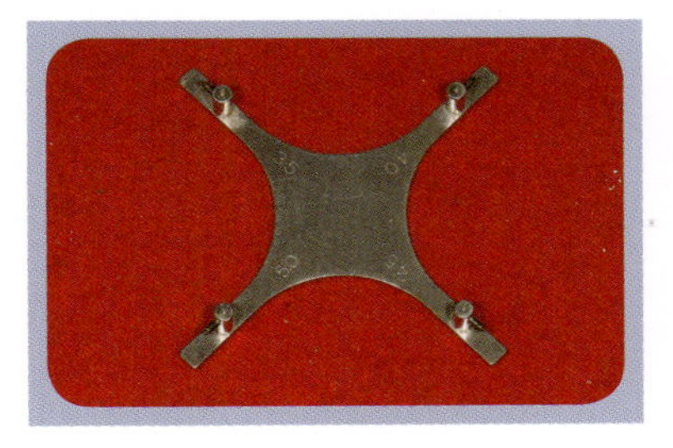

ブラケットやチューブを歯面上で正確な場所への位置

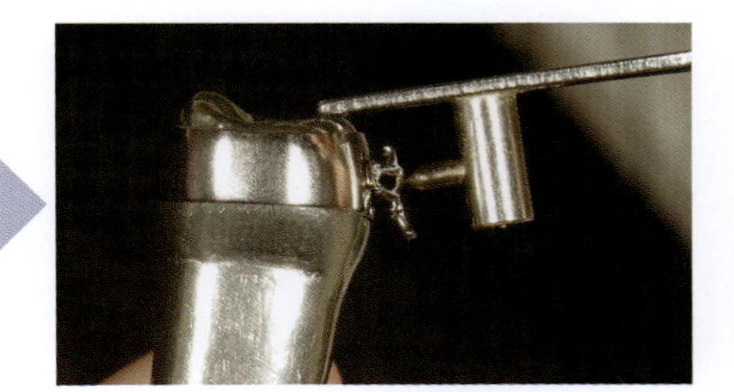

11 バンドプッシャー

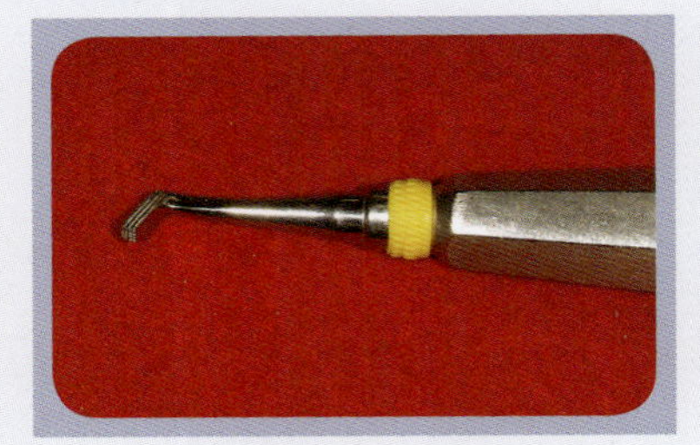

バンドの試適と装着、リガチャーをブラケットに沿わす

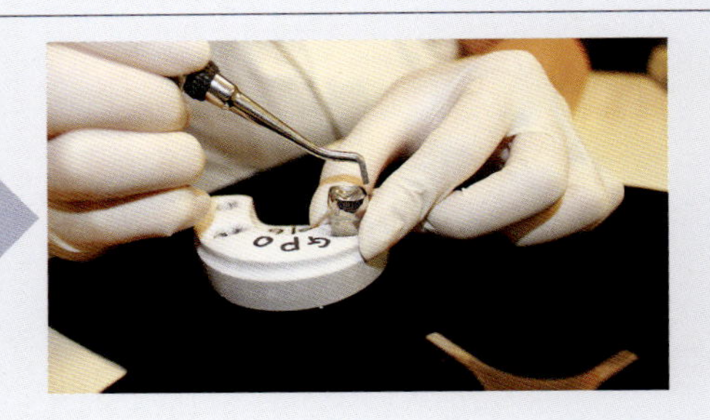

12 ヤングプライヤー

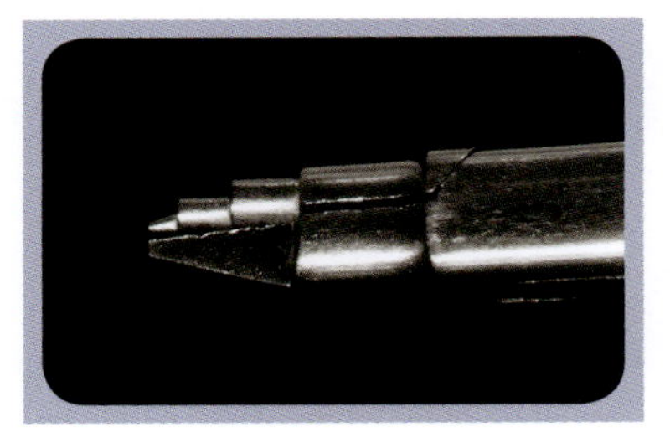

クラスプや補助弾線等の屈曲

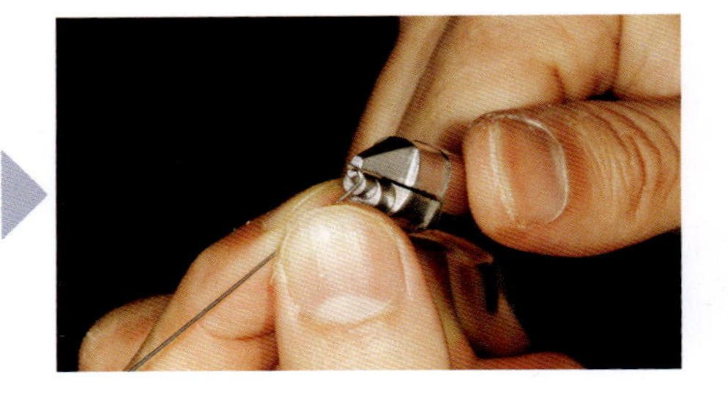

13 コンバーチブルキャップリムーバー

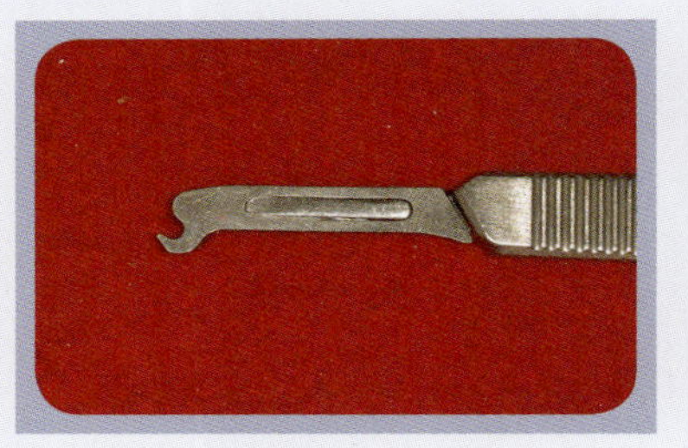

バッカルチューブのスロットを開ける

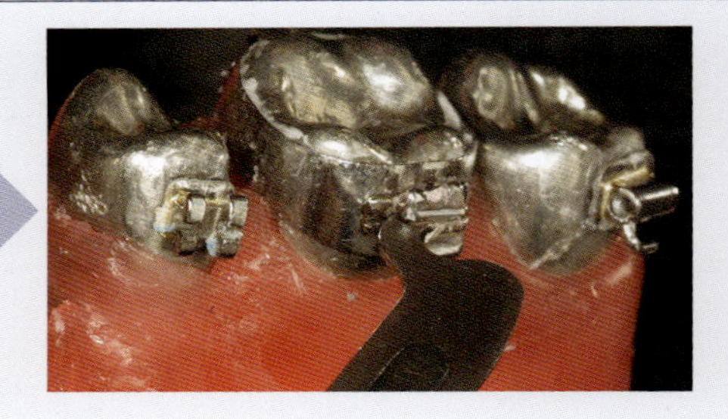

14 ターミナルベンドプライヤー

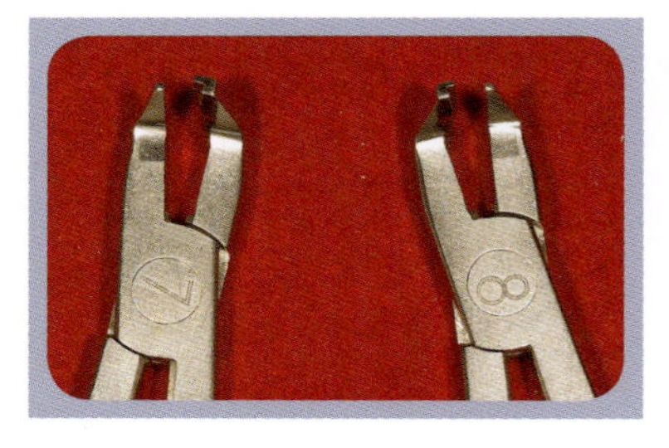

口腔内でアーチワイヤーのディスタルエンドを直角にシンチバックする

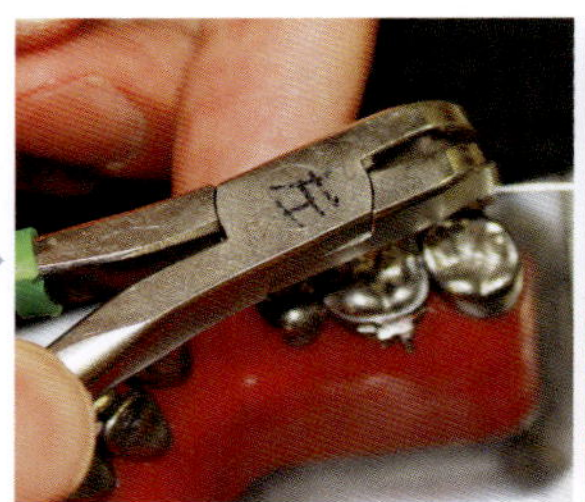

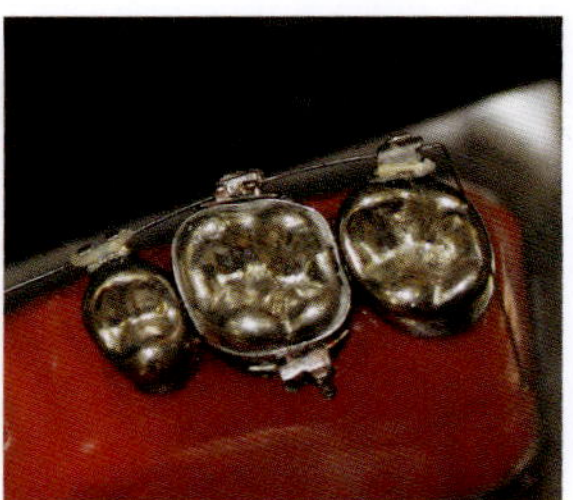

15 スリージョーワイヤーベンディングプライヤー

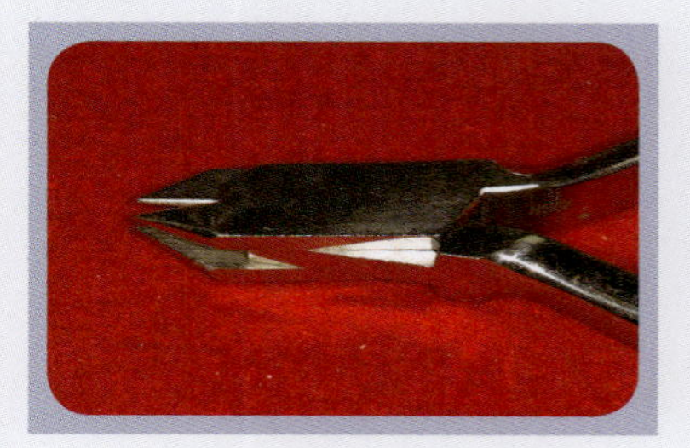

クラスプ等の屈曲や、NTワイヤーの口腔内でのゲーブルベンドの屈曲

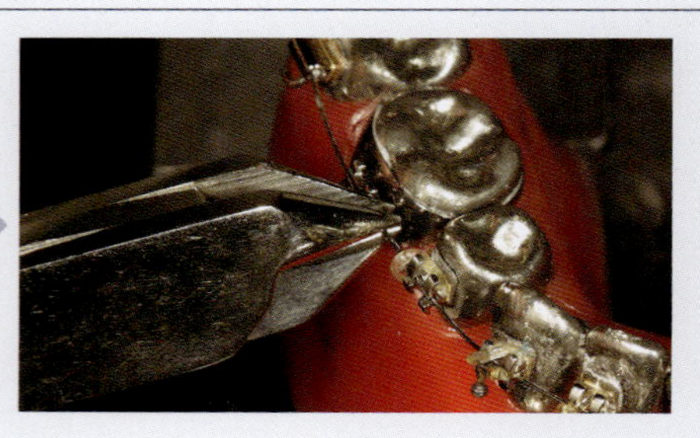

16 モスキートフォーセプス

P.50、P.162

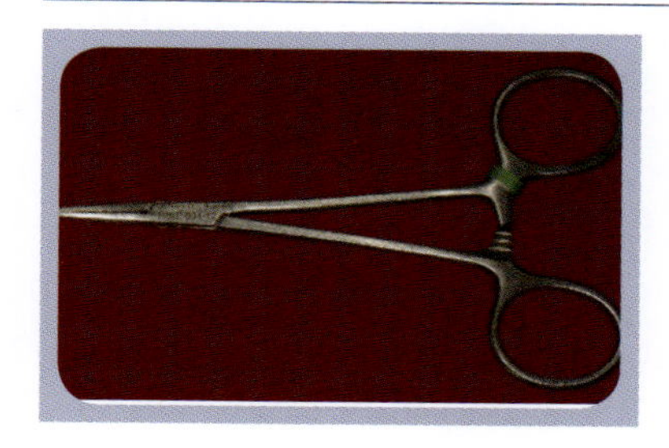

エラスティックモジュールの結紮、パワーチェーンの着脱に使用

17 バンドリムービングプライヤー

P.116、P.162

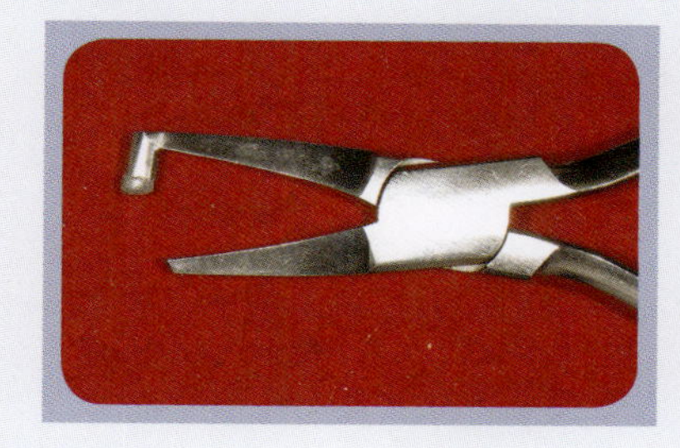

バンドの取り外しに使用

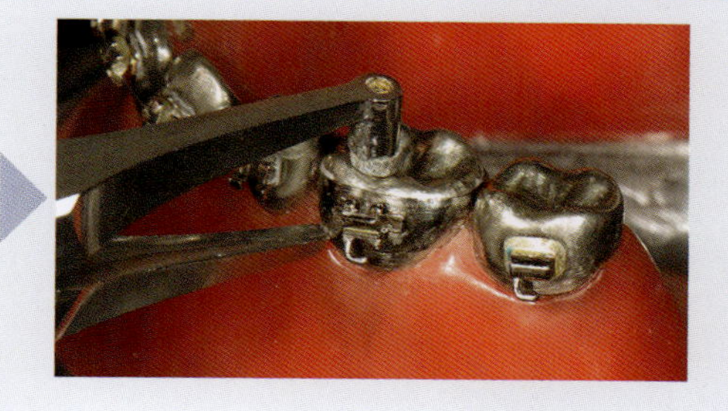

18 エラスティックセパレーティングプライヤー

P.50、P.162

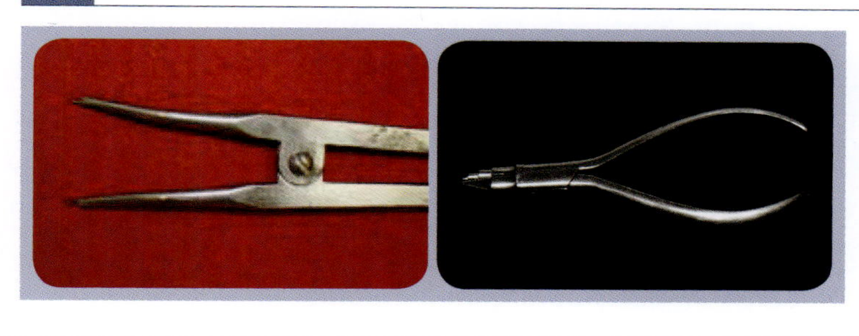

セパレーティングモジュールを歯間に挿入する

参考文献

1) Ji J, Luo XP, Lu W, Wang TM, Wu L, Shu CJ. Bone density changes in the apical area after rapid orthodontic extrusion of subgingivally fractured tooth. Zhonghua Kou Qiang Yi Xue Za Zhi 2007;42(10):601-604.

2) Barzilay I, Graser GN, Iranpour B, Natiella JR. Immediate implantation of a pure titanium implant into an extraction socket: report of a pilot procedure. Int J Oral Maxillofac Implants 1991;6(3):277-284.

3) Salama H, Salama M. The role of orthodontic extrusive remodeling in the enhancement of soft and hard tissue profiles prior to implant placement: a systematic approach to the management of extraction site defects. Int J Periodontics Restorative Dent 1993;13(4):312-333.

4) Tarnow DP, Magner AW, Fletcher P. The effect of the distance from the contact point to the crest of bone on the presence or absence of the interproximal dental papilla. J Periodontol 1992;63(12):995-996.

5) Hudson JD, Goldstein GR, Georgescu M. Enamel wear caused by three different restorative materials. J Prosthet Dent 199;74(6):647-654.

6) Zachrisson BU, Mjör IA. Remodeling of teeth by grinding. Am J Orthod 1975;68(5):545-53.

7) 梅原一浩，安島郁一，佐藤一夫，中沢章，佐藤享，斎藤文明，腰原好，羽賀通夫．日本人前歯におけるエナメルの厚さに関する研究．補綴誌 1990;34:757-765.

8) Jarjoura K, Gagnon G, Nieberg L. Caries risk after interproximal enamel reduction. Am J Orthod Dentofacial Orthop 2006;130(1):26-30.

9) Thordarson A, Zachrisson BU, Mjör IA. Remodeling of canines to the shape of lateral incisors by grinding: a long-term clinical and radiographic evaluation. Am J Orthod Dentofacial Orthop 1991;100(2):123-132.

10) Twesme DA, Firestone AR, Heaven TJ, Feagin FF, Jacobson A. Air-rotor stripping and enamel demineralization in vitro. Am J Orthod Dentofacial Orthop 1994;105(2):142-152.

11) Lucchese A, Porcù F, Dolci F. Effects of various stripping techniques on surface enamel. J Clin Orthod 2001;35(11):691-695.

12) Lundgren D, Kurol J, Thorstensson B, Hugoson A. Periodontal conditions around tipped and upright molars in adults. An intra-individual retrospective study. Eur J Orthod 1992;14(6):449-455.

13) Burch JG, Bagci B, Sabulski D, Landrum C. Periodontal changes in furcations resulting from orthodontic uprighting of mandibular molars. Quintessence Int 1992;23(7):509-513.

14) Lundström AF. Malocclusion of the teeth regarded as a problem in connection with the apical base. Int J Orthod Oral Sueg Radiog 1925;11(11):1022-1042.

15) Moorrees CFA. The dentition of the growing child, A longitudinal study of dental development between 3 and 18 years of age. Cambridge, MA: Harvard University Press, 1959.

16) Frost HM. The regional acceleratory phenomenon: a review. Henry Ford Hosp Med J 1983;31(1):3-9.

17) Kaczor-Urbanowicz K, Zadurska M, Czochrowska E. Impacted Teeth: An Interdisciplinary Perspective. Adv Clin Exp Med 2016;25(3):575-585.

18) Al-Zoubi H, Alharbi AA, Ferguson DJ, Zafar MS. Frequency of impacted teeth and categorization of impacted canines: A retrospective radiographic study using orthopantomograms. Eur J Dent 2017;11(1):117-121.

19) Chasens AI. Periodontal disease, pathologic tooth migration and adult orthodontics. N Y J Dent 1979;49(2):40-43.

20) Brunsvold MA. Pathologic tooth migration. J Periodontol 2005;76(6):859-866.

21) Melsen B. Limitations in adult orthodontics. In: Current Controversies in Orthodontics. Chicago: Quintessence, 1990:147-180.

22) Hom BM, Turley PK. The effects of space closure of the mandibular first molar area in adults. Am J Orthod 1984;85(6):457-469.

23) Spear FM, Mathews DM, Kokich VG. Interdisciplinary management of single-tooth implants. Semin Orthod 1997;3(1):45-72.

24) Kessler M. Interrelationships between orthodontics and periodontics. Am J Orthod. 1976;70(2):154-172.

25) Nelson PA, Artun J. Alveolar bone loss of maxillary anterior teeth in adult orthodontic patients. Am J Orthod Dentofacial Orthop 1997;111(3):328-334.

26) Sarver DM. The importance of incisor positioning in the esthetic smile: the smile arc. Am J Orthod Dentofacial Orthop 2001;120(2):98-111.

著者

米澤大地　（兵庫県・米澤歯科醫院）

執筆協力

多田衣里　（兵庫県・米澤歯科醫院 /GPO インストラクター）
内海崇裕　（大阪府・むつみ歯科 /GPO インストラクター）
藤浪陽三　（兵庫県・米澤歯科醫院）
石田未知　（兵庫県・米澤歯科醫院・歯科衛生士 /GPO インストラクター）
西畑裕理子　（兵庫県・米澤歯科醫院・歯科助手）
石川亮　（兵庫県・石川齒科醫院）
松野茜　（兵庫県・松野歯科医院 /GPO インストラクター）
入江裕介　（大阪府・ヨリタ歯科クリニック /GPO インストラクター）
高津充雄　（大阪府・こうつ歯科クリニック /GPO インストラクター）

著者略歴

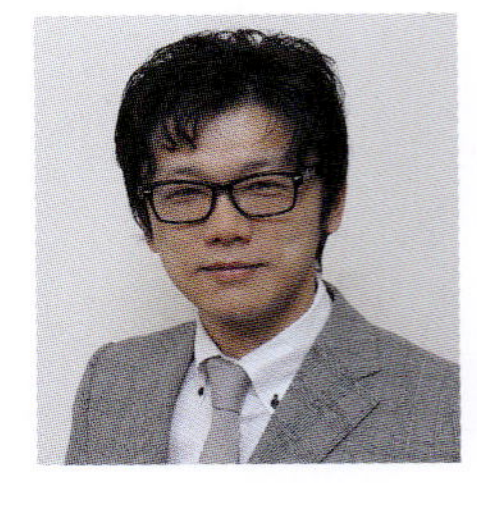

1989年　兵庫県立長田高校卒
1996年　長崎大学歯学部卒
1996年　神戸市高田歯科医院勤務
2003年　西宮市に開業

役職
長崎大学歯学部口腔インプラント学分野臨床准教授 / 長崎大学歯学部歯科矯正学分野非常勤講師 / 日本臨床歯科医学会大阪支部長（大阪 SJCD 会長）/ 日本臨床歯周病学会 大阪支部理事 / 近畿矯正歯科研究会理事 / SAFE（共同主宰）/GPO（主宰）

所属学会
日本臨床歯科医学会 指導医 / 日本臨床歯周病学会 歯周病認定医・歯周インプラント認定医 / 日本顎咬合学会会員 / 日本矯正歯科学会会員 / 日本歯科審美学会会員 / 日本口腔インプラント学会会員 / ヨーロッパインプラント学会（E.A.O）会員 / アメリカインプラント学会（A.O.）会員 /O.J. 正会員 /5-D Japan 会員

主な著書・共著

1. 米澤大地（単著）:「圧下」のための歯科矯正用アンカースクリューテクニック．クインテッセンス出版，2015.
2. 米澤大地：1 ガミースマイル，cant，前歯・大臼歯圧下，2 上顎前突，6 前歯後退．インプラント矯正アトラス第二巻，プロシード，226-240, 2010.
3. 米澤大地（共著）：補綴臨床家・歯科技工士・歯科衛生士の The COLLABORATION．永末書店，2013.
4. 米澤大地（共著）：SAFE（Sharing All Failed Experiences）Troubleshooting Guide Vol.1, 2, 3．クインテッセンス出版，2016-2018.
5. 米澤大地（共著）：10年以上天然歯を守ったパーシャルデンチャーはここが違う―その具備条件と天然歯保護の治療戦略．インターアクション，2018.

部分矯正―その臨床応用のすべて

発行日 ――― 2019年 5月1日　第1版第1刷
2020年12月1日　第1版第2刷
著　者 ――― 米澤 大地
発行人 ――― 濵野 優
発行所 ――― 株式会社デンタルダイヤモンド社
〒113-0033　東京都文京区本郷3-2-15　新興ビル
電話＝03-6801-5810㈹
https://www.dental-diamond.co.jp/
振替口座＝00160-3-10768
企画・制作 ―― インターアクション株式会社
印刷所 ――― 横山印刷株式会社